实用内科疾病诊治精要

主 编 陈 强 李 帅 赵 晶 安立才
　　　王宪斌 张 玲 王乾坤 余晓星

中国海洋大学出版社
·青岛·

图书在版编目(CIP)数据

实用内科疾病诊治精要 / 陈强等主编. —青岛：
中国海洋大学出版社，2021.12
ISBN 978-7-5670-3084-8

Ⅰ.①实⋯　Ⅱ.①陈⋯　Ⅲ.①内科－疾病－诊疗
Ⅳ.①R5

中国版本图书馆 CIP 数据核字(2022)第 012323 号

出 版 发 行	中国海洋大学出版社		
社　　　址	青岛市香港东路 23 号	邮政编码	266071
出 版 人	杨立敏		
网　　　址	http://pub.ouc.edu.cn		
电子信箱	369839221@qq.com		
订购电话	0532－82032573(传真)		
策划编辑	韩玉堂		
责任编辑	韩玉堂　王　慧	电　　话	0532－85902349
印　　　制	蓬莱利华印刷有限公司		
版　　　次	2022 年 4 月第 1 版		
印　　　次	2022 年 4 月第 1 次印刷		
成品尺寸	185 mm×260 mm		
印　　　张	28		
字　　　数	664 千		
印　　　数	1～1000		
定　　　价	126.00 元		

发现印装质量问题，请致电 0535－5651533，由印刷厂负责调换

王英杰　　招远市人民医院

肖　萧　　烟台毓璜顶医院

韩泽坤　　山东国欣颐养集团枣庄中心医院

吕义珍　　淄博市市级机关医院

前　言

　　近年来,随着基础医学理论与技术发展,临床医学内容不断更新与深入,各学科之间相互渗透,内科学不断涌现新理论、新知识、新技术。为了便于广大医师及时学习内科疾病的新理论、新知识、新技术,不断提高专科水平,更好地为患者服务,我们特邀在内科医学领域具有丰富经验的工作者,编写了《实用内科疾病诊治精要》。

　　本书全面地介绍了内科疾病诊断与治疗的进展。内容包含神经内科疾病、呼吸内科疾病、消化内科疾病、心内科疾病、肾内科疾病、内分泌科疾病、风湿免疫科疾病等的诊治,力求定义准确、概念清楚、结构严谨、层次分明。本书可作为医师的参考用书。

　　本书的编写设置:主编陈强编写了前言、第十章第五节至第九节、第十章第十二节至第十三节,共 43.86 千字;主编李帅编写了第十章第一节至第四节、第十章第十节至第十一节,共 33.85 千字;主编赵晶编写了第一章第一节至第五节,共 23.69 千字;主编安立才编写了第八章第一节至第三节,共 22.93 千字;主编王宪斌编写了第七章,共 22.68 千字;主编张玲编写了第一章第八节至第十一节,共 21.99 千字;主编王乾坤编写了第一章第六节至第七节、第一章第二十六节至第二十七节,共 21.88 千字;主编余晓星编写了第五章第六节至第十九节,共 83.56 千字;副主编徐金刚编写了第十三章,共 103.56 千字;副主编韩杰编写了第八章第四节,共 52.50 千字;副主编杨代芳编写了第五章第一节至第五节、第五章第二十节至第二十二节,共 51.46 千字;副主编陈建波编写了第三章第一节至第五节,共 13.57 千字;副主编孙芳编写了第九章,共 32.69 千字;副主编魏官编写了第一章第十二节至第二十四节、第一章第二十八节至第三十四节,共 102.55 千字;副主编胡瑞敏编写了第二章第一节至第四节、第十二章第一节至第十节，共 51.43千字；副主编李长青编写了第四章第一节至第二节，共 15.89 千字；副主编王凡凡编写了第十一章第三节，共 5.56 千字；副主编洪玉光编写了第十二章第十一节，共 10.85 千字；副主编马海珍编写了第十二章第十二节，共 5.32 千字；副主编李小林编写了第三章第六节至第七节、第六章第三节，共 15.06 千字；副主编王术艳编写了第十一章第二节，共 5.21 千字；编委杨瑞贤编写了第六章第一节，共 3.93 千字；编委任宏强编写了第四章第三节，共 3.78 千字；编委隋希喆编写了第二章第五节，共 3.58 千字；编委赵爱英编写了第十章第十四节，共 2.83 千字；编委王英杰编写了第一章第三十五节，共 2.74 千字；编委肖萧编写了第一章第二十五节，共 2.63千字；编委韩泽坤编写了第十一章第一节，共 2.38 千字；编委吕义珍编写了第六章第二节，共 3.31 千字。

　　由于编写时间有限，且缺乏经验，书中难免不足之处，恳请广大读者予以批评指正，谨致谢意！

编者

2021 年 10 月

目　录

第一章 神经内科疾病

第一节 紧张性头痛

紧张性头痛曾称为紧张型头痛、肌收缩性头痛、心因性肌源性头痛、应激性头痛、日常性头痛等,是头痛中最常见的一种。近年的流行病学资料显示,紧张性头痛的全球患病率是38%,终身患病率是46%,该病患者占头痛患者的70%~80%。约半数该病患者会遭遇到影响日常活动的发作,但个体紧张性头痛的疾病负担要低于偏头痛。紧张性头痛的患病率要高于偏头痛,所以其总体疾病负担仍不容忽视。

一、病因与发病机制

该病的病理生理学机制尚不清楚,目前认为周围性疼痛机制和中枢性疼痛机制与紧张性头痛的发病有关。周围性疼痛机制认为,紧张性头痛患者由于颅周肌肉或肌筋膜结构收缩或缺血、细胞内外钾离子转运异常、炎症递质释放增多等,颅周肌筋膜组织的痛觉敏感度明显增加,易引起颅周肌肉或肌筋膜结构的紧张和疼痛,它在发作性紧张性头痛的发病中起重要作用。中枢性疼痛机制可能是引起慢性紧张性头痛的重要机制。

慢性紧张性头痛患者由于脊髓后角、三叉神经核、丘脑、皮质等功能和/或结构异常,对触觉、电和热刺激的痛觉阈明显下降,易产生痛觉过敏。中枢神经系统功能异常可有中枢神经系统单胺能递质慢性或间断性功能障碍。

神经影像学研究证实慢性紧张性头痛患者存在灰质结构容积减少,提示紧张性头痛患者存在中枢神经系统结构的改变。另外,应激、紧张、抑郁等也与持续性颈部及头皮肌肉收缩有关,也能加重紧张性头痛。

二、临床表现

典型病例多在20岁左右起病,随年龄增长患病率增加;两性均可患病,女性患者多见。没有先驱表现或先兆。头痛多为钝痛、刺痛,非搏动性,程度较轻,患者常诉紧缩、压迫、绷紧或紧箍感。头痛部位通常位于顶、颞、额或枕部,每次头痛部位不固定。发作频率不尽相同,可每月发作少于1 d,也可每月发作多于15 d,头痛持续时间通常为30 min到7 d。日常活动(如行走或爬楼梯)不加重头痛。无恶心和呕吐(可以有食欲缺乏),但可以有畏光或畏声表现。部分患者头部触诊时可有颅周压痛。

在发作性紧张性头痛患者中,头痛常在特定情况下发生,如恼怒、心烦。发展为慢性紧张性头痛后,可每日发作,常在起床后不久即发生,持续一整天,入睡后消失,与白天的工作、社交活动中的心境无关。

三、诊断及鉴别诊断

紧张性头痛的诊断主要依靠患者对头痛部位、性质及频度的描述。患者的一般体格及神经检查均无异常。对病程已超过一年，脑部计算机断层扫描（computed tomography，CT）或磁共振成像（magnetic resonance imaging，MRI）无异常者不难确诊。如果患者头痛的病程较短，应注意和颅内各类器质性疾病区别。

1. 偏头痛

偏头痛于属血管性头痛，常见于中青年和儿童。头痛位于一侧颞额眶部，呈搏动性跳痛，常伴恶心及呕吐。偏头痛为发作性头痛，头痛前可先有视觉障碍，例如视物模糊，视野中有盲点或偏盲，也可无任何先兆即开始偏侧头痛。

一般历时数小时或数日而缓解，极少数患者呈偏头痛持续状态。少数患者的偏头痛可能和紧张性头痛同时存在，以致两者难以区分。

2. 丛集性头痛

此种头痛可能属于血管性并和下丘脑机能障碍有关。头痛位于一侧眶颞额部，重者波及全头部。头痛发作呈密集性，剧烈且无先兆。头痛发作迅速并可突然停止。发作时伴以结膜充血、流泪、流涕及多汗，少数出现上睑下垂。每日发数次，并可在睡眠中发作，每次发作历时数十分钟至数小时，并可连续数日至数周，但缓解期可长达数月至数年。经详细询问病史和观察发作，不难与紧张性头痛区别。

3. 三叉神经痛

三叉神经痛系面部三叉神经分布区的发作性短暂剧痛。每次疼痛仅数秒钟，每日发作数次至数十次。疼痛如刀割、烧灼或针刺样，常因洗脸、刷牙、说话、咀嚼而诱发。患者常可指出诱发疼痛的位置，称为"扳机点"。该病好发于中、老年人，以三叉神经第 2 支、第 3 支受累较多。若单纯第 1 支受累尤应注意和紧张性头痛区别。

4. 颅内占位性疾病引起的头痛

颅内占位性疾病包括颅内肿瘤、颅内转移癌、脑脓肿及脑寄生虫病等。此类头痛是由颅内压增高所致，随病程进展常伴有喷射性呕吐和眼底水肿，但早期可被误诊为紧张性头痛。对病程较短的头痛患者，除注意眼底改变外，仔细的神经系统检查极为重要。病理反射等体征出现常提示并非紧张性头痛，应及时采用脑 CT 或 MRI 等检查以帮助鉴别。

5. 颅内慢性感染引起的头痛

颅内慢性感染疾病包括结核性脑膜炎、霉菌性脑膜炎、猪囊虫病性脑膜炎及梅毒性脑膜炎等。这些脑膜炎均以头痛为早期症状，一般伴有发热，但部分不典型患者初期只有低热，而且脑膜刺激征呈阴性，颇易误诊为紧张性头痛。故在询问病史时，只要近期有感冒史或查体发现有可疑的病理反射，即应及时考虑腰椎穿刺，详细检测脑脊液的压力，做脑脊液细胞学检查、生化检查、色氨酸试验及墨汁染色等。必要时应同时检测血液和脑脊液中抗结核抗体，做囊虫病免疫试验及梅毒试验等以帮助明确诊断。

6. 自身免疫性脑膜脑炎引起的头痛

此类疾病包括神经白塞病、福格特-小柳-原田综合征及中枢神经系统结节病。这些疾病累及脑膜或脑主质时可引起炎性反应而出现头痛，不一定伴有发热，故易被误诊为紧张性头痛。这类疾病的排除主要靠详细询问病史、全面查体和做脑部 CT 或 MRI 检查。神经白塞病的脑膜脑炎型，有该病的基本征候，如口、眼或外生殖器黏膜溃疡。福格特-小柳-原田综合征又名葡萄膜脑膜脑炎，故应有眼部损害，病程数周以上者常伴白发、脱发及皮肤白斑等临床表现。中枢神经系统结节病常有脑部局灶性体征，并且脑 CT 或 MRI 显示肉芽肿性损害。

7.颅内压力异常所致的头痛

颅内压力异常的疾病包括颅内低压综合征、良性颅内高压症及正常颅压脑积水。此类疾病患者以头痛为主,酷似患有紧张性头痛。颅内低压综合征多由脑脊液吸收过快或分泌减少所致。失水及感染可能为其诱因。良性颅内高压症常伴视力障碍。服用过量四环素或维生素A、空蝶鞍以及妊娠期可能诱发。正常颅压性脑积水常见于脑外伤后或脑蛛网膜下腔出血恢复期,其发病原因可能和脑脊液吸收障碍有关。此类疾病可通过腰椎穿刺测量颅压以及脑CT检查以来鉴别。

四、药物治疗

由于紧张性头痛的发病机制并不清楚,在药物选择上多采用温和的非麻醉性止痛剂,以减轻症状,其中主要是非甾体抗炎药(nonsteroidal anti-inflammatory drug,NSAID)。其他药物包括适量的肌肉松弛剂和轻型的镇静剂,也常根据病情应用抗抑郁药。一般多以口服方式给药,并且短期应用,以免引起药物的毒副作用。

1.酮洛芬

酮洛芬属于 NSAID 类,除用于紧张性头痛外,也适用于肌肉和关节痛。止痛属暂时性。其作用为抑制前列腺素合成,提高细胞内环磷酸腺苷,改善血小板功能。口服剂量为每次 12.5～25 mg。毒副作用为胃不适、恶心、腹泻、心悸、出汗、嗜睡及皮肤瘙痒等。

2.萘普生

萘普生属于 NSAID 类,通过抑制前列腺素的合成而起止痛、抗感染作用。口服剂量为每次 100～200 mg,一般每日服 2～3 次。毒副作用为恶心、胃部不适、疲倦、眩晕、乏力及思睡。孕妇及哺乳期妇女禁用。

3.普鲁奎松

普鲁奎松属于 NSAID 类,适用于急性紧张性头痛。其药理作用包括抑制前列腺素系统,而前列腺素被认为是引起头痛的生理介质。可抑制血小板聚集,抑制 5-羟色胺释放,降低毛细血管的通透性及抑制缓激肽。口服剂量为每次 75～150 mg,毒副作用为恶心、呕吐、思睡等。

4.阿米替林

阿米替林系三环类抗抑郁药,为较早用于慢性紧张性头痛伴有抑郁症状的药物。该药既是去甲肾上腺素再摄取抑制剂,又是 5-羟色胺再摄取的抑制剂。以前认为后者为该药止痛的主要途径,但近年来的研究认为上述两种作用对止痛效果并无差别,并且头痛的改善是间接的,是由抗抑郁的效果所导。口服剂量开始为 75 mg/d,以后渐增至 150 mg/d,分次服用。毒副作用为恶心、呕吐、乏力、困倦、头昏及失眠等。有严重心脏病及青光眼者忌用。

5.盐酸乙哌立松

盐酸乙哌立松属于骨骼肌肉松弛剂,除可抑制肌张力过高并可抑制疼痛反射活动,从而改善紧张性头痛的症状。口服剂量 150 mg/d,分次服用。毒副作用为恶心、呕吐、胃部不适、腹泻、乏力、困倦及站立不稳。有药物过敏史、肝脏疾病者慎用,孕妇及哺乳期妇女禁用。

（赵　晶）

第二节 丛集性头痛

丛集性头痛是原发性神经血管性头痛之一,平均发病年龄为 25 岁,男性患者多于女性患者。其特点为短暂、剧烈和爆炸样头痛。头痛反复、密集发作,疼痛位于一侧眼眶球后和额颞部,患者伴同侧眼球结合膜充血、流泪、鼻塞和/或霍纳综合征。丛集期持续数周至数月。该病无家族遗传史,为少见的头痛类型,患病率为 69/100 000。

一、病因及发病机制

目前认为以下病变造成蝶腭神经节的激惹是形成蝶腭神经痛的病因。

(1)最直接的病因为鼻黏膜肥厚,鼻中隔上部弯曲,压迫中鼻甲内结构,使之变形,刺激蝶腭神经节的分支而引起疼痛。

(2)该病与慢性鼻旁窦炎,尤其是蝶窦炎和筛窦炎有关,慢性扁桃体炎、龋齿等邻近器官的感染灶可引起疼痛。

(3)颅底损伤,累及翼腭窝,颈内动脉血栓形成,刺激岩浅神经可产生疼痛。

但对于蝶腭神经节受激惹后,通过何种神经通路造成面部疼痛和血管运动反应,目前尚不清楚,有神经机制和血管机制两种假说。

(1)神经机制假说:①邻近神经短路。该假说认为疼痛可能起源于三叉神经,而三叉神经脊束核与上泌涎核、颈神经根发出部有重叠,刺激三叉神经分布区,可能引起邻近神经核团的兴奋,导致相应症状。如刺激三叉神经根可能导致 $C_{2\sim4}$ 神经分布区域(如乳突、颈部、肩及上肢)的疼痛,这可以解释为什么有部分蝶腭神经痛患者的疼痛范围可以超出三叉神经的范围。当刺激角膜或结膜时,神经冲动经三叉神经感觉核传送至位于脑桥下部的上泌涎核,分泌泪液,这可以解释蝶腭神经痛的血管运动反应,如流泪、鼻塞。②脱髓鞘假说认为蝶腭神经节局部的脱髓鞘改变,产生了感受伤害刺激的传入性 C 纤维,导致疼痛。异常冲动还使蝶腭神经节内的副交感神经元去极化,导致鼻塞和流泪。

(2)血管机制假说。大部分的蝶腭神经节神经元内含有血管活性肠多肽阳性纤维、辅酶Ⅱ硫辛酰胺脱氢酶和一氧化氮合成酶等扩血管物质,这些物质可扩张脑血管,增加脑血流。

另一种支持血管机制的观点认为疼痛起源于颈外动脉的分支。这些血管接受含有可以致痛的 P 物质的副交感神经纤维、交感神经纤维和 C 神经纤维的支配。同时颈外动脉分支中尚含有 P 物质的拮抗物——脑磷脂。蝶腭神经节的交感神经纤维和副交感神经纤维失衡可导致 P 物质释放增多或局部脑磷脂的阻断,导致疼痛。

二、临床表现

临床特点为某段时期内频繁出现短暂发作性、极剧烈的、难以忍受的单侧头痛。此段发作时期多为 2～12 周。发作时,5～10 min 达疼痛高峰,多持续 15～180 min(平均为 45 min)。症状可突然停止,也可缓慢地缓解。频率为隔天 1 次至每天 8 次。疼痛多为固定位于一侧三叉神经第一支的分布区,即一侧眼球深部、眼眶、眶周、额部和颞部,可放射至鼻、颊、上颌骨、上胸、牙龈和牙齿,少数可放射至耳、枕部和颈部,甚至半侧头部。部分患者因此首诊于眼科、耳鼻喉科和口腔科等科室,常被误诊。疼痛剧烈难忍,为持续性钻痛、撕裂牵拉痛、绞痛、烧灼痛、尖锐刺痛、压迫痛等,一般无搏动感。约 80% 的患者每次发作都在同一侧,也有少数患者发作不固定在同一侧。在缓解期症状完全缓解，一般持续数月，甚至数年。10%～15%的患者的头痛慢性丛集性头痛，病程超过 1 年，无缓解期或其间的缓解期少于 1 个月。明确的触发因素是饮酒，其他可能的触发因素有强烈气味、快速眼动睡眠、硝酸甘油、组胺、抑郁、应激、创伤等。但是，这些触发因素只在发作时期起触发加重的作用；而在缓解期时，这些触发因素则完全不起作用。

发作常具有周期性，分为年周期节律和日周期节律。日周期节律多见，头痛常在每天的某些时刻发作，多在夜间，尤其是入睡后 1～2 h。某些患者还可有年周期节律，于每年的某些特定季节发作。

绝大多数患者头痛发作时伴有自主神经症状，仅约 3% 的患者没有或只有微弱的自主神经症状。自主神经症状表现为副交感神经兴奋和交感神经抑制。头痛侧出现以下症状：流泪、结膜充血、鼻充血、鼻塞、鼻溢、头面部变红或苍白、头面部流汗、瞳孔缩小、上睑下垂、头面部水肿、疼痛处皮温变低(多见于眶上区)、头面部皮肤痛觉过敏或异常性疼痛等。还可有全身性症状：心动过缓、眩晕、共济失调、昏厥、血压升高、胃酸增多等。

绝大多数患者头痛发作时还有情绪与行为反应：不安、坐卧不宁、激越、攻击性增强、捶头、砸物、头撞墙等。患者发作前多无先兆，约 50% 的患者有畏光、恶心或声音恐怖，约 30% 有嗅觉恐怖或呕吐。

三、诊断

(一)丛集性头痛的诊断标准

(1)符合下述第 2～4 项的发作至少 5 次。

(2)重度或极重度单侧眼眶、眶上区和/或颞部疼痛，未治疗时持续 15～180 min。

(3)头痛至少伴有 1 项以下特征：①同侧结膜充血和/或流泪；②同侧鼻充血和/或鼻溢；③同侧眼睑水肿；④同侧额部和面部流汗；⑤同侧瞳孔缩小和/或上睑下垂；⑥有不安感或激越。

(4)发作频率隔天 1 次至每天 8 次。

(5)不是由其他疾病所致。

有不到半数的患者，发作时疼痛程度可较此标准轻，持续时间可较此标准短或长。

有不到半数的患者，发作频率可较此标准低。

(二)复发性丛集性头痛的诊断标准

(1)发作符合丛集性头痛诊断标准的第(1)～(5)项。

(2)至少有 2 个发作时期持续 7～365 d，之间的缓解期超过 1 个月。

(三)慢性丛集性头痛的诊断标准

(1)发作符合丛集性头痛诊断标准的第(1)～(5)项。

(2)反复发作持续 1 年以上，其间没有缓解期，或缓解期小于 1 个月。

四、鉴别诊断

1.三叉神经痛

主要鉴别点在于三叉神经痛持续时间短，不超过 2 min，有扳机点，常位于上唇、牙龈、颏孔等处。面部机械刺激(如洗脸、风吹、刷牙)可诱发三叉神经痛，发作时常伴行为反应，如双手捂面,紧咬牙关。

2.鼻睫神经痛

鼻睫神经痛时常合并角膜炎或虹膜炎,眼内角或鼻部压痛明显。以1%的可卡因涂布患侧上鼻甲前部黏膜,对鉴别有决定作用。

3.舌咽神经痛

舌咽神经痛为阵发性。吞咽、说话、大笑可诱发,疼痛位于在舌根背外侧面及扁桃体处。有时伴有心动过缓及眩晕。

4.丛集性头痛

丛集性头痛在一连串频繁发作后有数月至数年的缓解期。

5.偏头痛

偏头痛发作前有视觉先兆,如闪光、偏盲,发作时常伴恶心、呕吐症状。

6.膝状神经节痛

发病前10 d常有轻度感冒症状,部分病例可出现带状疱疹,周围性面瘫,以及味觉、听力改变。

五、治疗

(一)发作期的治疗

该病疼痛剧烈,所以需要迅速起效的镇痛治疗。口服药物起效慢,因此少用。首选治疗有2种。

(1)使用非重复呼吸面罩:吸入纯氧,氧流量至少7 mL/min,最大可至15 mL/min,持续吸氧15~20 min,可采取坐位前倾、以臂撑膝的姿势吸氧。此法便宜、安全,无禁忌证。对60%~70%的患者有效,通常5 min内起效,30 min内疗效明显。尤其适合禁用曲坦类药物或24 h之内频繁发作的患者。

(2)皮下注射舒马曲坦6 mg,约75%的患者在20 min内头痛明显缓解,最快10 min起效,24 h最大剂量为12 mg,给药间隔至少1 h。常见的不良反应有注射部位短暂刺痛灼热感、一过性的胸、喉等处的疼痛、重压感或发紧感、木、麻、热或冷等感觉异常等。还可用舒马曲坦20 mg喷鼻,2 h后可重复给药,每日最大剂量为40 mg;佐米曲普坦5~10 mg,喷鼻。曲坦类药物的疗效较好,便于携带,但是24 h之内最多只能给药2次,而且价格昂贵。

(二)缓解期的预防和治疗

(1)维拉帕米:240~960 mg/d,分2~4次口服。起始剂量为240 mg/d,若疗效不佳,每隔7~14 d可加量40~120 mg/d,加量前后应监测心电图,尤其是当每日用量超过480 mg时。常见的不良反应有便秘、眩晕、恶心、低血压、远端肢体水肿、乏力、窦性心动过缓等。通常2~3周见效。

(2)肾上腺皮质激素可能是起效最快、最有效的预防性治疗药物,但是长期使用该类药物可能有一定的不良反应,因此通常使用5~7 d后,逐渐减量。静脉注射地塞米松5~10 mg/d,或口服泼尼松40~60 mg/d,持续使用5~7 d,然后口服泼尼松,每3~7 d减5~10 mg。对于发作时期长或慢性丛集性头痛患者,减量宜慢。

(3)有开放性试验显示氢溴麦角胺对难治性丛集性头痛有效,每次1 mg,每日3次。

(4)托吡酯的起始剂量25 mg/d,每周增量25 mg,每日最大剂量为200 mg。通常超过

100 mg/d 效果才明显。

(5)丙戊酸钠:每次 200 mg,每日 3 次。

(6)巴氯芬:每次 10 mg,每日 3 次。

(7)苯噻啶:每次 0.5 mg,每日 3 次。

(8)加巴喷丁:每次 100~300 mg,每日 3 次。

应根据患者的丛集性头痛的分型、严重程度、相关禁忌及药物疗效等情况选用预防性治疗方法。①对于每天发作不超过 2 次,发作时期不超过 2 个月的患者,首选舒马普坦;②对于轻型复发性丛集性头痛,可选维拉帕米,其次是酒石酸麦角胺、托吡酯或丙戊酸钠,若均无效或有禁忌,可考虑苯噻啶;③对于每天发作超过 2 次,发作时期超过 2 个月,每天需要注射 2 次舒马普坦的重型复发性丛集性头痛患者,在开始使用维拉帕米时,可联合使用肾上腺皮质激素,可以迅速见效;④对慢性丛集性头痛的患者、复发性丛集性头痛的患者,每天发作次数少的患者可首选维拉帕米,而每天发作次数多的患者应联合使用肾上腺皮质激素;⑤若所有药物治疗的疗效均欠佳,可考虑用醋酸泼尼松加 2% 的利多卡因进行头痛侧的枕神经封闭治疗。若仍无效,可考虑枕神经刺激术。若枕神经刺激术治疗 1 年仍无效,可考虑深部脑刺激术刺激下丘脑后下部。若所有尝试都无效,可非常谨慎地考虑三叉神经毁损术等外科手术治疗。

（三）其他治疗方法

其他治疗方法:离子电渗疗法、激光照射疗法、立体定向放射治疗、蝶腭神经节切断术。

（赵　晶）

第三节　强直性肌病

肌强直是肌肉高度兴奋的一个症状,特征为骨骼肌肉收缩后不能立即放松,重复收缩后肌肉松弛、症状消失,受冷后加重,温暖后减轻。强直性肌病主要包括强直性肌营养不良症、先天性肌强直、先天性副肌强直和钾恶化性肌强直,本节重点介绍前两种。

一、病因

肌营养不良(muscular dystrophy,MD)为常染色体显性遗传,病因尚未完全明确,分为两种类型:MD 1 与 19q13.3 上 DMPK 基因的 CTG 三核苷酸过度重复有关,MD 2 则与 3q21 号染色体上 ZNF9 基因的 CCTG 四核苷酸过度重复有关。先天性肌强直与氯离子通道的异常有关。通道异常使在肌细胞横管的钾离子的浓度升高,导致过度去极化而再度激活钠离子通道,引起肌细胞重复放电,产生了临床和电生理上的肌强直。

二、临床表现

1.强直性肌营养不良症

强直性肌营养不良症是一组以肌强直、进行性肌萎缩、白内障、心脏传导阻滞、性腺萎缩以及智能低下为主要特点的多系统疾病。MD1 最常见,约 10% 的患者自出生后即出现喂养和呼吸困难,成年后可出现精神发育迟缓,多有反 V 形嘴唇,称为先天性婴儿 MD1。成人型

MD1 常在青春后期起病。主要特征为受累骨骼肌肉萎缩、无力和强直,前两种症状突出。随着肌萎缩的进展,肌强直可消失。患者常有日间多眠。体格检查可见唇微翘,颧骨隆起,颈肌萎缩而呈斧头状;颈细长,胸锁乳突肌萎缩而头部前倾伸长,称为鹅颈;腭弓升高,构音不清或伴吞咽困难;握拳后不能立即放开,手指不能伸直。用叩诊锤叩击被检肌肉时出现肌肉收缩或内陷。

MD2 既往称为近端强直性肌病,20~40 岁起病,遗传方式和临床特点与 MD1 相似,常见白内障和男性性腺萎缩,主要累及近端肌肉和颈部屈肌,心脏传导阻滞少见,预后相对较好。

2.先天性肌强直

先天性肌强直分为常染色体显性遗传的 Thomsen 病和隐性遗传的 Becker 病,后者较前者常见。肌强直可于出生时或青春早期发现,表现为肢体活动僵硬,动作笨拙,静止休息后或在寒冷环境中症状加重。患者常因吃饭时第一口咀嚼后不能张口,久坐后不能立即站起,握手后不能立即放松,发笑后不能立即终止表情而引起旁人惊异。严重者跌倒时不能用手去支撑,酷似门板倒地。上述症状均在重复运动后减轻或消失,休息或寒冷刺激后加重。体格检查可见全身骨骼肌肉肥大,酷似运动员体魄。叩击肌肉可出现持久凹陷或肌球。

三、辅助检查

患者血清肌酸激酶(creatine kinase,CK)常见轻度升高。部分强直性肌营养不良患者的心电图提示有心脏传导阻滞。肌电图可出现典型的肌强直电位。

四、诊断与鉴别诊断

根据用力收缩后不易放松、叩击肌肉出现肌球和肌电图检查见到大动作电位和摩托车样轰鸣等表现,诊断肌强直综合征并不困难。根据是否伴随肌肉萎缩、是否有系统性损害、是否有诱发因素以及基因分析等来区分是何种类型的强直性肌病。

周期性瘫痪、多发性肌炎、甲状腺功能减低性肌病、艾萨克综合征以及某些脊髓和周围神经病变亦可见到肌强直症状,称为症状性肌强直,应区别肌强直综合征与症状性肌强直。

五、治疗

目前尚无特效治疗。可用于改善肌强直症状的药物:美西律 75~150 mg,每日 3 次;苯妥英钠 0.1 g,每日 3~4 次;卡马西平 0.1~0.2 g,每日 3~4 次;醋甲唑胺 25 mg,每日2~3 次;氢氯噻嗪 25 mg,每日 2 次。MD1 的日间多睡可通过莫达非尼 200 mg,每日 1 次获得改善。

(赵 晶)

第四节 多发性肌炎

多发性肌炎(polymyositis,PM)是最常见的特发性炎症性肌病。PM 不伴有皮肤损害。其以肢体近端肌无力为主要临床特点。严格意义上的 PM 不伴有其他自身免疫病或肿瘤,否则应列为重叠性肌炎或肿瘤相关性肌炎。

一、病因与发病机制

确切病因和发病机制尚不清楚,可能与免疫异常、病毒感染和遗传因素有关。免疫学研究发现该病主要由白细胞分化抗原(CD^{8+})T细胞直接攻击表达主要组织相容性复合体(major histocompatibility complex,MHC)类分子的自身肌纤维所致。许多学者通过电镜在患者的肌细胞、血管内皮细胞和血管周围的组织细胞的胞质和核内观察到柯萨奇病毒等多种类型的病毒样颗粒。

二、病理

肌肉活组织检查可见肌纤维间有淋巴细胞浸润,分布在与肌纤维坏死有关的肌膜内,或包绕侵入非坏死的肌纤维。根据病情的严重程度不同,肌纤维坏死程度轻重不一。

三、临床表现

以30～60岁发病者多见,女性患者多于男性患者,儿童发病罕见。临床上多呈亚急性起病,病前可有或无感染性诱因。患者常表现为进行性四肢无力或双上肢无力,以近端明显,表现为举臂、提物吃力。逐步发展至不能走路、站立甚至抬头困难,讲话无力,口齿不清,吞咽困难,偶尔可累及呼吸肌。四肢腱反射减弱但不消失。一般不累及眼外肌和面部肌肉,偶有心肌受累。5%～10%的患者伴有肌肉疼痛。

四、辅助检查

实验室检查可见血沉增快,血清CK、肌红蛋白、乳酸脱氢酶(lactate dehydrogenase,LD)、丙氨酸转氨酶、天冬氨酸转氨酶水平升高,有时可见肌红蛋白尿;1/3～1/2的患者的类风湿因子、抗核抗体呈阳性;约20%的患者可检测到组氨酰-tRNA合成酶(Jo-1)抗体。肌电图检查可见肌源性损害,有时可见神经源性损害。肌肉活组织检查可见明显的炎性细胞浸润并有CD^8/MHC-I复合体。MRI检查可见受累肌肉以炎症水肿样病变为主,即T_1为低或等信号,T_2为高信号。

五、诊断与鉴别诊断

1. 诊断

确诊的多发性肌炎:①出现亚急性或急性起病的四肢近端无力;②肌电图呈肌源性损害;③CK明显升高;④肌肉病理呈明显的炎性细胞浸润并有CD^8/MHC-I复合体,无空泡;⑤无皮疹。可能的多发性肌炎:①、②、③、⑤项与上述内容相同,④肌肉病理提示广泛的MHC-I表达,但无CD^{8+}细胞浸润,无空泡。

2. 鉴别诊断

(1)皮肌炎:除了四肢无力是主要临床表现外,典型的皮肤损害是主要特征,血清肌酶水平升高程度不及多发性肌炎,病理上可提示具有特征性的肌纤维束周萎缩特点。

(2)重症肌无力:肌无力具有波动性,晨轻暮重,疲劳试验呈阳性,血清肌酶、肌活组织检查正常,新斯的明试验和重复电刺激有助诊断。

(3)肌营养不良症:需特别注意鉴别多发性肌炎与合并炎性反应的肌营养不良症(如dysferlin蛋白缺乏导致的肢带型肌营养不良),可通过家族史、病程、肌群受累的选择性等鉴别,肌肉免疫组化染色、蛋白免疫印迹和基因诊断是诊断的"金标准"。

（4）包涵体肌炎：可根据病程缓慢，肌无力不对称，免疫抑制剂疗效差以及肌肉病理特征性改变来鉴别。

六、治疗

选择免疫抑制剂治疗，常用方法有以下几种。

（1）糖皮质激素为多发性肌炎的首选药物。常用方法：对轻度、中度无力者直接给予目标剂量泼尼松 0.75～1.0 mg/(kg·d) 或 60～100 mg，隔日 1 次，早晨顿服；对病情较重者可予甲泼尼龙 500 mg，静脉滴注，每日 1 次，按每个剂量连续用 3～5 d，然后减半，直至改为泼尼松目标剂量 0.75～1 mg/(kg·d) 或 60～100 mg，隔日口服。然后持续维持 8～12 周，逐步减量。

（2）硫唑嘌呤：100～200 mg/d，分 2～3 次服用，用药期间应注意监测白细胞、肝功能。

（3）环孢霉素：每次 50～100 mg，每日 2 次。

（4）环磷酰胺：每次 200 mg，静脉滴注，每 2～3 d1 次，连续数周，或静脉滴注 0.5～1.0 g/m² 体表面积，每月 1 次，以 6～8 g 为一个疗程，用药期间应注意肝、肾功能损害。

（5）甲氨蝶呤：起始剂量为每周 7.5 mg，口服，逐渐每周增加 2.5～15 mg。主要不良反应为骨髓抑制、肝肾毒性、间质性肺炎、溃疡性口腔炎等。

（6）其他：雷公藤总苷 10 mg，每日 3 次，需注意肝、肾功能损害和不孕、不育等不良反应。血浆置换和静脉注射免疫球蛋白可改善肌无力和临床症状，但费用高。

七、预后

若能早期诊断和合理治疗，该病可获得满意的长期缓解，患者可正常工作、学习。严重的患者可因进行性肌无力、吞咽困难、营养不良以及吸入性肺炎或反复肺部感染所致的呼吸衰竭而死亡。并发心、肺病变者的病情往往严重，并且治疗效果差。合并恶性肿瘤的肌炎患者的预后一般取决于恶性肿瘤的预后。

（赵　晶）

第五节　蛛网膜下隙出血

血液破入蛛网膜下隙称为蛛网膜下隙出血（subarachnoid hemorrhage，SAH），其分为外伤性和非外伤性。非外伤性 SAH 又分继发性和原发性。继发性 SAH 是由脑实质、脑室、硬膜外或硬膜下的血管破裂，血液穿破脑组织，流入蛛网膜下隙所致。原发性蛛网膜下隙出血则是由于脑、脊髓表面的血管破裂，血液直接进入蛛网膜下隙。

一、病因病理

1.病因

在 SAH 的原因中，先天性囊状动脉瘤占 50％以上，动静脉畸形占 15％，脑底异常血管网病占 10％，其他原因（如高血压梭形动脉瘤、血液病、肿瘤、炎性血管病、感染性疾病、抗凝治疗后并发症、颅内静脉系统血栓、脑梗死）占 15％，原因不明者占 10％。

先天性囊状动脉瘤 90％以上位于脑底大脑动脉环的前部，特别是在颈内动脉与后交通动脉连接处(40%)、前交通动脉(30%)、大脑中动脉在外侧裂处的第一个分支处(20%)。其他的部位包括基底动脉尖端或椎动脉与小脑后下动脉的连接处、海绵窦内的颈内动脉、眼动脉起始处、后交通动脉与大脑后动脉连接处、基底动脉的分叉处和三支小脑动脉的起始处。海绵窦内的动脉瘤破裂可引起动静脉瘘。近20%的患者有2个或2个以上的动脉瘤,多数位于对侧的相同血管,称为镜像动脉瘤。典型动脉瘤的管壁仅由内膜和外膜组成,可像纸一样薄。先天性囊状动脉瘤的患病率随年龄增大而增大,特别是在有动脉粥样硬化、动脉瘤家族史及患有常染色体显性遗传的多囊肾者中更为明显。动脉瘤出血的主要危险因素包括既往有动脉瘤破裂者、动脉瘤体积较大者和吸烟者。动脉瘤破裂的危险因素还包括高血压、饮酒、女性、后循环动脉瘤、多发性动脉瘤和服用可卡因。少数的动脉瘤是由高血压动脉硬化,经过血流冲击逐渐扩张形成的梭形动脉瘤。动静脉畸形是胚胎期发育障碍形成的畸形血管团,多位于大脑中动脉和大脑前动脉供区的脑表面。炎性病变、颅内动脉夹层、脑组织梗死和肿瘤也可直接破坏脑动脉壁,导致管壁破裂。凝血功能低下时,脑动脉也易破裂。

2.病理

SAH可引起一系列颅内、颅外的病理过程。

(1)颅内容量增加:血液流入蛛网膜下隙,使颅内体积增加,引起颅内压增高,严重者出现脑疝。

(2)化学性炎性反应:血细胞崩解后释放的各种炎性或活性物质导致化学性炎症,进一步加重高颅压,同时也诱发血管痉挛,导致脑缺血或梗死。

(3)下丘脑紊乱:由于急性高颅压或血液及其产物直接对下丘脑或脑干产生刺激,引起神经内分泌紊乱,出现血糖水平升高、血钠水平降低、发热、急性心肌缺血和心律失常等。

(4)脑积水:如血液在颅底或脑室发生凝固,造成脑脊液回流受阻,可导致急性阻塞性脑积水,颅内压增高,甚至脑疝形成。血红蛋白和血红素沉积于蛛网膜颗粒,导致脑脊液回流缓慢受阻,逐渐出现交通性脑积水。

二、临床表现

(1)囊状动脉瘤未破裂前通常无症状,但动脉瘤较大可引起头痛或局灶体征。部分性眼球运动麻痹伴瞳孔扩大,常为后交通动脉与颈内动脉连接处动脉瘤,在海绵窦也可压迫第Ⅲ、Ⅳ、Ⅵ脑神经或第Ⅴ脑神经的眼支。

(2)SAH的典型表现为突然出现的剧烈头痛、呕吐、意识障碍、脑膜刺激征及血性脑脊液,或脑CT扫描显示蛛网膜下隙为高密度影。但是,由于发病年龄、病变部位、破裂血管的大小、发病次数等不同,临床表现差别较大;轻者可无明显症状和体征,重者突然昏迷并在短期内死亡,20%的患者可有癫痫发作。老年、出血量少、疼痛耐受性强或重症昏迷者可以没有明显的脑膜刺激征。有时背后较低位置的疼痛比头痛更为突出。大约25%的患者可出现视网膜前或玻璃体积血,这是有临床价值的特征性体征。发病年龄以中青年为多,但是儿童和老年人也可发病。大部分病例在发病前有明显的诱因,如剧烈运动、过度疲劳、用力排便或咳嗽、饮酒、情绪激动,也有少数患者在安静时发病。1/3以上患者在病前数日有头痛、颈部强直、恶心、呕吐、昏厥或视力障碍,常是由动脉瘤少量渗血所致。蛛网膜下隙出血在发病初期的误诊率可达25%,可导致治疗延误、病死率升高。

(3)SAH患者到达医院时神经系统的状况是决定预后的最重要因素。只有少数患者有局灶性神经系统体征,可为局部血肿、继发性脑梗死所致。

(4)并发症:①脑积水;②血管痉挛;③水和电解质紊乱;④神经源性心肺功能紊乱;⑤再出血。

三、辅助检查

1.CT

CT是诊断SAH首要的检查方法。CT最常见的表现是蛛网膜下隙高密度影,多位于鞍上池、环池、四叠体池、大脑外侧裂、前纵裂、后纵裂,也可扩大至脑实质、脑室内和大脑凸面上。血液积聚的位置是提供破裂动脉瘤的重要线索。CT还可显示大的动脉瘤、继发性脑梗死及动静脉畸形或其他病灶。CT在24 h内诊断敏感性可达90%～95%,3 d的诊断敏感性为80%,1周的诊断敏感性为50%,CT正常但临床疑有SAH,须行腰椎穿刺检查。如CT明确诊断SAH,则无必要行腰椎穿刺。

2.腰椎穿刺

腰椎穿刺检查提示颅内压增高;脑脊液外观呈均匀一致的血性;红细胞总数为数千、数万甚至上百万,白细胞与红细胞的比例接近周围血,为1∶700,并可见皱缩的红细胞及离心后的上清液呈黄变,可排除穿刺损伤性出血,发病12 h后,脑脊液开始出现黄变,蛋白质含量随细胞总数有不同程度的升高,糖和氯化物含量正常,细胞数因破坏而明显下降;1周后,观察不到细胞,脑脊液呈黄变状态;3～4周,脑脊液基本恢复至正常状态。

3.数字减影血管造影

一旦确诊为SAH,在病情允许下,应尽早进行数字减影血管造影(digital subtraction angiography,DSA),以发现动脉瘤或血管畸形,阳性率可达85%,DSA阴性者可在适当时机再重复检查,发现动脉瘤的机会可达5%。

4.MRI和MRA

主要用于恢复后不能进行DSA或脑动脉瘤和脑血管畸形的筛选性检查,但阳性率及可靠性不如DSA。

四、诊断

不论任何年龄,突然出现剧烈头痛、呕吐和脑膜刺激征者,应考虑为SAH;如行脑CT或腰椎穿刺发现脑脊液或蛛网膜下隙有血,即可确诊。但在临床表现不典型时,容易漏诊或误诊。确定为SAH之后,再进一步寻找原因。

五、鉴别诊断

1.脑出血

当SAH出现局限性神经体征时,应鉴别SAH与脑出血,CT扫描可用于鉴别。

2.颅内感染

各种类型的脑膜炎和脑膜脑炎患者可有明显的头痛、呕吐及脑膜刺激征,有些患者还可出现血性脑脊液。但颅内感染的起病不如SAH快,伴有发热、全身感染的征象,周围血白细胞数增多,脑脊液呈明显的炎性改变,脑CT没有SAH改变。

3.血管性头痛

在未行腰椎穿刺或CT检查之前,有时偏头痛或丛集性头痛患者因剧烈头痛和呕吐就诊,其表现与 SAH 患者的表现相似,应注意鉴别。血管性头痛可有反复剧烈头痛史,但无脑膜刺激征,腰椎穿刺和脑 CT 扫描检查没有异常发现。

六、治疗

积极控制出血和降低颅内压。防治动脉痉挛和再出血及其他并发症;尽早进行脑血管造影检查,如发现动脉瘤或血管畸形,则应积极治疗。

1.一般处理

患者绝对卧床 2～4 周。避免各种形式的用力,保持大便通畅。对烦躁不安者适当应用镇静药。稳定血压,SAH 很容易再出血,而且患者本来没有高血压症,因此在急性期血压可以降得比高血压脑出血患者的血压低。一般而言,收缩期血压可降至 16kPa(120 mmHg)左右,但必须以患者的意识状态来判断是否降得太低。控制癫性发作,静脉补液使用等渗晶体液。

2.降低颅内压的治疗

药物治疗:SAH 与颅内出血有一个很大的不同之处。SAH 血管破裂出血处并没有脑组织包围和压着,因此比较容易再出血。稍高的脑压可能减少 SAH 的再出血概率。如果用高渗透压性药剂把颅内压力降低太多,有可能较容易再出血。因此,对 SAH 患者,不应例行使用甘露醇或甘油盐水。如果出血量大,脑压高明显,需应用甘露醇、呋塞米、清蛋白等药物进行脱水。

3.止血及防治

研究者认为,抗纤溶药物可使血管破裂处的血块较牢固,减少再出血的概率,能减少 50% 以上再出血,但由于抗纤溶药物也会促使脑血栓形成,延缓血块的吸收,诱发血管痉挛和脑积水(因抑制脑膜上炎性纤维的溶解、吸收),抵消其治疗作用。对早期手术夹动脉瘤者,术后可不必应用止血剂;对延期手术者或不能手术者,应用止血剂,以防止再出血。应选用 1～2 种止血药。常用的药物:①氨甲苯酸:每次 100～200 mg,静脉滴注,每日 2～3 次;②氨甲环酸:每次 250～500 mg,静脉滴注,也可肌内注射,每日 1～2 次;③6-氨基己酸:每次 6～10 g,静脉点滴,每日 1～2 次;④巴曲酶:具有凝血酶及类凝血酶样作用。每次 2 kU,静脉注射,视情况而定次数。

4.防治脑血管痉挛

应避免过度脱水或血压太低,增加血容量、适当的高血压和血液稀释疗法可防治脑血管痉挛,升高血压应在夹闭动脉瘤后,以免诱发再出血。主要应用选择性作用于脑血管平滑肌的钙拮抗剂,而且静脉应用效果较好,如尼莫地平,每小时 0.5～1 mg,静脉缓慢滴注,2～3 h 如血压未降低,可增至每小时 1～2 mg,维持 24 h,静脉用药 7～14 d,病情平稳后,改口服用药以预防和治疗脑血管痉挛。但须注意不可使血压太低。

5.预防脑积水

脑积水如果发生,不论其为急性还是迟缓型,均应考虑开刀引流。

6.病因治疗

DSA 发现有动脉瘤或动静脉畸形,应及时行血管介入性治疗或手术治疗,以免再出血。针对其他的病因,则进行相应的治疗。

(赵 晶)

第六节　脑栓塞

脑栓塞是指脑动脉被异常的栓子(血液中异常的固体、液体、气体)阻塞,使其远端脑组织发生缺血性坏死,出现相应的神经功能障碍。栓子以血液栓子为主,占所有栓子的90%;还有脂肪、空气、癌栓、医源物体等。脑栓塞占急性脑血管病的15%～20%,占全身动脉栓塞的50%。

一、临床表现

(一)发病年龄

该病起病年龄不一,若由风湿性心脏病所致,患者以中青年为主;若由冠心病、心肌梗死、心律失常所致,患者以中老年人居多。

(二)起病急骤

大多数患者无任何前驱症状,多在活动中起病,局限性神经缺损症状常于数秒或数分钟发展到高峰。50%～60%的患者起病时有意识障碍,但持续时间短暂。

(三)局灶神经症状

栓塞引起的神经功能障碍取决于栓子的数目、栓塞范围和部位。栓塞发生在颈内动脉系统特别是大脑中动脉最常见,临床表现为突起的偏瘫、偏身感觉障碍和偏盲,在主侧半球可有失语,也可出现单瘫、运动性或感觉性失语等。9%～18%的患者出现局灶性癫痫发作。该病约10%的栓子达椎基底动脉系统,临床表现为眩晕、呕吐、复视、眼震、共济失调、交叉性瘫痪、构音障碍及吞咽困难等。

若累及网状结构则出现昏迷与高热,若阻塞了基底动脉主干可突然出现昏迷和四肢瘫痪,预后极差。

(四)其他症状

该病以心源性脑栓塞最常见,故有风湿性心脏病或冠心病、严重心律失常的症状和体征;部分患者有心脏手术、长骨骨折、血管内治疗史;部分患者有脑外多处栓塞证据,如皮肤、球结膜、肺、肾、脾和肠系膜等栓塞和相应的临床症状和体征。

二、辅助检查

目的:明确脑栓塞的部位和病因。

(一)心电图或24 h动态心电图观察

心电图或24 h动态心电图观察可了解有无心律失常、心肌梗死等。

(二)超声心动图检查

超声心动图检查有助于显示瓣膜疾病、二尖瓣脱垂、心内膜病变等。

(三)颈动脉超声检查

颈动脉超声检查可显示颈动脉及颈内外动脉分叉处的血管情况,有无管壁粥样硬化斑及管腔狭窄等。

(四)腰椎穿刺脑脊液检查

腰椎穿刺脑脊液检查可以正常,若红细胞增多可考虑出血性梗死,若白细胞增多考虑有感染性栓塞的可能,有大血管阻塞、广泛性脑水肿者的脑脊液压力增大。

(五)脑血管造影

颅外颈动脉造影可显示动脉壁病变,DSA 能提高血管病变诊断的准确性,显示是否有血管腔狭窄、动脉粥样硬化溃疡,了解血管内膜粗糙等情况。新一代的磁共振血管成像(magnetic resonance angiography,MRA)能显示血管及血流情况,且为无创伤性检查。

(六)头颅 CT 扫描

发病后 24~48 h 可见低密度梗死灶,若为出血性梗死,则在低密度灶内可见高密度影。

(七)MRI

MRI 能更早发现梗死灶,对脑干及小脑扫描明显优于 CT。

三、诊断及鉴别诊断

(一)诊断

(1)起病急骤,起病后常于数秒内病情达高峰。

(2)主要表现为偏瘫、偏身感觉障碍和偏盲,在主侧半球则有运动性失语或感觉性失语。少数患者出现眩晕、呕吐、眼震及共济失调。

(3)多数患者的脑栓塞为心源性脑栓塞,故有风心病或冠心病、心律失常的症状和体征。

(4)头颅 CT 或 MRI 检查可明确诊断。

(二)鉴别诊断

在无前驱症状的情况下,动态中突然发病并迅速达高峰,有明确的定位症状和体征;如查出心脏病、动脉粥样硬化、骨折、心脏手术、大血管穿刺术等原因可确诊。头颅 CT 和 MRI 能协助明确脑栓塞的部位和大小。腰椎穿刺检查有助于了解颅内压、炎性栓塞及出血性梗死。应注意鉴别脑栓塞与其他类型的急性脑血管病。(尤其是出血性脑血管病),主要靠头颅 CT 和 MRI 检查加以区别。

四、治疗

积极改善侧支循环,减轻脑水肿,防治出血和治疗原发病。

(一)脑栓塞治疗

治疗时应注意以下几点。

(1)因为脑栓塞容易合并出血性梗死或出现大片缺血性水肿,所以,在急性期不主张应用较强的抗凝和溶栓药物,如肝素、双香豆素类药、尿激酶、噻氯匹定。

(2)发生在颈内动脉末端或大脑中动脉主干的大面积脑栓塞以及小脑梗死可发生严重的脑水肿,继发脑疝,应积极进行脱水、降颅压治疗,必要时需要进行颅骨骨瓣切除减压,以挽救生命。部分心源性脑栓塞患者伴有心功能不全。在用脱水药时应酌情减量,交替使用甘露醇与呋塞米。

(3)对其他原因引起的脑栓塞,要有相应的治疗。如对空气栓塞者,可应用高压氧治疗。对脂肪栓塞者,加用 250 mL5％的碳酸氢钠,静脉滴注,每日 2 次;也可用 10~50 mg 肝素,每 6 h 1 次;或 500 mL10％的乙醇溶液,静脉滴注,以溶解脂肪。

(4)对部分心源性脑栓塞患者在发病后 2~3 h,用较强的血管扩张药(如罂粟碱),静脉滴注,可收到意想不到的满意疗效。

（二）原发病治疗

针对性治疗原发病有利于脑栓塞的恢复和防止复发。对先天性心脏病或风湿性心脏病患者中有手术适应证者，应积极手术治疗；对有亚急性细菌性心内膜炎者，应彻底治疗；对有心律失常者，努力纠正；让骨折患者减少活动，稳定骨折部位。急性期过后，针对血栓栓塞容易复发的情况，可长期使用小剂量的阿司匹林、双香豆素类药物或噻氯匹定；也可经常做心脏超声检查，监测血栓块的大小，以调整抗血小板药物或抗凝药物的用法。

五、预后与防治

脑栓塞的病死率为 20%，主要是大块梗死和出血性梗死引起大片脑水肿、高颅压而致死，或脑干梗死直接致死，或合并严重心功能不全、肺部感染、多部位栓塞等导致死亡。多数患者有不同程度的神经功能障碍。有 20% 的患者可再次复发。近年来国外有报道通过介入的办法在心耳置入保护器（过滤器）可以减少心源性脑栓塞的发生。

（王乾坤）

第七节　脑梗死

脑梗死是不同原因引起脑供应血管闭塞，并由此产生血管供应区脑功能损害和神经症状的一组临床综合征。

一、临床表现

（一）一般特点

脑梗死多见于中老年，常在安静或休息状态下发病，部分病例有病前肢体无力及麻木、眩晕的症状。神经系统局灶性症状多在发病前十余小时或 1～2 d 达到高峰。除大面积梗死外，大多数患者意识清楚或仅有轻度意识障碍。

（二）临床类型

依据症状和体征的演变过程可分为以下几种类型。

1. 完全性卒中

完全性卒中指发病后神经功能缺失症状较重、较完全时（<6 d）达到高峰。

2. 进展性卒中

进展性卒中指发病后神经功能缺失症状在 48 h 内逐渐进展或呈阶梯式加重。

3. 可逆性缺血性神经功能缺失

症状较轻，持续 24 h 以上，但可于 3 周内恢复。

（三）颈内动脉系统表现

1. 颈内动脉系统

常出现一过性黑蒙，可出现永久性视力障碍缺血，或出现病灶侧霍纳综合征（因颈上交感神经节后纤维受损）；颈动脉搏动减弱或有血管杂音；对侧偏瘫、偏身感觉障碍和偏盲等（大脑中动脉或大脑前动脉缺血）；主侧半球受累可有失语症，非主侧半球受累可出现体象障碍；亦可出现晕厥发作或痴呆。

2. 大脑中动脉

(1)主干闭塞：有三偏征，病灶对侧中枢性面舌瘫及偏瘫、偏身感觉障碍或象限盲；上肢与下肢的瘫痪程度基本相等，可有不同程度的意识障碍，主侧半球受累可出现失语症，非主侧半球受累可出现体象障碍。

(2)皮层支闭塞：上分支包括至眶额部、额部、中央回、前中央回及顶部的分支，闭塞时可出现病灶对侧偏瘫和感觉缺失，面部及上肢的情况重于下肢，出现表达性失语(主侧半球)和体象障碍；下分支包括至颞肌及颞枕部，颞叶前部、中部、后部的分支出现感觉性失语、命名性失语和行为障碍等，而无偏瘫。

(3)身穿支闭塞：对侧中枢性上肢和下肢均等性偏瘫，可伴有面舌瘫，对侧偏身感觉障碍，有时可伴有同向性偏盲，主侧半球可出现皮质下失语。

3. 大脑前动脉

主干闭塞：发生于前交通动脉之前，因对侧代偿可无任何症状；发生于前交通动脉后可有对侧中枢性面舌瘫及偏瘫，以面舌瘫及下肢瘫为重，可伴轻度感觉障碍，尿潴留或尿急(旁中央小叶受损)；精神障碍如淡漠、反应迟钝、欣快、活动障碍，常有强握与吸吮反射(额叶病变)；一侧上肢失用，主侧半球病变可见表达性失语。皮层支闭塞：出现对侧下肢远端为主的中枢性瘫，可伴感觉障碍、对侧肢体短暂性共济失调、强握反射及精神症状。身穿支闭塞：出现对侧中枢性面舌瘫及上肢近端轻瘫。

4. 大脑后动脉

主干闭塞：有对侧偏盲、偏瘫及偏身感觉障碍(较轻)，丘脑综合征，主侧半球病变可有失读症。皮层支闭塞：两侧病变可有皮层盲，有对侧同向性偏盲或象限盲、黄斑回避现象、视觉失认或颜色失认。身穿支闭塞：丘脑穿通动脉闭塞产生红核丘脑综合征，出现病灶侧小脑性共济失调、意向性震颤，出现舞蹈样不自主运动，有对侧感觉障碍；丘脑膝状体动脉闭塞可见丘脑综合征，出现对侧感觉障碍、自发性疼痛、痛觉过度、轻偏瘫；中脑支闭塞出现韦伯综合征、动眼神经瘫痪、对侧中枢性偏瘫。

(四)椎基底动脉系统表现

1. 椎基底动脉

(1)主干闭塞：常引起脑干广泛梗死，出现脑神经、锥体束及小脑症状，如眩晕、呕吐、共济失调、瞳孔缩小、四肢瘫痪、肺水肿、消化道出血、昏迷、高热。

(2)基底动脉尖端综合征：基底动脉尖端分出两对动脉，即小脑上动脉和大脑后动脉，其分支供应中脑、丘脑、小脑上部、颞叶内侧及枕叶。可表现为眼球运动及瞳孔异常、一侧或双侧动眼神经部分或完全麻痹、眼球上视不能及一个半综合征。

(3)意识障碍：为一过性或持续数天，或反复发作；有对侧偏盲或皮质盲；有严重记忆障碍。中脑支闭塞：出现韦伯综合征、本尼迪特综合征；脑桥支闭塞出现米亚尔-居布勒综合征(外展神经、面神经麻痹，对侧肢体瘫痪)，福维尔综合征(同侧凝视麻痹、周围性面瘫、对侧偏瘫)。

2. 小脑后下动脉或椎动脉闭塞综合征或延髓背外侧综合征

小脑后下动脉或椎动脉闭塞综合征或延髓背外侧综合征是脑干梗死中常见的类型。主要表现是眩晕、呕吐、眼球震颤、交叉性感觉障碍、同侧霍纳综合征、吞咽困难、声音嘶哑和同侧小脑性共济失调。

3. 小脑上动脉、小脑后下动脉、小脑前下动脉闭塞

小脑梗死：常有呕吐、眼球震颤、共济失调、站立不稳和肌张力降低等表现。

二、辅助检查

（一）颅脑 CT 检查

多数脑梗死病例与发病后 24 h 内 CT 不显示密度变化，24～48 h 后逐渐显示与闭塞血管供应区一致的低密度梗死灶，如梗死灶体积较大，则可有占位效应。

（二）MRI 检查

脑梗死数小时内，病灶区即有 MRI 信号改变，呈长 T_1、长 T_2 信号，出血性梗死区为长 T_1、长 T_2 信号中混杂有短 T_1 和短 T_2 信号。与 CT 相比，MRI 具有显示病灶早、能早期发现大面积脑梗死、清晰显示小病灶及后颅凹的梗死灶的优点。

（三）血管造影检查

DSA 或 MRA 可发现血管狭窄和闭塞的部位、动脉瘤和血管畸形等。

（四）脑脊液检查

通常脑脊液压力、常规及生化检查正常，大面积梗死，脑脊液压力可升高，出血性脑梗死患者的脑脊液可见红细胞。

（五）其他检查

经颅多普勒超声检查（transcranial Doppler，TCD）可发现颈动脉和颈内动脉狭窄、动脉粥样硬化斑块或血栓形成。超声心动图有助于发现心脏附壁血栓、心房黏液瘤和二尖瓣脱垂。单光子发射计算机断层成像术（single-photon emission computed tomography，SPECT）能早期显示脑梗死的部位、程度和局部脑血流改变，正电子发射断层成像术（positron emission tomography，PET）能显示脑梗死的局部脑血流、氧代谢及葡萄糖代谢，并监测缺血半暗带及对远端部位代谢的影响。

三、治疗

脑梗死的治疗目标是恢复脑血流循环，减轻继发性神经元损伤，改善神经功能缺损情况。因此，争取时间、减少激发神经元死亡、增强神经康复是整个治疗的中心，具体措施如下。

（一）一般治疗

1. 吸氧

有意识障碍、血氧饱和度下降或有缺氧现象[血氧分压（PO_2）低于 8.0 kPa（60 mmHg）或二氧化碳分压（PCO_2）高于 6.7 kPa（50 mmHg）]的患者应给予吸氧，氧饱和度应保持在 95% 以上。

2. 保持气道通畅

应将昏迷患者的头偏向一侧，以利于口腔分泌物及呕吐物流出，并可防止舌根后坠而阻塞呼吸道。

3. 头位

适当抬高头位，一般为 15°～30°，这样有助于静脉回流，预防颅内压升高。

4. 鼻饲

对昏迷或有吞咽困难者在发病 2～3 d 即应鼻饲。

5.控制血糖

发病 24 h 内,原则上不静脉滴注葡萄糖注射液,凡用含糖补液时,应加胰岛素中和。控制血糖,使其在低于 300 mg/dL(16.63 mmol/L)的水平。

6.观察病情

严密注意患者的意识改变、瞳孔大小、血压、呼吸,有条件应进行监护。加强口腔护理,及时吸痰,保持呼吸道通畅;留置导尿时应做膀胱冲洗。

(二)颅内压增高

大脑中动脉主干、颈内动脉梗死者可产生急性颅内压增高,但几乎所有的脑梗死患者有脑水肿,并在发病后 2～5 d 明显。常用的脱水剂有以下几种。

1.甘露醇

静脉滴注 125 mL 20%的甘露醇,每 8～12 h 1 次。对脑水肿明显者可静脉滴注 250 mL 20%的甘露醇,每 6～8 h 1 次。治疗中应监测尿常规及肾功能。血尿和尿中见到管型后,减量或停用甘露醇。

2.甘油果糖

静脉滴注 250～500 mL 10%的甘油果糖,每日 2 次。

3.20%的人体清蛋白

静脉滴注该脱水剂 10～20 g,1～2 次/天。该脱水剂适用于发病 24 h 后的严重脑水肿患者。

4.糖皮质激素

其可用于常规脱水剂不能控制的脑梗死者,但注意高血压、高血糖等并发症发生。

(三)血压控制

根据世界卫生组织(world health organization,WHO)对治疗脑卒中的指导原则,发病初期,当收缩压>29.3 kPa(220 mmHg)或舒张压>16.0 kPa(120 mmHg),需降压治疗,但是准备溶栓治疗的患者应控制收缩压<24.7 kPa(185 mmHg)或舒张压<14.7 kPa(110 mmHg)。国内一般主张收缩压>26.7 kPa(200 mmHg),舒张压>14.7 kPa(110 mmHg)时,应予降压治疗,但降压速度应慢。常用药物为洛丁新、卡托普利等,应避免使用速效药和钙离子拮抗剂。在急性脑梗死患者中,持续性低血压非常罕见,偶见于主动脉夹层分离、血容量不足和继发于心肌缺血或心律失常的心排血量减少。应对血压过低者进行升压治疗,以保持脑灌注压。

(四)特殊治疗

1.溶栓治疗

其适用于发病后 3 h 内,有明显神经功能缺失,但意识清醒的患者。对符合下列标准者可以考虑溶栓治疗:①在起病后 6 h 内;②头颅 CT 未见脑出血和明确脑梗死病灶;③年龄在 18 岁以上,75 岁以下;④近 3 个月来未做过大手术,无消化道及其他出血性疾病史;⑤血压在 24.7/14.7 kPa(185/110 mmHg)以下,血糖正常;⑥血小板计数 10 万/mm^3 以上;⑦无明显肝、肾功能损害;⑧患者本人及/或家属理解与合作。

2.常用药物

(1)尿激酶(urokinase,UK)剂量为 150 万 U,立即静脉推注其中的 10%,将其余部分加入生理盐水中,于 60 min 内滴完。

(2)组织型纤维蛋白溶酶原激活剂(tPA):常用剂量为 0.85～0.9 mg/kg,静脉推注 10%

的剂量,把其余 90%加入葡萄糖注射液中,于 60 min 内滴完。

3.抗凝治疗

医师对应用抗凝剂治疗脑梗死的意见尚不统一,常用的抗凝剂有肝素和华法林。

(1)肝素:医师对在脑梗死急性期应用肝素治疗的意见尚不统一。亚洲多组临床试验证明,脑梗死患者中,在发病后 24 h 内开始应用肝素治疗者可以改善预后,提高治愈率,但西方国家没有证实。但医师一致认为凡具有以下条件者可以选择肝素治疗:①深静脉血栓形成,肺动脉栓塞;②有伴动脉狭窄的脑梗死;③有频发或连续发作的 TIA。

常用的制剂:低分子肝素 4 100 U,2 次/天,10 d 为一疗程。普通肝素 6 250 U 静脉滴注,1~2 次/天。PT、KPTT 随访。

(2)华法林:适用于发病后 6~24 h 的患者。常用制剂:①降纤酶,剂量为第一天 10 U,第三天 10 U,第五天 5 U,5 d 为一个疗程;②巴曲酶,剂量与降纤酶相同。用药时应监测纤维蛋白原的含量,防止出血的发生。

4.扩容治疗

扩容治疗适用于低血容量、分水岭性脑梗死患者。常用的制剂为低分子右旋糖酐,每剂 500 mL,每日一剂,10~14 d 为一疗程。

5.神经元保护剂

据国外文献报道,仅胞磷胆碱和吡拉西坦有一定的神经元保护作用。

6.扩血管药物

尼莫地平曾被用于脑梗死的治疗。但经国际多中心试验证明尼莫地平治疗急性脑梗死无效,且有低血压的不良反应。

7.中药注射液

活血化瘀的中药注射液应用广泛。把 30 mL 丹参注射液加入 5%的葡萄糖注射液中静脉滴注,10~14 d 为一疗程。葛根素注射液每日 1 次,静脉滴注,10~14 d 为一疗程。

8.抗血小板聚集药物

常用阿司匹林、氯吡格雷等。

(五)外科治疗

大脑中动脉或颈动脉完全梗死者,可用外科手术治疗。大骨瓣减压为常用手术方法,但病死率仍很高。

(王乾坤)

第八节　短暂性脑缺血发作

短暂性脑缺血发作(transient ischemic atack,TIA)指急性发作的短暂性、局灶性的神经功能障碍或缺损,是由供应该处脑组织(或视网膜)的血流暂时中断所致。TIA 的预示患者处于发生脑梗死、心肌梗死和其他致死性血管性疾病的高度危险中。TIA 症状持续时间越长,24 h 内完全恢复的概率就越低,脑梗死的发生率就越高。大于 2 h 的 TIA 比多次短暂的发作更有害。所以 TIA 的早期诊断以及尽早、及时的治疗是很重要的。TIA 是脑血管疾病中最有治疗价值的病种。随着医学的进步,人们对于 TIA 的认识得到了很大提高。

一、病因

(1)老年人 TIA 的病因主要是动脉粥样硬化。

(2)动脉栓子:常由大动脉的溃疡型粥样硬化释放出的栓子阻塞远端动脉所致。

(3)源性栓子:多见的原因为心房纤颤、瓣膜疾病、左心室血栓形成。

(4)其他病因:①血液成分异常;②血管炎或者烟雾病是青少年和儿童 TIA 的常见病因;③有夹层动脉瘤;④血流动力学的改变:如任何原因的低血压、心律不齐、锁骨下盗血综合征和药物的不良反应。

二、发病机制

不同年龄组的发病机制有所不同。

(1)源于心脏、颈内动脉系统和颅内某些狭窄动脉的微栓塞和血栓形成学说:颈内动脉系统颅外段的动脉粥样硬化性病变最常见,也是导致脑血流量减少的主要原因之一。微栓子的产生与颈动脉颅外段管腔狭窄的程度无关,而决定于斑块易脱落的程度。多发斑块为主要的影响因素,微栓子物质常为血凝块和动脉粥样硬化斑块。对于老年人 TIA 要多考虑动脉硬化。

(2)低灌注学说:必须有动脉硬化的基础或有血管相当程度的狭窄,血管无法进行自动调节来保持脑血流恒定,或者低灌注时狭窄的血管更缺血而产生 TIA 的临床表现。

一般而言,颈内动脉系统多见微栓塞,椎基底动脉系统多见低灌注。

三、临床表现

大部分患者于发病间歇期就诊,没有任何阳性体征,诊断通常依靠对病史的回顾。TIA 的症状是多种多样的,取决于受累血管的分布。

(一)视网膜 TIA

视网膜 TIA(RTIA)也称为发作性黑矇或短暂性单眼盲。短暂的单眼失明是颈内动脉分支眼动脉缺血的特征性症状,但是少见。患者主诉为短暂性视物模糊、眼前有灰暗感或雾状感。RTIA 的发作时间极短暂,一般小于 15 min,大部分发作时间为 1~5 min,罕有超过 30 min 的。阳性视觉现象(如闪光、闪烁发光或城堡样闪光暗点)一般为先兆性偏头痛的症状,但颈动脉狭窄超过 75% 的 RTIA 患者也可见此类阳性现象。短暂单眼失明发作时无其他神经功能缺损。患者就医前 RTIA 发作的次数和时间变化很大。RTIA 的预后较好,发作后每年出现偏瘫性中风和网膜性中风的危险性为 2%~4%,较偏瘫性 TIA 的危险率(12%~13%)低;当存在轻度颈动脉狭窄时危险率为 2.3%;而存在有严重颈动脉狭窄时前两年的危险率可高达 16.6%。

(二)颈动脉系统 TIA

颈动脉系统 TIA 亦称为短暂偏瘫发作,最常见的症状群为患侧肢体发作性瘫痪和感觉异常或单肢的发作性瘫痪,面部和上肢受累严重;其次为对侧纯运动性偏瘫、偏身感觉障碍,肢体远端受累较重,有时可以是唯一表现。颈动脉缺血可表现为失语,伴或不伴对侧偏瘫。偏盲也常发生于颈动脉缺血。认知功能障碍和行为障碍有时是颈动脉系统 TIA 的表现。颈动脉系统的罕见形式是肢体摇摆,表现为反复发作的对侧上肢或腿的不自主和不规律的摇摆、颤抖、战栗、抽搐、拍打、摆动。难以鉴别这型 TIA 和癫痫发作。对某些脑症状（如异己手综合征）患者难以叙述，一般医师对其认识不足，多会忽略。

（三）椎基底动脉系统 TIA

孤立的眩晕、头晕和恶心多不是 TIA 所造成，椎基底动脉系统 TIA 可造成发作性眩晕，但多伴有其他椎基底动脉的症状和体征发作，包括前庭小脑症状，眼运动异常（如复视），单侧或双侧或交叉的运动和感觉症状、共济失调等。

大脑后动脉缺血可表现为皮质性盲和视野缺损。另外，患者还可以出现猝倒症，常在迅速转头时突然双下肢无力而倒地，意识清楚，常在极短时间内自行起立，此发作的原因可能是双侧脑干内网状结构缺血导致机体肌张力突然降低。

四、影像学与 TIA

1.头颅 MRI

TIA 发作后的磁共振扩散加权成像可以提示与临床症状相符脑区的高信号；症状持续时间越长，阳性率越高。

2.经颅多普勒超声（TCD）

TCD 可以评价脑血管功能，可以发现颅外脑血管的狭窄或斑块，还可以根据异常血流信号，检测和监测有否栓子脱落及栓子的数量。TCD 检查仅仅可以间接反映颅内大血管的流速和流量，无法了解血管的狭窄，必须结合 MRA 或脑血管造影检查。

3.SPECT

TIA 发作间期由于神经元处于慢性低灌注状态，部分神经元的功能尚未完全恢复正常，SPECT 检查可以显示相应大脑区域放射性稀疏和/或缺损。

4.脑血管造影

MRA 和 CT 血管造影（CT angiography，CTA）可以发现颅内或颅外血管的狭窄。选择性动脉血管造影是评估颅内外血管病最准确的方法，可以鉴别颅内血管炎、颈动脉或椎动脉内膜分层等疾病。

五、诊断和鉴别诊断

TIA 发作的特征：①好发于 60 岁以上的老年人，男性患者多于女性患者；②突然发病，发作持续时间＜1 h；③多有反复发作的病史；④突然发病，神经功能缺损不呈进展性和扩展性，若身体不同部分按顺序先后受累，应考虑为偏头痛和癫痫发作。

鉴别诊断"类 TIA"的病因如下。①颅内出血：有小的脑实质血肿或硬膜下血肿；②蛛网膜下隙出血；③代谢异常：特别是高血糖和低血糖、药物效应；④脑微出血；⑤先兆性偏头痛；⑥部分性癫痫发作合并托德瘫痪；⑦躯体疾病所致精神障碍；⑧其他：前庭病变、昏厥、周围神经病或神经根病变、眼球病变、周围血管病、动脉炎、中枢神经系统肿瘤等。

六、治疗

TIA 是卒中的高危因素，需对其积极进行治疗，整个治疗应尽可能个体化。治疗的目的是推迟或预防梗死（包括脑梗死和心肌梗死）的发生，治疗脑缺血和保护缺血后的细胞功能。

主要治疗措施：①控制危险因素；②药物治疗，包括抗血小板聚集、抗凝、降纤；③外科治疗，同时改善脑血流和保护脑细胞。

(一)危险因素的处理

寻找病因和相关的危险因子,同时进行积极治疗。其危险因素与脑卒中相同。

美国心脏协会提出的 TIA 后危险因素干预方案:患者合并糖尿病,血压<17.3 kPa/11.3 kPa(130/85 mmHg),低密度脂蛋白水平 < 100 mg/dL,空腹血糖<126 mg/dL,戒烟和酒,控制高血压,治疗心脏病,进行适量体育运动,每周 3~4 次,每次30~60 min。

鉴于流行病和实验研究资料关于绝经后雌激素对于血管性疾病的影响,美国心脏协会不建议有 TIA 发作的绝经期妇女终止雌激素替代治疗。

(二)药物治疗

已证实对有卒中危险因素的患者行抗血小板治疗能有效预防脑卒中。对 TIA 尤其是反复发生 TIA 的患者应首先考虑选用抗血小板药物。

《中国脑血管病防治指南》建议:①大多数 TIA 患者首选阿司匹林治疗,推荐剂量为50~150 mg/d;②有条件时,也可选用阿司匹林 25 mg 和潘生丁缓释剂 200 mg 的复合制剂,每天2 次,或氯吡格雷 75 mg/d;③如使用噻氯匹定,在治疗过程中应注意检测血常规;④频繁发作 TIA 时,可静脉滴注抗血小板聚集药物。

美国心脏协会中风委员会推荐:①阿司匹林是一线药物,推荐剂量为50~325 mg/d;②氯吡格雷、阿司匹林 25 mg 和双嘧达莫缓释剂 200 mg 的复合制剂以及噻氯匹定也是可接受的一线治疗药物。与噻氯匹定相比,更推荐氯吡格雷,因为氯吡格雷的不良反应少,小剂量阿司匹林+潘生丁缓释剂比氯吡格雷效果更好,两者的不良反应发生率相似。

关于华法林-阿斯匹林的研究结果表明,华法林(INR1.4~2.2,INR 为 international normalized ratio)与阿司匹林(325 mg/d)的预防脑卒中再发率和降低病死率无统计学差异,但是阿司匹林的不良反应轻,方便、经济。

(三)抗凝治疗

目前尚无有力的临床试验证据来支持抗凝治疗作为 TIA 的常规治疗。但临床上对心房颤动、频繁发作 TIA 或椎基底动脉 TIA 患者可考虑选择抗凝治疗。

《中国脑血管病防治指南》建议:①抗凝治疗不作为常规治疗;②对于伴发心房颤动和冠心病的 TIA 患者,推荐使用抗凝治疗(感染性心内膜炎除外);③TIA 患者经抗血小板治疗,仍频繁发作,可考虑选用抗凝治疗;④进行降纤治疗。

《中国脑血管病防治指南》建议存在血液成分改变的 TIA 患者,或频繁发作患者考虑选用巴曲酶或降纤酶治疗。

(四)TIA(特别是频发 TIA)后立即发生的急性中风的处理

溶栓是首选。

(1)适用范围:①发病<1 h;②脑 CT 显示无出血或清晰的梗死灶;③实验室检查显示血球容积,血小板,凝血酶原时间(prothrombin time,PT)和部分凝血活酶时间(partial thromboplastin time,PTT)的比值均正常。

(2)操作:①静脉给予组织型纤溶酶原激活物(tissue-type plasminogen activator,t-PA)0.9 mg/kg,于 1 min 内给予 10%,于 60 min 内给予其余量;同时应用神经保护剂,以减少血管再通-再灌注损伤造成进一步的脑损伤;②每小时进行神经系统检查 1 次,共 6 次,以后每 2 h

检查 1 次,共 12 次(24 h);③第二天复查 CT 和血液检查。

(3)注意事项:区别 TIA 发作和早期急性梗死的时间界线是 1～2 h。

(张　玲)

第九节　帕金森病

帕金森病(parkinson disease,PD)又名震颤麻痹,是老年人中较常见的神经系统变性疾病,临床上以震颤、肌强直、运动迟缓为主要特征。PD 可分为原发性和继发性,原发性 PD 好发于中老年人。

一、分类与病因

1.原发性 PD 的病因

多因素参与,遗传因素使易感性增加,环境因素及年龄老化共同作用。

(1)年龄老化:黑质多巴胺能神经元减少,60 岁以后更明显。

(2)环境因素与毒性暴露:环境中某些化学物质可选择性地破坏神经元而诱发 PD,重金属铁、锰、铅等有关工业环境暴露是危险因素。

(3)遗传因素:约 10％的 PD 有家族史,呈不完全外显的常染色体显性遗传。其遗传易感基因有 CYP2D6B,有细胞色素 $P45O_2D_5L$ 型基因突变、谷胱甘肽转移酶 U 基因突变。

目前研究者普遍认为,氧化应激、线粒体功能缺陷、钙超载、免疫异常、细胞凋亡等导致黑质多巴胺能神经元大量变性。

2.继发性 PD 的病因

(1)感染性:如朊蛋白病。

(2)外伤性:颅脑外伤、拳击手脑病综合征等。

(3)血管性:多发性脑梗死、低血压性休克等。

(4)药物性:如使用吩噻嗪类药物、利血平等。

(5)中毒性:如汞、一氧化碳、锰、二硫化碳、甲醇、酒精中毒。

(6)其他:如甲状腺功能减退、肝脑变性、脑瘤。

3.临床有 PD 症状的疾病

其包括:①遗传变性性帕金森综合征(包括弥散性路易体病、脊髓小脑变性、威尔逊病、亨廷顿病等);②帕金森叠加综合征(包括多系统萎缩、进行性核上性麻痹、皮质基底节变性等)。

二、病理及发病机制

原发性 PD 的主要病变在黑质及黑质纹状体通路,还出现在纹状体、蓝斑、中缝核、迷走神经背核、底丘脑核、下丘脑、大脑皮质等。黑质致密部多巴胺能神经元大量变性、缺失,胞浆内有路易小体。

三、诊断

(一)临床表现

患者多在 60 岁以后发病,男性略多于女性,起病隐袭、缓慢发展,主要表现为震颤强直、运动障碍三重征。

1.症状

(1)缓慢出现一侧或两侧肢体震颤、发紧、僵硬感。

(2)动作缓慢、笨拙,行走时下肢沉重,不能很快转弯,运动时易疲劳,持久性差,易跌倒,最终卧床不起。

(3)强直肌群疼痛,尤以肩周、小腿肌肉、腰肌为甚。

(4)其他:语音低钝、情绪低落,主动活动减少,记忆力减退、便秘、小便控制能力差等。

2.体征

(1)震颤:常从一侧手部开始,逐渐扩展至同侧下肢及对侧上肢和下肢,下颌、口唇、舌及头部亦可受累,在静止时出现(静止性震颤),随意运动时减少或消失,紧张时加剧,睡眠时消失。手部震颤以拇指、示指、中指为主,呈搓丸样动作,下肢震颤以踝关节为主。

(2)肌强直:多一侧上肢近端开始,然后扩展至全身,强直为伸肌和屈肌肌张力均增大所致,被动运动时因增大的肌张力始终保持一致,所谓阻力均匀,故称为铅管样强直,若伴有震颤,则如同转动齿轮感,称为齿轮样强直。

(3)运动障碍:由肌强直及姿势反射障碍所致,表现为随意运动缓慢,动作减少、幅度变小,字越写越小,称写字过小症。姿势和步态异常:站立时头、躯干向前俯屈,四肢微屈,起步困难,步伐小,但迈步后由于身体前倾、重心前移而越走越快,不能立即停步,称慌张步态。面部表情减少,双眼凝视,瞬目动作减少,呈面具脸。语音单调、低沉,含糊不清。

(4)自主神经紊乱:可有皮脂腺分泌亢进,多汗,唾液分泌过多,便秘,直立性低血压等。

(5)眼征:瞳孔对光反射及眼辐辏反射减弱、会聚麻痹,上视受限。个别患者有动眼危象,表现为发作性眼球固定,上视或向下、并向一侧,瞳孔散大,全身不能活动,持续数分钟至数小时。

(6)精神及智能障碍:可有不同程度的抑郁、焦虑、认知功能障碍、视幻觉等。

(二)辅助检查

1.实验室检查

(1)脑脊液压力、脑脊液常规、脑脊液生化多为正常,多巴胺(dopamine,DA)代谢产物高香草酸(homovanillic acid,HVA)含量降低。

(2)尿中 DA 及 HVA 含量降低。

(3)聚合酶链式反应 DNA 序列分析等在少数家庭性 PD 患者中可能会发现基因突变。

2.影像检查

(1)颅脑 CT 及 MRI 显示有不同程度的脑萎缩,但无特异性,可鉴别 PD 与其他疾病。

(2)功能显像检测:PET 或 SPECT 与特定放射性核素检测可见 PD 患者脑内、DA 递质合成减少,D_2 型 DA 受体活性在疾病早期超敏,后期低敏。

(三)诊断要点

根据中老年发病、缓慢进行静止性震颤、肌强直、运动障碍及特殊的姿势和步态,诊断 PD

并不难。

(四)鉴别诊断

1. 老年性震颤

该病的特点如下。①幅度小,频率快;②出现于随意运动中;③肌张力不高;④苯海索等药物治疗无效。

2. 特发性震颤

该病的特点如下。①震颤:在随意运动时加重,静止时减轻;②部分病例有家庭史;③肌张力正常;④饮酒可使震颤暂时减轻,普萘洛尔治疗可使震颤减轻;⑤苯海索等药物治疗无效。

3. 帕金森综合征

根据以下两点可与 PD 鉴别:①有相应的病因,如脑炎、药物、毒物、外伤、脑血管病;②有相应原发病的症状及体征。

4. 其他神经系统变性病并有 PD 综合征

(1)橄榄体脑桥小脑萎缩:早期即有小脑共济失调,晚期才出现 PD 表现,MRI 显示小脑及脑干萎缩。

(2)夏伊-德拉格综合征:以自主神经症状最为突出,可有共济失调及锥体束征,PD 症状相对较轻。

(3)纹状体黑质变性:表现为运动迟缓和肌强直,震颤不明显,可兼有锥体系、小脑、自主神经症状,左旋多巴的疗效差。

(4)进行性核上性麻痹:运动迟缓,肌强直,早期即有步态不稳、体姿伸直(与 PD 的躯干前倾不同),核上性眼肌麻痹(垂直注视不能),常有假性延髓性麻痹及锥体束征,震颤不明显,对左旋多巴反应差。

(5)弥散性路易体病:有痴呆、幻觉、锥体外系运动障碍,痴呆出现得早且迅速进展,可有肌阵挛。

四、治疗

(一)药物治疗

目前仍以药物治疗为主,恢复纹状体 DA 和乙酰胆碱的平衡以减轻症状。

1. 抗胆碱能药物

(1)苯海索 3～6 mg/d,分 3 次口服。不良反应:不安、妄想、出现幻觉、精神错乱、记忆力减退、口干、便秘、小便排出困难、视物模糊等。禁忌证:青光眼及前列腺肥大等。

(2)丙环定开始为 7.5 mg/d,分 3 次口服。可逐渐至 10～30 mg/d。不良反应与苯海索相同。

2. 多巴胺释放促进剂

金刚烷胺 200 mg/d,分 2 次服用。可促进 DA 在神经末梢释放,一般与苯海索合用。不良反应:不宁腿、神志模糊、下肢网状青斑、踝部水肿等。

3. 补充 DA 制剂

通过血脑屏障,多巴胺前体左旋多巴在脑内转变为多巴胺。

(1)美多芭(多巴丝肼片)第 1 周 62.5～125 mg/d,每天 1 次口服,以后每周增加 125 mg/d,一般不超过 1 000 mg/d,分 3～4 次口服。达适宜治疗效果后维持服用。两种片剂：每片 125 mg(含苄丝肼 25 mg,左旋多巴 100 mg)和每片 250 mg(含苄丝肼 50 mg,左旋多巴 200 mg)。

(2)息宁 1 号片 1 片/天,第 1 周用,以后每周增加 1 片/天,达最适宜剂量时维持。1 号片含卡比多巴 10 mg、左旋多巴 100 mg;2 号片含卡比多巴 25 mg、左旋多巴,2 号片不超过 4 片/天。

常用的有息宁控释片和美多芭缓释片,使用后可获得平稳血浓度,减少每日服药次数。起效缓慢,生物利用度较低,用药剂量要比标准片相应增加 30%,用药次数则相应减少。水溶片有弥散型美多芭,易在水中溶解,吸收迅速,起效快(10 min 左右),作用持续时间与标准片基本相同,适用于有吞咽困难,清晨运动不能,"开期"(指症状突然缓解)一般延迟,"关期"(指症状突然加重)延长,剂末肌张力障碍患者。

多巴制剂的不良反应:周围性不良反应如恶心、呕吐、低血压、心律失常,中枢性不良反应如症状波动,多为远期并发症,表现为疗效减退或剂末恶化,可改用缓释剂或增加用药次数。还可出现"开-关"现象,症状在"开期"和"关期"之间波动,可试用 DA 受体激动剂。

4.DA 受体激动剂

DA 受体激动剂有两种类型,一是麦角类药物,包括溴隐亭、培高利特、α-二氢麦角隐亭、卡麦角林和麦角乙脲;二是非麦角类药物,有普拉克索、罗匹尼罗、吡贝地尔、罗替戈汀和阿扑吗啡。

麦角类 DA 受体激动剂会导致心脏瓣膜病变和肺胸膜纤维化,现多不主张使用,其中,培高利特已停用。应从小剂量开始,逐渐增加剂量至获得满意疗效而不出现不良反应。其不良反应与复方左旋多巴相似,症状波动和异动症的发生率低,直立性低血压和精神症状的发生率较高。

5.抑制多巴胺分解代谢药

(1)单胺氧化酶 B(monoamine oxidase B,MAO-B)抑制剂:司来吉兰为选择性 MAO-B 抑制剂,阻止 DA 降解或增加脑内 DA 含量,与复方左旋多巴合用有协同作用。用量:每次 2.5~5 mg,每天 2 次。不良反应有口干、胃纳减退、体位性低血压,有消化道溃疡者慎用。

(2)儿茶酚-O-甲基转移酶(catechol-omethyl transferase,COMT)抑制剂:托卡朋通过抑制左旋多巴在外周的代谢,增加左旋多巴进脑量,阻止脑内 DA 降解,常用量为 50~150 mg/d,分 3 次口服,一般不超过 200 mg/d,需与复方左旋多巴合用。不良反应有腹泻、头痛、口干、多汗、转氨酶含量升高等,用药期间应监测肝功能。

6.增强 DA 传导药

L-脯氨酸-亮氨酸-甘氨酰胺(PLG)可加强 DA 的传导,拮抗神经毒物 1-甲基-4-苯基-1,2,3,6-四氢吡啶(1-methyl-4-phenyl-1,2,3,6-tetrahydropyridine,MPTP)对黑质细胞的损害作用,与复方左旋多巴合用有协同作用,用量为 400 mg/d,静脉滴注,10 d 为一个疗程。

7.增加内源性 DA 合成药

烟酰胺腺嘌呤二核苷酸间接提高 TH 的活性,增加 DA 的合成。

8.兴奋性氨基酸释放抑制剂

拉莫三嗪能抑制谷氨酸释放而消除其兴奋性神经毒性作用。

(二)康复治疗

康复治疗对于改善症状有一定作用,包括语言的锻炼,面部肌肉、手部、四肢及躯干的锻炼,步态及平衡的锻炼以及各种日常生活的训练等。

五、预后

PD是一种慢性进展性疾病,尚无根治方法。疾病晚期患者常卧床不起。常见直接死因为肺炎、骨折等各种并发症。

(张　玲)

第十节　阿尔茨海默病

一、概述

阿尔茨海默病(Alzheimer disease,AD),是发生于老年和老年前期,以进行性认知功能障碍和行为损害为特征的中枢神经系统退行性病变,是老年期痴呆的最常见类型,约占老年期痴呆的50%。临床上表现为记忆障碍、失语、失用、失认、视空间能力损害、抽象思维和计算力损害、人格和行为的改变等。一般症状持续进展,病程通常为5～10年。据统计,65岁以上的老年人约有5%患有AD。随着年龄的增长,患病率逐渐上升,至85岁,每3～4位老年人中就有一名罹患AD。

二、临床表现

AD通常是隐匿起病,很难确切了解具体的起病时间,病程为持续进行性,无缓解、停止进展的平稳期,即使有也极罕见。AD的临床症状可分为两方面,即认知功能减退及其伴随的生活能力减退症状和非认知性神经精神症状。其病程演变大致可以分为轻度、中度、重度三个阶段。

1.轻度

以近事记忆障碍为主,学习能力下降,语言能力受损。不能独立进行购物、处理经济事务等,基本生活尚能自理。可见抑郁、焦虑、多疑和淡漠等情感症状。

2.中度

表现为远近记忆严重受损。语言功能明显损害,理解能力下降,可见失语、失用和失认。生活需要帮助,可见大小便失禁。此期患者精神行为症状较突出,以激惹、幻觉、妄想和攻击行为为主。

3.重度

严重记忆力丧失,仅存片段的记忆;日常生活不能自理,大小便失禁,呈现缄默、肢体僵直。查体可见锥体束征呈阳性,有强握、摸索和吸吮等原始反射。最终昏迷,一般死于感染等并发症。

三、辅助检查

1.神经影像学检查

头颅MRI:早期表现为内嗅区和海马萎缩。质子磁共振频谱(1H-MRS):对AD的早期诊断具有重要意义,表现为扣带回后部皮质肌醇含量升高。额颞顶叶和扣带回后部出现 N-乙酰门冬氨酸水平下降。SPECT 及 PET:SPECT 显像发现额颞叶烟碱型乙酰胆碱受体缺失以及额叶、扣带回、顶叶及枕叶皮质 5-HT 受体密度下降。PET 显像提示此区葡萄糖利用率下降。功能性磁共振成像(fMRI):早期 AD 患者在接受认知功能检查时相应脑区激活强度下降或激活区范围缩小和远处部位有代偿反应。

2.脑脊液蛋白质组学

脑脊液存在一些异常蛋白的表达,如 apoE、tau 蛋白。

3.神经心理学检查

临床上常用的工具如下。①大体评定量表:如简易精神状况检查量表(MMSE)、阿尔茨海默病认知功能评价量表(ADAS-cog)、长谷川痴呆量表(HDS)、Mattis 痴呆评定量表、认知能力筛查量表(CASI);②分级量表:如临床痴呆评定量表(CDR)和总体衰退量表(GDS);③精神行为评定量表:如痴呆行为障碍量表(DBD)、汉密尔顿抑郁量表(HAMD)、神经精神症状问卷(NPI);④用于鉴别的量表:Hachinski 缺血量表。还应指出的是,选用何种量表,如何评价检查结果,必须结合临床表现和其他辅助检查结果来综合判断。

4.脑电图检查

早期 α 节律丧失及电位降低,常见弥散性慢波,且脑电节律减慢的程度与痴呆严重程度相关。

四、诊断

关于 AD 的诊断标准,目前认识比较一致的是采用《美国精神障碍诊断统计手册》(第四版)(DSM-Ⅳ)和美国国立神经病语言障碍卒中研究所和阿尔茨海默病及相关疾病学会(NINCDS-ADRDA)的诊断标准。

五、鉴别诊断

(1)血管性痴呆:可突然起病或逐渐发病,病程呈波动性进展或阶梯样恶化。可有多次卒中史,既往有高血压、动脉粥样硬化、糖尿病、心脏疾病、吸烟等血管性危险因素。通常有神经功能缺损症状和体征,影像学上可见多发脑缺血软化灶。

每次脑卒中都会加重认知功能障碍。早期记忆功能多正常或仅受轻微影响,但常伴有严重的执行功能障碍,表现为思考、启动、计划和组织功能障碍,抽象思维和情感也受影响;步态异常常见,如步态不稳、拖曳步态或碎步。

(2)老年期抑郁症:患者多反应迟缓、音调低沉、动作笨拙,易与老年性痴呆早期相混淆。但抑郁症患者被鼓励后在短时间内表现出良好的记忆力、注意力和计算力,一般无遗留智能障碍和人格改变。

(3)谵妄状态:老年人常在躯体性疾病损伤或手术后出现谵妄状态,表现出记忆力、定向力障碍,同痴呆类似。但谵妄常突然发生,症状波动夜间较重,对环境刺激或幻觉的反应迅速、强烈,与老年性痴呆的淡漠、呆痴明显不同,可资鉴别。

(4)皮克病:具有鉴别价值的是临床症状出现的时间顺序。皮克病早期出现人格改变、言语障碍和精神行为学异常,遗忘出现得较晚。影像学上以额颞叶萎缩为特征。约 1/4 的患者脑内存在皮克小体。AD 患者早期出现记忆力、定向力、计算力、视觉空间技能和执行功能障碍。人格与行为早期相对正常。影像学上表现为广泛性皮质萎缩。

（5）正常颅压脑积水表现为痴呆、步态不稳、尿失禁三联征。

（6）克雅氏病：急性或亚急性起病，迅速进行性智力丧失伴肌阵挛，脑电图在慢波背景上出现广泛双侧同步双相或三相周期性尖慢复合波。

（7）路易体痴呆表现为波动性认知功能障碍、反复发生的视幻觉和自发性锥体外系功能障碍三主征。患者一般对镇静药异常敏感。

（8）其他表现为痴呆的疾病：如甲状腺功能低下、恶性贫血、帕金森病、麻痹性痴呆，这些疾病早期综合病史都有相应的体征，实验室检查结果呈阳性，可发现原发疾病，并在给予相应的治疗后"痴呆"症状可得到改善和恢复，可资鉴别。

六、治疗

由于该病的病因未明，至今尚无有效的治疗方法。目前仍以对症治疗为主。

1. 改善认知功能

（1）乙酰胆碱酯酶抑制剂：AD 的临床表现与中枢神经系统乙酰胆碱能神经元的功能障碍有关，认知功能相关区域及 AD 病理部位均发现有胆碱乙酰转移酶活性及乙酰胆碱浓度降低。相关区域的乙酰胆碱水平下降造成学习、记忆等认知功能衰退。而乙酰胆碱酯酶能够降解乙酰胆碱。

乙酰胆碱酯酶抑制剂可通过抑制乙酰胆碱的降解，恢复体内乙酰胆碱水平，改善患者的记忆力和认知功能。多奈哌齐、利斯的明、加兰他敏、石杉碱甲等，是目前应用广泛的治疗轻度和中度 AD 的药物。多奈哌齐还可用于重度 AD 患者。

（2）N-甲基-D-天冬氨酸（N-methyl-D-aspartate，NMDA）受体拮抗剂：NMDA 受体激活后引起的兴奋性毒性，是 AD 的重要发病机制之一；美金刚是 NMDA 受体的非竞争性拮抗剂，具有调节谷氨酸活性的作用，可抑制 NMDA 受体介导的兴奋性毒性，阻止 AD 的发展。该类药用于治疗中度、重度 AD 患者。

（3）其他：脑代谢赋活剂如吡拉西坦、茴拉西坦和奥拉西坦，脑微循环改善药物如麦角生物碱类制剂，钙离子拮抗药如尼莫地平，抗氧化剂如维生素 E。

（4）联合应用：单纯使用一种药物对某些患者的治疗作用有限，这时可考虑联合应用不同种类药物。

有报道，美金刚对服用过乙酰胆碱酯酶抑制剂的患者疗效显著，且能降低乙酰胆碱酯酶抑制剂的不良反应，所以通常联合应用这两种药物。

2. 控制精神行为症状

AD 患者在疾病发展过程中，可能出现一些精神症状，如出现幻觉、妄想、抑郁、睡眠紊乱，这时可给予相应对症药物。用药原则：低剂量起始，缓慢增量，增量间隔时间稍长，尽量使用最小有效剂量，治疗个体化，注意药物间的相互作用。

（1）抗精神病药物：常用不典型抗精神病药物，如利培酮、奥氮平、思瑞康。

（2）抗抑郁药物：常用选择性 5-羟色胺再摄取抑制剂（selective serotonin reuptake inhibitor，SSRIs），如氟西汀、帕罗西汀、西酞普兰、舍曲林。

（3）改善睡眠药物：常选用不良反应小、略有催眠作用及肌肉松弛作用的弱安定剂。

3. 对症支持治疗

重度 AD 患者自身生活能力严重减退，常导致营养不良、肺部感染、泌尿系统感染、压疮等并发症,应加强对症支持处理。

4.心理社会治疗

鼓励患者尽可能地参与各种社会活动,处理自己的日常生活;提供职业训练、音乐治疗和群体治疗等;加强护理和防范措施,如调整环境,防止摔伤、自伤、外出不归。

（张　玲）

第十一节　血管性痴呆

血管性痴呆(vascular dementia,VD)是由于急性或慢性脑血管病变引起的持续性脑功能障碍而产生的全面认知功能障碍,并严重影响患者的日常生活、工作、社会交往。VD 和伴有AD 病理改变的 VD 的临床发病率仅次于 AD。通常表现为多发大血管性梗死、单个重要部位梗死、多发腔隙性梗死和广泛脑室旁白质损害等。

一、病因和发病机制

1.病因

引起 VD 的常见病因:①动脉粥样硬化;②高血压;③低血压;④心脏疾病(心脏瓣膜病、房颤、附壁血栓、心房黏液瘤);⑤血液系统疾病(高黏血症、血小板增多症、真性红细胞增多症等);⑥全身系统性血管病(炎症感染、系统性红斑狼疮、结节性多动脉炎、白塞病);⑦颅内动脉病变、炎性病变:肉芽肿性动脉炎、巨细胞炎等;⑧非炎性病变:淀粉样血管病、烟雾病等。

2.发病机制

由于脑血管的病变而出现的病灶涉及额叶、颞叶及边缘系统,或病灶损害了足够容量的脑组织,导致记忆力、注意力、执行能力和语言等高级认知功能严重受损。

二、诊断与鉴别诊断

（一）VD 的主要类别

1.按血管病变的部位分类

①皮质下病变的血管性痴呆:腔隙性脑梗死、皮质下动脉硬化性脑病;②皮质病变的血管性痴呆:大脑前、中、后动脉及其分支的脑梗死、分水岭区脑梗死、皮质部位的脑梗死;③皮质、皮质下混合性病变的血管性痴呆:既累及皮质又累及皮质下的脑梗死。

2.按血管病变的类型分类

①多灶梗死性痴呆;②单一脑梗死性痴呆;③多发腔隙性脑梗死(腔隙状态)性痴呆;④出血性脑卒中引起的痴呆;⑤皮质下动脉硬化性脑病、脑白质疏松症;⑥双侧分水岭脑梗死(边缘区脑梗死)。

（二）临床表现

VD 的临床表现形式常与脑血管病损部位、大小及次数有关,主要分为两大类,一是痴呆症状,二是血管病脑损害的局灶性症状。

(1)全面的认知功能(包括记忆力、语言功能、视空间能力、认知功能)下降。

(2)脑卒中的症状与体征,多灶梗死性痴呆患者多有两次或两次以上的卒中史;多发腔隙性脑梗死患者常有轻微脑卒中史。

(3)脑卒中与痴呆在时间上有相关性:卒中后3个月内发生的痴呆,认知功能呈突然或阶梯性恶化。

(4)常有强哭、强笑及假性延髓性麻痹的表现。

(5)常有精神行为异常,如情绪激动、暴躁、精神错乱、骂人、虚构,但人格相对保持良好。

(6)常合并抑郁。

(三)辅助检查

1.神经心理学测验

简易精神状况检查量表(MMSE)、蒙特利尔认知评估量表(MoCA)、日常生活能力评估(ADL)量表、神经精神症状问卷等可以了解认知功能损害的情况,Hackinski缺血指数用于鉴别AD或VD:VD的该指数≥7分,AD的该指数≤4分。

2.实验室检查

①查找VD的危险因素:如糖尿病、高脂血症、高同型半胱氨酸血症、抗心磷脂抗体综合征;②排除其他导致认知障碍的原因,如甲状腺功能低下、HIV感染、维生素B_{12}缺乏、结缔组织病、梅毒性血管炎、肝功能和肾功能不全等。

3.影像学检查

首选头颅MRI,序列包括T_1WI、T_2WI、DWI、FLAIR、海马相和磁敏感加权成像(SWI)。①提供支持VD的病变证据:如卒中病灶的部位、体积,白质病变的程度。MRI对白质病变、腔隙性梗死等小血管病较CT更敏感。②帮助对VD进行分型诊断:如缺血性VD时,大血管病变可见相应的责任病灶。小血管病变可见脑白质变性、多发腔隙性脑梗死等。而血管危险因素相关性VD一般脑内无明显的病灶。③排除其他原因导致的认知障碍:如炎症、肿瘤、正常颅压脑积水等。对于那些缺少急性卒中发作史的血管性痴呆类型如皮质下动脉硬化性脑病、分水岭区脑梗死、多发腔隙性脑梗死,影像学的依据更是必不可少的。④MRA、CTA检查可了解血管动脉硬化情况。

(四)诊断要点

以认知功能损害为核心表现的痴呆症状和脑血管病证据,且两者存在相关性。多发生于卒中后3个月内。

(1)有1个以上血管危险因素。

(2)存在1个以上认知域的损害。

(3)血管性事件和认知损害相关。

(4)认知功能障碍多呈急剧恶化或波动性、阶梯式病程。

(五)诊断标准(VD的DSM-V诊断标准)

(1)满足重度血管性认知障碍的诊断标准:①一个或多个认知领域的水平较以前明显下降:个人觉察、知情者报告或临床医师发现认知功能明显下降;并且经标准的神经心理学测验或其他量化的临床测验证实认知功能严重受损;②认知功能障碍干扰日常活动的独立性;③认知障碍并非由谵妄所致;④认知障碍不能由其他精神疾病(如重症抑郁、精神分裂症)解释。

(2)以下任何方面提示临床特点符合血管性原因:①认知障碍的发生与一次或多次脑血管病事件相关;②认知功能下降主要表现为注意力(包括信息处理速度)和额叶执行功能下降。

(3)存在能解释认知功能下降的脑血管病的病史、体征和/或神经影像学证据。

(4)认知障碍不能由其他脑部疾病或系统性疾病解释。

(六)鉴别诊断

1.阿尔茨海默病(AD)

VD 和 AD 均为老年期痴呆,但 VD 的认知功能损害以执行功能障碍为主,呈阶梯性病程;AD 的认知功能损害为进展性,以记忆障碍为主。脑血管病病史及影像学检查有助于诊断。

2.正常颅压脑积水

当 VD 出现脑萎缩时,常需要鉴别 VD 与正常颅压脑积水,后者无卒中病史,并有进行性智力减退、行走困难、尿失禁三主征,结合病史可鉴别。

三、治疗

(一)药物治疗

1.抗痴呆治疗药物

(1)乙酰胆碱酯酶抑制剂:包括多奈哌齐、卡巴拉汀和加兰他敏。用法:多奈哌齐每次5 mg,口服,每日 2 次;卡巴拉汀每次 1.5～6 mg,口服,每日 2 次;加兰他敏每次 8～12 mg,口服,每日 2 次。同类药物不可联用。

(2)NMDA 受体拮抗剂:美金刚每次 20 mg,口服,每日 1 次。

2.改善脑血液循环药物

改善脑血液循环药物包括银杏叶制剂、尼麦角林、丁苯酞软胶囊、尼莫地平等。

3.精神行为异常症状的处理

(1)选择性 SSRIs 可治疗 AD 伴发的抑郁、焦虑等痴呆的行为精神症状(Level B),该类药包括舍曲林、艾司西酞普兰等。用法:舍曲林每次 50～150 mg,口服,每日 1 次;艾司西酞普兰每次 10～20 mg,口服,每日 1 次。

(2)抗精神病药物能控制 AD 患者的痴呆的行为精神症状。常用的非典型抗精神病药包括喹硫平、奥氮平和利培酮。用法:喹硫平每日 25～200 mg,分 2～3 次服用;奥氮平每次5～10 mg,口服,每晚1 次;利培酮每日 2～6 mg,口服,分 2～3 次服用。

(二)预防治疗

寻找及控制脑血管病的危险因素(如高血压、高血脂、糖尿病、高黏高凝血症),抗血小板聚集,控制血压、血脂、血糖等可减少 VD 的发病风险。

(张　玲)

第十二节　偏头痛

偏头痛是反复发作的一侧或两侧搏动性头痛,为临床常见的特发性头痛。偏头痛对生活质量的影响很大,超过 1/2 的患者的头痛会影响工作或学习,近 1/3 的患者可因头痛而缺工或缺课。迄今为止已有多项基于大宗人群的关于偏头痛与脑卒中相互关系的研究,结果提示偏头痛是脑卒中的一项独立危险因素。偏头痛还可以导致亚临床的脑白质病变,反复发作可导致认知功能下降,还可与多种疾病共患,如癫痫、抑郁症及情感性精神障碍。

一、病因与发病机制

1. 病因

偏头痛的病因尚未完全明了,可能与下列因素有关。

(1)遗传:约 60％的偏头痛患者有家族史,其亲属出现偏头痛的危险是一般人群的 3～6 倍,大多数偏头痛为多基因遗传病。家族性偏瘫型偏头痛是明确的有高度遗传外显率的常染色体显性遗传病,有 03 位 19p13(与脑部表达的电压门 P/Q 钙通道基因错义突变有关)、1q21 和 1q31 这 3 个疾病基因位点。

(2)内分泌与代谢因素:女性较男性易患偏头痛。偏头痛常始于青春期,月经期发作更频,妊娠期或绝经后发作减少或停止。此外,5-羟色胺(5-HT)、去甲肾上腺素、P 物质和花生四烯酸等代谢异常也可影响偏头痛的发生。

(3)饮食与精神因素:偏头痛发作可由某些食物诱发,如含酪胺的奶酪,含亚硝酸盐的肉类、含苯乙胺的巧克力。禁食、紧张、情绪、月经、强光和药物等也可诱发偏头痛。

2. 发病机制

偏头痛的发病机制至今仍未完全阐明,主要有传统血管源学说、皮质扩散性抑制学说、神经源炎性反应学说、三叉神经血管学说等。

(1)传统血管源学说:偏头痛主要是因为血管舒缩功能障碍,由于缺血部位不同,出现不同先兆症状,随后颅内、颅外血管扩张导致搏动性头痛。

(2)皮质扩散性抑制(cortical spreading depression,CSD)学说:大脑皮质受刺激后出现有刺激部位向周围组织波浪式扩布的皮质电活动的抑制,扩散性抑制可解释偏头痛的先兆。

(3)神经源炎性反应学说:三叉神经节释放降钙素基因相关肽(calcitonin gene-related peptide,CGRP),P 物质及神经肽 A 等神经递质,介导脑膜内神经源性炎症,表现为血管扩张、血浆蛋白渗出、肥大细胞脱颗粒,进而激活三叉神经传入纤维,导致头痛发生。

另外,目前最为肯定的与偏头痛有关的神经递质是 5-HT,5-HT 能神经元家族广泛分布于脑中,偏头痛发作时血小板释放 5-HT,直接作用于颅内小血管,使之收缩,当 5-HT 浓度下降时血管壁继发扩张出现头痛。5-HT 作为神经递质,需与 5-HT 受体(5-HTR)结合才能发挥正常的生理功能,5-HTR 可分为 7 大类、14 个亚型,曲普坦类药物可通过 5-HT1B/1D 受体选择性激动作用控制偏头痛发作。

(4)三叉神经血管学说:由于受累的颅内外血管均由三叉神经发出的细小的无髓鞘纤维支配,后者具有传导痛觉和调节自主神经的功能。当它受到刺激时,释放血管活性物质,如降钙素基因相关肽、P 物质、神经激肽 A,使脑血管扩张并增加其通透性,从而产生搏动性头痛。还可使血管的通透性增加,血浆蛋白渗出,产生无菌性炎症,并刺激痛觉纤维传入中枢,形成恶性循环。

二、临床表现

2/3 以上的偏头痛患者为女性,90％的患者在 40 岁前发病,常有偏头痛家族史。

根据国际头痛学会与头痛分类委员会(2004)分型,偏头痛的主要类型及其临床表现有以下几种。

1.有先兆的偏头痛

有先兆的偏头痛以往称为典型偏头痛,发作可分为前驱期、先兆期、头痛期和恢复期,但并非所有患者或所有发作均具有上述四期。同一患者可有不同类型的偏头痛发作。

(1)前驱期:头痛发作前,患者可有激惹、疲乏、活动少、食欲改变、反复打哈欠及颈部发硬等不适症状,但常被患者忽略,应仔细询问。

(2)先兆期:头痛发作之前出现的可逆的局灶性脑功能异常症状,可为视觉性、感觉性或语言性。视觉先兆最常见,典型的表现为闪光性暗点,如注视点附近出现"之"字形闪光,并逐渐向周边扩展,随后出现锯齿形暗点。

有些患者可能仅有暗点,而无闪光。其次是感觉先兆,表现为以面部和上肢为主的针刺感、麻木感或蚁行感。先兆也可表现为言语障碍,但不常发生。先兆通常持续5~30 min,不超过60 min。

(3)头痛期:约60%的头痛发作以单侧为主,可左右交替发生,约40%为双侧头痛。头痛多位于颞部,也可位于前额、枕部或枕下部。程度多为中度至重度,性质多样但以搏动性最具有特点。头痛常影响患者的生活和工作,行走、上下楼、咳嗽或打喷嚏等简单活动均可加重头痛,故患者多喜卧床休息。偏头痛发作时,常伴有食欲下降,约2/3的患者伴有恶心,重者呕吐。头痛发作时可伴有感知觉增强,表现为对光线、声音和气味敏感,喜欢黑暗、安静的环境。其他较为少见的表现有头晕、直立性低血压、易怒、言语表达困难、记忆力下降、注意力不集中等。

(4)恢复期:头痛持续4~72 h可自行缓解,但患者还可有疲乏、易怒、不安、注意力不集中、头皮触痛、欣快、抑郁或其他不适。

2.无先兆的偏头痛

无先兆的偏头痛也称普通偏头痛,是临床最常见的偏头痛类型,约占80%。缺乏典型的先兆,常为双侧颞部及眶周疼痛,疼痛持续时伴颈肌收缩,可使症状复杂化。发作时常有头皮触痛,呕吐偶尔可使头痛终止。

3.常为偏头痛前驱的儿童周期性综合征

常为偏头痛前驱的儿童周期性综合征可视为偏头痛等位症,临床可表现为周期性呕吐、反复发作的腹部疼痛(即腹型偏头痛),有良性儿童期发作性眩晕。

4.视网膜性偏头痛

视网膜性偏头痛为反复发生的单眼视觉障碍,包括闪烁、暗点或失明,在出现视觉症状时或1 h内发生偏头痛,发作间期眼科检查正常。

5.偏头痛并发症

(1)慢性偏头痛:偏头痛每月头痛发作超过15 d,连续3个月或3个月以上,并排除药物过量引起的头痛。

(2)偏头痛持续状态:偏头痛发作持续时间≥72 h,而且疼痛程度较严重,但其间可有因睡眠或药物应用而获得的短于4 h的缓解期。

(3)无梗死的持续先兆:先兆偏头痛患者在一次发作中出现一种先兆或多种先兆症状持续1周以上,多为双侧性。

(4)偏头痛性脑梗死:相对少见,是指一种或多种偏头痛先兆症状伴有神经影像学显示的相应区域缺血性病变,偏头痛先兆期长时间血流减少使相应的缺血脑区发生梗死。

（5）偏头痛诱发的癫痫：在偏头痛先兆发作时或 1 h 内发生癫痫。

6.很可能的偏头痛

很可能的偏头痛包括很可能的无先兆偏头痛、很可能的先兆偏头痛和很可能的慢性偏头痛。

三、诊断与鉴别诊断

1.诊断

根据偏头痛发作的临床表现、家族史和神经系统检查正常，通常可做出诊断，国际头痛学会与头痛分类委员会（2004）偏头痛诊断标准如下。

（1）无先兆的（普通型）偏头痛诊断标准如下。

符合下述 2～4 项，至少发作 5 次。

每次发作持续 4～72 h（未经治疗或治疗无效者）。

头痛至少具备以下特征中的 2 项：①单侧性；②搏动性；③中度至重度（影响日常活动）；④上楼或其他类似的日常活动使之加重。

发作期间至少有下列 1 项：①恶心和/或呕吐；②畏光和畏声。

不能归因于其他疾病。

（2）有先兆的（典型）偏头痛诊断标准如下。

符合以下 2～4 项，至少发作 2 次。

先兆至少有下列中的 1 种表现：①完全可逆的视觉症状，包括阳性表现（如闪光、亮点或亮线）和/或阴性表现（如视野缺损）；②完全可逆的感觉异常，包括阳性表现（如针刺感）和/或阴性表现（如麻木）；③完全可逆的言语功能障碍。

至少满足以下 2 项：①同向视觉症状和/或单侧感觉症状；②至少 1 个先兆症状逐渐发展的过程≥5 min，和/或不同的先兆症状接连发生，过程≥5 min；③每个先兆症状持续5～60 min。

在先兆症状同时或在先兆发生后 60 min 内出现头痛，头痛符合无先兆偏头痛诊断标准中的 2)～4)项。

不能归因于其他疾病。

2.鉴别诊断

（1）丛集性头痛：又称组胺性头痛，是较少见的一侧眼眶周围发作性剧烈头痛，有反复密集发作的特点。该病可能与下丘脑功能障碍有关，功能 MRI（fMRI）显示发作期同侧下丘脑灰质激活。极少数患者有家族史，发病年龄较偏头痛晚，平均 25 岁，该病多见于男性。在丛集发作（通常数周至数月）期内一次接一次地成串发作。表现短暂的极剧烈单侧持续的非搏动性头痛，持续 15 min 至 3 h，始终为单侧头痛，并在同侧再发。头痛可从鼻旁烧灼感或眼球后压迫感开始，常伴同侧结膜充血、流泪、流涕和霍纳综合征等，可伴头痛侧眼睑下垂。常因饮酒或应用血管扩张药而诱发，尤其在丛集期。几乎在每日同一时间发作，常在晚上发作，使患者从睡眠中痛醒。常在每年春季和/或秋季发作一两次，发作间期患者数月或数年无头痛。该病的治疗可用吸氧（100％氧气 8～10 L/min，10～15 min），也可用舒马普坦或二双氢麦角碱等，可迅速缓解头痛。泼尼松 40～60 mg/d，口服 1 周，可见改善，疼痛可在数小时内消退，大多数患者的疼痛在 2 d 内消退，第 2 周逐渐减量至停药。钙通道阻滞剂（如维拉帕米）在丛集性头痛发作期对预防复发有效,睡前应用麦角胺直肠栓剂或皮下注射二双氢麦角碱对防治夜间发作有效。

(2)痛性眼肌麻痹:又称托洛萨-亨特综合征,是海绵窦特发性炎症伴头痛和眼肌麻痹。可发生于任何年龄,多见于壮年。头痛发作常表现眼球后及眶周的顽固性胀痛、刺痛和撕裂样疼痛,常伴恶心和呕吐,数日后出现疼痛侧动眼神经、滑车神经或展神经麻痹,表现为上睑下垂、眼球运动障碍和光反射消失等。持续数日至数周缓解,数月至数年后又可复发。口服皮质类固醇(如泼尼松 60 mg/d)有效。

(3)非偏头痛性血管性头痛:脑动脉硬化的患者因局部脑血流减少,会发生缺血性疼痛,但一般不剧烈,无恶心、呕吐。高血压患者时有额、枕部搏动性头痛,测量和控制血压有助于诊断。巨细胞动脉炎多见于中老年,初期有疲劳、低热、出汗及失眠,后期表现为颞部剧痛,颞浅动脉区皮肤发红、肿胀,呈束状增粗,局部有压痛,有时动脉搏动消失,红细胞沉降率大多变快。应用水杨酸盐制剂和肾上腺皮质激素治疗有效。

四、治疗

1.偏头痛防治基本原则

积极开展对患者的教育。偏头痛是目前无法根治但可以有效控制的疾病,应积极地开展各类形式的患者教育,以帮助其确立科学和理性的防治观念与目标;应教育患者保持健康的生活方式,学会寻找并注意避免各种头痛诱发因素;充分利用各种非药物干预手段,如按摩、理疗、生物反馈治疗、认知行为治疗和针灸,识别和避免偏头痛的诱发因素;药物治疗包括急性发作期治疗和预防性治疗,注意循证地使用。

2.急性期的药物治疗

对患者头痛发作时的急性治疗目的是快速止痛;持续止痛,减少本次头痛再发;恢复患者的功能。治疗药物分为非特异性药物和特异性药物。

(1)非特异性药物如下。

非甾体抗炎药(NSAID):包括对乙酰氨基酚、阿司匹林、布洛芬、萘普生等及其复方制剂,对于轻、中度的偏头痛发作和既往使用有效的重度偏头痛发作,可作为一线药物,应在偏头痛发作时尽早使用。上述药物与其他药联用的效果明显优于单用的效果,包括阿司匹林与甲氧氯普胺合用、对乙酰氨基酚与利扎曲坦合用、对乙酰氨基酚与曲马朵合用等。为了防止药物过度应用性头痛,服用单一的解热镇痛药时,应限制每月服用不超过 15 d,服用联合镇痛药应限制每月不超过 10 d。

巴比妥类等镇静药:因镇静剂有成瘾性,故仅适用于其他药物治疗无效的严重患者。

可待因、丙氧芬、曲马朵及吗啡等阿片类镇痛药:阿片类药物有成瘾性,可能导致药物过度应用性头痛并诱发对其他药物的耐药性,故仅适用于其他药物治疗无效的严重头痛者,并在权衡利弊后使用,肠外阿片类药物(如布托啡诺)可作为偏头痛发作的应急药物。

(2)特异性药物治疗如下。

曲坦类药物:为 5-HT1B/1D 受体激动剂,能特异地控制偏头痛。目前国内应用的有舒马曲坦。药物在头痛期的任何时间应用均有效,但越早应用,效果越好,出于安全考虑,不主张在先兆期使用。不同曲坦类药物在疗效及耐受性方面略有差异,对某一个患者而言,一种曲坦类药物无效,可能另一种曲坦类药物有效;一次发作时无效,可能另一次发作时有效。利扎曲坦、阿莫曲坦起效最快,疗效最好;舒马曲坦和佐米曲坦的有效率和起效时间相近;那拉曲坦和夫罗曲坦起效最慢,疗效最差。

麦角类药物:有作用持续时间长、头痛复发率低的特点,故适于发作时间长或经常复发的患者。由于其他类药物的疗效和安全性优于麦角类,麦角类药物仅作为二线选择。

降钙素基因相关肽(CGRP)受体拮抗剂通过将扩张的脑膜动脉恢复至正常而减轻偏头痛症状,部分使用其他类药物无效或者对其他类药物不能耐受的患者可能对该类药物有良好的反应。

急性期治疗药物的选择和使用原则:①"阶梯法",即每次头痛发作时均首选 NSAID 类药物,若治疗失败再改用偏头痛特异性治疗药物;②"分层法",基于头痛程度、功能损害程度及之前对药物的反应,若为严重发作则使用特异性治疗药物,否则使用 NSAID 类药物。

(3)预防性药物治疗:进行预防性治疗的目的是降低发作频率、减轻发作程度、减少功能损害、增加急性发作期治疗的疗效。通常存在以下情况时应与患者讨论使用预防性治疗:①患者的生活质量、工作或学业严重受损;②每月发作超过 2 次;③急性药物治疗无效或患者无法耐受;④存在频繁、长时间或令患者极度不适的先兆,或有偏头痛性梗死、偏瘫性偏头痛、基底型偏头痛亚型;⑤连续 3 个月每月使用急性期治疗 6～8 次;⑥偏头痛发作持续 72 h 以上;⑦患者的意愿是尽可能少地发作。目前,应用于偏头痛预防性治疗的药物包括 β 受体拮抗剂、钙通道阻滞剂、抗癫痫剂、抗抑郁剂、NSAID 等。

通常首先考虑证据确切的一线药物,若一线药物治疗失败、存在禁忌证或患者存在以二线、三线药物能同时治疗的并发症时,才考虑使用二线或三线药物。药物治疗应从小剂量单药开始,缓慢加量至合适剂量,同时注意不良反应。

(魏 官)

第十三节　癫　痫

癫痫是一组由不同病因引起的慢性脑部疾病,以大脑神经元过度放电所致的短暂中枢神经系统功能失常为特征,具有反复发作的倾向。根据大脑受累的部位和异常放电扩散的范围不同,患者的发作可表现为不同程度的运动障碍、感觉障碍、意识障碍、行为障碍、自主神经障碍,或兼而有之。每次发作称为癫痫发作。具有特殊病因,由特定的症状和体征组成的癫痫现象称为癫痫综合征。

一、病因与发病机制

引起癫痫的病因非常复杂,既有遗传因素,又有后天因素。与遗传密切相关的癫痫称为原发性或特发性癫痫;由脑损害或全身性疾病影响脑代谢失常引发的癫痫则称为继发性或症状性癫痫。不同年龄阶段脑损害的原因不尽相同,婴儿期的主要病因为围生期损伤、缺氧性脑病、颅内出血、大脑发育异常;儿童和青少年期的主要病因为病毒性脑炎、脑外伤、中毒性脑病;成年期的病因发病者多为脑肿瘤、颅内动静脉畸形、代谢异常或内分泌失调;老年期的主要病因为脑血管病和脑肿瘤。

癫痫的发病机制尚未完全阐明。电生理研究表明,所有各种癫痫发作均因脑部神经元过度放电引发。而异常放电系离子异常跨膜运动所致,后者的发生则与离子通道的结构和功能异常有关。起始神经元的异常放电通过神经元间的连接通道多方向扩布。研究表明,癫痫患者的神经元突触有明显的功能异常,这种病态突触通过突触囊泡的快速循环再生使正常情况下每秒仅能传播神经冲动数次或数十次增加到每秒数十次到数百次,使痫样放电得以迅速扩布。异常电流的传播被局限在某一脑区,临床上就表现为局灶性发作;痫样放电波及双侧脑部则出现全面性癫痫;异常放电在边缘系统扩散,可引起复杂部分性发作;放电传到丘脑神经元被抑制,则出现失神发作。

近年来国内外的研究表明,癫痫发病是因为中枢神经系统兴奋与抑制不平衡,主要与离子通道、突触传递及神经胶质细胞的改变有关。上述因素造成了神经元内在性质、突触传递及神经元生存环境的改变,从而产生神经元异常放电。迄今人们还发现了与兴奋性和/或抑制性平衡无直接关系的机制,如 Cystatin B(Unverricht-Lundborg 病)和 Cathepsin B(Northern 癫痫综合征)蛋白溶解系统缺陷。这类机制与传统认识不同,可能导致新的抗癫痫措施问世。

二、辅助检查

1.脑电图

脑电图是诊断癫痫常用的辅助检查方法之一。40%～50%的癫痫患者在发作间歇期的首次脑电检查可见到尖波、棘波、尖慢波或棘慢波等各种痫样放电,其中失神发作和婴儿痉挛症有特征性脑电表现,结合相应的临床发现不难诊断。癫痫发作患者出现局限性痫样放电提示局限性癫痫;普遍性痫样放电则提示全身性癫痫。重复脑电检查和应用过度换气、闪光刺激、剥夺睡眠等激活方法可提高痫样放电的检出率。有癫痫发作的成年患者最好尽早进行剥夺睡眠后的脑电检查或长时间的活动状态下脑电检查。但有一小部分癫痫患者尽管多次进行脑电检查却可始终正常。而有 1%～3%的正常成年人也可以记录到痫样放电,2%的健康儿童可记录到局灶性棘波或尖波,大约 2%的正常成年人可出现与闪光刺激频率同步的弥散性阵发放电。因此,决不能仅依据间歇期脑电的异常或正常而确定或否定癫痫的诊断。由于抗癫痫药对某些非癫痫性发作亦有效,所以也不能单凭抗癫痫药是否有效而诊断或排除癫痫。对诊断困难的病例应用电视录像-脑电同步监控系统进行长时间观察有助于鉴别癫痫发作与非癫痫发作以及确定痫样放电的起始部位。

2.影像学检查

影像学检查可用于确定脑的结构性损害,MRI 较 CT 更敏感。成年期起病的癫痫患者、儿童期起病的局限性癫痫患者(不包括良性局限性癫痫)、有神经系统异常体征或脑电图显示局灶异常慢波者均应进行脑影像学检查。经积极治疗而发作不能缓解的难治性癫痫也应行 MRI 检查。

三、癫痫发作的分类

将癫痫分为三大类,即部分性发作、全面性发作和不能分类的发作。不能分类的发作是指因资料不充分或不完全,分类标准无法将其归类的发作。本节主要介绍前面两类发作。

(一)部分性发作

该类发作起始时的临床表现和脑电图改变提示发作源于大脑皮质的局灶性放电。根据有无意识改变及是否继发全身性发作又分以下 3 类。

1. 单纯部分性发作

单纯部分性发作可起病于任何年龄,发作时患者的意识始终存在,异常放电局限于皮质内,发作时的临床表现取决于异常放电的部位,可分为运动性、感觉性、精神性或自主神经性。

2. 复杂部分性发作

复杂部分性发作虽可起病于任何年龄,但以儿童和青壮年始发者为多,也称为精神运动性发作。发作时均有意识改变,患者突然凝视不动,与周围环境失去接触或保持部分接触,少数患者仅有上述意识障碍。多数患者尚出现自动症,如反复咀嚼、吞咽、吸吮、抚弄衣服、拍打自身或桌子;也可能表现为笨拙地继续原来正在进行的活动,如驾车、言语、走动、洗涤。有的患者可保持部分反应能力,发作时仍可回答简单问题。每次发作持续时间一般不超过 2 min,发作后常疲惫、头昏、嗜睡,甚至定向力不全。发作大多起源于颞叶内侧面的海马、海马旁回、杏仁核等结构,少数始于额叶。

3. 部分性继发全面性发作

部分性继发全面性发作可由单纯部分性发作或复杂部分性发作进展而来,也可能一起病即表现为全身性强直-阵挛发作,此时易误诊为原发性全身性强直-阵挛发作。但仔细观察患者可能会发现一些提示脑部局灶性损害的依据,如患者的头转向一侧或双眼向一侧凝视,一侧肢体抽搐更剧烈,脑电图痫样放电双侧不对称。

(二)全面性发作

临床表现和脑电图都提示大脑半球两侧同时受累,意识常受损并可能为首发症状。

1. 全身性强直-阵挛发作

全身性强直-阵挛发作为常见的发作类型之一,过去称为大发作,以意识丧失和全身对称性抽搐为特征。发作时,患者突然倒地,双眼球上窜,意识不清,全身肌肉强直性收缩。如影响呼吸肌可发出尖叫或喘鸣声,持续往往不到半分钟即转入阵挛性收缩,频率由快变慢。最后一次强烈阵挛后,抽搐突然终止,所有肌肉松弛。发作过程中患者可出现面色青紫、瞳孔散大、对光反应消失、舌被咬伤、口和鼻喷出泡沫或血沫、血压升高、汗液和唾液分泌增多,整个发作历时 5～10 min。清醒后患者常感到头昏、头痛和疲乏无力,部分患者发作后进入深睡状态。

2. 强直性发作

强直性发作表现为四肢肌肉的强直性收缩,往往使肢体固定于某种紧张的位置。呼吸肌受累时,面色可由苍白变为潮红,继而青紫。

3. 阵挛性发作

全身性惊厥发作有时无强直发作,仅有全身性的肌肉阵挛,但较少见。

4. 失神发作

失神发作起病于儿童期,典型失神发作表现为突然发生和突然终止的意识丧失,患者中断正在进行的活动,如吃饭、做作业、走路。每次发作持续时间极短,一般只有几秒。除意识丧失外,有的患者偶尔有肌阵挛和自动症的表现,如舔唇、吞咽、抚弄衣服或无目的地行走。发作后立即清醒,患者无任何不适,继续先前的活动,甚至根本不知道刚才发病了。脑电图上可见典型的双侧对称的每秒 3 Hz 的棘慢复合波,背景活动正常。每日可能发作数十次,甚至上百次。预后良好。不典型失神发作的起始和终止均较典型失神发作缓慢,常伴肌张力降低,脑电图上为不规则的棘慢复合波,双侧常不对称,背景活动异常。患儿常合并智能减退,预后较差。

5.肌阵挛性发作

肌阵挛性发作表现为快速、短暂、触电样肌肉收缩,可能遍及全身,也可能限于某个肌群,常成簇发生。脑电图显示多棘慢波或棘慢波。

6.失张力发作

失张力发作于儿童期发病,肌张力突然丧失,可导致头或肢体下垂,严重时患儿跌倒在地,多见于有脑弥散性损害的儿童。

(三)临床常见发作类型

1.强直-阵挛发作

发作前无先兆或部分患者在发作前数小时或数日有某些前驱症状,如头痛、情绪改变、睡眠障碍、眼前闪亮、难以集中精力。这些前驱症状可能与皮层兴奋性的改变有关,但不属于先兆,也不是发作的组成部分。

2.典型失神发作

失神发作是一种非惊厥性癫痫发作,临床表现为突然的意识障碍,正在进行的自主性活动及语言停止,双眼茫然凝视,表情呆滞,对外界刺激无反应,一般不跌倒或掉物。发作数秒或数十秒突然恢复,继续发作前正在进行的动作,无发作后意识障碍。发作均出现在觉醒状态。未经治疗的典型失神发作多数发作频繁,一日可达数次至数十次甚至上百次。过度换气对诱发失神发作非常敏感、有效,如儿童能够完成足够深的过度换气,一般能诱发出典型的脑电图及临床发作。

3.不典型失神发作

不典型失神发作起始与终止相对缓慢,尤其是发作终止时有较长时间(数秒至数十秒,甚至 2 min)的朦胧期,因而发作后常不能继续发作前的动作。临床观察以凝视为主要表现,伴有不同程度的意识减弱,动作减少或停止。如发作时间较长,可伴有轻微的强直、不规则的眼睑或面肌阵挛,或伴有失张力成分,表现为缓慢低头或流涎。不典型失神在清醒及思睡时均可出现,但入睡后少见。

4.强直发作

强直发作以肌肉持续而强力的收缩为特征,使躯干或肢体维持固定于某种姿势。发作可持续 5～20 s。颈面部的肌肉强直性收缩常引起颈部屈曲或后仰,眼睑上提,眼球上视;呼吸肌受累时导致呼吸暂停引起发绀;部分强直性发作可有轻度不对称,导致头和双眼向一侧偏转,严重时整个身体随之扭转。

5.癫痫样痉挛发作

癫痫样痉挛发作表现为短暂的点头伴四肢屈曲样收缩,或四肢伸直和头向后仰,或上肢屈曲而下肢伸展或相反。每次痉挛可有短暂凝视。痉挛发作的另一特点是发作常成串出现,每串痉挛的强度逐渐增加,达到高峰后又逐渐减弱。典型表现常呈"折刀样","鞠躬样"或"抱球样",常在入睡后或睡醒后不久出现。

6.肌阵挛发作

肌阵挛发作是指肌肉快速地不自主收缩,分为生理性肌阵挛和病理性肌阵挛。病理性肌阵挛根据其起源和病理生理学性质又分为非癫痫性肌阵挛和癫痫性肌阵挛。

7.肌阵挛失神发作

肌阵挛失神发作多见于小儿,表现为双侧肩部/上下肢的节律性肌阵挛抽动,并随着发作的持续出现意识障碍。肌阵挛发作较失神发作更明显。

8.肌阵挛-失张力发作

短暂失张力发作也称作跌倒发作,表现为全身肌张力的突然减弱或丧失,导致头下垂或突然跌倒,跌倒的姿势多为低头、弯腰、屈膝、臀部着地,而后迅速起来,持续不足 1 s,意识丧失常不明显。发作期脑电图多为广泛性高波幅棘慢复合波爆发。长时间的失张力发作又称运动不能发作,患者意识丧失,全身松软,凝视或闭目,无发声,亦无运动性症状。负性肌阵挛是近年提出的新的癫痫发作类型,临床及脑电图表现与短暂性失张力发作类似,只是持续时间较短(20~400 ms)。

9.局灶性起源强直发作(非对称)

局灶性起源强直发作(非对称)是由局部的强直性收缩导致的各种姿势异常,常表现为发作时一侧颈部和眼肌的强直性收缩,导致头、颈和眼向一侧强迫性偏转,可伴该侧上肢外展、上举并外旋,肘部轻度屈曲,患者如同注视上举的手臂,双下肢不对称屈曲或外展。

10.自动症

自动症又称为颞叶内侧自动症,发作起源于颞叶内侧或以颞叶以外起源的发作扩散到颞叶内侧均可表现为典型自动症。表现为愣神伴随口部进食性自动症(咂嘴、咀嚼、吞咽、流涎、舔唇等),手的无目的的刻板重复动作(如搓手、摸索衣服、解扣子、反复开关抽屉)及反应性自动症(对外部环境保留一定的反应,如可以避开障碍物)等。

11.过度运动发作

过度运动发作或称为躯体运动性自动症。发作多起源于额叶内侧的辅助运动区,或起源于扣带回等额叶结构。表现为躯体及四肢大幅度不规则的混乱运动,在上肢可表现为划船样或投掷样舞动,下肢可为蹬车样交替画圈或乱踢乱伸。躯干可表现为髋部前冲运动或扭来扭去等,发作时常伴有发声。多在睡眠中发作,持续时间短暂,多为数秒或数十秒,很少超过1 min,但常有频繁成簇的发作。

12.自主神经性发作

自主神经性发作又称自主神经癫痫,指发作开始时出现的各种形式的发作性自主神经功能异常,可以为癫痫发作事件的唯一表现形式,多数发作会伴有行为改变、眼向一侧偏斜及其他一系列癫痫发作症状。常见自主神经症状有恶心、呕吐、面色苍白或潮红或发绀、瞳孔扩大或缩小、大小便失禁、流涎、体温调节变化、心律不齐等。

四、癫痫和癫痫综合征的分类

上述癫痫发作的分类仅描述了每一种癫痫的发作形式而不是对癫痫综合征本身进行分类。一位患者可以同时存在几种发作形式,如 Lennox-Gastaut 综合征患者常同时具有强直性发作、失张力性发作、肌阵挛性发作和强直-阵挛性发作。为了弥补这个缺陷,1989 年国际抗癫痫联盟又推出了癫痫和癫痫综合征的分类。该分类将癫痫分为四大类,即部分性癫痫和癫痫综合征、全身性癫痫和癫痫综合征、未能区分为部分性或全身性癫痫和癫痫综合征以及特殊综合征。

(一)部分性癫痫(综合征)

部分性癫痫(综合征)是指发作时的症状、体征和实验室检查提示发作为局部起源的癫痫。导致部分性癫痫的原因既可能是遗传因素,也可能是脑损伤,以后者多见。

1. 特发性癫痫

特发性癫痫均在儿童期起病,发病与遗传因素密切相关。无神经系统体征或智能改变,影像学检查无异常发现,但发作形式和脑电图改变提示局灶性异常。一般预后良好。

(1)具有中央-颞部棘波的良性儿童期癫痫:好发于 3～13 岁儿童,9～10 岁为发病高峰,男性患者明显多于女性患者。常在夜间发病,表现为嘴角及一侧面部抽动,偶可累及对侧肢体,甚至进展为全身性强直-阵挛性发作。发作稀疏,每月一次或数月一次,可不经治疗于 16 岁前自愈。脑电图上在中央-颞区可见一侧高波幅棘波,并有向对侧扩散的倾向。

(2)具有枕区放电的良性儿童期癫痫:儿童期发病,发作开始时有视觉症状,如黑矇、闪光、视幻觉或错觉,随之出现一侧阵挛性抽动及自动症。约 1/4 的患儿发作后出现头痛。脑电图显示一侧或双侧半球枕区或颞区阵发性高波幅棘慢波或尖波,反复以节律性形式发放,仅在闭眼时见到。

2. 症状性癫痫

(1)颞叶癫痫:由颞叶病灶诱发的癫痫,常在儿童或青年期起病,40% 有高热惊厥史。发作形式可为单纯部分性发作、复杂部分性发作及继发性全身性发作,或为这些发作的混合。单纯部分性发作主要表现为自主神经性和精神症状,复杂部分性发作常有口部的自动症,发作持续时间超过 1 min,发作后意识模糊或嗜睡。

(2)额叶癫痫:与颞叶癫痫一样,可以表现为单纯部分性发作、复杂部分性发作、继发性全身性发作或兼有这些发作。其发作的特征为每次发作的时间非常短暂,常为强直性或姿势性发作,易于全身化,多在夜间发作;复杂部分性发作的持续时间一般不超过 1 min,发作后往往无意识障碍。

(3)枕叶癫痫:主要为单纯部分性发作,发作时可有视觉的阴性症状,如偏盲、黑矇,也可有阳性症状,如看到闪光、幻视。常伴有头眼偏向一侧、眼睑抽动,偶尔放电扩散至对侧,导致继发性全身性发作。

(4)顶叶癫痫:单纯感觉性部分性发作,表现为发作性感觉障碍,如麻木、感觉缺失、触电感,偶尔可出现浅表烧灼样疼痛感。此外还可出现视幻觉、眩晕、感觉性失语等症状。旁中央小叶发作易演变成继发性全身性发作。

3. 隐源性癫痫

从发作类型、临床特点、好发部位推测其是继发性,但病因不明。

(二)全面性癫痫(综合征)

起始症状表明两侧大脑半球同时受累,脑电图改变也提示发作双侧是同步的。

1. 特发性癫痫

除上述特点外,患者发作间期良好,无神经系统体征或影像学异常。

(1)良性家族性新生儿惊厥:为常染色体显性遗传性疾病,于出生后第 3 d 发病,表现为阵挛或呼吸暂停,脑电图无特异性改变。约 14% 的患儿成年后发展为癫痫。

(2)良性新生儿惊厥:出生后第 5 d 发病,发作频繁,表现为阵挛或呼吸暂停,脑电图上可见尖波和 θ 波交替出现。

(3)良性婴儿期肌阵挛性癫痫:1～2 岁发病,常有癫痫或惊厥家族史,发作特征为短暂爆发的全身性肌阵挛。脑电图睡眠期可见短暂、广泛的棘慢波爆发。

(4)儿童期失神癫痫:6～7 岁起病,与遗传因素密切相关,多见于女孩。发作表现为频繁的短暂失神,每日可发作数次至上百次。脑电图在正常背景上出现双侧同步对称的每秒 3Hz 的棘慢波。预后良好。

(5)青少年期失神癫痫:青春期前后发病,发作频率明显少于儿童期失神癫痫,很少每日发作,多伴发全身性强直-阵挛发作。

(6)青少年期肌阵挛性癫痫:又称前冲性小发作,常在晨起后发病,表现为双上肢不规则的抽动或弹跳,多合并全身性强直-阵挛发作和失神发作。脑电图为广泛的不规则棘慢波及多棘慢波。

(7)觉醒时全身强直-阵挛发作性癫痫:多在 10~20 岁起病,常在觉醒后不久或傍晚休息时发作。剥夺睡眠易于诱发。

2.隐源性或症状性癫痫

隐源性癫痫被推测是症状性的,但从病史中及用现有的检测手段未能发现病因。

(1)West 综合征:又称婴儿痉挛症,出生后 1 年内发病,多见于男婴,以频繁发作的全身痉挛、智能发育迟滞和脑电图上高峰节律失常为特征性三联征。痉挛表现为点头、双上肢外展、下肢和躯干屈曲,偶尔下肢也可为伸直状。症状性 West 综合征多见,往往有肯定的脑损伤证据,预后不良;隐源性者较少见,未能发现明确的病因,少有智能障碍,早期用促肾上腺皮质激素或类固醇激素治疗,疗效较好。

(2)Lennox-Gastaut 综合征:起病于学龄前,具有多种发作形式,以强直性发作最常见,其他依次为失张力性发作、肌阵挛性发作、失神发作和全身性强直-阵挛发作。发作频繁,每日可多达数十次,容易出现癫痫持续状态。多数患儿患过脑病,发作难以控制,常伴有智能障碍,预后不良。

3.症状性癫痫

症状性癫痫多见于儿童,发作形式可为肌阵挛、强直性或失张力性。临床、神经心理学及影像学均提示脑部存在弥散性损害。它可以是许多疾病状态的主要症状之一。

五、诊断

1.首先,确定是否为癫痫发作

首先,确定是否为癫痫发作,这是癫痫诊断的首要问题。癫痫患者就诊时均在发作以后,而且体格检查多数无异常发现,因此病史是诊断癫痫的主要依据。全身性强直-阵挛发作易引起注意,因此患者大多会即刻就诊。但相当多的部分性发作或失神发作在刚起病时很可能被患者或家属忽视。所以大多数情况下,要了解详细的病史以了解首次发作的时间和情况。但除单纯部分性发作外,患者本人很难表述清楚,因此需向目击者了解整个发作过程,包括当时的环境,发作时程,发作时的姿态、面色、声音,有无肢体抽搐和其大致顺序,有无怪异行为和精神失常等。

还要了解患者的起病年龄,首次发作和各类发作的可能触发因素、发作的频率、发作间隙期有无异常等,家族史,胎儿期、出生后的生长发育情况,有否热性惊厥、严重颅脑外伤、脑膜炎、脑炎、寄生虫感染史等。

了解发作时有无意识丧失对诊断全身性强直-阵挛发作是关键性的,间接依据为咬舌、尿失禁,可能发生的跌伤和醒后的头痛、肌痛等。倘若先后两种抗癫痫药的单药治疗都失败,就应再次对患者进行评估,并要重复脑电图和高分辨的 MRI 检查。

2.其次,要确定患者的发作类型以及可能归属于何种癫痫综合征

根据临床表现、发作的时间规律性、诱发因素、起病年龄、家族史、脑电图特征、神经系统检查及影像学检查综合判断。

3.再次,确定癫痫的病因

若为首次发作,必须考虑排除可能引起急性症状性发作的各种内科或神经科情况,如低血糖症、高血糖症、高渗状态、低钙血症、低钠血症、高钠血症、肝功能衰竭、肾功能衰竭、高血压脑病、卟啉病、脑膜炎、脑炎、脑脓肿、脑瘤。如考虑 Lennox-Gastaut 综合征必须进行全面的代谢性检查。如体格检查显示一侧肢体略小于或短于另一侧,则提示对侧大脑半球已存在很长时间的病损;发现牛奶咖啡色斑、脱色斑、鲨鱼皮斑或面部血管瘤则提示斑痣性错构瘤病。为探讨脑部疾病的性质,一般需要做 CT、MRI、放射性核素脑扫描或脑血管造影等检查。多种药物或毒物也可引起发作,如异烟肼、茶碱、氨茶碱、哌替啶、阿米替林、多塞平、丙咪嗪、氯丙嗪、氟哌啶醇、甲氨蝶呤、卡莫司叮、环孢素、苯丙胺。

六、鉴别诊断

癫痫可以表现为多种发作形式,与许多非癫痫发作性疾病有相似之处,因而临床上很容易误诊,故对待确诊的患者,或是用抗癫痫药物治疗效果不佳者,应想到是否为非癫痫性发作。

1.假性癫痫发作

假性癫痫发作又称假性发作或心因性发作、癔症性发作,可表现为自动症、意识模糊等类似癫痫发作的症状。患者多在精神受刺激后发病,发作中哭叫、闭眼、眼球躲避、瞳孔正常等为假性发作的特点,且发作形式不符合癫痫发作的分类标准。发作时脑电图上无癫痫样放电,录像脑电监测系统对鉴别假性发作很有意义。但应注意 10% 的假性发作患者同时合并癫痫,而癫痫伴有假性发作者为 10%～20%。

2.晕厥

晕厥为脑血流灌注短暂全面降低、缺氧所致的意识瞬时丧失,应鉴别晕厥与全身性强直-阵挛发作。晕厥一般有明显的诱因,常见为久站、剧痛、见血、情绪激动、过分寒冷、急剧胸内压力增大。常有恶心、头晕、眼花、无力等先驱症状。发作时面色苍白,脉搏不规则。但如意识丧失时间短,不一定有面色苍白。患者摔倒时不像癫痫发作那样突然,而是比较缓慢。

偶尔晕厥者也可能伴有抽动、尿失禁,甚至咬破手指。但晕厥时的抽搐与强直-阵挛发作不同,强直症状相当于去脑强直,表现为肢体过度伸展,阵挛期也较短;惊厥也不会有强直-阵挛发作的强度和持续时间。但仅靠临床症状有时难以区别复杂的晕厥与癫痫,需借助脑电图和心电图监测。

3.偏头痛

偏头痛与癫痫的鉴别要点有以下几个方面:①后者头痛程度较轻,且多在发作前后出现,前者则以偏侧或双侧剧烈头痛为主要症状;②癫痫脑电图异常为阵发性棘波或棘慢综合波;仅少数偏头痛患者有局灶性慢波,偶尔在头痛同侧的颞区有尖波;③两者均可出现视幻觉,但癫痫的视幻觉复杂,形象模糊;偏头痛患者则以闪光、暗点、视物模糊为主要特征;④癫痫发作多有突然发生、很快终止的意识障碍,且以突然、短时为特点;偏头痛患者多无意识障碍。

4.短暂性脑缺血发作(transient ischemic attack,TIA)

TIA 发作若表现为一过性记忆丧失、出现幻觉、行为异常和短暂意识丧失,则易与复杂部

分性发作相混淆,但患者既往无反复发作史,有动脉硬化,年龄偏大及脑电图无痫样波等特点可资鉴别。

此外,在儿童、青年、成年患者中存在许多非癫痫性发作。对多数病例通过病史询问和检查可以鉴别。

七、治疗

(一)病因治疗

应对有明确病因者行病因治疗,例如,对低血糖、低血钙应纠正相应的代谢紊乱,对颅内占位性病变患者首先考虑手术治疗等。

(二)药物治疗

除 5%～10% 的癫痫患者适合手术治疗外,其余绝大部分患者需要长期药物治疗,甚至终生服药。因此,用药前应向患者及其家属交代清楚。

1.药物的选择

其主要取决于发作类型和药物的不良反应,相当一部分患者对治疗效果不满意往往与选药不当有关。因此,在发作类型诊断无误的情况下,选择最适合该发作类型的药物是治疗成功的关键。

(1)全身性发作:对原发性全身性强直-阵挛发作,丙戊酸盐为首选,次选卡马西平、苯妥英钠、苯巴比妥、扑痫酮。失神发作首选丙戊酸盐,次选乙琥胺。对单药治疗效果不理想的失神发作可联合应用丙戊酸盐和乙琥胺。上述两种药无效时,可考虑选为氯硝西泮和地西泮。特发性强直-阵挛发作伴发典型失神发作时,丙戊酸盐可同时控制这两种发作类型。肌阵挛发作,首选丙戊酸盐,次选乙琥胺、氯硝西泮、乙酰唑胺。婴儿痉挛症首选促肾上腺皮质激素或泼尼松,次选丙戊酸盐,加巴喷丁、拉莫三嗪、托吡酯均可显著减轻发作。Lennox-Gastaut 综合征和失张力性发作首选丙戊酸盐,次选氯硝西泮,托吡酯、非尔氨酯、拉莫三嗪均可减轻发作。苯巴比妥、苯妥英钠、卡马西平可能加重失神发作、肌阵挛和失张力发作,应尽量避免用于这些类型。

(2)部分性发作:对于各种类型的部分性发作或由部分性发作继发的全面性发作,卡马西平均可作为首选,次选苯妥英钠、丙戊酸盐、苯巴比妥、扑痫酮。此外,也可以考虑托吡酯、加巴喷丁、拉莫三嗪、氨己烯酸。

2.药物治疗要点

(1)单药治疗:尽可能选用对具体患者相对更为合适和安全的单一药物。为减少急性中毒反应,应自小剂量开始,缓慢增量至能最大限度地控制发作而无不良反应或不良反应很轻的最低有效剂量。若第一种药出现不良反应或仍不能控制发作,则需要换用第二种合适的单药来治疗,并于第一种药逐渐减量时逐渐增加第二种药的剂量至控制发作或出现不良反应。应监控血药浓度。

(2)联合治疗:显而易见,单药治疗的不良反应小于联合用药,但 30% 以上的患者需要多种药物治疗才能控制发作。选择何种合并用药主要根据抗癫痫药物的作用机制、不良反应及相互作用。传统抗癫痫药物都经肝代谢,有可能通过竞争抑制另一种药的代谢。苯妥英钠、卡马西平、苯巴比妥、扑痫酮为肝酶诱导剂,可促进丙戊酸盐在肝的代谢而降低丙戊酸盐的血药浓度。而丙戊酸盐抑制肝酶的作用,可提高经肝代谢苯妥英钠、卡马西平、苯巴比妥的血浓度。

丙戊酸盐还同时与苯妥英钠竞争血浆蛋白结合位点,如合并使用,苯妥英钠游离部分可以增加20％,故尽管其浓度仍在治疗范围内,却出现神经毒性反应。

（3）长期坚持用药:以抗癫痫药物控制的患者发作后仍需继续维持用药,除非出现较严重的不良反应,一般不宜随意减量或停药,以免诱发癫痫持续状态。

3.药物治疗的终止

癫痫发作被完全控制后,继续服药3～5年未再发作,脑电图显示正常者可考虑逐步减药至停药。逐步停药的时间最好不少于1年。一般来说,患者原来的维持用药剂量较小,单药治疗,有典型失神发作、全身性强直-阵挛发作,无神经系统阳性体征,停药速度可稍快,复发的可能性也较小。反之,原来用药剂量较大,多药治疗,有复杂部分性发作、单纯部分性发作、Lennox-Gastaut综合征,撤药的速度应缓慢,而且复发的可能性较大。如停药后复发,需要重新治疗,很可能需要终生服药。

（三）手术治疗

先后用2种一线抗癫痫药,在达到最大耐受剂量,2年以上正规单药治疗均失败后,如再经过一次正规的联合治疗也不见效,被称为难治性癫痫,部分患者的手术治疗可能有效。手术方式有以下病灶切除术、颞叶部分切除术、胼胝体切断术、立体定向毁损术、迷走神经刺激术、多软脑膜下横切术。

八、预后

未经治疗的癫痫患者,5年自发缓解率在25％以上。60％～80％的患者使用抗癫痫药后可完全控制发作。控制3～5年,特发性全身性癫痫复发的机会较少。对儿童期失神癫痫通常药物治疗2年可望停止发作。青年期失神癫痫发展成全身性惊厥的可能性较大,需要更长时间的治疗。青年期肌阵挛癫痫虽然易被丙戊酸钠控制,但停药后极易复发。

（魏　官）

第十四节　脊髓空洞症

脊髓空洞症是一种慢性进行性的脊髓变性疾病。临床特征为一侧上臂肌肉萎缩,有病变节段的分离性感觉障碍及营养障碍。典型病理改变为脊髓中央的空洞形成及胶质增生。空洞多位于颈髓,某些病例空洞向上扩展到延髓和脑桥(称为延髓空洞症),或向下延伸至胸髓甚至腰髓。

一、病因与发病机制

脊髓空洞症与延髓空洞症的病因与发病机制目前尚未完全明确,概括起来有以下3种学说。

1.脑脊液动力学异常

早在1965年,Gardner等人认为第四脑室出口区先天异常,使正常脑脊液循环受阻,从而使得由脉络膜丛的收缩搏动产生的脑脊液压力搏动波通过第四脑室向下不断冲击,导致脊髓中央管逐渐扩大,最终形成空洞。支持这一学说的证据是脊髓空洞症常伴发颅颈交界畸形;其他影响正常脑脊液循环的病损(如第四脑室顶部四周软脑膜的粘连)也可伴发脊髓空洞症;通过手术解决颅颈交界处先天性病变后,脊髓空洞症所引起的某些症状可以获得改善。但是这种理论不能解释某些无第四脑室出口处阻塞或无颅颈交界畸形的脊髓空洞症,也不能解释空洞与中央管之间并无相互连接的病例。也有人认为传送到脊髓的搏动压力波太小,难以形成空洞。因此,他们认为空洞的形成是由压力影响,脑脊液从蛛网膜下隙沿着血管周围间隙(Virchow-Robin间隙)或其他软脊膜下通道进入脊髓内所造成的。

2.先天发育异常

由于胚胎期神经管闭合不全或脊髓中央管形成障碍,在脊髓实质内残留的胚胎上皮细胞缺血、坏死而形成空洞。支持这一学说的证据是脊髓空洞症常伴发其他先天性异常,如颈肋、脊柱后侧凸、脊椎裂、脑积水、先天性颈椎融合畸形、Arnold-Chiari畸形、弓形足。临床方面也不断有家族发病的报道。但该学说的最大的缺陷在于空洞壁上从未发现胚胎组织,故难以形成定论。

3.血液循环异常

该学说认为脊髓空洞症继发于血管畸形、脊髓肿瘤囊性变、脊髓损伤、脊髓炎伴中央软化、蛛网膜炎等,引起脊髓血液循环异常,产生髓内组织缺血、坏死、液化,形成空洞。目前多数学者认为,脊(延)髓空洞症不是单一病因所造成的一个独立病种,而是由多种致病因素造成的综合征。

二、病理

空洞较大时病变节段的脊髓可增大,但软膜并不增厚。空洞内有清亮液体填充,其成分多与脑脊液相似。有的空洞内含黄色液体,其蛋白质含量升高,连续切片观察,空洞最常见于颈膨大,常向胸髓扩展,腰髓较少受累。偶见多发空洞,但互不相通。典型的颈膨大空洞多先累及灰质前连合,然后向后角扩展,呈U形分布。可对称或不对称地侵及前角,继而压迫脊髓白质。空洞在各平面的范围可不相同,组织学改变在空洞形成早期,其囊壁常不规则,有退变的神经胶质和神经组织。如空洞形成较久,其周围有胶质增生及肥大星形细胞,形成致密的囊壁,厚度为1~2 mm。部分有薄层胶原组织包绕。当空洞与中央管交通时,部分空洞内壁可见室管膜细胞覆盖。

空洞亦可发生在延髓,通常呈纵裂状,有时仅为胶质瘢痕而无空洞。延髓空洞有下列3种类型:①裂隙从第四脑室底部舌下神经核外侧向前侧方伸展,破坏三叉神经脊束核、孤束核及其纤维;②裂隙从第四脑室中缝扩展,累及内侧纵束;③空洞发生在锥体和下橄榄核之间,破坏舌下神经纤维。

上述改变以①、②型多见,③型罕见。延髓空洞多为单侧,伸入脑桥者较多,伸入中脑者罕见。延髓空洞尚可侵犯网状结构,第Ⅹ、Ⅺ、Ⅻ对脑神经及脑神经核,前庭神经下核至内侧纵束的纤维,脊髓丘系以及锥体束等。脑桥空洞常位于顶盖区,可侵犯第Ⅵ、Ⅶ对脑神经核和中央顶盖束。

三、临床表现

发病年龄通常为20~30岁,偶尔发生于儿童期,文献中最小发病年龄为3岁,最大发病年龄为60岁。男性患者与女性患者的比例为3∶1。

1. 脊髓空洞症

病程进行缓慢,最早出现的症状常呈节段性分布,首先影响上肢。当空洞逐渐扩大时,由于压力或胶质增生的作用,脊髓白质内的长传导束也被累及,在空洞水平以下出现传导束型功能障碍。两个阶段之间可以间隔数年。

(1)感觉症状:由于空洞常始于中央管背侧灰质的一侧或双侧后角底部,最早症状常是单侧的痛觉、温度觉障碍,如病变侵及前连合,可有双侧的手部、臂部尺侧或一部分颈部、胸部的痛觉、温度觉丧失,而触觉及深感觉完整或相对地正常,称为分离性感觉障碍。患者常在手部发生灼伤或刺伤、割伤后才发现痛觉、温度觉的缺损。

之后痛觉、温度觉丧失范围可以扩大到两侧上肢、胸、背部,呈短上衣样分布。如向上影响到三叉丘脑束交叉处,可以造成面部痛觉、温度觉减退或消失,包括角膜反射消失。许多患者在痛觉、温度觉消失区域内有自发性的中枢痛。晚期后索及脊髓丘脑束也被累及,造成病变水平以下痛觉、温度觉、触觉及深感觉的感觉异常及不同程度的障碍。

(2)运动障碍:前角细胞受累后,手部小肌肉及前臂尺侧肌肉萎缩、软弱无力,且可有肌束颤动,逐渐波及上肢其他肌肉、肩胛肌以及一部分肋间肌。腱反射及肌张力减弱。之后在空洞水平以下出现锥体束征、肌张力增大及腱反射亢进,腹壁反射消失、巴宾斯征呈阳性。空洞内如果发生出血,病情可突然恶化。空洞如果在腰骶部,则在下肢部位出现上述的运动及感觉症状。

(3)营养性障碍及其他症状:关节的痛觉缺失引起关节磨损、萎缩和畸形;关节肿大,活动度增加,运动时有摩擦音而无痛觉,称为夏科关节,在痛觉消失的区域,表皮的烫伤及其他损伤可以造成顽固性溃疡及瘢痕形成。如果皮下组织增厚、肿胀及异样发软,伴有局部溃疡及感觉缺失,甚至指(趾)末端发生无痛性坏死、脱失,称为 Mervan 综合征。颈胸段病变损害交感神经通路时,可产生颈交感神经麻痹综合征。病损节段可有出汗功能障碍,出汗过多或出汗减少。晚期可以有神经源性膀胱以及大便失禁现象。其他如脊柱侧突、后凸畸形、脊柱裂、弓形足等常见。

2. 延髓空洞症

由于延髓空洞常不对称,症状和体征通常为单侧型。累及疑核可造成吞咽困难,软腭与咽喉肌无力,腭垂偏斜,舌下神经核受影响时造成伸舌偏向患侧,同侧舌肌萎缩伴有肌束颤动。如面神经核被累及时可出现下运动神经元型面瘫。三叉神经下行束受累造成同侧面部感觉呈中枢型痛觉、温度觉障碍。

侵及内侧弓状纤维则出现半身触觉、深感觉缺失。前庭小脑通路被阻断可引起眩晕,可能伴有步态不稳及眼球震颤。有时也可能出现其他长传导束征象。但后者常与脊髓空洞症同时存在。

四、辅助检查

1. 腰椎穿刺

腰椎穿刺一般无异常发现。如空洞较大则偶可导致脊髓腔部分梗阻,引起脑脊液蛋白质含量升高。

2. X线检查

X线检查可发现骨骼夏科关节、颈枕区畸形及其他畸形。

3. 延迟脊髓 CT 扫描

延迟脊髓 CT 扫描即在蛛网膜下隙注入水溶性阳性造影剂,延迟一定时间,分别在注射后 6 h、12 h、18 h 和 24 h 再行脊髓 CT 检查,可显示出高密度的空洞影像。

4. 磁共振成像(MRI)

MRI 是诊断该病最准确的方法,不仅因为其为无创伤检查,还因其能多平面、分节段获得全椎管轮廓,可在纵、横断面上清楚地显示出空洞的位置及大小、累及范围、与脊髓的对应关系以及是否合并 Amold-Chari 畸形,以鉴别空洞是继发性还是原发性,有助于选择手术适应证和设计手术方案。

5. 肌电图

肌电图可显示神经性损害。

五、诊断与鉴别诊断

成年期发病,起病隐袭,缓慢发展,临床表现为节段性分布的分离性感觉障碍、手部和上肢的肌肉萎缩以及皮肤和关节的营养障碍,如合并有其他先天性缺陷存在,则不难做出诊断。MRI 检查可确诊。

需要鉴别该病与下列疾病。

1. 脊髓内肿瘤

脊髓内肿瘤可以类似脊髓空洞症,尤其是位于下颈髓时。但肿瘤病变节段短,进展较快,膀胱功能障碍出现得较早,而营养性障碍少见,脑脊液蛋白质含量升高,可以与该病区别。对疑难病例可做脊髓造影和 MRI 鉴别。

2. 颈椎骨关节病

颈椎骨关节病可出现手部及上肢的肌肉萎缩,但根痛常见,感觉障碍呈根性分布而非节段性分布的分离性感觉障碍。颈椎摄片,必要时做 CT 和 MRI 检查,可明确诊断。

3. 肌萎缩性侧索硬化症

肌萎缩性侧索硬化症不容易与脊髓空洞症相混淆,因为它不引起感觉异常或感觉缺失。

六、治疗

该病目前尚无特殊疗法,可从以下几方面着手。

1. 一般对症处理

一般对症处理,如给予镇痛剂、B 族维生素、ATP、辅酶 A、肌苷等。痛觉消失者应防止烫伤或冻伤。另可辅助按摩、被动运动、针刺治疗等。

2. 放射治疗

对脊髓病变部位进行照射,可缓解疼痛,可用深部 X 线疗法或放射性核素[131]碘疗法,以后者较好。①口服法:先用复方碘溶液封闭甲状腺,然后空腹口服钠[131]碘溶液 50～200 Ci,每周 2 次,总量 500 Ci 为一个疗程,2～3 个月重复疗程。②椎管注射法:按常规做腰椎穿刺,取头低位(15°),把穿刺针头倾向头部,注射无菌钠[131]碘溶液 0.4～1.0 Ci/mL,每 15 d 1 次,共3～4 次。

3. 手术治疗

对 Amold-Chari 畸形、扁平颅底、第四脑室正中孔闭锁等情况可采用手术矫治。凡空洞的体积占脊髓的体积的 30% 以上,有手术指征。

4.中药治疗

据报道,有人采用补肾活血汤加减治疗该病有效,但至少持续服药 3 个月,否则疗效不佳。

（魏　官）

第十五节　三叉神经痛

三叉神经痛是指三叉神经支配区域内反复发作的短暂的阵发性剧痛。该病分为有原发性、继发性。

一、病因与发病机制

原发性三叉神经痛的病因尚未明确。目前认为三叉神经在脑桥被异行扭曲的血管压迫三叉神经后根,局部产生脱髓鞘变化而导致疼痛发作。继发性三叉神经痛有多种明确的病因,如颅底或桥小脑角的肿瘤、转移瘤和脑膜炎、脑干梗死、多发性硬化,多伴有邻近结构的损害和三叉神经功能的丧失。

二、病理

对原发性三叉神经痛的病理研究较少。原发性三叉神经痛的主要表现为三叉神经节细胞质中出现空泡,轴突不规则增生、肥厚、扭曲或消失,髓鞘明显增厚、瓦解,多数纤维有阶段性脱髓鞘改变。

三、临床表现

三叉神经痛多见于中老年人,40 岁以上的患者占 70%～80%,女性患者居多。该病的主要特点如下。

1.疼痛部位

疼痛部位不超出三叉神经分布范围,常局限于一侧,多累及一支,以第二支、第三支常受累。

2.疼痛性质

疼痛呈发作性电击样、刀割样、撕裂样剧痛,突发突止。每次疼痛持续数秒至数十秒。发作间歇期逐渐缩短,疼痛逐渐加重。发作频繁者可影响进食和休息。

3.诱发因素及"扳机点"疼痛发作

三叉神经痛常由说话、咀嚼、刷牙、洗脸等动作诱发,甚至风吹或响声也能引起发作。有些患者触摸鼻旁、口周、牙龈、眉弓内端等区域即可引起疼痛发作,这些敏感区域称为"扳机点"或"触发点"。

麻醉"扳机点"常可使疼痛发作暂时缓解。因此,患者为了减免发作常常不敢洗脸、大声说话,甚至不敢进食。

4.体征

发作时可伴有同侧面肌抽搐、面部潮红、流泪和流涎。疼痛发作时患者常用手揉搓同侧面部,久而久之面部皮肤变得粗糙、增厚,眉毛脱落,再因不敢吃饭、洗脸,患者往往显得消瘦、面容憔悴、蓬头垢面、情绪抑郁。客观检查多无三叉神经功能缺损表现及其他局限性神经体征,但有时由于面部皮肤粗糙、增厚或已做过封闭治疗,面部痛觉、触觉可有减退。

四、辅助检查

无特殊辅助检查。

五、诊断与鉴别诊断

1. 诊断

根据三叉神经分布区域内的典型发作性疼痛,"扳机点"的存在,神经系统无局限体征等特点诊断原发性三叉神经痛并不困难。

2. 鉴别诊断

(1)继发性三叉神经痛:由各种病变侵及三叉神经根、半月神经节及神经干所致。其特点与原发性三叉神经痛不同,疼痛发作时间持续较长,常可达数分钟至数十分钟或呈持续性疼痛伴阵发性加重。多伴有三叉神经或邻近结构受累的症状和体征,有病侧三叉神经分布区域感觉障碍、角膜反射减弱或消失、咀嚼肌无力和萎缩等。有时可有其他脑神经损害或神经系统局灶症状。必须做颅底摄片、脑脊液检查、颅脑 CT 检查、鼻咽部软组织活组织检查等,以明确病因。

(2)牙痛:三叉神经痛常易被误诊为牙痛。牙痛一般呈持续性钝痛,多局限于病牙部位的牙龈处,进冷、热食物可加剧,无"扳机点",可以找到致痛的病牙,局部和 X 线检查有助于鉴别。

六、治疗

1. 药物治疗

①卡马西平为首选,对三叉神经痛有较好的疗效。一般自小剂量开始,初服 100 mg,每日 2 次,以后每日增加 100 mg,直至疼痛控制或不能耐受为止。之后再逐渐减少,找出最小有效量维持,一般为 0.6~0.8 g/d,对约 70% 的病例有效。如用大剂量 72 h 无效即不必再试。不良反应有嗜睡、恶心、呕吐、眩晕、共济失调、药疹和白细胞减少等,一般不严重,减量或停药可消除。②苯妥英钠:通常剂量为 0.1~0.2 g,每日 2~3 次,每日总量不宜超过 0.6 g,对近半数病例有效,对有的病例卡马西平合并苯妥英钠比单独用药好。不良反应有齿龈增生、共济失调、白细胞减少等。③氯硝西泮:6~8 mg/d,口服,40%~50% 的病例能完全控制,25% 的病例明显缓解。不良反应有嗜睡和步态不稳,老年患者偶见短暂性精神错乱,停药后症状消失,卡马西平和苯妥英钠无效时可试用。④B 族维生素药物:维生素 B_1、维生素 B_6 各 10~20 mg,每日 3 次。维生素 B_{12} 100~200 μg,肌内注射,每日 1 次。⑤山莨菪碱(654-2):10 mg,肌内注射,每日 2 次;或 5~10 mg,口服,每日 3 次。⑥苯酰胺 100 mg,口服,每日 3 次。

2. 理疗

理疗可用间动电疗法或旋磁疗法。也可用激光疗法,用氦氖激光照射半月神经节。

3. 针刺疗法

①体针:三叉神经第一支疼痛,可针刺患侧太阳穴、头维穴等;第二支痛,可针刺四白穴、下关穴、颧髎穴等;第三支痛,可针刺颊车穴、承浆穴等,可配合谷穴;②耳针:取上颌穴、下颌穴、神门穴等。

4.神经阻滞疗法

当药物治疗无效或有不良反应而疼痛严重时,可行神经阻滞疗法。最常用的注射药物为无水乙醇。三叉神经半月节或周围支因感觉神经受破坏而止痛。疗效可持续数月至数年,但易复发。

5.射频电流经皮选择性热凝术

该方法的优点为可选择性破坏三叉神经的痛觉纤维,而基本上不损害触觉纤维。近期疗效尚可,但容易复发。一般做 1~2 次,间隔 1~2 d。

6.手术治疗

传统方法是三叉神经感觉根部分切断术。近年来推崇微血管减压术,手术暴露脑桥三叉神经感觉根及压迫该神经的异常走行或扭曲血管,无须切断神经,可取得止痛效果。近期疗效较好,并发症包括听力减退或丧失,面部感觉减退,滑车神经、外展神经、面神经暂时性麻痹等。伽玛刀和光子刀治疗也有一定的疗效。

(魏　官)

第十六节　特发性面神经麻痹

特发性面神经麻痹指茎乳孔以上面神经管内段面神经的一种急性非化脓性炎症。

一、病因与发病机制

面神经炎在脑神经疾病中较为多见,这与面神经管狭长的骨性管道的解剖结构有关。若岩骨发育异常,面神经管可能更为狭窄,这可能是面神经炎发病的内在因素。面神经炎发病的外在原因尚未明了。有人根据其早期病理变化主要为面神经水肿、髓鞘及轴突有不同程度的变性,推测可能因面部受冷风吹袭,面神经的营养微血管痉挛,引起局部组织缺血、缺氧。也有人认为该病与病毒感染有关,但一直未分离出病毒。近年来也有人认为该病可能是一种免疫反应。膝状神经节综合征则由带状疱疹病毒感染,使膝状神经节及面神经发生炎症所致。

二、病理

主要是面神经水肿,髓鞘肿胀、脱失,晚期可有不同程度的轴突变性,以在茎乳孔和面神经管内的部分尤为显著。

三、临床表现

特发性面神经麻痹可见于任何年龄段,无性别差异。多为单侧,双侧者甚少。发病与季节无关,通常急性起病,一侧面部表情肌突然瘫痪,可于数小时进内达到高峰。有的患者病前 1~3 d 患侧外耳道耳后乳突区疼痛,常于清晨洗漱时发现或被他人发现口角歪斜。检查可见同侧额纹消失,不能皱眉,因眼轮匝肌瘫痪,眼裂增大,做闭眼动作时,眼睑不能闭合或闭合不全,而眼球则向外上方转动并露出白色巩膜,称为贝尔现象。下眼睑外翻,泪液不易流入鼻泪管而溢出眼外。病侧鼻唇沟变浅,口角下垂,示齿时口角被牵向健侧。不能做噘嘴和吹口哨动作,鼓腮时病侧口角漏气,进食及漱口时汤水从病侧口角漏出。由于颊肌瘫痪,食物常滞留于齿颊之间。

若病变波及鼓索神经,除上述症状外,尚可有同侧舌前 2/3 味觉减退或消失。镫骨肌支以上部位受累时,镫骨肌瘫痪,同时还可出现同侧听觉过敏。膝状神经节受累时除面瘫、味觉障碍和听觉过敏外,还有同侧唾液、泪腺分泌障碍,耳内及耳后疼痛,外耳道及耳郭部位带状疱疹,称为膝状神经节综合征。

四、辅助检查

检测面神经兴奋阈值和复合肌肉动作电位(compound musle action potential,CMAP)能估计预后。①兴奋阈值的测定:一般在病后 7 d 内进行。对健康人应用持续时间 0.1 s 的恒定电流刺激双侧面神经,双侧面神经的兴奋阈值差异不大于 2 mA。如兴奋阈值在正常范围,或健侧与患侧之间兴奋阈值差在 3~5 mA,预后良好;兴奋阈值差≥10 mA,预后差;兴奋阈值差为5~10 mA,其预后介于前两者之间;②CMAP 波幅的测定:发病 3 周内患侧 CMAP 波幅下降为健侧的 30% 以上,可能在 2 个月内恢复;下降为健侧的 10%~30%,在 2~8 个月恢复;下降为健侧的 10% 以下,恢复较差,需 6 个月至 1 年。肌电图的面神经传导速度测定对鉴别面神经是暂时性传导障碍还是永久性神经质支配有帮助。

五、诊断与鉴别诊断

1.诊断

根据起病形式和临床特点,诊断多无困难。

2.鉴别诊断

(1)中枢性面瘫:系由对侧皮质脑干束受损所致,仅表现为病变对侧下组面肌瘫痪。

(2)其他原因引起的周围性面瘫如下。

急性感染性多发性神经根神经炎:可有周围性面神经麻痹,但常为双侧性,绝大多数伴有其他脑神经及肢体对称性瘫痪和脑脊液蛋白细胞分离现象等。

脑桥损害:脑桥面神经核及其纤维损害可出现周围性面瘫,但常伴有脑桥内部邻近结构(如展神经、三叉神经、锥体束、脊髓丘系)的损害,而出现同侧眼外直肌瘫痪、面部感觉障碍和对侧肢体瘫痪(交叉性瘫痪)。

小脑脑桥角损害:多同时损害三叉神经、前庭蜗神经、同侧小脑及延髓,故除周围性面瘫外,还可有同侧面部痛觉障碍、耳鸣、耳聋、眩晕、眼球震颤、肢体共济失调及对侧肢体瘫痪等症状,称为小脑脑桥角综合征。

面神经管邻近的结构病变:见于中耳炎、乳突炎、中耳乳突部手术及颅底骨折等,可有相应的病史及临床症状。

茎乳孔以外的病变:见于腮腺炎、腮腺肿瘤、颌颈部及腮腺区手术等。除仅有周围性面瘫外,尚有相应疾病的病史及临床表现。

六、治疗

早期以改善局部血液循环,消除面神经的炎症和水肿为主,后期以促进神经功能恢复为其主要治疗原则。

1.激素治疗

泼尼松的剂量为 30 mg/d,顿服或分 2 次口服,连续 5 d,随后在 7~10 d 逐渐减量。可用地塞米松 10～15 mg/d,7～10 d。

2. 神经营养代谢药物的应用

维生素 B_1 100 mg,维生素 B_{12} 500 μg,均每日 1 次肌内注射,可促进神经髓鞘恢复。

3. 理疗

采用茎乳孔附近超短波透热疗法,红外线照射,直流电碘离子导入,以促进炎症消散。亦可用晶体管脉冲治疗机刺激面神经干,以防止面肌萎缩,减轻瘫痪侧肌受健侧肌的过度牵引。恢复期除上述治疗外,可口服维生素 B_1、维生素 B_{12} 各 10～20 mg,每日 3 次;地巴唑 10～20 mg,每日 3 次。亦可用加兰他敏 2.5～5 mg,肌内注射,每日 1 次,以促进神经机能恢复。此外,保护暴露的角膜,防止发生结膜炎、角膜炎,可采用戴眼罩、滴眼药水、涂眼药膏等方法。对长期不恢复者可考虑行神经移植治疗。一般取腓肠神经或邻近的耳大神经,连带血管、肌肉,移植至面神经分支,有效率为 60％左右。

(魏 官)

第十七节 吉兰-巴雷综合征

吉兰-巴雷综合征(Guillain-Barré syndrome,GBS)又称急性炎性脱髓鞘性多发性神经病(acute inflammatory demyelinating polyneuropathy,AIDP),是以周围神经和神经根的脱髓鞘及小血管周围淋巴细胞及巨噬细胞的炎性反应为病理特点的自身免疫病。

一、病因

目前尚不清楚病因,研究者多认为该病与感染或感染所致的异常免疫反应有关。常见的致病菌如空肠弯曲菌、巨细胞病毒、EB 病毒、人类免疫缺陷病毒。发病机制与细胞免疫和体液免疫异常有关。

二、病理

该病主要侵犯脊神经根(前根明显)和周围神经,也可损伤脑神经,偶可累及脊髓。主要表现为神经根水肿、充血,局部血管、周围淋巴细胞及巨噬细胞浸润,神经出现阶段性脱髓鞘和轴突变性。运动神经功能,感觉神经功能和自主神经功能均可受累,从而构成该病的相应临床表现。肢体肌力弱和感觉障碍是由神经纤维动作电位传导阻滞(继发于脱髓鞘)或传导中断(轴索损害)所致。

三、临床表现

临床上以四肢对称性迟缓性瘫痪为主要表现。该病可见于任何年龄,但以青壮年男性多见,常呈急性或者亚急性起病。通常患者病前 1～3 周有胃肠道、呼吸道感染病史或疫苗接种史,或有淋雨、受凉、劳累、创伤、手术等诱因。

1. 运动障碍

首发症状常为四肢远端对称性无力,少数也可不对称,无力很快加重并向近端进展,少数也可有从近端向远端发展。瘫痪可累及躯干和脑神经,严重病例可因肋间肌和膈肌无力而导致呼吸困难。

2.脑神经症状

脑神经损害以双重面神经麻痹最常见,其次为舌咽神经和迷走神经麻痹。表现为周围性面瘫、声音嘶哑、吞咽困难、饮水呛咳。动眼神经、外展神经、舌下神经、三叉神经的损害较少见。一般脑神经受损的症状多继发于上肢肌无力,偶见以此为首发症状者。

3.感觉障碍

可伴或不伴感觉障碍,有感觉异常的患者常主诉感觉障碍较重,客观检查感觉障碍相对较轻。

4.自主神经损害

可合并自主神经功能损害,以出汗、皮肤潮红、手足肿胀、营养障碍、心动过速、高血压较为多见,括约肌功能障碍及低血压较罕见。这些症状一般不超过2周,有些患者在肌无力发生后不久出现尿潴留,但是数日后多明显缓解。

5.AIDP变异型

(1)急性运动轴突性神经病:为纯运动型,多数有空肠弯曲菌感染史,主要特点是起病急,病情重,24～48 h迅速出现四肢瘫,多有呼吸机受累,肌萎缩出现得早,病残率高,预后差。

(2)急性运动感觉轴突性神经病:发病与急性运动轴突性神经病相似,病情严重,预后差。

(3)米-费综合征被认为是AIDP的变异型,主要表现为三大特点,即眼外肌麻痹、共济失调和腱反射减退,有时出现瞳孔改变。

四、辅助检查

1.脑脊液

脑脊液的蛋白细胞分离(即蛋白含量升高而白细胞数正常或轻度增加)为该病的典型症状之一。脑脊液蛋白含量一般为0.5～2.0 g/L,常在发病后7～10 d开始升高,4～5周达最高峰,6～8周逐渐下降,也有少数患者肢体瘫痪恢复后,脑脊液蛋白含量仍偏高。但有些患者则脑脊液蛋白含量始终正常。故脑脊液蛋白含量升高的幅度与病情并无平行关系。此外,脑脊液和血液的免疫常有异常。

2.电生理

肌电图早期F波的潜伏期延长,H反射延迟或消失,后期可显示失神经电位。神经传导速度减慢,以运动神经传导速度减慢更明显。

3.心电图

严重病例可有心电图异常,常见窦性心动过速和ST-T改变。

五、诊断与鉴别诊断

1.诊断

①急性或亚急性起病,病前常有感染史;②四肢对称性下运动神经元性瘫痪;③感觉障碍轻微或缺如;④部分患者有呼吸肌麻痹;⑤多数患者脑脊液有蛋白细胞分离现象。

2.鉴别诊断

(1)脊髓灰质炎:起病时多有发热,肌肉瘫痪多为节段性且较局限,可不对称,无感觉障碍,脑脊液蛋白和脑脊液细胞均增多或仅白细胞计数增多。

(2)急性脊髓炎:有损害平面以下的感觉减退或消失,且括约肌机能障碍较明显,虽然急性期也呈弛缓性瘫痪,但有锥体束征。

（3）周期性瘫痪:发作性肢体无力,也可有呼吸肌受累,但发作时多有血钾含量降低和低钾性心电图改变,补钾后症状迅速缓解。

（4）重症肌无力:可以出现四肢弛缓性瘫痪,但起病较缓慢,晨轻暮重,疲劳试验和新斯的明试验呈阳性,脑脊液正常。

六、治疗

1. 免疫球蛋白治疗

尽早或在呼吸机麻痹前应用,成年人剂量为 0.4 g/(kg·d),静脉滴注,连用 5 d。禁忌证为先天性 IgA 缺乏、肾功能不全、心力衰竭。

2. 血浆交换疗法

血浆交换疗法可清除血液循环中致病性自身抗体,适用于急性重症者,可缩短辅助呼吸时间,提高疗效,但费用高。每次交换血浆按 30～40 mL/kg,轻者每周 2 次,重者每周 6 次。主要禁忌证是严重感染、心律失常、心功能不全及凝血功能障碍等。

3. 肾上腺皮质激素

大剂量激素对该病的疗效有待证实,最新指南表明激素对此病无明确疗效。

4. 抗生素

有胃肠道空肠弯曲菌感染者可用大环内酯类抗生素治疗。

5. 辅助呼吸

呼吸肌麻痹是 GBS 的主要危险,抢救呼吸肌麻痹是治疗重症 GBS 的关键。密切观察患者呼吸困难的程度,一旦患者出现轻度缺氧、烦躁,呼吸频率超过 30 次/分,心率超过120 次/分,血气分析动脉氧分压低于 9.3kPa(70 mmHg),应及时切开气管,用呼吸机辅助呼吸。加强护理,如定时为患者翻身、拍背,雾化吸入和吸痰。

6. 对症治疗

应用抗生素预防和治疗感染等并发症,应用大剂量 B 族维生素等改善神经营养代谢药物,加强瘫痪肢体的功能锻炼,并配合理疗、体疗、针灸,以防止肢体畸形和促进肢体功能恢复。

七、预后

该病为自限性疾病,一般预后良好,呈单向病程,症状和体征多于发病 4 周时停止进展。85% 的患者可完全恢复,病死率为 3%～4%,主要死亡原因为呼吸肌麻痹、肺部感染和心力衰竭。

（魏　官）

第十八节　重症肌无力

重症肌无力(myasthenia gravis,MG)是一种神经-肌肉接头传递障碍的自身免疫性疾病。主要临床特征为受累骨骼肌极易疲劳,短期收缩后肌力减退明显,休息和使用抗胆碱酯酶药物后肌无力可部分或暂时恢复。

一、病因与发病机制

1. 自身免疫

MG 被认为是一种体液介导、细胞调节和补体参与的自身免疫病。目前已经明确的抗体有乙酰胆碱受体抗体和肌肉特异性激酶抗体。对乙酰胆碱受体抗体介导的体液免疫机制研究较多，可归纳为以下几方面：①抗体与乙酰胆碱受体结合后加速受体的降解和内胞饮作用；②阻断乙酸胆碱与受体的结合；③通过补体激活而破坏乙酰胆碱受体，最终导致神经-肌肉接头的兴奋传递障碍。

有些抗体阴性的患者同样可以出现严重的肌无力。由于对抗体阴性的 MG 的认识，细胞免疫和补体机制在 MG 发病中的意义逐步受到重视。

2. 胸腺异常

75％～85％的 MG 患者有胸腺异常，其中 60％～70％为胸腺增生，10％为胸腺瘤。胸腺肌样上皮细胞表面存在乙酰胆碱受体，在病毒感染和特定的遗传素质影响下，自身免疫耐受机制受到损害，产生自身抗体，并经分子模拟和交叉免疫反应，引起神经-肌肉接头损害，导致 MG 的发生。

3. 遗传因素

遗传因素并不明显，极少数患者有家族史。组织相容性抗原（histocompatibility antigen，HLA）研究发现，欧美高加索人种发病总体与 HLA-DR3、HLA-B8 有关，女性患者发病与 HLA-A1、HLA-B8 和 HLA-DR3 有关，男性患者发病与 HLA-A3、HLA-B7 和 HLA-DR2 有关。日本和我国的 MG 患者发病与 HLA-DR9 有关。

二、病理

受累骨骼肌纤维间小静脉周围有淋巴细胞浸润，称为淋巴漏现象。急性起病者的肌纤维间和神经-肌肉接头处有巨噬细胞浸润，肌纤维间有散在灶性坏死。晚期患者可见骨骼肌萎缩、细胞内脂肪变性。胸腺异常多为组织增生，胸腺生发中心增多；胸腺瘤按病理形态有以淋巴细胞为主、上皮细胞为主或混合型。

三、临床表现

任何年龄均可罹患，女性患者略多于男性患者。儿童型 MG 在不同人种中的发病率有很大差异，黄种人的发病率明显高于白种人。成人型重症肌无力有两个发病高峰，第一个高峰为 20～30 岁，以女性患者多见，常伴胸腺增生；第二个高峰为 40～50 岁，男性患者较为多见，常伴胸腺瘤和其他自身免疫性疾病。近年来随着整个人群的年龄老化，55 岁以上人群中病患者并不少见，以眼肌型多见。

该病可累及全身骨骼肌，包括眼外肌、面部表情肌、咽喉肌、颈肌和肢带肌等，但以脑神经支配的肌肉受累更为多见。肌无力症状波动，晨轻暮重，疲劳后加重。该病无感觉障碍和自主神经系统受累表现。疾病早期常有自发缓解与复发。成年患者常从一组肌肉无力开始，在一至数年逐步累及其他肌群。严重患者可因呼吸肌受累而致呼吸困难。为了便于观察和描述，可将 MG 分为下列数种临床类型。

1. 成人型 MG

（1）单纯眼肌型：表现为一侧或双侧，或左、右交替出现睑下垂，晨轻暮重，可有复视和斜视,晚期出现眼球固定,部分患者可演化为其他类型。

(2)延髓肌型:表现为咀嚼、吞咽困难,构音不清,说话多鼻音,连续说话后声音越来越轻。严重者完全不能进食,需鼻饲喂食。此型患者感染后症状常加重,极易发生呼吸困难而危及生命。

(3)脊髓肌无力型:仅有脊神经支配区的肌肉无力,表现为抬头、屈颈无力。常有头下垂、举臂困难和步行易跌,上、下楼梯时尤为明显。此型患者多数起病隐袭,易被误诊为肢带型肌营养不良或功能性疾病。该型多见于成年人,部分可发展为全身型肌无力。多数患者预后良好。

(4)全身肌无力型:表现为眼外肌、延髓肌、表情肌、颈肌和四肢肌都无力。从其他肌无力起始的全身肌无力者常在首发症状后,数周至数月内迅速进展,并发生呼吸危象。

(5)肌萎缩型:各型肌无力患者均可伴发肌肉萎缩,但很罕见。肌肉萎缩以颞肌、口周肌、颈肌、肢带肌和小腿肌较多见。

2.儿童型 MG

我国儿童 MG 较为多见,绝大多数病例仅表现单纯眼外肌麻痹,如眼睑下垂、复视。上呼吸道感染、发热等可能为诱发因素。约有 1/4 的患儿可自发缓解,但常复发。

3.新生儿重 MG

新生儿表现为喂食困难、哭声低弱、吸吮无力、动作减少等,常由患病母亲血清中的抗乙酰胆碱酯酶抗体经胎盘输入胎儿体内而引起。患儿的症状为一过性,可自限缓解痊愈。

4.危象

危象是指由疾病的发展,药物应用不当、感染、分娩、手术等诸多因素导致呼吸肌无力而不能维持正常换气功能的危急状态。

四、辅助检查

1.疲劳试验

临床怀疑者可做疲劳试验,即令患者的受累骨骼肌群做重复或持续收缩动作,如持续上视(提上睑肌)、重复闭眼睁眼(眼轮匝肌)、咀嚼(咀嚼肌)、举臂(三角肌),若连续数十次或持续数10 s 后可见到被测肌肉肌无力明显加重,疲劳试验呈阳性。

2.新斯的明药物试验

方法为记录患者的肌无力程度,肌内注射新斯的明 $0.5\sim1.0$ mg(同时加用阿托品 0.5 mg以减轻新斯的明不良反应),30 min 后比较肌内注射前后肌力的改变。

3.电生理检查

针极肌电图和神经传导速度正常。低频重复刺激(3 Hz)后,复合肌肉动作电位(compound muscle action potential,CMAP)衰减 10% 以上,高频刺激(30 Hz)后 CMAP 电位无明显递增。

4.其他

80% 以上的成年患者血清抗乙酰胆碱酯酶抗体呈阳性,我国儿童型 MG 患者大多呈阴性。部分抗体呈阴性的患者中可测到肌肉特异性激酶抗体。伴胸腺瘤病者可测到 Titin、Raynodin 抗体。胸腺 CT 检查常可见到胸腺增生或胸腺瘤。合并甲状腺功能亢进者可有 T_3、T_4 增高。

五、诊断与鉴别诊断

1. 诊断

①亚急性或慢性起病；②以眼外肌受累最为常见的全身骨骼肌无力，不伴感觉障碍和自主神经功能紊乱；③病情波动明显，晨轻暮重，疲劳后加重，休息后好转；④胆碱酯酶抑制剂治疗有效；⑤低频重复电刺激衰减呈阳性；⑥部分患者血清乙酰胆碱受体抗体抗体或肌肉特异性激酶抗体阳性。

2. 鉴别诊断

(1)慢进行性眼外肌麻痹：易与眼肌型 MG 混淆，通常起病隐袭，病情无波动而逐步出现眼外肌麻痹和眼球固定，胆碱酯酶抑制剂和激素治疗对其无效。

(2)肌无力综合征：主要临床特征为肢体(尤以下肢为重)近端极易疲劳，连续肌肉收缩后症状减轻，但持续时间较久后出现病态疲劳，可伴泪液、涎腺分泌减少等自主神经症状。高频重复电刺激后电位幅度递增，据此可与重症肌无力相区别。

(3)吉兰-巴雷综合征：根据起病急、末梢型感觉障碍、腱反射减弱或消失、脑脊液蛋白增多而细胞数正常、肌电图中神经传导速度异常以及病程无明显波动等与该病相区别。

(4)运动神经元病：鉴别单纯延髓肌麻痹与进行性延髓性麻痹。少数运动神经元病患者在肌内注射新斯的明后出现肌无力症状改善，易与该病相混淆。伴肌肉萎缩和肌电图检查可为该病的鉴别提供证据。

六、治疗

该病为慢性疾病，让患者了解疾病的性质，避免过度疲劳、注意劳逸结合是该病防治的首要措施。此外，治疗与该病相关的疾病也至关重要。

1. 药物治疗

(1)抗胆碱酯酶药物：抑制胆碱酯酶活性可使乙酰胆碱酯酶降解减慢并使乙酰胆碱酯酶和受体结合的时间延长，从而代偿结合点的不足而缓解肌无力症状。常用溴吡斯的明，每日最大剂量为480 mg/d，分 3～4 次服用。

(2)用免疫抑制剂治疗。

糖皮质激素：为治疗该病的首选药物，既抑制细胞免疫，又抑制体液免疫。常用方法有以下几种。

递增法：成人以泼尼松 10～20 mg/d 顿服开始，每 1～2 周增加 10 mg，至 0.75～1.00 mg/(kg·d)后维持治疗 6～12 周，逐步减药。

递减法：大剂量甲泼尼龙 500 mg/d 静脉注射，再改用泼尼松每日 0.75～1.00 mg/kg，早上口服，逐步减量，此法适用于危重并已有辅助呼吸安排的患者。激素剂量应视具体情况而调整，需严密预防和监控激素的不良反应。

硫唑嘌呤：抑制细胞免疫反应，常与糖皮质激素合用，常用剂量为每次 50 mg，每日 2 次。服药期间需要定期复查白细胞和肝功能。

环磷酰胺：为体液免疫抑制剂。在糖皮质激素治疗效果不满意或有反指征时，可静脉滴注 200 mg 环磷酰胺，每 2～3 d 1 次，连续数周，或静脉滴注，0.5～1.0 g/m² 体表面积，每月 1 次，以总量 6～8 g 为一个疗程。用药期间应注意白细胞减少、肝功能损害和皮疹的发生。

环孢霉素：为亲免素结合剂，主要用于因不良反应不能坚持使用糖皮质激素或硫唑嘌呤的患者，可以显著改善肌无力症状。其使用方法为每次 50～100 mg，每日 2 次，可长期服用。主要不良反应包括肾功能损害、高血压、震颤、牙龈增生、肌痛和流感样症状等。服药期间至少每月查血常规、肝功能、肾功能 1 次。

他克莫司(FK-506)：为亲免素结合剂，剂量为 3 mg/d，分 1～2 次服用，有条件时查血药浓度并根据血药浓度调整药物剂量。不良反应包括恶心、麻木、腹泻、震颤、头痛、血压和血糖升高、血钾含量升高、血镁含量降低、肾功能损害等。服药期间至少每月查血常规、肝功能、肾功能 1 次。

(3)辅助药物：螺内酯、胃黏膜保护剂、辅酶 Q-10 和氯化钾等均为该病之辅助药物。

2.胸腺切除

胸腺切除为治疗该病的重要手段之一。对眼肌型 MG 伴或不伴胸腺增生者手术需谨慎。一般对 60 岁以上的患者不建议手术，除非有胸腺瘤。手术近期疗效可能并不明显，最大疗效可能在 2～5 年要显现。

3.血浆交换

血浆交换适用于对抗胆碱酯酶药物、胸腺切除、激素疗效不满意或胸腺切除术前患者。需要在有经验的医疗单位进行血浆交换。

4.免疫球蛋白

对重症患者可以选用免疫球蛋白。剂量为 400 mg/(kg·d)，每日 1 次，5 次为一个疗程。多数患者没有明显不良反应，可迅速改善症状。但费用高，要获得长期疗效仍需使用激素或免疫抑制剂。

5.危象处理

不管危象属于何种类型，首要救治措施为保证呼吸道通畅。应当及时切开气管和人工辅助呼吸，监测血氧饱和度，应用足量和适当的抗菌药物控制呼吸道感染。在选择抗生素时，应当避免用氨基糖苷类药物(如链霉素、黏菌素、卡那霉素、新霉素、万古霉素)等抑制神经兴奋传递的药物。对多数危象患者应暂时停用抗胆碱酯酶药物。

七、预后

由于免疫抑制剂的应用和重症监护医学的发展，全身型 MG 的病死率大大降低，目前文献报道全身型 MG 的病死率为 3%～4%。大多数患者通过现有的治疗均能获得一定疗效，但也有少部分患者治疗效果欠佳，严重影响日常生活，为难治性 MG，如何改善此类患者的病情仍是医师和研究者面临的难题。

（魏 官）

第十九节　小舞蹈病

小舞蹈病又称 Sydenham 舞蹈病、风湿性舞蹈病，由 Thomas Sydenham 于 1684 年首先描述。该病与风湿病密切相关，常为风湿病急性期的神经系统表现，多见于儿童和青少年。临床以不自主舞蹈样动作为特征,预后良好。随着风湿病的控制,在我国和发达国家此病已很少见。

一、病因

小舞蹈病与 A 组 β-溶血性链球菌感染有关,通常发生在链球菌感染后 2～3 个月。约 1/3 的患者在病前或病程中有发热、关节炎、扁桃体炎、风湿性心脏病病史,部分患者咽拭子培养 A 组溶血性链球菌呈阳性,血清中发现抗神经元抗体,可能这类抗体与尾状核、丘脑底核等神经元的抗原结合,引起免疫反应。

二、病理

主要为黑质、纹状体、丘脑底核、小脑齿状核及大脑皮质的可逆性炎性改变,病变部位充血、水肿,血管周围淋巴细胞和浆细胞浸润,少量神经细胞变性。尸体解剖病例中 90% 可发现风湿性心脏病的证据。

三、临床表现

小舞蹈病多见于 5～15 岁儿童、少年,女性患者多于男性患者。患者病前常有上呼吸道感染史等,大多数为亚急性起病,少数可因精神刺激而急性起病。

早期症状表现为情绪激动、行为变化、注意力分散、学习成绩下降、字迹歪斜、肢体动作笨拙、手持物体易失落、步态不稳等,其后症状日趋明显,首先在面部和手指出现轻微不自主动作,逐渐加重并累及身体其他部位。

1. 舞蹈样动作

症状可累及全身,或是偏侧或更为局限。面部舞蹈样动作表现为挤眉弄眼、噘嘴、吐舌、扮鬼脸等怪异动作。肢体表现为一种极快的、无规律的、跳跃式和无目的的不自主运动,常起于一肢,逐渐累及一侧,再发展至对侧,上肢症状较下肢明显,患者的上肢各关节交替伸屈、内收、扭转,动作极不协调;下肢步态颠簸、行走摇晃、易跌倒。躯干表现为脊柱弯、伸、扭转,加上腹肌的不自主运动,可导致呼吸动作不规则。口唇、舌、软腭和咽肌的不自主运动可导致咀嚼和吞咽困难、构音障碍。舞蹈样动作在情绪紧张时加重,安静时减轻,睡眠时消失。

2. 肌张力减弱和肌无力

肌张力和肌力减退可导致特征性的旋前肌征,即当患者举臂过头时出现特殊的姿势,腕关节屈曲,掌指关节过伸,各手指伸直、分开,手臂过度旋前,称为旋前征;当检查者与患者握手时,能感到患者握力不均,时紧时松,变动不已,称为挤奶妇手法或称为盈亏征;极少数患者肌张力普遍减弱,各关节过度伸直,称为麻痹性舞蹈征。腱反射减弱或消失,极个别患者可出现钟摆样膝反射。

3. 精神障碍

精神症状轻重不一,一般表现为情绪不稳、易激动、焦虑不安、抑郁、失眠,少数严重患者可出现幻觉、妄想、躁动甚至精神错乱、谵妄状态。精神症状可先于舞蹈症出现,环境嘈杂或强光刺激可使舞蹈样动作和躁动加重。

4. 风湿病的其他表现

风湿病的其他表现有发热、风湿性关节炎、扁桃体炎、皮下结节、心肌炎、风湿性心瓣膜炎等。

四、辅助检查

1.血清学检查

外周血白细胞增多,红细胞沉降率增快,C反应蛋白含量升高,黏蛋白增多,抗链球菌溶血素O滴度增加。

2.咽拭子培养

咽拭子培养可检出A组溶血性链球菌。

3.脑电图

脑电图无特异性,可有轻度弥散性慢活动。

4.影像学检查

头颅CT检查可显示尾状核区低密度改变及水肿,头颅MRI显示尾状核、壳核、苍白球增大,T_2WI显示信号增强。

五、诊断与鉴别诊断

诊断要点:根据儿童期急性或亚急性起病,有舞蹈样不自主动作,肌张力明显减弱,有肌无力以及精神症状,部分患者有风湿热的其他表现(如发热、关节炎、扁桃体炎、皮下结节、心肌炎),辅助检查显示白细胞增多,血沉增快,血清抗链球菌溶血素O滴度增加,可以诊断。尚需鉴别该病与下列疾病。

1.习惯性痉挛

习惯性痉挛多见于儿童,其不自主动作多发生于面、舌、喉、颈部与上肢,呈刻板的重复性收缩,往往局限于同一肌肉或同一肌群,而无肌力、肌张力异常以及风湿热表现。

2.抽动秽语综合征

抽动秽语综合征多见于儿童,男性患者多见,表现为快速刻板的多发性不自主肌肉抽动,常累及头面部、颈肌群和咽喉肌,伴有发怪声、秽亵言语。体格检查无阳性体征。

3.亨廷顿舞蹈病

亨廷顿舞蹈病多见于中老年人,患者有遗传史,除舞蹈样动作外,常伴有进行性痴呆及精神障碍。偶有儿童期发病者,伴有强直性肌张力增大,常有癫痫发作。

4.扭转痉挛

扭转痉挛多见于儿童。应鉴别小舞蹈病与动作较快的扭转痉挛。扭转痉挛的症状常持续存在,没有自限性,肌张力在肢体扭动时增大,停止扭动时正常,可资鉴别。

5.鉴别其他原因所致的舞蹈样动作

药物可诱发不自主运动,常见的这类药物有吩噻嗪类和丁酰苯类药物。肝豆状核变性也多于青少年起病,表现为肢体的舞蹈样及手足徐动样不自主运动、怪异表情,可根据肝脏症状、特征性的角膜凯-弗环、铜氧化酶活性降低等进行鉴别。

六、治疗

急性期应卧床休息,避免强光、嘈杂的声音刺激;在床及床边放置软垫加强防护,防止做不自主动作时碰伤肢体;给予富营养、易消化的饮食,对吞咽困难者进行鼻饲。确诊该病后,需使用抗生素进行抗链球菌治疗,以最大限度地防止或减少该病复发,避免心肌炎、心瓣膜病的发生。一般使用青霉素80万U,肌内注射,每日2次,7~14d为一个疗程,再给予长效青霉素

120 万 U,肌内注射,每月 1 次。如患者对青霉素过敏,则选用其他链球菌敏感的抗生素进行治疗。鉴于该病与免疫反应相关,可适量使用糖皮质激素以减轻症状。

七、预后

该病预后良好,有自限性,一般在 3～6 个月可自行恢复,及时、准确的治疗可缩短病程。约 1/4 的患者可有一次或多次复发,多发生于 2 年内,注意随访观察。

(魏 官)

第二十节 肌张力障碍

肌张力障碍是一种不自主、持续性肌肉收缩引起的肢体扭曲、重复不自主运动或姿势异常综合征,是以肌张力异常的动作和姿势为特征的运动障碍性疾病。肌张力障碍在运动障碍疾病中较为多见,患病率仅次于帕金森病,约为 39/10 万,我国患病人数约 46 万。

一、病因

根据病因可分为原发性和继发性肌张力障碍。

1.原发性肌张力障碍

原发性肌张力障碍的病因目前尚不清楚,少数患者有家族史,可能与遗传有关,环境因素可诱发疾病的发生,如职业性痉挛。随着分子遗传学的进展,部分遗传性肌张力障碍的致病基因和功能蛋白被相继定位、发现和克隆,为进一步阐明该类疾病的发病机制提供了重要依据。该类疾病可呈常染色体显性、隐性遗传或 X 性连锁隐性遗传,现已明确常染色体显性遗传的原发性扭转痉挛大多由 DYT-1 基因突变所致,基因定位于 9 号染色体长臂区 9q32～34。而常染色体显性遗传的多巴反应性肌张力障碍是由三磷酸鸟苷环化水解酶 1(GTP cyclohydrolase 1 ,GCH-1)基因突变,多巴胺合成减少所致。

2.继发性肌张力障碍

通常有明确的病因,多由病变累及纹状体、丘脑、蓝斑、脑干网状结构所致。病因有肝豆状核变性、胆红素脑病、神经节苷脂沉积症、进行性核上性麻痹、家族性基底核钙化、甲状旁腺功能低下、中毒、脑血管病、脑外伤、脑炎、药物等。

二、病理

原发性扭转痉挛可见非特异性的病理改变,表现为壳核、丘脑、尾状核的小神经元变性死亡,基底核的脂质及脂色素增多。继发性扭转痉挛的病理改变取决于原发病。痉挛性斜颈、梅热综合征、书写痉挛和职业性痉挛等局限性的肌张力障碍病理改变无特异性。

三、临床表现

肌张力障碍的临床症状轻重不一,严重病例可危及生命或导致残疾。根据症状分布范围的不同,而有不同的临床表现。约 50% 的患者为局限性肌张力障碍,有些继发性肌张力障碍,最初为局限性,之后症状波及的部位不断扩大,甚至演变为全身型肌张力障碍。

1.局灶型肌张力障碍

不自主运动仅限于肢体或躯干的单一部位,如眼睑痉挛、书写痉挛。

(1)眼睑痉挛:由眼轮匝肌张力障碍所致,多见于中老年女性,多双眼同时起病,表现为眼睑刺激感、瞬目频繁,严重者眼睑不自主闭合,睁眼困难,影响视线。眼睑痉挛常在紧张、有强光、阅读、注视时加重,在说话、张口、咀嚼时减轻,睡眠时消失。

(2)口-下颌肌张力障碍:多见于中老年女性,表现为不自主张口、闭口、噘嘴、缩唇、伸舌、扭舌、龇牙、咬牙等。严重者可下颌脱臼、牙齿磨损、咬舌,影响咀嚼、吞咽。痉挛常由说话、咀嚼触发,压迫颏部等可减轻症状,睡眠时消失。

(3)痉挛性斜颈:是以胸锁乳突肌、斜方肌为主的颈部肌群受累的局限性肌张力障碍,可发生于任何年龄,中年女性多见。颈部肌群的不自主收缩可引起头向一侧扭转、头部向前屈曲或向后过伸,后期头常固定于某一异常姿势。受累肌肉呈强直性收缩,肌肉肥大,有痛感,支撑头部可使症状减轻。

(4)书写痉挛:是指在书写时出现手和前臂的肌张力障碍和姿势异常,书写困难,而手部进行其他动作则正常。患者书写时手臂僵硬,手腕屈曲,肘部不自主地向外弓形抬起。此病也可在弹钢琴、打字、做木工活时出现。

2.节段型肌张力障碍

肌张力障碍累及肢体和躯干的2个或2个以上的相邻部位,如梅热综合征(颅颈肌张力障碍)。臂部肌张力障碍,可累及一侧上肢和躯干,或双侧上肢,表现为一侧或双侧上肢强直、扭转等异常姿势。

3.多灶型肌张力障碍

非相邻的2个以上部位受累。

4.偏身型肌张力障碍

偏侧身体受累,常为对侧基底核病变所致的继发性肌张力障碍。

5.全身型肌张力障碍

症状为累及躯体和多肢的肌张力障碍和姿势异常,如扭转痉挛。扭转痉挛临床表现为四肢、躯干甚至全身的剧烈的不随意扭转运动和姿势异常。多数在5～15岁缓慢起病,儿童期起病者多有阳性家族史,成年期起病多为继发性肌张力障碍。首发症状大多是一侧或两侧下肢的轻度运动障碍,足呈内翻跖屈,行走时足跟不能着地,随后出现躯干和肢体的不自主扭转运动,以躯干为轴的扭转或螺旋样运动是该病的特征性表现。病程长期发展可致腰椎前凸、侧弯和骨盆倾斜。根据不自主运动累及的部位,可出现痉挛性斜颈、面肌抽搐、构音障碍、吞咽困难、书写痉挛、脊柱侧弯等。扭转痉挛在自主运动或精神紧张时加重,睡眠时完全消失。肌张力在扭转动作时增大,扭转运动停止后则转为正常或减弱。

四、辅助检查

1.影像学检查

原发性肌张力障碍患者的头颅 CT 或 MRI 检查通常无异常发现,继发性肌张力障碍者可有原发病的相应表现。

2.实验室检查

可行相关检查筛查和排除继发性肌张力障碍,如血细胞涂片(排除神经棘红细胞增多症)、代谢筛查(排除遗传性代谢疾病)、铜代谢测定(排除肝豆状核变性)。

3.遗传学检测

对发病年龄小于 30 岁的原发性肌张力障碍患者推荐进行 DYT-1 基因检测。

五、诊断与鉴别诊断

通常依据病史、特征性的不自主运动、异常的肌张力增大和异常姿势可以诊断。但需要鉴别该病与某些器质性疾病导致的假性肌张力障碍,如眼疾、下颌关节病变所致的眨眼。要鉴别牙关紧闭与睑痉挛、口-下颌肌张力障碍;鉴别颈椎的骨关节和软组织疾病、先天性畸形所造成的异常姿势与痉挛性斜颈。

六、治疗

1.一般支持治疗

进行心理治疗,与患者及其家属充分沟通,加强心理疏导,避免患者焦虑、紧张、情绪波动,提高其自我控制能力。训练特殊生活技能、使用矫形器械等有助于某些患者的症状缓解,减轻致残程度。

2.病因治疗

对继发性肌张力障碍要治疗原发疾病。例如,对肝豆状核变性引起的肌张力障碍可用 D-青霉胺等促进铜的排泄,肌张力障碍由药物诱发,需及时停药,并应用拮抗剂进行治疗。

3.药物治疗

(1)A 型肉毒毒素(botulium toxin type A,BTX-A)局部注射:对各型肌张力障碍均有效,尤其是眼睑痉挛、痉挛性斜颈等病变部位较为局限者疗效较好。应选择痉挛最为严重的肌肉注射,如痉挛性斜颈,可选择胸锁乳突肌、斜方肌、肩胛提肌以及颈深肌群;眼睑痉挛,可选择眼裂周围皮下注射。A 型肉毒毒素的剂量应个体化,根据受累肌肉的大小、多少而定。注射后一般 2~3 d 起效,疗效一般维持 3 个月至 1 年,复发后可重复注射。肉毒毒素是革兰氏阳性梭状芽孢杆菌在繁殖过程中产生的一种嗜神经外毒素,局部注射后选择性地作用于神经-肌肉接头突轴前膜,抑制乙酰胆碱的释放,产生化学性去神经支配作用,以缓解肌肉痉挛。依其毒性和抗原性的不同,可分为 A、B、C、D、E、F、G 型。长期大量注射后少数患者(<10%)可产生抗体而影响疗效,可改用其他型肉毒毒素。

(2)其他药物:①抗胆碱能药,包括苯海索、苯扎托品等,苯海索对于全身型和节段型肌张力障碍,尤其是儿童和青少年更为适用,该类药物也用于抗精神病药物和甲氧氯普胺等所致的肌张力障碍;②抗癫痫药,例如氯硝西泮对发作性肌张力障碍、舞蹈手足徐动症者有效,也用于梅热综合征;③氟哌啶醇、吩噻嗪类可能有效;④左旋多巴对多巴反应性肌张力障碍的疗效好;⑤巴氯芬对部分口-下颌肌张力障碍及节段型肌张力障碍可能有效。

4.手术治疗

(1)选择性外周神经切断术:如药物治疗或反复 A 型肉毒毒素注射对痉挛性斜颈患者效果不佳,可行副神经和上颈段神经根切断术。

(2)苍白球、丘脑损毁术和脑深部电刺激术:一般适用于偏侧肌张力障碍和内科治疗效果均不佳的全身性肌张力障碍患者,部分患者的症状可得到改善,但手术具有一定的风险。

七、预后

肌张力障碍患者的病程可持续数十年。约 1/3 的患者可由骨骼畸形、肌肉挛缩等导致严重残疾。儿童期起病者的症状多较严重。

（魏　官）

第二十一节　多发性硬化

多发性硬化(multiple sclerosis,MS)是一种以中枢神经系统白质脱髓鞘为主要病理特点的自身免疫性疾病。常累及的部位为脑室周围白质、视神经、脊髓、脑干和小脑,主要临床特点为中枢神经系统白质散在分布的多病灶与病程中呈现的缓解、复发,即症状和体征的空间多发性和病程的时间多发性。多发性硬化呈全球性分布,不同地区的发病率不同。

一、病因与发病机制

多发性硬化的确切病因与发病机制迄今未完全明了,简而言之,遗传易感个体与环境因素的互相作用决定病情的发生、发展过程。病毒感染易感个体引起自身免疫反应的机制,目前多用分子模拟学说解释。多发性硬化的遗传易感性可能是多基因产物相互作用的结果,遗传素质在多发性硬化发病中起重要作用,表达最强的是 HLA-DR2,其次为 HLA-DR3、HLAB7 和 HLA-A3。以 Th1 淋巴细胞免疫为主,多种免疫病理机制参与,针对自身中枢神经系统白质,引起以反复髓鞘脱失为特点的自身免疫病,严重的也可破坏灰质。

二、病理

中枢神经系统白质内多发性脱髓鞘斑块为多发性硬化的特征性病理改变,多发生于侧脑室周围、视神经、脊髓、小脑和脑干的白质,尤其多见于侧脑室体及前角部位。可同时见到不同病理过程中的脱髓鞘斑块,即有的初发髓鞘脱失,有的处于脱髓鞘高峰期,有的脱髓鞘在修复或已修复同时存在。

1.大体标本

多发性硬化的急性期可见软脑膜轻度充血、水肿和脊髓节段性肿胀,慢性期可见软脑膜增厚、脑萎缩和脊髓节段性萎缩变细。大脑半球及脊髓的冠状切面上可见较分散的脱髓鞘病灶,急性者的脱髓鞘病灶为粉红色,陈旧性病灶呈灰色,多数分布在脑室旁灰质和灰白质交界处。

2.镜下所见

活动期病灶可见界限不清的髓鞘脱失、充血、水肿或少量环状出血,血管周围可见 T 淋巴细胞、浆细胞、单核细胞和吞噬细胞等炎性细胞呈袖套状浸润,以淋巴细胞为主。程度从轻度损伤到完全破坏不等。随着病情的好转,充血、水肿消失,大量星形胶质细胞增生,病灶的颜色变浅,构成晚期硬化斑或瘢痕。尽管多发性硬化的特征性病理改变为脱髓鞘性病变,但轴索损伤亦常见。东方人与西方人多发性硬化的病理改变不尽相同,坏死病灶常见,硬化斑相对较少,而欧美以硬化斑多见。

三、临床表现

1.一般资料

多发性硬化的发病年龄主要在 $10\sim50$ 岁,平均发病年龄为 30 岁,小于 10 岁及大于 50 岁发病者均甚少见。半数患者在发病前有一定诱因,最常见者为上呼吸道感染及着凉。女性患者是男性患者的2倍。急性或亚急性起病,80%为复发-缓解病程。通常早期恢复较好,以后每复发一次会残留部分症状和体征,逐渐积累而使病情加重。少数病例呈缓慢阶梯式进展,无明显缓解而逐渐加重。

2.首发症状

多为一个或多个肢体无力或麻木,或两者兼有;单眼或双眼视力减退或失明,复视,痉挛性或共济失调性下肢轻瘫,有背部下传性闪电样疼痛(Lhermitte 征)。

3.常见的症状

①肢体瘫痪:最多见,开始为下肢无力、有沉重感,变为痉挛性截瘫、四肢瘫、偏瘫,不对称性痉挛性轻截瘫可能是多发性硬化最常见的表现。②视力障碍:约占半数,多从一侧开始,隔一段时间又侵犯另一侧,亦可短时间内两眼先后受累,视力障碍多发病较急。视力常可于数周后改善。③眼肌麻痹和复视:是常见的主诉。④其他脑神经受累:可有面神经麻痹,多为中枢性,少数为周围性,病灶在脑干,可有耳聋、耳鸣、眩晕、呕吐、咬肌力弱、构音障碍和吞咽困难,若年轻人发生短暂性面部感觉缺失或三叉神经痛常提示多发性硬化,系因侵及三叉神经髓内纤维。⑤共济失调。⑥感觉障碍:半数以上患者可有感觉异常或缺失、深感觉障碍,可有痛性强直性痉挛发作。⑦发作性症状:常见构音障碍、共济失调、单肢痛性发作、感觉迟钝、闪光和阵发性瘙痒,可发生手、腕和肘部屈曲性张力障碍性痉挛,伴下肢伸直。⑧精神障碍和膀胱直肠功能障碍:可表现欣快和兴奋,多数病例表现抑郁、易怒和脾气暴躁,也可表现为淡漠、嗜睡、强哭强笑、反应迟钝、智能低下、重复语言、猜疑和迫害妄想等。

4.常见的高度提示多发性硬化的体征

其包括不对称性痉挛性轻截瘫,视力障碍,核间性眼肌麻痹,一个半综合征,眼震或夏科氏三联征(眼震、意向震颤和吟诗样断续语言),横贯性脊髓炎,Lhermitte 征,痛性强直性痉挛发作,年轻人发生短暂的面部感觉缺失或三叉神经痛以及精神障碍等。

四、辅助检查

1.脑脊液检查

(1)压力和外观:多发性硬化患者腰椎穿刺压力多正常,脑脊液外观为无色、透明。

(2)单核细胞数:可正常或轻度升高,一般不高于 $15\times10^6/L$,如超过 $50\times10^6/L$,则多发性硬化可能性很小。

(3)生化:糖和氯化物含量正常,约75%的患者脑脊液蛋白含量正常,约25%的患者脑脊液蛋白含量轻度到中度升高,其中以免疫球蛋白增多为主,蛋白含量增加与鞘内免疫反应及血脑屏障破坏有关。

(4)细胞学:可发现免疫活性细胞,如激活型淋巴细胞、浆细胞和激活型单核细胞。发作间期细胞学可完全正常。

(5)鞘内 IgG 合成:脑脊液中免疫球蛋白增加,主要是 IgG 含量升高。鞘内 IgG 合成的检测是临床诊断多发性硬化的重要指标。

2.电生理检查

电生理检查的目的是检测出相应神经通路的亚临床病灶,协助早期诊断,还可以判断病情变化。但神经电生理改变缺乏特异性,应结合临床全面分析。

(1)视觉诱发电位(visual evoked potential,VEP):主要表现为各波峰潜伏期延长,也可出现单纯 P100 延长、波幅降低、波形改变甚至消失等。其中波峰潜伏期延长较典型。53%～75%的多发性硬化虽无视觉障碍,但是有 VEP 异常改变,提示 VEP 能早期发现亚临床病灶,有较大的辅助诊断价值。

(2)脑干听觉诱发电位(braninstem auditory evoked potential,BAEP):多为Ⅲ～Ⅴ峰潜伏期延长,Ⅴ波波峰降低,BAEP 的阳性率为 21%～26%。也可提供亚临床病变的客观依据,有助于早期诊断。

(3)体感诱发电位(somatosensory evoked potential,SEP):表现为潜伏期延长或波形改变。下肢异常 SEP 的检出率高于上肢,可能与下肢的传导通路长、病灶多发生于颈髓和上胸段有关。

3.影像学

(1)CT 检查:多发性硬化患者常规 CT 检查多正常,只有在较大病灶才能见到低密度影,阳性率仅有 13%～49%,对比增强扫描阳性率为 36%～60%。对视神经、脑干和脊髓的病灶的敏感性不高。

(2)MRI 检查:是最有效的辅助诊断手段,阳性率为 62%～94%。特征性表现为脑白质多发长 T_1、长 T_2 异常信号,脑内病灶直径常小于 1.0 cm,一般为 0.3～1.0 cm,散在分布于脑室周围、胼胝体、脑干与小脑,少数在灰质、白质交界处。脑室旁病灶呈椭圆形或线条形,其长轴与脑室长轴垂直,称为 Dawson 手指征,它是特征性表现之一。脊髓病灶多见于颈胸段,形态多样,多为散在小点状、斑块状,呈圆形或椭圆形,少数为不规则片状,部分病灶可融合,但长度很少超过 2 个椎体节段。许多中枢神经系统疾病可出现类似多发性硬化的病灶,应注意鉴别。近年来推出的 MRI 新技术(如磁化传递成像、扩散张量成像、磁共振波谱成像等功能磁共振成像)对多发性硬化的敏感性更高。

五、诊断与鉴别诊断

1.诊断

中枢神经系统存在时间上和空间上多发性脱髓鞘病灶的临床证据是诊断多发性硬化的基础。推荐使用 2010 年修订的多发性硬化 McDonald 诊断标准。需要排除可引起这些损害的其他疾病,并应尽可能寻找电生理、免疫学等辅助证据。

使用 2010 版多发性硬化 McDonald 诊断标准时需注意以下问题:第一,一次发作(复发、恶化)被定义为具有中枢神经系统急性炎性脱髓鞘病变特征的当前或既往事件;由患者主观叙述或客观检查发现;持续至少 24 h,且无发热或感染征象。临床发作需由同期的客观检查证实;即使在缺乏中枢神经系统客观证据时,某些具有多发性硬化典型症状和进展的既往事件亦可为先前的脱髓鞘病变提供合理支持。患者主观叙述的发作性症状(既往或当前)应是持续至少 24 h 的多次发作。确诊多发性硬化前需确定:至少有 1 次发作必须由客观检查证实;既往有视觉障碍的患者 VEP 呈阳性,或 MRI 检查发现与既往神经系统症状相符的中枢神经系统区域有脱髓鞘改变。第二,根据 2 次发作的客观证据所做出的临床诊断最为可靠。在缺乏神经系统受累的客观证据时,对 1 次先前发作的合理证据包括具有炎性脱髓鞘病变典型症状和进展的既往事件,至少有 1 次被客观证据支持的临床发作。第三,不需要进一步证据,但仍需借助影像学资料并依据上述诊断标准做出多发性硬化相关诊断。当影像学或其他检查(如脑脊液检查)结果为阴性时,应慎重诊断多发性硬化或考虑其他可能的诊断。诊断多发性硬化前必须满足所有临床表现无其他更合理的解释,有支持多发性硬化的客观证据。第四,不需要钆增强病灶。对有脑干或脊髓综合征的患者,其责任病灶不在多发性硬化病灶数统计之列。

2. 鉴别诊断

(1)急性播散性脑脊髓炎:与首次发作的多发性硬化区别较困难。急性播散性脑脊髓炎常发生在于感染或疫苗接种后,好发于儿童,起病急,病情更凶险,常伴发热、剧烈头痛或神经根放射痛、脑膜刺激征、精神异常、意识障碍等,球后视神经炎少见,病程比多发性硬化短,多为单时相病程。

(2)多发性腔隙性脑梗死:其与多发性硬化累及的部位有重叠的区域,但多发性硬化的病灶多位于室管膜下区,分布于侧脑室体部前后方的居多,并而多发性腔隙性脑梗死的病灶多分布于侧脑室体部侧方,并且病灶多为三角形。

(3)脑白质营养不良:是指遗传因素所致的中枢神经系统髓鞘发育异常的疾病,多发生于儿童或青少年,起病隐袭,进行性加重,无缓解复发,MRI 检查显示病灶对称。

(4)脊髓肿瘤:慢性起病,症状进行性加重,腰椎穿刺、奎氏试验常不通畅,脑脊液蛋白含量明显升高,MRI 可显示病变有占位效应。

(5)还应注意鉴别多发性硬化与颅内转移癌、胶质瘤、淋巴瘤、中枢神经系统血管炎等。

六、治疗

迄今为止,尚无有效根治多发性硬化的措施,治疗的主要目的是抑制急性期炎性脱髓鞘病变进展,避免可能促使复发的因素,尽可能减少复发次数。晚期采取对症疗法和支持疗法,减轻神经功能障碍造成的痛苦。多发性硬化的治疗分为急性期治疗,疾病调控治疗(disease modifying therapy,DMT)和对症治疗。

1. 多发性硬化的急性期治疗

多发性硬化的急性期治疗以减轻病变恶化、缩短病程、改善残疾程度和防治并发症为主要目标。推荐首选治疗方案为大剂量甲泼尼龙冲击治疗,对病情严重者或对此治疗无效者也可试用血浆置换(plasma exchange,PE)或静脉滴注大剂量免疫球蛋白(intravenous immunoglobulin,IVIG)治疗,但证据不充分。

(1)糖皮质激素:可以缩短急性期病程,但不能预防复发,对预后无改善作用。对糖皮质激素治疗的原则为大剂量、短疗程,不主张小剂量长时间应用,推荐使用甲泼尼龙。根据患者发病的严重程度及具体情况临床常用 2 种方法:①对病情较轻者,从 1 g/d 开始,使用3~5 d,如临床神经功能缺损明显恢复,可直接停用,如疾病仍进展则转为阶梯减量方法;②对病情较严重者,从 1 g/d 开始,共 3~5 d,此后剂量依次减半,每个剂量用 2~3 d,至 120 mg 以下,可改为口服,每日 60~80 mg,每日 1 次,每个剂量用 2~3 d,继续依次减半,直至停用,原则上总疗程不超过 4 周。若在减量的过程中病情再次加重或出现新的体征和/或出现新的 MRI 病变,可再次以甲泼尼龙冲击治疗。

大部分糖皮质激素治疗的不良反应(如电解质紊乱,血糖、血压、血脂异常、上消化道出血)

是可预防的。应尽量控制疗程,以预防长期使用引起骨质疏松、股骨头坏死、类固醇肌病等并发症。

(2)IVIG:治疗多发性硬化的总体疗效仍不明确,仅作为一种可选择的治疗手段,用于对糖皮质激素治疗不耐受或处于妊娠或产后阶段的患者。推荐剂量:静脉滴注 0.4g/(kg·d),连续用 5 d 为一个疗程。5 d 后,如果没有疗效,则不建议患者再用;如果有疗效但疗效不是特别满意,可继续每周用 1 d,连用 3~4 周。

(3)PE:疗效不确切,一般不作为急性期的首选治疗,仅在其他治疗无效时选用,与糖皮质激素合用疗效更佳。

2.疾病调控治疗

多发性硬化为终身性疾病,在其缓解期治疗以控制疾病进展为主要目标,推荐使用疾病修正治疗,包括免疫调节治疗及免疫抑制治疗。迄今美国食品药品监督管理局批准了如下的疾病修正治疗药物。

(1)干扰素 β:为复发-缓解型多发性硬化的一线治疗药物,其治疗是通过调节细胞因子、抑制细胞迁移进入脑内、抑制 T 细胞的活化、抑制其他炎性 T 细胞等多重机制实现的。对复发-缓解型多发性硬化,干扰素 β 能减少 29%~34% 的年复发率。两种重组的干扰素 β,即 INF-β1a(利比)和 INF-β1b(倍泰龙)均已作为治疗多发性硬化的推荐药物被批准上市。不良反应:约半数患者在初期有流感样症状(可同时服用非甾体抗炎药),产生中和抗体而影响疗效,注射部位出现红斑与硬结、肝功能异常、恶心、呕吐、嗜睡、白细胞减少等。推荐在开始治疗期间应依据患者的情况先给予起始剂量(1/4~1/2 剂量),然后在 1~2 个月逐渐增加至推荐剂量。利比的推荐剂量为 44 μg,皮下注射,每周 3 次;起始剂量为 22 μg,皮下注射,每周 1~3 次。倍泰龙的推荐剂量为 250 μg,皮下注射,隔日 1 次;起始剂量为 62.5 μg,皮下注射,隔日 1 次。必须指出,INF-γ(属于二型干扰素)可使病情复发或加重,禁用。

(2)醋酸格列默(glatiramer acetate,GA):为复发-缓解型多发性硬化的一线治疗药物,是人工合成的 4 种氨基酸随机组合的多肽,合成的原意是希望它能模拟髓鞘碱性蛋白。但最近的研究发现事实上它并不模拟髓鞘碱性蛋白,其真正的作用机制目前尚未明确,可能是通过调节细胞因子起作用。主要不良反应为局部注射后产生红斑等。推荐剂量:皮下注射 20 mg,每日 1 次,GA 的疗效与干扰素 β 相当。

(3)芬戈莫德(Fingolimod,FTY720):为复发-缓解型多发性硬化的一线治疗药物,防止 T 淋巴细胞和 B 淋巴细胞从淋巴结中移出,保持淋巴结内特定的免疫细胞,防止淋巴细胞作用于中枢神经系统并造成损害。药物试验显示口服芬戈莫德的疗效优越,与肌内注射 INF-β1a 相比,减少 38%~52% 的年复发率。主要不良反应为短暂性无症状型心率降低、血压升高和黄斑水肿。推荐剂量:口服 0.5 mg,每日 1 次。

(4)免疫抑制剂:常规的免疫抑制药物如米托蒽醌、甲氨蝶呤、环磷酰胺、环孢霉素 A,能减少多发性硬化的症状,但对于 MRI 显示的脱髓鞘病灶无减少趋势且全身不良反应大,用于肾上腺糖皮质激素治疗无效的患者。①米托蒽醌:为免疫抑制剂,为治疗的二线药物,美国食品药品监督管理局在 2000 年批准其适用于重症复发-缓解型多发性硬化患者或继发进展型多发性硬化、快速进展型多发性硬化患者,使用时应注意监测其心脏毒性,治疗前和治疗中应行心电图和心脏超声监测,疗程不宜超过 2 年,推荐剂量为 12 mg/m^2,静脉注射,每 3 个月 1 次;②硫唑嘌呤:抑制细胞免疫和体液免疫,可缓解病情的进展,降低多发性硬化的复发率,但不能影响致残的进展,2 mg/(kg·d),口服,治疗 2 年;③甲氨蝶呤:每周 7.5 mg,口服,治疗 2 年,对继发进展型多发性硬化复发的预防有一定疗效;④环磷酰胺:常用来治疗快速进展型多发性硬化,目前主张小剂量长期方案,口服 50 mg,每日 2 次,维持 1 年,出血性膀胱炎、白细胞减少等为其常见的不良反应;⑤环孢素 A:5~10 mg/(kg·d)口服,疗效略优于甲氨蝶呤,需注意肾毒性不良反应。

3.对症治疗

(1)痛性痉挛:可应用卡马西平、加巴喷丁、巴氯芬、普瑞巴林等药物。

(2)膀胱直肠功能障碍:尿潴留可选用拟胆碱药,如氯化卡巴胆碱或氯化乌拉碱,每次 5 mg,每日 4 次。不良反应为恶心、呕吐、腹泻、心动过缓和低血压。尿失禁者宜选用抗胆碱药,如溴丙胺太林或溴苯辛,无效时改用丙咪嗪,每次 10 mg,每日 4 次,可逐渐增加至 25 mg,每日 4 次。丙咪嗪除了具有抗胆碱作用外,还直接松弛平滑肌和兴奋 α 受体。对药物治疗无效或严重尿潴留者可采用间歇性导尿。对严重便秘者宜间断灌肠。

(3)疲乏:大部分多发性硬化患者有疲乏感,可选用金刚烷胺 100 mg,每日 2 次;莫达非尼是一种中枢性兴奋药,主要用于治疗发作性睡病,该药可改善多发性硬化患者的疲劳症状且耐受性好,用药剂量为 200 mg/d,疗程为 3 周。

(4)震颤:静止性震颤患者选用苯海索,每次 2 mg,每日 3 次,或左旋多巴 250 mg,每日 3 次。意向性震颤可用普萘洛尔 10~20 mg,每日 3 次。

(5)精神与情绪障碍:可应用选择性 5-羟色胺再摄取抑制剂、去甲肾上腺素再摄取抑制剂等药物以及心理辅导治疗。

七、预后

多发性硬化的发作频率和病损的严重程度常常难以估计,大多数患者预后较好,可存活 20~30 年。良性型预后较好,起病 15 年后尚无明显功能障碍;恶性型多发性硬化可于起病后较短时间内病情恶化,致残或致死。此外,高龄发病者预后不佳,有共济失调及瘫痪者预后较差,以复视、视神经炎、眩晕、感觉障碍为主要症状的患者预后相对较好。

(魏 官)

第二十二节　急性播散性脑脊髓炎

急性播散性脑脊髓炎(acute disseminated encephalomyelitis,ADEM)是一种广泛累及中枢神经系统白质的急性炎症性脱髓鞘病,以多灶性或弥散性脱髓鞘为主要病理特点。该病呈单相病程,儿童和青年人多见,年发生率为 0.4/10 万~0.8/10 万,通常发生于感染、出疹及疫苗接种后,故又称感染后、出疹后或疫苗接种后脑脊髓炎。

一、病因与发病机制

常见的病因为病毒(麻疹病毒、风疹病毒、天花病毒、流感病毒、腮腺炎病毒、水痘病毒、EB 病毒、单纯疱疹病毒、甲型肝炎病毒、柯萨奇病毒等)感染,少数患者继发于疫苗接种后。服用某些药物或食物(如左旋咪唑、复方磺胺甲恶唑、蚕蛹)亦可引起该病。部分患者的病因不明,称为特发性急性播散性脑脊髓炎。目前研究者认为,发病与自身免疫有关。

二、病理

病灶广泛散在于脑脊髓,大量脱髓鞘灶仅限于小脑和脊髓。这些病灶从 0.1 mm 到数毫米不等,均位于小中静脉周围。脑内病灶呈多发性,双侧对称,有融合倾向,以半卵圆中心受累为主,波及额顶枕叶以及岛叶视交叉和脑干;脊髓白质严重脱失与坏死累及颈胸段和腰段;病灶的新旧程度相同,这一点与多发性硬化不同。轴突和神经细胞基本保留完好,病变严重时轴突也有轻微的破坏。炎细胞浸润明显,周围小静脉炎性渗出在髓鞘脱失相应区有以多形性小胶质细胞构成的细胞反应;可见由淋巴细胞和单核细胞组成的血管周围套;多灶性脑膜渗出是另一个必备的特征,但一般不严重。

三、临床表现

(1)大多数患者为儿童和青壮年,在感染或疫苗接种后 1~2 周急性起病,多为散发,无季节性,病情严重,有些患者病情的凶险,病死率可高达 20% 左右。

(2)临床表现多变,绝大多数患者大脑弥散性损害的症状较为突出,如意识障碍、惊厥发作、颅内高压表现及精神异常;可同时或先后累及大脑、脑干、小脑、脊髓或周围神经,表现偏瘫、偏盲、视力障碍、共济失调等;脊髓病变时出现受损平面以下部分或完全性截瘫或四肢瘫,上升性麻痹,传导束性感觉减退或消失,有不同程度的膀胱及直肠功能障碍等。几周后可缓解,甚至完全恢复。但多数病例出现持续性神经功能缺陷,表现为视神经萎缩、轻度智能减退、锥体束征和脑神经麻痹等,某些病例可续发多发性硬化。

(3)依据临床症状和病变部位,可分为脑型、脑脊髓型和脊髓型。

四、辅助检查

(1)周围血常规中白细胞增多,红细胞沉降率增快。脑脊液压力升高或正常,细胞数正常或轻度增加,以单个核细胞为主。

(2)脑电图多为广泛性中度以上异常,常见 θ 波和 δ 波,亦可见棘波和棘慢复合波。

(3)头颅 CT 扫描可发现白质内弥散性多灶性大片状或斑片状低密度区,增强 CT 可出现环形或结节状强化。MRI 为诊断急性播散性脑脊髓炎的重要的辅助诊断工具,主要表现为长 T_1、长 T_2 异常信号,为多灶性、非对称性病变,多分布在皮质下白质、脑室周围、脑干、小脑以及脊髓白质,也可见胼胝体病变,病灶可强化,近半数病例的病灶不强化。约 40% 的患者出现丘脑病灶,约 15% 的患者出现双侧丘脑或基底核对称性病灶,病灶可局限在脑干或小脑,有时出现假瘤样改变。丘脑受累是鉴别该病与多发性硬化的依据之一。

五、诊断与鉴别诊断

1.诊断

在非特异性病毒感染或者免疫接种后,出现急性或亚急性脑和脊髓弥散性损害的症状,要高度警惕该病。脑脊液中细胞数轻度增多,脑电图广泛中度以上异常,CT 或 MRI 发现脑和脊髓白质内多发散在病灶(特别是丘脑部位),有助于诊断。

2.鉴别诊断

(1)多发性硬化:急性播散性脑脊髓炎与首次发病的多发性硬化很难区别。

（2）单纯疱疹病毒性脑炎：常有高热、抽搐；MRI常显示病变累及颞叶、岛叶、额叶眶面，呈现长T_1、长T_2异常信号，并累及灰质；脑脊液蛋白细胞增多，可有红细胞。而急性播散性脑脊髓炎的发热症状不明显，MRI显示多灶性长T_1、长T_2异常信号。

六、治疗

1.免疫抑制治疗

早期使用足量皮质激素能减轻脑和脊髓的充血和水肿，保护血脑屏障，抑制炎性脱髓鞘过程。目前主张静脉用大剂量甲泼尼龙，30 kg以下儿童的剂量为10～30 mg/(kg·d)，对30 kg以上者以1 000 mg/d冲击治疗，连用5 d，随后改为口服泼尼松，逐渐减量且维持6周，预防复发。对皮质激素治疗无效的患者可考虑用血浆置换4～6次或免疫球蛋白0.4 mg/(kg·d)，共5 d。也可给予其他免疫抑制剂。

2.对症治疗

对症支持治疗非常重要，脱水、降颅压、防止脑疝是急性期重要的对症治疗方法。对高热、昏迷患者可采用物理降温和冬眠疗法，还要注意控制感染和痫性发作，补充营养，维持水及电解质平衡。对于重症患者注意保护气道，必要时机械通气以辅助呼吸。

七、预后

该病预后与该病的诱因及病情轻重有关，病死率为10%～30%。绝大多数患者恢复较好，部分患者残留运动障碍、癫痫、认知障碍、视觉缺失和行为异常。

（魏　官）

第二十三节　单纯疱疹病毒性脑炎

单纯疱疹病毒性脑炎(herpes simplex virus encephalitis，HSE)是由单纯疱疹病毒(herpes simplex virus，HSV)引起的急性中枢神经系统感染，病变主要侵犯颞叶、额叶和边缘叶脑组织，引起脑组织的出血性坏死，故HSE又称急性出血坏死性脑炎。

一、病因与发病机制

HSV属于DNA类病毒中疱疹病毒科，是一种嗜神经DNA病毒，有2种血清型，即HSV-1和HSV-2。患者和带毒者是主要传染源，HSV-1通过密切接触或飞沫传播，HSV-2主要通过性接触和母婴传播。病毒可以长期潜伏在神经节中，HSV-1主要潜伏在三叉神经节中，HSV-2潜伏在骶神经节中，当人体免疫力下降时，潜伏的病毒再度活化，经轴突进入颅内而引起感染。人类大约90%的HSE由HSV-1引起，仅10%由HSV-2引起，HSV-2引起的HSE主要发生于新生儿，通常是新生儿通过产道时被HSV-2感染所致。

二、病理

HSE主要累及额叶眶部、颞叶内侧和边缘系统，多双侧受累，常不对称。受累部位的病理改变为脑组织水肿、出血坏死及软化，脑实质出血性坏死是重要病理特征。显微镜下可见脑膜水肿,脑膜和脑组织内的血管周围有大量淋巴细胞及浆细胞浸润,神经细胞弥散性变性坏死,小胶质细胞增生,约50%的患者的神经细胞和胶质细胞核内可见嗜酸性包涵体,这是该病的特征性病理学改变,电镜下可发现此包涵体为疱疹病毒的颗粒。

三、临床表现

1. Ⅰ型疱疹病毒性脑炎

发病无季节、地域、性别、年龄差异。临床特点如下:①原发感染的潜伏期为2～21 d,平均为6 d,常有上呼吸道感染等前驱症状;②急性起病,约25%的患者有口唇疱疹病史,病程长短不一,数日至2个月;③临床表现:早期常见的症状有发热、头痛、精神和行为异常、认知功能障碍,部分患者因精神行为异常为早期唯一症状而就诊于精神科;1/3的患者出现癫痫发作,严重者呈癫痫持续状态;病程中可出现不同程度的意识障碍,可表现为意识模糊和谵妄,随病情进展可出现嗜睡、昏睡、昏迷或去皮质状态;可有颅内压增高表现;可有局灶性神经系统症状,如偏瘫、失语、偏盲、感觉异常和不自主运动;可有轻度脑膜刺激征。

2. Ⅱ型疱疹病毒性脑炎

Ⅱ型疱疹病毒性脑炎多见于新生儿和青少年。特点如下:①急性暴发性起病;②主要表现为多脏器广泛的坏死和弥散性脑损害,患儿常出现难喂养、易激惹、意识障碍、局灶性或全身性抽搐、局灶性神经系统损伤症状等;③胎儿感染可造成婴儿先天性畸形,如小头畸形。新生患儿的病死率极高。

四、辅助检查

1. 血常规检查

白细胞正常或轻度增多,常无特殊意义。

2. 脑电图检查

早期即可出现脑电波异常,常表现为弥散性高波幅慢波,以单侧或双侧颞区、额区异常更明显,也可出现尖波与棘波及周期性同步放电(periodic synchronous discharge,PSD)。

3. 影像学检查

(1)头颅CT:大约50%的HSE患者可发现一侧或两侧颞叶和/或额叶低密度灶,病灶边界常不清,部分甚至有占位效应,可在低密度灶中出现点状或不规则高密度出血灶,病灶可呈不规则线状增强。但在发病早期约1周内多不能发现明确的病灶。

(2)头颅MRI:对HSE有较高的诊断价值,典型表现为在颞叶内侧、额叶眶面、岛叶皮质和扣带回出现局灶性水肿、坏死灶,T_1加权像上为低信号,T_2加权像上为高信号,如有出血,可表现为混杂密度信号。磁共振波谱(magnetic resonance spectroscopy,MRS)技术可对病灶的性质进行鉴别。

4. 脑脊液检查

(1)常规检查:颅内压正常或轻度、中度增高;白细胞数轻度升高,多在$100 \times 10^6/L$以下,以淋巴细胞或单核细胞为主,偶尔在感染的早期中性粒细胞占优势,但随后转变为淋巴细胞占优势;由于HSE常有出血性坏死,脑脊液可有红细胞数增多;蛋白质含量正常或轻度到中度升高,多低于1.0 g/L;糖和氯化物含量多数正常。

(2)病原学检查

HSV抗原检测:应用聚合酶链反应(PCR)技术检测脑脊液中HSV-DNA,可早期快速诊断。但是由于 PCR 技术具有高度敏感性,可能出现假阳性结果。早期抗原 PCR 结果呈阴性可作为排除该病的依据。

HSV 抗体测定:采用酶联免疫吸附试验(enzyme linked immunosorbent assay,ELISA)方法检测 HSV 的 IgG 和 IgM 抗体。通常采用双份血清和双份脑脊液做 HSV 抗体的动态检测,符合下述 3 种情况之一,提示中枢神经系统近期感染 HSV:①脑脊液 HSV IgM 型抗体呈阳性;②血与脑脊液的 HSV IgG 抗体滴定度比值<40;③脑脊液 HSV IgG 抗体滴定度为第一份脑脊液的 5 倍以上增加。

5. 脑活组织检查

发现神经细胞核内嗜酸性包涵体,或电镜下发现 HSV 病毒颗粒,是诊断单纯疱疹病毒性脑炎的"金标准"。但脑活组织检查是有创性检查,耗时长,对早期临床诊断的帮助不大。

五、诊断

单纯疱疹病毒性脑炎的临床诊断主要依据:①有皮肤、黏膜疱疹史;②有上呼吸道感染前驱症状,如发热、咳嗽;③起病急,病情重,有脑实质损害的表现,如精神行为异常、癫痫、意识障碍和肢体瘫痪;④脑脊液常规检查白细胞数轻度增多,糖和氯化物含量基本正常,脑脊液 PCR 检测发现该病毒 DNA,双份脑脊液检查发现 HSV 特异性抗体有显著升高的趋势;⑤脑电图显示以颞叶、额叶损害为主的局灶性慢波及棘尖波;⑥头颅 CT 或 MRI 显示额叶、颞叶皮层炎性病灶,伴有出血;⑦特异性抗病毒药物治疗有效可间接支持诊断;⑧脑组织活组织检查发现神经细胞核内嗜酸性包涵体,电镜下发现 HSV 颗粒。

六、鉴别诊断

1. 带状疱疹病毒性脑炎

带状疱疹病毒可以长期潜伏在神经根和神经节内,在机体免疫力低下时发病。该病多见于中老年人,脑部症状多发生在疱疹后数日或数周,亦可在发病前无疱疹史。临床表现包括发热、头痛、意识模糊、共济失调、精神异常及局灶性神经功能缺失。头颅 CT 或 MRI 无出血性坏死的表现。在血清及脑脊液中检出该病毒抗体和病毒核酸呈阳性,可资鉴别。该病的病情较轻,阿昔洛韦治疗有效,预后较好。

2. 巨细胞病毒性脑炎

该病临床较少见,常见于免疫缺陷或长期应用免疫抑制剂的患者。约 25% 的患者的头部 MRI 可见弥散性或局灶性白质异常。体液中找到典型的巨细胞病毒,以 PCR 在脑脊液中检测出该病毒的核酸可资鉴别。

3. 急性播散性脑脊髓炎

急性播散性脑脊髓炎多在感染或疫苗接种后急性发病,表现为脑实质、脑膜、脑干、小脑和脊髓等多部位受损的症状和体征。影像学显示皮质下白质多发病灶,病毒学和相关抗体检查阴性。

4. 其他病毒性脑炎

其他病毒性脑炎包括乙型病毒脑炎、腮腺炎病毒脑炎、麻疹病毒脑炎等,除从临床特点上区分外,主要依靠血清或脑脊液病毒抗原、抗体检查。

七、治疗

早期抗病毒治疗是降低该病病死率的关键。

1.抗病毒治疗

(1)阿昔洛韦:是治疗 HSE 的首选药物。阿昔洛韦是一种鸟嘌呤衍生物,能抑制病毒 DNA 的合成,是广谱抗病毒药物,对 HSV-1 和 HSV-2 均有明显的抑制作用,对水痘-带状疱疹病毒也有抑制作用,对巨细胞病毒的抑制作用相对较弱。阿昔洛韦能透过血脑屏障,脑脊液中的药物浓度为血浓度的 50%。常用剂量为15～30 mg/(kg·d),分 3 次静脉滴注,连用 14～21 d。若病情较重,可延长治疗时间或者重复治疗一个疗程。当临床提示 HSE 或不能排除 HSE 诊断时,应立即给予阿昔洛韦。阿昔洛韦的不良反应较少,主要有恶心、呕吐、血清转氨酶升高、皮疹、谵妄、震颤、血尿等。对肾功能不全者应酌情减量。

(2)更昔洛韦:化学结构与阿昔洛韦相似,在侧链上多一个羟基,增强了抑制病毒 DNA 合成的作用。临床上该药主要用于阿昔洛韦治疗无效的 HSE 以及巨细胞病毒感染。用量是 5～10 mg/(kg·d),每 12 h 一次,静脉滴注,疗程为 14～21 d。主要不良反应是肾功能损害和骨髓抑制(白细胞、血小板减少),并与剂量相关,停药后可恢复。

(3)新的抗病毒药物:有伐昔洛韦、喷昔洛韦、泛昔洛韦、伐更昔洛韦等,作用与更昔洛韦大体相似。

2.糖皮质激素

对于应用糖皮质激素治疗该病尚有争议,但其能减轻 HSE 的炎性反应和脑水肿,对病情危重、脑水肿明显者可酌情使用。多采用早期、大量和短程给药原则,如地塞米松 10～20 mg,静脉滴注,每日 1 次,应用 10 d 左右,或甲泼尼龙 500～1 000 mg,静脉滴注,每日 1 次,连用3～5 d。

3.对症支持治疗

对高热、抽搐、精神症状或颅内压增高者,可分别给予降温、抗癫痫、镇静和降颅压等对症治疗。对昏迷患者应保持呼吸通畅,并维持水、电解质平衡,给予营养代谢支持治疗等。

八、预后

该病的预后取决于是否及时给予抗病毒治疗和疾病的严重程度。该病在未经抗病毒治疗前,病死率高达 80%。随着抗病毒药物主要是阿昔洛韦的发现和应用,病死率已降至 30%,如果及时给予足量的抗病毒药物治疗,多数患者可治愈。但病情严重者预后不良,仍有约 10% 的患者留有不同程度的智能障碍、癫痫、瘫痪等后遗症。

(魏　官)

第二十四节　隐球菌性脑膜炎

随着广谱抗菌药物、激素、免疫抑制剂、抗肿瘤化疗药物广泛应用,器官移植广泛开展,以及获得性免疫缺陷综合征(acquired immune deficiency syndrome,AIDS)患者增加,中枢神经系统真菌感染的病例逐渐增多。中枢神经系统真菌感染的病原体主要有隐球菌、念珠菌、曲霉菌、毛霉菌,本节着重介绍隐球菌性脑膜炎。隐球菌性脑膜炎是由新型隐球菌感染脑膜和脑实质所致的中枢神经系统的亚急性炎性疾病,是中枢神经系统最常见的真菌感染。该病可见于任何年龄,但以中年人的发病率最高。

一、病因与发病机制

隐球菌为条件致病菌,易于在干燥的碱性和富含氮的土壤(如含有鸟类粪便的土壤)中繁殖,鸟类可为中间宿主,鸽子饲养者新型隐球菌感染的发生率要比一般人群高。新型隐球菌性脑膜炎虽可发生于正常人,但更常见于恶性肿瘤患者,长期应用抗生素、皮质激素或免疫抑制剂者,免疫缺陷性疾病患者,全身慢性消耗性疾病患者,严重创伤患者等。新型隐球菌主要侵犯人体肺脏和中枢神经系统。感染途径如下:①空气传播为主要途径,人体吸入的空气中的隐球菌孢子经肺脏到达脑部;②创伤性皮肤接种;③摄入带菌食物,经肠道播散全身引起感染。当机体免疫力下降时,新型隐球菌经血行播散进入中枢神经系统,在脑膜和脑实质内进行大量增生,形成炎性肉芽肿。

也有少数病例是由鼻腔黏膜直接扩散至脑的。隐球菌的中枢感染可表现为脑膜炎、脑膜脑炎、肉芽肿和囊肿4种类型,其中以脑膜炎最为常见。

二、病理

新型隐球菌的中枢神经系统感染以脑膜炎性病变为主,肉眼观察可见脑膜充血并广泛增厚;蛛网膜下隙可见胶冻状渗出物;沿脑沟或脑池可见小肉芽肿、小囊肿,有时在脑的深部组织也可见较大的肉芽肿或囊肿。

镜下以炎性肉芽肿病变为主,脑膜有淋巴细胞和单核细胞浸润,常见部位是颅底软脑膜和蛛网膜下隙;由成纤维细胞、巨噬细胞和坏死组织组成肉芽肿和含有大量胶状物质的囊肿,在这些病变组织内可发现隐球菌。一般新生隐球菌呈圆形或椭圆形,直径为 $2\sim20$ mm,多数聚集成堆,少数分散在组织内。HE 染色,胞壁外常有 $3\sim5$ mm 的空隙(菌体胶样荚膜未着色),部分膜亦可染成淡红色。PAS 染色,菌体荚膜均呈红色。

三、临床表现

隐球菌性脑膜炎的临床表现缺乏特异性。

(1)起病多隐袭,病程迁延。

(2)全身症状:约 2/3 的患者首先表现为上呼吸道感染症状,如畏寒、发热、头痛、头昏、咽痛、恶心、食欲缺乏、全身不适,经一般治疗无效,症状逐渐加重。50%～70%的患者有发热,热型不规则,一般开始为低热。部分患者可大量出汗,常以下午或夜间为重,与体温升高无明显关系。

(3)高颅压表现:头痛、恶心、呕吐、视物模糊,部分患者有不同程度的意识障碍。

(4)脑膜刺激征:颈项强直,克尼格征、巴宾斯基征呈阳性。

(5)脑神经损害表现:约有 1/3 的患者有脑神经损害。以视神经、动眼神经、展神经、面神经及听神经受累为主,其中,以视神经受损最为常见。

(6)脑实质受累症状:40%以上的患者有精神症状,如抑郁、淡漠、易激动、谵妄,部分患者可有癫痫发作、偏瘫、共济失调,甚至昏迷。

四、辅助检查

1.脑脊液检查

(1)脑脊液常规检查:脑脊液外观清亮,有大量隐球菌时可混浊;腰椎穿刺压力增大,常大于 1.96 kPa;细胞学检查 90% 以上的患者脑脊液白细胞计数升高,一般为 $(10\sim500)\times10^6/L$,初期以中性粒细胞为主,后期以淋巴细胞为主。生化检查初期没有明显变化,后期会有糖和氯化物含量降低,脑脊液蛋白含量升高。隐球菌性脑膜炎的颅内压增高和脑脊液糖含量降低较其他中枢感染更加明显。

(2)脑脊液涂片和培养:脑脊液涂片墨汁染色镜检,操作简单、迅速,是对隐球菌性脑膜炎直接而快速的检查方法。脑脊液涂片墨汁染色见到带有荚膜的新型隐球菌,是隐球菌性脑膜炎诊断的“金标准”。但是墨汁染色的阳性率为 30%～50%,故应反复多次检查,并配合 MGG染色、阿利新兰染色、PAS 染色等,可提高检出率。脑脊液真菌培养是诊断隐球菌性脑膜炎的另一种方法,脑脊液培养 5 d 左右可有新型隐球菌生长,一次培养的漏检率约 45%,而 3 次培养累积阳性率可超过 99%,培养法特异性较高,但周期长,不能满足早期临床诊断的需要。国外报道黑素是新生隐球菌重要的毒性因子,国内利用多巴和咖啡酸联合培养可促使隐球菌短时间产生黑素,对荚膜缺陷菌株的诊断意义更加突出。

(3)脑脊液免疫检查:乳胶凝集试验可直接检测隐球菌多糖抗原,具有简便、迅速、阳性率高(＞90%)的特点,未经治疗的患者体内抗原呈阳性提示活动性感染,乳胶凝集试验比较敏感,但存在假阳性,系统性红斑狼疮和结节病等免疫疾病可出现假阳性结果。ELISA 中脑脊液隐球菌荚膜多糖体抗体检测呈阳性,有助于隐球菌性脑膜炎的诊断并可协助对病情变化进行判断,抗体滴度升高表明病情好转。

2.影像学检查

(1)胸部 X 线片及 CT 检查:约 62% 的隐球菌性脑膜炎患者可见类肺结核样病灶或肺炎样改变,少数表现为肺不张、胸膜增厚或占位影像。

(2)头部 CT、MRI 检查:CT 检查可见脑水肿、脑实质低密度病灶等,头部加强 CT 检查可见弥散性脑膜强化。但约 50% 的隐球菌性脑膜炎患者的 CT 扫描没有异常发现。MRI 检查比 CT 检查敏感,可显示脑膜强化,部分可显示脑实质的肉芽肿,常表现为 T_1 等信号或略低信号,T_2 可从略低信号到明显高信号。

五、诊断

隐球菌性脑膜炎的确诊有赖于脑脊液、脑膜或脑实质活组织检查或培养找到隐球菌。临床诊断要充分考虑患者的临床特点、排除其他病原体所致的中枢神经系统病变。该病的主要诊断依据:①有机体免疫力低下或缺陷等疾病;②亚急性或慢性起病,头痛、发热、呕吐和脑膜刺激征表现;③腰椎穿刺检查发现颅内压增高,白细胞轻度到中度增多,糖含量降低,脑脊液涂片墨汁染色或其他检查方法发现隐球菌,其抗原、抗体呈阳性;④影像学发现有脑膜增强的炎性反应和脑实质内的局限性炎性病灶。对于疑似病例应反复腰椎穿刺,进行病原学检查,以提高隐球菌的检出率。

六、鉴别诊断

需要鉴别隐球菌性脑膜炎与结核性脑膜炎、细菌性脑膜炎、病毒性脑膜炎、脑膜癌等。结核性脑膜炎的临床表现和脑脊液常规检查与隐球菌性脑膜炎颇为类似,需要仔细鉴别。有研究认为,结核性脑膜炎的脑脊液压力、细胞数和氯化物含量的平均值低于隐球菌性脑膜炎,但脑脊液蛋白含量明显高于隐球菌性脑膜炎;脑脊液压力和氯化物含量是鉴别结核性脑膜炎和隐球性脑膜炎的敏感指标。发现病原菌仍是确诊的最主要依据。

七、治疗

1.抗真菌治疗

抗真菌治疗中强调合并用药和多途径给药,通常临床症状消失和脑脊液检查正常后,还需要连续 3 次检查脑脊液,无隐球菌后方可考虑停药。目前治疗真菌的主要特效药物是两性霉素 B、氟胞嘧啶和氟康唑。

(1)两性霉素 B:是一种多烯类杀真菌药,具有广谱抗真菌作用,对隐球菌、念珠菌、曲霉菌、毛真菌等敏感,是治疗隐球菌性脑膜炎的首选药物。采用静脉滴注的方法,成年人的首次剂量为 $1\sim2$ mg/d,根据患者的耐受程度,每日增加剂量 $2\sim5$ mg,逐渐达到每日 $0.7\sim1$ mg/kg 的治疗量,疗程视病情而定,一般总剂量达到 $3.0\sim4.0$ g。两性霉素 B 是目前药效最强的抗真菌药物,但其不良反应多且严重,主要不良反应有肾损害、血栓性静脉炎、寒战、发热等。目前不良反应较小的两性霉素 B 脂质体已经用于临床,其疗效与两性霉素 B 相同,不良反应(特别是肾毒性不良反应)较少。但是其价格高,限制了临床使用。

(2)氟胞嘧啶:可干扰真菌细胞中嘧啶的生物合成,该药可透过血脑屏障,单独使用易产生耐药性,与两性霉素 B 联合应用可提高疗效。口服和静脉给药的剂量为每日 $50\sim150$ mg/kg,分 $3\sim4$ 次口服,$2\sim3$ 次静脉滴注。不良反应有食欲缺乏,白细胞或血小板减少,肝功能、肾功能损害,精神症状和皮疹等,停药后不良反应消失。

(3)氟康唑属于三唑类,为广谱抗真菌药,对隐球菌和白色念珠菌导致的中枢神经系统感染有效。该药耐受性良好,容易透过血脑屏障。氟康唑的不良反应较两性霉素 B 小,主要有白细胞或血小板减少,肝功能、肾功能损害,恶心、腹痛、胃肠胀气及皮疹等。氟康唑主要对隐球菌有抑菌作用,杀菌作用不及两性霉素 B,一般用于做两性霉素 B 诱导治疗 2 周后的序贯治疗。氟康唑的剂量为 $200\sim400$ mg/d,加入 $250\sim500$ mL 葡萄糖注射液中,缓慢静脉滴注。目前推荐新型隐球菌性脑膜炎的治疗方法如下:①两性霉素 B $0.7\sim1$ mg/(kg·d),联合氟胞嘧啶100 mg/(kg·d),共用 $6\sim10$ 周;②两性霉素 B $0.7\sim1$ mg/(kg·d),联合氟胞嘧啶100 mg/(kg·d),共用 2 周,然后氟康唑 400 mg/d,至少用 10 周;③两性霉素 B 脂质体 $3\sim6$ mg/(kg·d),共用 $6\sim10$ 周。抗真菌类药物的不良反应较大,应用过程中需要严密观察患者的不良反应,一旦出现不良反应,必须及时减药或暂时停药。

2.对症及支持治疗

脱水、降颅压、止痛、保护视神经和防止脑疝发生是对隐球菌性脑膜炎重要的对症治疗方法。当降低颅内压药物不能控制颅内压增高时,应考虑手术治疗,采取去骨瓣减压术和脑室穿刺引流术。肉芽肿型及囊肿型隐球菌病需通过手术清除病灶。

八、预后

该病常进行性加重,预后总体不良,病死率较高。早期诊断和足疗程化疗是降低病死率和致残率的重要因素。未经治疗者常在数月内死亡,平均病程约为 6 个月。

(魏 官)

第二十五节　病毒性脑膜炎

病毒性脑膜炎又名无菌性脑膜炎、虚性脑膜炎,是由多种病毒引起的一种脑膜感染,具有急性脑膜感染的临床表现,为良性、自限性疾病,多无并发症。患者的脑脊液白细胞增多,以淋巴细胞为主。病毒侵犯脑膜,常同时不同程度地侵犯脑实质,但亦可单独累及脑膜。

该病见于世界各地,约有 2/3 的病例已确认为某种病毒引起。目前所知能引起脑膜炎的病毒包括肠道病毒、腮腺炎病毒、单纯疱疹病毒、水痘-带状疱疹病毒、虫媒病毒、淋巴细胞脉络膜脑膜炎病毒、脑炎病毒、心肌炎病毒、EB病毒、肝炎病毒及腺病毒。

由肠道病毒引起的病毒性脑膜炎的发病高峰在夏季和早秋。腮腺炎病毒脑膜炎一般多见于冬、春季节,与腮腺炎同时流行。淋巴细胞脉络膜脑膜炎常见于冬季,而单纯疱疹脑膜炎无明显季节性。

一、临床表现

脑膜炎不论由何种病毒所引起,其临床表现大致相同。通常急骤起病,有剧烈头痛、发热、颈项强直,并有全身不适、咽痛、恶心、呕吐、嗜睡、眩晕、畏光、项背部疼痛、感觉异常、肌痛、腹痛及寒战等。症状的严重程度随患者年龄的增长而加重。体温很少超过 40 ℃,除颈强直等脑膜刺激征外,多无其他阳性体征。某些肠道病毒感染可出现皮疹,大多与发热同时出现,持续 4～10 d。柯萨奇病毒 A5、9、16 和埃可病毒 4、6、9、16、30 感染,典型的皮肤损害为斑丘疹,皮疹可局限于面部、躯干或涉及四肢,包括手掌和足底部。埃可病毒感染的皮疹为斑点状,易与脑膜炎球菌感染相混淆。柯萨奇 B 组病毒感染可有流行性肌痛(胸壁肌)和心肌炎。

二、实验室检查

血液中白细胞大多正常,亦可减少或中度增多。EB 病毒感染者可见大量的不典型单核细胞。腮腺炎病毒感染,血清淀粉酶含量升高。脑脊液检查压力正常或轻度升高,色清,白细胞数增加,$(10～1000)×10^6/L$,早期以中性粒细胞为主,数小时后主要为淋巴细胞,脑脊液蛋白含量增高,糖含量一般正常,但在腮腺炎病毒和淋巴细胞脉络膜脑膜炎病毒感染时,糖含量可减少。腮腺炎病毒脑膜炎病例的脑脊液中测出单克隆 IgG 腮腺炎特异性抗体,并可持续存在 1 年以上。

三、诊断

对典型病例根据发热、头痛、恶心、呕吐、肌痛、脑膜刺激征、血液和脑脊液的特征性改变,诊断一般并不困难,但病原学的诊断往往需要从脑脊液中分离出病毒才可确定。

四、治疗

病毒性脑膜炎大多数属于良性、自限性疾病,抗病毒治疗可明显缩短病程和缓解症状。目前常用的药物有以下几种。

1.阿昔洛韦

该药为一种鸟嘌呤衍生物。阿昔洛韦是目前最常使用的一种选择性强、毒性小、效力高的抗病毒药。适用于 HSV 脑膜炎和带状疱疹脑膜炎的治疗。常用剂量为 15～30 mg/(kg·d),

连用14～21 d。不良反应有谵妄、震颤、皮疹、血尿、血转氨酶暂时性升高等。

尽管阿昔洛韦在临床上已被证实治疗 HSV 脑膜炎有良好的疗效且毒副作用小,但近年来临床已发现耐阿昔洛韦的单纯疱疹病毒株,耐药性随药物疗程的延长有增长趋势。HSV 脑膜炎治疗失败者几乎都伴有严重免疫缺陷。发生耐药有两种可能性:HSV-胸苷激酶(TK)减少或缺乏,这是临床发生耐药最常见的原因,多见于免疫力低下且长期用药者;HSV-DNA 多聚酶发生突变使 HSV-TK 发生特异性的改变,对阿昔洛韦不敏感,但迄今尚未发现有耐阿昔洛韦病毒质粒的传播。目前用酶扩增的 ELISA 检测 HSV 抗原可以快速检出耐阿昔洛韦的病毒株。多数耐阿昔洛韦的病毒株在试管中对膦甲酸钠和阿糖腺苷敏感,用这两种药物治疗 AIDS、耐阿昔洛韦的 HSV 感染有较好的疗效,不良反应较少,但停止治疗反复发率高。

2.普可那利

普可那利是一种新型的抗微小核糖核酸病毒药物,其作用机制在于阻止病毒脱衣壳及阻断病毒与宿主细胞受体的结合,从而达到抑制病毒复制的目的。普可那利已被证实具有广泛的抗菌谱和潜在的抗肠道病毒和鼻病毒的作用,并且口服药物的利用度高。临床实验证实该药能明显减轻病毒感染的症状,缩短病程。其用法为每次 200 mg,每日 2～3 次。

(肖　萧)

第二十六节　急性细菌性脑膜炎

急性细菌性脑膜炎引起脑膜、脊髓膜和脑脊液化脓性炎性改变,又称急性化脓性脑膜炎。流感嗜血杆菌、肺炎链球菌、脑膜炎双球菌或脑膜炎奈瑟菌为常见的引起急性脑膜炎者。

一、临床表现

(一)一般症状和体征

呈急性或暴发性发病,病前常有上呼吸道感染、肺炎和中耳炎等其他系统感染。患者的症状、体征可因具体情况而不同,成人多见发热、剧烈头痛、恶心、呕吐、畏光、颈强直、克尼格征和巴宾斯基征等,严重时出现不同程度的意识障碍,如嗜睡、精神错乱或昏迷。患者出现脑膜炎症状前,如患有其他系统较严重的感染性疾病,并已使用抗生素,但所用抗生素剂量不足或不敏感,患者可能只以亚急性起病的意识水平下降为脑膜炎的唯一症状。婴幼儿和老年人患细菌性脑膜炎时脑膜刺激征可表现不明显或完全缺如,婴幼儿临床只表现发热、易激惹、昏睡和喂养不良等非特异性感染症状,老年人可因其他系统疾病掩盖脑膜炎的临床表现,必须高度警惕,需要腰椎穿刺方可确诊。脑膜炎奈瑟菌可引起暴发型脑膜炎,因为脑部微血管先痉挛后扩张,大量血液聚积和炎性细胞渗出,导致严重脑水肿和颅内压增高。暴发型脑膜炎的病情进展极为迅速,患者于发病数小时内死亡。华-佛综合征发生于 $10\%～20\%$ 的患者,表现为融合成片的皮肤瘀斑、休克及肾上腺皮质出血,多合并弥散性血管内凝血(DIC)。皮肤瘀斑首先见于手掌和脚掌,可能是免疫复合体沉积的结果。

(二)非脑膜炎体征

如可发现紫癜和瘀斑,被认为是脑膜炎奈瑟菌感染疾病的典型体征。发现心脏杂音应考虑心内膜炎的可能,应进一步检查,特别是血培养发现肺炎球菌和金黄色葡萄球菌时更应注意蜂窝性组织炎、鼻窦炎、肺炎、中耳炎和化脓性关节炎。

(三)神经系统合并症

细菌性脑膜炎病程中可出现局限性神经系统症状和体征。

1.神经麻痹

炎性渗出物在颅底积聚和药物毒性反应可造成多数颅神经麻痹、前庭耳蜗损害。

2.脑皮质血管炎性改变和闭塞

表现为轻偏瘫、失语和偏盲,可于病程早期或晚期脑膜炎性病变过程结束时发生。

3.癫痫发作

局限性和全身性发作皆可见。局限性脑损伤、发热、低血糖、电解质紊乱(如低血钠)、脑水肿和药物的神经毒性,均可能为其原因。癫痫发作在疾病后期脑膜炎经处理已控制的情况下出现,则意味着患者有继发性合并症。

4.急性脑水肿

细菌性脑膜炎可出现脑水肿和颅内压增高,严重时可导致脑疝。对颅内压增高必须积极处理,可给予高渗脱水剂,抬高头部,过度换气和必要时脑室外引流。

5.其他

脑血栓形成和颅内静脉窦血栓形成,硬膜下积脓和硬膜下积液,脑脓肿形成甚或破裂。长期的后遗症除神经系统功能异常外,10%~20%的患者还可出现精神和行为障碍以及认知功能障碍。少数儿童患者还可遗留有发育障碍。

二、诊断要点

(一)诊断

诊断根据患者呈急性或暴发性发病,表现为高热、寒战、头痛、呕吐、皮肤有瘀点或瘀斑等全身性感染中毒症状,颈强直及克尼格征等,可伴动眼神经、展神经和面神经麻痹,严重病例出现嗜睡、昏迷等不同程度的意识障碍,脑脊液培养发现致病菌方能确诊。

(二)辅助检查

1.外周血象

白细胞增多和核左移,红细胞沉降率升高。

2.血培养

血培养应作为常规检查,常见病原菌感染的阳性率可达75%。若在使用抗生素2 h内腰椎穿刺,脑脊液培养不受影响。

3.腰椎穿刺和脑脊液检查

本检查是细菌性脑膜炎诊断的"金标准",可判断严重程度、预后及观察疗效。腰椎穿刺对细菌性脑膜炎几乎无禁忌证,相对禁忌证包括严重颅内压增高、意识障碍等;典型脑脊液为脓性或浑浊外观,细胞数为(1 000~10 000)×10^6/L,早期中性粒细胞占85%~95%,后期以淋巴细胞及浆细胞为主;脑脊液蛋白含量升高,可达1~5 g/L,糖含量降低,氯化物含量常降低,致病菌培养呈阳性,革兰氏染色的阳性率达60%~90%。

4.头颅 CT 或 MRI 等影像学检查

通过这类检查早期可与其他疾病区别,后期可发现脑积水(多为交通性)、静脉窦血栓形成、硬膜下积液或积脓、脑脓肿等。

三、治疗方案及原则

（一）一般处理

一般处理包括降温、控制癫痫发作、维持水及电解质平衡等。低钠可加重脑水肿，处理颅内压增高和抗休克治疗，出现 DIC 应及时给予肝素化治疗。应立即采取血化验和培养，保留输液通路，进行头颅 CT 检查排除颅内占位病变，立即行诊断性腰椎穿刺。当脑脊液检查结果支持化脓性脑膜炎的诊断时，应立即将患者转入感染科或内科，并立即开始适当的抗生素治疗，等待血培养化验结果才开始治疗是不恰当的。

（二）抗生素选择

（1）首选广谱抗生素，通常推荐三代头孢菌素，如头孢噻肟、头孢曲松。

（2）对小儿（<3 个月）和中老年人（>50 岁）可加用氨苄西林。

（3）对近期有头外伤、做过脑外科手术、脑脊液引流患者，给予抗革兰氏阴性菌及革兰氏阳性菌的广谱抗生素，如头孢他啶加万古霉素，静脉滴注，不易透过血脑屏障药物可鞘内注射或脑室内给药，注意药物剂量、稀释浓度、注射速度等。

脑室内使用抗生素的利弊尚未肯定，一般情况下不推荐使用，在某些特殊情况下可考虑脑室内给药。

（三）皮质类固醇的应用

为预防神经系统后遗症（如耳聋），可在应用抗生素前或同时应用类固醇激素治疗。小儿流感杆菌脑膜炎治疗前可给予地塞米松，0.15 mg/kg，每 6 h 一次，共用 4 d，或 0.4 mg/kg，每 12 h 一次，共用 2 d。

（王乾坤）

第二十七节　急性脊髓炎

急性脊髓炎通常指急性非特异性脊髓炎，是局限于数个脊髓节段的急性非特异性炎症，为横贯性脊髓损害。病因多为病毒性感染或疫苗接种后的自身免疫反应。病理上以病变区域神经元坏死、变性、缺失和血管周围神经髓鞘脱失，炎性细胞浸润，胶质细胞增生等为主要变化。而由外伤、压迫、血管、放射、代谢、营养、遗传等非生物源性引起的脊髓损害称为脊髓病。

一、病因与发病机制

病因未明，可能大部分病例是病毒感染或疫苗接种后引起的自身免疫反应。1957 年在亚洲流感流行后，世界各地的急性脊髓炎的发病率均有升高，故有人推测该病与流感病毒感染有关。但研究发现，患者的脑脊液中抗体正常，神经组织中亦未能分离出病毒。不少研究资料提示，许多患者病前有上呼吸道不适、发热和腹泻等病毒感染史或疫苗接种史，故也有可能是病毒感染后或疫苗接种后所诱发的一种自身免疫性疾病。

二、病理

脊髓炎症可累及脊髓的任何节段,但以胸段为主(74.5%),其次为颈段(12.7%)和腰段(11.7%),以胸3~5节段最常受累。受累脊髓肿胀、质地变软,软脊膜充血或有炎性渗出物,脊髓断面可见病变脊髓软化,边缘不光整,变为灰色或红黄色,灰质、白质间分界不清。显微镜下可见软膜和脊髓血管扩张、充血,血管周围是以淋巴细胞和浆细胞为主的炎症细胞浸润;灰质内神经细胞肿胀,尼氏小体溶解,甚至细胞溶解、消失;白质内髓鞘脱失,轴突变性,大量吞噬细胞和神经胶质细胞增生。若脊髓严重破坏时,可软化形成空腔。轻症或者早期患者的病变仅累及血管周围,出现血管周围的炎性细胞渗出和髓鞘脱失,小胶质细胞增生并吞噬类脂质而成为格子细胞,散在于病灶之中。病情严重和晚期者常可见溶解区的星形胶质细胞增生,并随病程延长逐渐形成纤维瘢痕,脊髓萎缩。

三、临床表现

(1)任何年龄均可发病,但好发于青壮年,无性别差异。

(2)从事各种职业的人均可发病,以农民居多。

(3)全年可散在发病,以冬春及秋冬相交时较多。

(4)患者病前1~2周常有上呼吸道感染症状,或有疫苗接种史。以劳累、受凉、外伤等为诱因。

(5)该病起病较急,半数以上的患者在2~3 d症状发展到高峰。

(6)首发症状为双下肢麻木、无力,病变相应部位的背痛,病变节段的束带感,病变以下的肢体瘫痪,感觉缺失和大小便障碍。

(7)病变可累及脊髓的几个节段,最常侵犯胸段,尤其是胸3~5节段。也有部分病例受累的脊髓节段呈上升性过程,可累及颈段或延髓,出现呼吸困难,此为病变的严重状态。

(8)病变平面以下无汗,出现皮肤水肿、干燥和指甲松脆等自主神经症状。

(9)急性脊髓炎急性期表现为脊髓休克。休克期一般为2~4周。表现为瘫痪肢体肌张力减弱,腱反射消失,病理反射引不出,尿潴留(无张力性神经性膀胱)。休克期后肌张力增大,腱反射亢进,肌力开始恢复,病理反射出现,感觉平面逐渐下降,膀胱充盈300~400 mL即自动排尿(反射性神经性膀胱)。

四、辅助检查

(1)急性期周围血中白细胞总数正常或轻度升高。

(2)脑脊液动力学检查提示椎管通畅,少数病例因脊髓严重水肿,蛛网膜下隙部分梗阻。脑脊液外观无色、透明,白细胞数正常或有不同程度的升高,以淋巴细胞为主。脑脊液蛋白含量正常或轻度升高,脊髓严重水肿,出现明显椎管梗阻时脑脊液蛋白含量可明显升高(超过2 g/L)。糖与氯化物含量正常。

(3)进行影像学检查,例如,脊柱X线检查及脊髓CT或MRI检查通常无特异性改变。若脊髓严重肿胀,MRI可见病变部位脊髓增粗等改变。

(4)视觉诱发电位、脑干诱发电位检查有助于排除脑干和视神经早期损害。MRI能早期区别脊髓病变的性质、范围是确诊急性脊髓炎最可靠的措施。

五、诊断和鉴别诊断

根据起病急、病前有感染史或疫苗接种史及有截瘫、传导束型感觉障碍和大小便功能障碍等症状,结合脑脊液检查,一般不难诊断,但需要与下列疾病区别。

1.视神经脊髓炎

视神经脊髓炎为多发性硬化的一种特殊类型。除有脊髓炎的表现外,还有视力下降等视神经炎的表现或视觉诱发电位的异常。视神经症状可在脊髓炎的表现之前或之后出现。有些多发性硬化的首发症状为横贯性脊髓损害,但病情通常有缓解及复发,并可相继出现其他多灶性体征,如复视、眼球震颤和共济失调,可鉴别。

2.感染性多发性神经根炎

病前常有呼吸道感染。全身症状轻,起病急,逐渐进展,数天至数周疾病达到高峰,无背痛,无脊柱压痛,表现为对称性的下肢或四肢软瘫,反射消失,近端重于远端,感觉障碍为末梢样感觉障碍,呈手套、袜套样,无感觉平面,无膀胱直肠功能障碍。脑脊液蛋白细胞分离。脊髓造影正常。

3.脊髓出血

脊髓出血多由外伤或脊髓血管畸形引起。起病急骤并伴有剧烈背痛,出现肢体瘫痪和括约肌障碍,可呈血性脑脊液。MRI有助于诊断,脊髓血管造影可发现血管畸形。

4.梅毒性脊髓炎

通常伴视神经萎缩和阿-罗瞳孔。疼痛是该病患者常见的主诉。血清和脑脊液梅毒检查可确定诊断。

5.周期性瘫痪

有多次发作史,并且多在饱食后发病,表现为对称弛缓性瘫痪,无感觉和括约肌障碍,短时间内(数小时至数天)可自行缓解,部分病例发病时血钾降低,心电图有低钾改变,补钾后症状缓解。

6.急性脊髓压迫症

脊柱结核、脊柱转移性癌等可由于病变椎体被破坏后突然塌陷而出现急性症状。其表现为有原发病史,局部脊椎压迫或有变形,椎管阻塞,脑脊液蛋白明显增多,CT或MRI或脊柱X线片检查均有助于鉴别。

7.急性硬脊膜外脓肿

有身体其他部位化脓性感染史,如细菌性心内膜炎、皮肤疖肿、扁桃体化脓;有根痛、发热等感染征象;有局限性脊柱压痛、椎管阻塞、脑脊液蛋白增多等表现。

六、治疗

(一)药物治疗

1.激素治疗

急性期应用激素治疗对减轻水肿有帮助,可短程使用糖皮质激素,如甲泼尼龙 0.5~1.0 g、氢化可的松 100~300 mg 或地塞米松 10~20 mg,静脉滴注,每日一次,10~20 d 为 1 个疗程,如病情稳定,在逐渐减量的同时给予促肾上腺皮质激素 12.5~25 U/d,静脉滴注,连用 3~5 d,或者可改为泼尼松 40~60 mg/d,顿服,每周减量 1 次,5~6 周逐渐停用。同时,应注意给予适当的抗生素以预防感染,补充足够的钾盐和钙剂,加强支持疗法以保证足够的水和热能的供应,预防各种并发症。

2.20％的甘露醇

有报道称 20％的甘露醇可使病变早期脊髓水肿减轻,并可清除自由基,减轻脊髓损害,对脊髓炎的治疗有效。20％的甘露醇每次 1~2 g/kg,每日 2 或 3 次,连用 4~6 d。

3.细胞活化剂和维生素的应用

辅酶 A、三磷酸腺苷、肌苷、胰岛素、氯化钾等加入葡萄糖溶液内组成能量合剂,静脉滴注,每日 1 次,10~20 d 为 1 个疗程;大剂量 B 族维生素及维生素 C 等能加速周围神经的增生,促进神经功能的恢复,多被常规应用。胞磷胆碱、乙酰谷酰胺也有类似作用,也可用来促进脊髓功能的恢复。

4.抗生素的应用

应根据感染部位和可能的感染菌选择足量、有效的抗生素,尽快控制感染,以免加重病情。

5.中药

大青叶、板蓝根等药物可活血通络、清热解毒、促进肢体恢复。

6.其他药物

干扰素、转移因子、聚肌胞可调节机体免疫力。对伴有神经痛者可给予卡马西平等对症治疗。

(二)并发症的处理

(1)高颈位脊髓炎有呼吸困难者应尽早行气管切开或人工辅助呼吸。

(2)注意及时治疗泌尿系统或呼吸道感染,以免加重病情。

(三)血液疗法

1.全血输入疗法

该疗法目前很少应用,适合于合并贫血的患者。

2.血浆输入疗法

将 200~300 mL 健康人血浆静脉输入,每周 2 或 3 次,可提高患者的免疫力,改善脊髓血液供应,改善营养状态及减轻肌肉萎缩。

3.血浆交换疗法

使用血浆分离机,将患者的血浆分离出来并弃去,再选择健康人的血浆清蛋白、代血浆及生理盐水等替换液予以补充,可减轻免疫反应,促进神经肌肉功能的恢复。每日 1 次,7 d 为 1 个疗程。血浆交换疗法可用于应用激素治疗无效的患者,亦可用于对危重患者的抢救。

(四)高压氧治疗

高压氧可提高血氧张力,增加血氧含量,改善和纠正病变脊髓缺氧性损害,促进有氧代谢和侧支循环的建立,有利于病变组织的再生和康复。每日 1 次,20~30 d 为 1 个疗程。

(五)康复治疗

早期宜进行被动活动、按摩等康复治疗。部分肌力恢复时,应鼓励患者主动活动,加强肢体锻炼,促进肌力恢复。

瘫痪肢体应尽早保持功能位置,如仰卧、下肢伸直、略外展,以防止肢体屈曲、挛缩,纠正足下垂。针灸、理疗等治疗将有助于康复。

七、预后

该病的预后与下列因素有关。

1.病前有否先驱症状

凡有发热等上呼吸道感染等先驱症状的患者,预后较好。

2.脊髓受损程度

部分性或单一横贯损害的患者预后较好,上升性和弥散性脊髓受累者预后较差。

3.并发症

(1)并发压疮、尿路感染或肺部感染者预后较差。这三种并发症不仅影响预后,还常常是脊髓炎致命的主要原因。

(2)若无严重并发症,患者通常在3～6个月恢复生活自理。其中1/3的患者基本恢复,只遗留轻微的感觉运动障碍;另有1/3的患者能行走,但步态异常,有尿频、便秘,有明显感觉障碍;还有1/3的患者将持续瘫痪,伴有尿失禁。

(王乾坤)

第二十八节　脑囊虫病

脑囊虫病是猪带绦虫的幼虫囊尾蚴寄生于人脑所引起的疾病,是我国最常见的中枢神经系统寄生虫病。大部分的囊虫寄生于脑内,也可寄生于身体其他部位。该病主要流行于我国北方地区,好发于青壮年,农村患者多于城市患者。近年来,由于卫生条件的改善,脑囊虫病的发病率有所降低。

一、病因与发病机制

人既是绦虫的终宿主(绦虫病),也是中间宿主(囊虫病),食用受囊虫感染的猪肉仅表现为绦虫病。绦虫卵进入消化道,在十二指肠内孵化出六钩蚴,钻入胃肠壁血管,蚴虫经血液循环分布全身并发育成囊尾蚴,寄生在脑实质、脑室、蛛网膜下隙或脊髓等部位。

二、病理

脑囊虫多呈卵圆形、乳白色半透明,约为黄豆粒大小,有一个囊壁向内翻起的圆形头节。脑囊虫在大脑皮质中多见,软脑膜、脑室及脑白质中也可见,偶尔可侵入椎管内。根据囊虫寄生的部位不同,脑囊虫可分为脑实质型、脑室型、蛛网膜型和混合型,极少数可累及脊髓,称为脊髓型。囊虫可在脑内存活数年,甚至数十年,依据其在脑内的存活情况可分为3期:①存活期:囊虫处于存活状态,周围脑组织几乎无炎性反应;②变性死亡期:此期囊虫逐渐变性死亡,虫体的异体蛋白会引起明显的变态反应,虫体周围出现脑组织炎性细胞浸润、水肿,成纤维细胞增生,虫体被纤维包膜包裹;③钙化期:虫体死亡后出现机化和钙化,脑组织水肿逐渐消退,可出现脑萎缩等。囊尾蚴进入脑内的时间及其生存期不同,因此各期囊虫常并存于脑内。

三、临床表现

脑囊虫病自感染到出现症状,数日至数十年不等。脑囊虫病按发生率的高低依次为脑实质型、混合型、脑室型、蛛网膜型和脊髓型。临床表现与囊虫寄生的部位、数目、大小以及囊虫的状态有关,有的囊虫在存活期可无任何症状,只有进入蜕变期才出现头痛、癫痫等症状。脑囊虫病常见的临床表现如下。

(1)头痛:是脑囊虫病的常见症状,60%～70%的患者有头痛症状。

(2)癫痫发作:有1/2～2/3的患者以癫痫为首发症状或唯一症状,强直阵挛发作最常见,约占50%,其次为单纯部分发作、复杂发作、失神发作等。

(3)脑膜刺激征及颅内压增高表现:主要表现为剧烈头痛、频繁呕吐、颈强直、克尼格征呈阳性、视盘水肿、脑疝,甚至死亡。

(4)精神症状和智能障碍:与囊虫引起广泛脑损害或脑萎缩有关,主要表现为认知功能障碍、抑郁、幻觉、妄想、精神错乱、大小便失禁等。

(5)局灶症状:根据囊虫寄生的部位,可出现相应的运动障碍、感觉障碍、语言功能障碍,共济失调等症状。

(6)神经系统之外的表现:最常见的为皮下和肌肉囊尾蚴结节,少数患者伴发眼囊虫病,囊虫多寄生于玻璃体。

四、辅助检查

1.血常规和便常规

多数患者血常规正常,少数白细胞总数及嗜酸性粒细胞增高。大便常规发现绦虫卵提示存在绦虫病,是脑囊虫病诊断的间接证据。

2.脑脊液

压力正常或升高,白细胞轻度增多,一般为$(10～100)×10^6/L$,以淋巴细胞为主,嗜酸性粒细胞可增多,蛋白定量正常或轻度升高,糖含量正常或降低,氯化物含量正常。脑室型和蛛网膜型脑脊液变化较脑实质型明显。

3.免疫学检查

常用 ELISA 检测血清或脑脊液中囊尾蚴的特异性抗体,该方法的阳性率为90%,特异性为95%左右。

此结果呈阳性提示该病并处于活动期,脑脊液的免疫学检查对于该病的诊断以及疗效的检测有重要意义。

4.头部 CT

头部 CT 能够发现病变及其位置、大小和数目,还可显示脑水肿、脑积水及脑室形态等。处于不同时期的囊虫头颅 CT 表现也有差异。①存活期:CT 表现为脑实质内直径为0.5～1.0 cm的圆形或卵圆形低密度灶,病灶边界清楚,其中部分病灶内可见点状高密度灶,其为囊虫的头节,注入增强剂后头节可强化;②退行变性期:脑水肿明显,病灶边界不清,囊性病灶增强后出现环状强化但无头节强化;③钙化期:有单发或多发小钙化灶,增强后无强化,此期 CT 的敏感性优于 MRI。通常,各期病灶可并存。

5.头部 MRI 检查

头颅 MRI 平扫及增强可显示脑囊虫的不同生存期,可分辨囊虫是否存活,能很好地显示脑室、蛛网膜下隙及脊髓内的囊虫,比头颅 CT 更具有优势。不同时期囊虫的 MRI 影像特点如下。①活虫期:表现为小囊状长 T_1、长 T_2 信号,囊液信号与脑脊液的相同,囊壁及头节呈等

T_1、等 T_2 信号,虫体周围一般无脑组织水肿,增强后头节强化。②变性死亡期:早期表现为囊壁增厚,头节变小,囊液信号高于脑脊液信号,虫体周围脑组织呈长 T_1、长 T_2 片状水肿信号,部分有占位表现,增强后囊壁,出现环状强化,但头节不强化。后期可见小片状水肿信号及囊壁增厚和环状强化,头节消失。③钙化期:虫体死亡并钙化,T_2WI 多呈低信号,此期 CT 诊断较 MRI 好。

6.皮下结节病理活组织检查

皮下结节病理活组织检查可确定寄生虫是否为囊虫,为诊断提供重要依据。

五、诊断

脑囊虫的诊断需要综合流行病学、临床表现、影像学和实验室检查结果及吡喹酮和阿苯达唑治疗有效等。2001 年,国际专家组提出了修订后的诊断标准(Del Brutto,2001),根据绝对标准、主要标准、辅助标准、流行病学标准做出确定诊断和可能诊断。

1.绝对标准

①脑及脊髓活组织检查发现未钙化的囊尾蚴;②头部 CT 或 MRI 显示带有头节的特异性囊性病变;③检眼镜下直接看到视网膜下囊尾蚴。

2.主要标准

①具有特征性的影像学表现,如单个或多个环形增强的囊性病变及圆形钙化物;②血清酶联免疫电泳转移印迹实验检测带猪绦虫糖蛋白抗原、抗体呈阳性;③环形增强的囊性病灶自然消失或变为钙化灶;④吡喹酮或阿苯达唑治疗后囊性病灶消失或变为钙化灶。

3.辅助标准

①影像学显示非特异性改变,如不对称性脑积水和脑膜炎表现;②有癫痫发作、颅内压增高、精神症状和智能障碍等脑囊虫的临床表现;③ELISA 检测脑脊液中囊尾蚴的抗体、抗原呈阳性;④癫痫发作伴皮下结节或软组织钙化。

4.流行病学标准

患者曾居住在流行病区,与绦虫感染者有密切接触史,有绦虫病史或食用生猪肉史等。确定诊断:①一个绝对标准;②两个主要标准加一个辅助标准和流行病学标准。可能诊断:①一个主要标准加两个辅助标准;②一个主要标准加一个辅助标准和流行病学标准;③3 个辅助标准加流行病学标准。

六、鉴别诊断

脑囊虫病的临床表现多样,易与很多疾病相混淆。

1.脑肿瘤

脑实质型囊虫如处于退变死亡期可出现明显脑水肿,甚至有占位效应,应鉴别其与脑肿瘤(特别是转移瘤)。

2.蛛网膜囊肿

应鉴别脑囊虫的蛛网膜型与蛛网膜囊肿。

3.各种脑膜炎

结核杆菌性脑膜炎、真菌性脑膜炎、病毒性脑膜炎容易与脑囊虫引起的脑膜炎相混淆。影像学特征、囊虫免疫学检查及流行病学依据可以帮助鉴别。

七、治疗

治疗主要包括驱虫治疗、对症治疗和外科手术治疗。

1.药物驱虫治疗

药物驱虫治疗适用于囊虫活动期,常用的驱虫药物有吡喹酮和阿苯达唑。

(1)吡喹酮:主要通过增加囊虫细胞膜对钙离子的通透性,导致头节结构破坏,使虫体死亡。口服吸收迅速,约 1 h 血药浓度达高峰。通常,成年人每疗程总剂量为 120~200 mg/kg,开始剂量 200 mg/d,分 2 次口服,根据用药反应逐渐加量,每日剂量不超过 1.8 g,达到总剂量为一个疗程。一般需要治疗 2~4 个疗程,疗程间隔 3~4 个月。治疗时囊尾蚴大量死亡,释放毒素和异体蛋白会引起剧烈的反应,导致患者的症状加重,出现癫痫发作、精神障碍、颅内压增高、脑疝,甚至死亡。对于病情严重,特别是合并颅内压增高及精神障碍的患者,宜从小剂量开始,密切观察病情变化。不良反应有头晕、头痛、发热、肌痛、皮疹、癫痫等。

(2)阿苯达唑:为广谱驱虫药物,通过抑制虫体对葡萄糖的吸收从而导致囊虫死亡。口服 1~1.5 h 血药浓度达高峰,可通过血脑屏障。一般用药后 3 周左右囊虫开始死亡,由于虫体死亡过程缓慢,引起的不良反应较吡喹酮轻。通常用法为 18~20 mg/(kg·d),分 2 次口服,10 d 为 1 个疗程,1 个月后再服第 2 个疗程,通常用 3~5 个疗程。不良反应与吡喹酮类似。几项对比研究证实阿苯达唑的疗效优于吡喹酮且不良反应小。

2.对症治疗

在驱虫治疗过程中,可应用甘露醇和皮质激素减轻脑水肿、控制高颅压,还可以应用抗癫痫和解热镇痛药物等。

3.手术治疗

对于单发或巨大囊虫、脑室(尤其是第Ⅳ脑室)内囊虫,手术摘除的效果好。对于严重脑水肿和高颅压危及生命者可行去骨瓣减压术,对于严重脑积水者行脑室-腹腔分流术以缓解症状。

八、预后

依据囊尾蚴寄生的部位和数量不同,预后不同。数量少,无局灶症状者,药物治疗可获痊愈。弥散性脑囊虫伴有局灶症状、痴呆、精神障碍者预后差。

(魏 官)

第二十九节 脑型血吸虫病

血吸虫的虫卵寄生于脑组织引起的损害称为脑型血吸虫病,我国流行的主要是日本血吸虫,国内统计脑型血吸虫占血吸虫病的 1.7%~5.1%。在我国脑型血吸虫病主要流行于长江中下游和南方农村地区。人类普遍易感,中华人民共和国成立后血吸虫病曾得到基本控制,但近年来发病率又有升高的趋势。

一、病因与发病机制

血吸虫的虫卵寄生于脑组织是致病原因。血吸虫的虫卵由粪便污染水源,在中间宿主钉螺内孵育成尾蚴,人接触疫水后,尾蚴经皮肤黏膜进入体内,寄生于肠系膜上静脉、肠系膜下静脉和门静脉,成虫在肠壁黏膜下层产卵,虫卵可经大便排出,或经门静脉至肝脏,部分虫卵进入脑内,即可引起中枢神经系统病变。血吸虫的虫卵进入脑内有两种可能的机制:一种是栓塞学说,虫卵经肺静脉到左心,而后由动脉血流带入脑内;另外虫卵在腹内压增大时,通过逆行的静脉血流进入脊椎硬膜外静脉丛,通过静脉途径到达脑部。另一种是成虫直接侵入软脑膜静脉等,继发虫卵沉积。

二、病理

脑血吸虫病的基该病理变化是以虫卵为中心的炎性肉芽肿多分布于大脑中动脉供血区,最常见于顶叶。急性期,虫卵的可溶性抗原引起机体的急性炎症反应,虫卵周围有大量嗜酸性粒细胞,浸润脑组织,形成边界不清的团块和结节,大体标本呈灰白或黄色,有脑水肿及脑肿胀表现。慢性期,大量虫卵沉积,形成虫卵肉芽肿、假结核结节和瘢痕结节,病灶周围可见胶质细胞增生、毛细血管网形成和血管炎性改变等。

三、临床表现

根据发病机制和起病时间,脑型血吸虫病分为急性和慢性临床类型,它们常常合并。全身症状主要有腹痛、腹泻、肝大、脾大,晚期可出现脾功能亢进和门静脉高压表现,如巨脾、腹腔积液、贫血和食管静脉曲张。

1.急性型

多为初次感染,一般在感染后4～6周出现症状,临床主要为脑膜脑炎表现,轻者表现为嗜睡、发热、认知障碍、精神症状等;重者表现为抽搐、肢体瘫痪、大小便失禁、昏迷等。

2.慢性型

如果急性血吸虫病未经治疗或治疗不彻底,流行区居民小量反复感染可表现为慢性血吸虫病,临床上分为以下几种。

(1)癫痫型:本型占慢性型中的大多数,可表现为各种类型的癫痫发作,其中以部分发作多见,也可为全身性发作。

(2)脑瘤型:表现为逐渐加重的头痛、视物模糊等颅内压增高症状以及局灶性神经受累体征,如偏瘫、偏身感觉障碍、失语、偏盲。

(3)脑卒中型:血吸虫的虫卵栓塞脑血管,表现为脑栓塞的临床症状。

四、辅助检查

1.血常规

白细胞总数多在$(10～20)×10^9/L$,嗜酸性粒细胞增多为该病的特点。

慢性血吸虫晚期患者因为有脾功能亢进而表现为贫血和白细胞减少,嗜酸性粒细胞增多不明显。

2.大便常规检查

直接涂片法常可以查到血吸虫的虫卵。毛尾蚴孵化法可以直接观察到毛蚴。这两种方法简便易行,是确诊血吸虫的直接依据,但是对慢性患者的检出率不高。

3.脑脊液检查

细胞数为$(10\sim100)\times10^6/L$,以淋巴细胞为主,可有嗜酸性粒细胞增多,脑脊髓蛋白正常或轻度增多。有时脑脊液中可以找到虫卵。

4.免疫学检查

血和脑脊液的免疫学检查中 ELISA 最为常用。血清血吸虫抗体呈阳性提示血吸虫病,血吸虫抗体呈阳性提示脑型血吸虫病,但该阳性率较低,对疑似患者可进行重复检测。

5.影像学检查

头部 CT 检查和 MRI 检查表现发现脑皮层及皮层下多发病灶,以多发结节状病灶最多见,病灶大小不等,密度不均匀,边缘模糊,有水肿带,增强时有强化。慢性型呈局限性肉芽肿,混杂密度,增强时有强化效应,有时可见不规则钙化灶或局限性脑萎缩。

五、诊断与鉴别诊断

根据流行病学证据、临床表现、实验室及辅助检查和血吸虫病原学检查,诊断一般不难,对某些疑难病例可通过肠及脑组织的活组织检查或手术探查来确诊。应鉴别急性型与病毒性脑膜脑炎、中毒性脑病等。鉴别慢性型与脑脓肿、脑结核球、脑肿瘤、脑血管病等。

六、治疗

1.病因治疗

吡喹酮是目前公认的针对各种血吸虫病的首选药物,对日本血吸虫作用更强,它不但可以杀死成虫,还可杀灭虫卵。治疗急性血吸虫病,吡喹酮的总剂量为 120 mg/kg(体重超过 60 kg者,按 60 kg 计算),一日 3 次,分 4 d 服完,一般用 2 个疗程。治疗慢性血吸虫病,成年人吡喹酮总剂量为60 mg/kg,一日 3 次,分 2 d 服完。

2.对症治疗

对于颅压增高、脑水肿明显者,可使用 20％的甘露醇、甘油果糖及皮质激素治疗。癫痫发作者应用抗癫痫药物及其他对症治疗。

3.手术治疗

颅内巨大肉芽肿可行手术切除。

七、预后

脑型血吸虫患者的预后一般良好,经过系统治疗后,约 80％的患者可保有劳动力。如果再次感染,吡喹酮治疗仍然有效。

(魏　官)

第三十节　脑型肺吸虫病

脑型肺吸虫病又称脑并殖吸虫病,是肺吸虫侵入脑组织所导致的疾病。脑型肺吸虫病占肺吸虫病的 20％～30％,多见于青少年,一般见于严重的肺吸虫病患者。肺吸虫病主要分布在亚洲、非洲、美洲。

一、病因与发病机制

脑型肺吸虫病主要是卫氏并殖吸虫和斯氏并殖吸虫等寄生于脑内引起的疾病。患者通常在食用生的或未煮熟的水生贝壳类后感染。肺吸虫的幼虫在小肠脱囊而出,穿透肠壁,进入腹腔,再穿过膈肌到达肺内,发育为成虫。成虫可从纵隔沿颈内动脉周围软组织上行入颅。虫体在脑内移行时可直接引起脑组织的损害,虫体所产生的代谢物沉积可导致组织的异体反应。

二、病理

1.组织破坏期

虫体移行,破坏组织而引起线状出血或隧道损伤,周围少量炎细胞浸润。

2.肉芽肿或囊肿期

虫体和虫卵沉积引起肉芽肿,周围有结缔组织增生和炎细胞浸润,病变中央组织坏死,其中可以找到成虫和虫卵。

3.纤维瘢痕期

坏死区物质吸收,虫体死亡后形成钙化、囊壁增厚和纤维化。因虫体在脑组织内多次穿行,故各期病理变化可同时存在。

三、临床表现

患者多先出现咳嗽、咳铁锈色痰等肺部症状,神经系统症状随后出现。症状常因肺吸虫侵犯脑组织的部位不同而变化,以头痛、癫痫、运动障碍较为常见,临床表现主要有以下几个症候群。①颅内压增高症状:头痛、呕吐、视力减退、视盘水肿等;②炎性症状:畏寒、发热、脑膜刺激征等;③脑组织刺激性症状:癫痫、视幻觉等;④脑组织破坏性症状:瘫痪、失语、偏盲、肢体感觉异常等。如脊髓受累可出现脊髓压迫症状,甚至截瘫。

四、辅助检查

1.血常规

白细胞计数增加,一般为$(10\sim30)\times10^9/L$,嗜酸性粒细胞常增多。

2.脑脊液检查

脑脊液中可发现嗜酸性粒细胞增多,颅内压增高,脑脊液蛋白含量可增多,偶尔可检出虫卵,在组织破坏期可出现血性脑脊液,不同病期脑脊液的多变性是该病的特点之一。

3.病原学检查

脑脊液、痰、粪便以及任何体液和组织的标本检出肺吸虫的成虫、幼虫或虫卵是诊断的有力证据,但阳性率不高。

4.免疫学检查

皮内试验及检测血清及脑脊液的肺吸虫抗体有助于脑型肺吸虫病的诊断,脑脊液的免疫学检查呈阳性对该病的诊断更有价值。

5.影像学检查

头颅 CT 和 MRI 可见混杂密度的肿块,周围有水肿,增强扫描可见环状或结节状强化,后期病灶可出现蛋壳状钙化。

五、诊断与鉴别诊断

根据流行病学证据,病史中曾有咳嗽、咳铁锈色痰,继之出现不明原因的头痛、呕吐、癫痫及瘫痪,综合影像学检查及实验室检查发现病原体,免疫学试验呈阳性则能确定诊断。应鉴别该病与脑肿瘤、结核性脑膜炎、蛛网膜下隙出血、脑脓肿、脑囊虫病、原发性癫痫等疾病。

六、治疗

1. 药物治疗

吡喹酮和阿苯达唑是目前治疗该病的理想药物,具体用法如下。

（1）吡喹酮:总剂量 125~150 mg/kg,每日 3 次,2~3 d 服完。1 周后重复一个疗程。

（2）阿苯达唑:10~20 mg/(kg·d),分 2 次口服,共服 2~7 d。

2. 手术治疗

对病灶较大的重症高颅压者,用药后病情继续发展,可考虑手术减压。对病灶局限巨大、已经形成囊肿的可手术切除。

七、预后

一般药物治疗对于脑型肺吸虫病的效果欠佳。

（魏　官）

第三十一节　脑棘球蚴病

脑棘球蚴病又称脑包虫病,是细粒棘球绦虫（狗绦虫）的幼虫（棘球蚴或包虫）侵入脑内形成囊肿而导致的感染性疾病。该病为人畜共患疾病,主要见于畜牧地区,在我国主要见于西北和北方地区,农村儿童多发,犬类动物（如狗和狐狸）是主要传染源。

一、病因与发病机制

细粒棘球绦虫寄生于犬类动物的小肠内,其含有虫卵的粪便污染水源和蔬菜等,人误食后虫卵在十二指肠内孵化成六钩蚴,进入门静脉而侵入肝、肺和脑等,六钩蚴进入脑内约 3 周发育为棘球蚴,数月后可发育成包虫囊肿,5 个月可长至 1 cm 大小。多数棘球蚴约 5 年死亡,少数继续生长形成巨大囊肿。

二、病理

脑内包虫囊肿多为单发,常见于额叶、顶叶,也可见于小脑、脑室和颅底部。囊壁分为内外两层,内囊为包虫囊,外囊为脑组织形成的纤维膜,两层包膜很少粘连,手术时容易剥离。内囊内生发层为寄生虫体,包括育囊、子囊、原头蚴,若包囊破裂,原头蚴可形成新的囊肿。

三、临床表现

脑棘球蚴病可伴发于肝、肺棘球蚴病,也可单发,临床上无特异性表现,可无症状,常表现为癫痫、颅高压、失语、偏瘫等。临床分为以下 3 型。

1.原发型

六钩蚴经肝、肺、颈内动脉进入脑内。该型多见于儿童,囊肿多为单发。

2.继发型

心肌包虫囊破裂,子囊、原头蚴经动脉血进入颅内。该型多见于成年人,囊肿往往为多发,该型临床少见。

3.脊髓型

六钩蚴在椎体海绵组织中生长,引起脊柱骨折或脱位,有时长入椎管引起脊髓压迫症。该型占全部脑棘球蚴病的 0.3%～1%。

四、辅助检查

1.血液检查

30%～70%的患者可见嗜酸性粒细胞增多。血清包虫补体结合试验中 60%～90%的患者呈阳性。

2.皮内试验

皮内注射 0.1～0.2 mL 包虫囊液抗原,15～20 min 出现红色丘疹和伪足为阳性,12～24 h出现红肿或硬结为延迟反应阳性。皮内试验的阳性率为 80%～95%。

3.影像学检查

头部 CT 和 MRI 可见单个或多个圆形或类圆形囊肿,周围无水肿带,占位征象不明显,囊内水样密度,钙化不多见,无明显强化反应。脑血管造影可见囊肿区无血管,周围血管有受压表现。

4.病原学检查

目前开展的包虫及虫卵 PCR 检查技术对诊断有帮助。

五、诊断与鉴别诊断

综合流行病学证据、包虫补体结合试验、包虫囊液抗原皮内试验、影像学检查等,对于诊断均有帮助,也可通过手术摘除囊肿来确诊。临床上应鉴别该病与脑囊肿、脑脓肿、囊性肿瘤、转移瘤等。

六、治疗

1.手术治疗

手术治疗为首选,手术时应注意勿致囊肿破裂,若破裂,囊液可致过敏性休克,或囊液中的幼虫头节扩散,造成囊肿播散。

2.药物治疗

阿苯达唑因口服吸收好,疗效确定,目前为首选药物,用法为 20 mg/(kg·d),分 2～3 次口服,30 d 为一个疗程,视病情可连续应用数个疗程。甲苯达唑因口服吸收差,基本被阿苯达唑取代。

(魏 官)

第三十二节　额颞叶痴呆

额颞叶痴呆(frontotemporal dementia,FTD)是指临床上以人格改变和行为异常为早期症状,而记忆、视空间症状不明显。影像学及大体形态上以额叶或额颞叶局限性萎缩为特征的一组神经变性疾病,有部分FTD患者以进行性语言障碍为主要表现。

一、病因与发病机制

FTD的病因和发病机制尚不清楚。研究显示FTD患者额叶和颞叶皮质的5-羟色胺能递质减少。也有研究发现,在不具有皮克小体的FTD患者的颞叶中,毒蕈碱样乙酰胆碱受体的数量明显减少,尤以M1型受体变化显著,这种胆碱能受体神经元损害比突触前胆碱能神经元损害更为严重,并且用胆碱酯酶抑制剂治疗无效。研究显示,FTD与遗传密切相关,呈常染色体显性遗传,部分FTD患者检出tau基因突变。病理研究发现部分FTD患者缺乏tau蛋白的异常改变,但在其胞质或胞核内存在泛素阳性包涵体或泛素阳性神经突起,这一类群体被称为泛素阳性额颞叶变性。

临床将泛素阳性额颞叶变性分为3个亚型:1型与语义性痴呆有关,2型与额颞叶痴呆行为异常型和额颞叶痴呆-运动神经元病叠加综合征有关,3型与额颞叶痴呆行为异常型和进行性非流利性失语有关。此外,也有一小部分FTD患者病理上既无tau蛋白,又无泛素。

二、病理

FTD的主要病理特征是脑萎缩,主要累及额叶和/或前颞叶,通常双侧不对称,多数患者的左侧大脑半球受累严重,灰质和白质均可受累,侧脑室呈轻度、中度扩大,杏仁核萎缩较海马明显,纹状体和黑质也可有改变,但迈纳特基底核则相对完好。

组织学可见皮质及皮质下白质星形胶质细胞弥散性增生伴海绵状改变,萎缩脑叶皮质各层的神经元数目明显减少;部分FTD患者可见泛素阳性包涵体;1/4的FTD患者可以观察到皮克小体,称为皮克病。根据组织病理学,将FTD分为3种类型:①组织微空泡化型,以皮质神经元丢失、表层神经毡海绵样变性或微空泡化为特征,有轻微的胶质增生,无肿胀的神经元,残留细胞内无皮克小体,边缘系统和纹状体可轻微累及;②皮克型,皮质神经元丢失,伴明显的胶质增生,可见皮克小体,tau和泛素免疫组化染色均呈阳性,边缘系统和纹状体累及明显;③FTD伴运动神经元病型,多表现为微空泡化型,极少数为皮克型,同时伴有运动神经元病的组织病理改变。

三、临床表现

FTD缓慢起病,病程各异;好发于老年前期,以45~65岁多发;男、女均可累及。其主要临床表现包括与早期额叶萎缩相关的行为学改变和与早期颞叶萎缩或者大脑外侧裂周围病变相关的语言障碍。

1.人格、行为和情感改变

FTD患者早期主要表现额叶功能障碍,人格和行为改变最早且最为突出,并贯穿于疾病的全过程。

行为异常主要涉及人际交往能力下降、行为放纵、进攻行为、性行为异常、刻板式动作、自我照料能力下降、异常饮食行为、执行功能下降等。情感改变也较常见,表现为缺乏洞悉力、淡漠、无同情心等。

2.言语障碍

FTD 发展至中期,患者出现沟通能力降低,进行性言语减少,用词困难;可出现语音错误的"进行性非流利性失语";也可出现"流利性失语",即言语流利,但自发性言语空洞,不能被他人所理解。

3.记忆障碍

FTD 患者早期记忆力相对保留,其记忆障碍与 AD 相比得发生较晚,而且其空间记忆多无缺损。

4.其他

FTD 患者可出现原始反射(如吸吮反射和强握反射)、大小便失禁、低血压或血压不稳等躯体征;有些患者可出现运动减少、肌强直、体位不稳等帕金森综合征的表现;部分患者则出现肌肉无力、肌萎缩等运动神经元病的表现。

四、辅助检查

1.影像学检查

CT 和 MRI 检查显示额叶和颞叶萎缩,可见额极和前颞极皮质变薄,脑沟增宽,侧脑室额角和颞角明显扩大,可不对称。SPECT 功能影像可出现大脑半球前部低灌注异常。在疾病早期结构性 MRI 检查正常时,fMRI 检查显示额颞叶异常。正电子发射计算机断层扫描(PET)研究表明,FTD 患者的额叶前内侧是主要受影响的区域,表现为低代谢异常。

2.脑电图

FTD 患者的脑电图多有异常表现,常有一侧或双侧额叶和颞叶局限性慢波,但这种改变特异性不强。

3.神经心理学检查

威斯康星卡片分类测验、斯特鲁普色词测验、连线测验可显示额叶功能障碍。音位流畅性测验、字-图匹配测验异常可检测不同失语类型。

4.遗传学检查

部分患者可发现 tau 蛋白基因突变。

五、诊断

FTD 临床诊断指南于 2000 年提出。目前推荐的 FTD 临床诊断标准如下。

(1)有至少下列之一的行为和认知功能障碍表现,且严重程度足以影响社会或职业功能:①在疾病早期即出现进行性人格改变,突出表现为行为调整障碍,导致经常做出不适当的行为反应或行为活动;②在疾病早期即出现进行性语言功能障碍,其特征是语言表达障碍或严重的命名障碍、语义障碍。

(2)隐袭起病,缓慢进展。

(3)排除其他可致类似表现的其他神经系统疾病(如脑血管病)、系统性疾病(如甲状腺功能减退)或药物依赖等因素。

(4)以上表现并非仅发生于谵妄状态下且非精神疾病(如抑郁症)可解释。

六、鉴别诊断

(1)AD 的症状在病程中出现的时间次序和影像学特征是 AD 和 FTD 的主要鉴别点。AD 通常早期出现遗忘,空间定向力和计算力受损,而智能改变和社交能力则相对保留;FTD 早期有明显的人格改变、言语障碍和行为障碍,常合并运动障碍,记忆障碍较轻,空间定向力相对保留,日常生活能力障碍重于 AD。头颅 MRI 显示 AD 广泛脑萎缩,而 FTD 脑萎缩多局限于额颞叶、顶枕叶皮质常不受累。

(2)要鉴别 FTD 与其他原因(如脑血管病、帕金森病、亨廷顿病、肿瘤、内分泌代谢疾病)引起的痴呆或失语,鉴别以精神行为异常为主要表现的 FTD 与精神分裂症。

七、治疗

对 FTD 迄今无有效治疗手段,主要是对症治疗。

(1)FTD 患者的 5-羟色胺水平明显下降,选择性 5-羟色胺再摄取抑制剂有助于改善患者脱抑制、抑郁、强迫动作、摄食过量等精神行为异常症状。乙酰胆碱酯酶抑制剂对此类患者无效。

(2)对于攻击性行为,奥氮平与利培酮优于传统的抗精神病药物。小剂量阿米替林可改善患者的抑郁情绪。目前提倡用性激素减少过度的性行为。如有帕金森综合征的表现,可经验性给予左旋多巴,酌情加大剂量。

(3)社会干预、咨询及语言/认知疗法可提高患者保留功能的利用率,从而减轻患者、照料者和其他家庭成员的负担。

八、预后

该病预后较差。一般病程为 2~20 年,平均约 8 年。病情进展速度不一,患者最终多死于肺部感染等并发症。

(魏 官)

第三十三节 路易体痴呆

路易体痴呆(dementia with lewy body,DLB)是一种神经系统变性疾病,以进行性痴呆合并波动性认知功能障碍、帕金森综合征以及反复发作的视幻觉为突出的精神症状,以神经元胞质内路易小体(Lewy body,LB)形成为病理特征。

一、病因与发病机制

DLB 的病因和危险因素尚未明确。临床表现与路易小体在皮质神经元的分布有密切关系。路易小体在皮质神经元的分布引起皮质的信息处理功能和传递功能障碍,导致痴呆的发生。研究证实,DLB 患者脑内存在着乙酰胆碱、多巴胺、5-羟色胺和去甲肾上腺素等多种神经递质的功能障碍,这些递质水平的显著下降导致许多神经元回路受损,引起相关临床症状;但 DLB 特征性的波动性认知功能障碍的原因仍不清楚。

二、病理

皮质和皮质下有大量的路易小体为该病特征性的病理改变,路易小体是神经元胞质内球形嗜酸性小体,主要由不溶性 α-突触核蛋白(α-synuclein)异常聚集而形成。α-突触核蛋白是由 140 个氨基酸组成的前突触蛋白,在正常神经元突触中表达,目前研究者认为这与突触末梢囊泡释放有关。虽然引起 α-突触核蛋白异常聚集的具体机制尚不清楚,但研究发现 α-突触核蛋白由正常可溶状态转变为异常折叠的丝状蛋白是该病的中心环节。路易小体中含有大量泛素,蛋白酶对泛素依赖性蛋白质的降解作用障碍也可能促进 DLB 的发生。tau 蛋白免疫组化染色可以区别路易小体和神经原纤维缠结,路易小体内 tau 蛋白染色呈阴性,而神经原纤维缠结内 tau 蛋白染色呈阳性。

经典的路易小体是神经元胞质内球形的嗜伊红性包涵体,直径多为 $15\sim25~\mu m$,有球形玻璃样致密的核心,环绕清晰的苍白"晕环";电镜下表现为中心部位嗜锇颗粒混有"螺旋管"或"双螺旋丝",周围聚集直径 $8\sim10~nm$ 的神经丝,近周边部呈放射状排列。路易小体主要分布于脑干核团(如黑质和蓝斑)、迈纳特基底核、下丘脑的残存神经元内,可为 1 个或数个。大脑皮质型路易小体直径较小,较少嗜伊红,缺乏清晰的"晕环",无典型的同心圆样结构,由直径 $8\sim10nm$ 的神经丝构成;皮质型路易小体见于较深皮质的中型、小型非锥体神经元中,多见于扣带回、杏仁核和额叶皮质。

该病大体病理与 AD 相似,但大脑皮质萎缩相对不明显,仅呈轻度或中度萎缩,枕叶相对不受累及,边缘系统萎缩严重。光镜下见色素细胞丢失,偶有老年斑和神经纤维缠结,皮质、边缘系统和脑干的神经元胞质内有路易小体,其 α-突触核蛋白染色呈阳性而 tau 蛋白染色呈阴性。

三、临床表现

路易体痴呆兼具 AD 的认知功能障碍和 PD 的运动功能障碍,但又有其自身特点。该病的临床表现可归结为三大核心症状:进行性痴呆合并波动性认知功能障碍、反复发作的视幻觉、自发性帕金森样症状。其他具有提示性的表现包括快速动眼期睡眠行为障碍、对神经阻断剂高度敏感、功能神经影像学显示纹状体多巴胺转运体摄取减少。

1. 进行性痴呆

进行性加重的认知功能障碍通常是 DLB 患者最早出现、最为明显的症状。认知功能障碍常表现为执行功能和视空间功能障碍,而近事遗忘功能早期受损较轻。在总体认知功能损害程度很轻时,只可见搭积木、画钟等项目很难完成。视空间功能障碍常表现得比较突出,患者很可能在熟悉的环境中迷路。

2. 波动性认知功能障碍

波动性认知功能障碍是 DLB 患者认知损害的最主要特点,是该病早期出现且持续存在的症状,发生于 $80\%\sim90\%$ 的 DLB 患者中。患者的认知功能在正常与异常间波动,可发生在 1 d 之中,也可在数天或数周内出现波动。患者的症状发生之前无先兆而且时间不定,故发生时多被认为在撒谎。这种波动性认知功能障碍不同于 AD 患者的日落综合征。

3. 反复发作的视幻觉

视幻觉是最突出的精神症状,是诊断该病重要的证据之一,而且往往成为使患者最困扰的症状。超过 70% 的 DLB 患者存在视幻觉,通常在出现认知功能障碍的第一年内就出现。视幻觉的内容活灵活现,如亲身经历,常在夜间出现,多为人或动物,往往反复出现,但需排除药物源性因素。

约 24% 的 DLB 患者出现错觉,可能导致患者出现攻击和激惹等异常行为。部分患者可合并听幻觉。

4. 自发性帕金森病样症状

自发性帕金森病样症状可出现于 70% 以上的 DLB 患者,多表现为肌张力增大、运动迟缓、姿势与步态异常,但静止性震颤常不明显。面具脸、特殊屈曲体姿、音调低沉、反复跌倒也较常见。用左旋多巴治疗效果不佳。

5. 对神经安定剂高度敏感

约 1/3 的 DLB 患者对神经安定剂呈现高度敏感性,主要表现为帕金森综合征骤然加重、意识障碍改变、恶性高热等,致死率和致残率极高。对神经安定剂高度敏感的痴呆患者,应高度怀疑 DLB,这是该病有别于其他类型痴呆的特点。

6. 其他症状

DLB 患者有睡眠障碍、自主神经功能紊乱和性格改变等症状。快速动眼期睡眠行为障碍被认为是 DLB 最早出现的症状。患者在快速动眼期睡眠会出现肢体运动和梦呓。自主神经功能紊乱常有直立性低血压、性功能障碍、便秘、尿潴留、多汗、晕厥、跌倒等表现。

四、辅助检查

1. 神经心理学检查

DLB 患者的认知功能各方面均有损害,而且临床表现千差万别。与 AD 患者相比,DLB 患者的记忆障碍可能不明显,但有明显的视幻觉和视觉重建功能障碍。画钟试验和画五边形试验可以发现这些障碍。

2. 影像学检查

结构影像学检查(MRI 和 CT)显示 DLB 患者海马和颞叶中部结构相对保留,功能影像学检查(SPECT 和 PET)显示 DLB 患者纹状体的多巴胺能活性和枕叶皮质的代谢率均降低,这对 DLB 的诊断有一定的提示意义。同时,这些影像学检查也可用于 DLB 和 AD 的鉴别诊断。

3. 脑电图检查

早期 DLB 患者脑电图多正常,少数背景波幅降低,颞叶 α 波减少伴短暂性慢波。DLB 患者认知功能障碍具有波动性,因此 DLB 的脑电节律也可以有相应变化。多导睡眠图作为快速动眼期睡眠行为障碍的确诊依据,表现为快速动眼期睡眠期间间断性或持续性颏下肌和/或肢体肌张力增大,而脑电图无痫样放电,对 DLB 的诊断有一定的参考价值。

五、诊断

1996 年,第一届路易体痴呆国际工作组会议制定了 DLB 的诊断标准,2005 年又对该标准进行了修订。其临床诊断的必要条件是必须具备进行性认知功能减退,以致影响患者正常的社会能力、职业能力。

1. DLB 的 3 组核心症状

①波动性认知功能障碍:尤其表现为注意力和警觉随时间有显著变化;②反复发作性的视幻觉:具有形象、具体、生动、反复发作等特点;③帕金森综合征:呈典型的运动迟缓、肌张力增大、姿势异常,而静止性震颤少见。

2.DLB 的诊断标准

①可能的 DLB:进行性痴呆合并上述一组临床特征,排除其他可能引起痴呆的病因;②很可能的 DLB:进行性痴呆合并上述 3 组核心症状中的 2 组临床特征,也需要排除其他可能引起痴呆的病因。

3.提示 DLB 诊断的其他特征

①快速动眼期睡眠障碍;②对镇静药物高度敏感;③SPECT/PET 显像提示基底核区多巴胺转运体摄取减少。

六、鉴别诊断

DLB 临床诊断的特异度和灵敏度还不高,存在许多鉴别诊断问题,其中最主要的是鉴别 DLB 与帕金森病痴呆和阿尔茨海默病。

1.帕金森病痴呆(PDD)

PDD 与 DLB 在临床表现和病理上均存在许多重叠,在认知损害领域、神经心理学表现、睡眠障碍、自主神经功能损害、帕金森病样症状等诸多方面均十分相似,有学者指出 PDD 与 DLB 可能是广义路易体疾病谱中的不同表现。但两者在症状出现次序、起病年龄以及对左旋多巴制剂的反应上存在着差异,临床上常根据锥体外系症状和痴呆出现的时间顺序来鉴别 PDD 和 DLB。如果痴呆出现在锥体外系症状一年以后,则倾向于诊断为 PDD;若痴呆发生于锥体外系症状前或者在锥体外系症状发生的一年内,则倾向于诊断为 DLB。然而另有专家认为,如果痴呆症状出现得早,且为疾病的突出症状,则考虑为 DLB;若痴呆是随着典型的 PD 的症状出现,并且逐渐加重,则考虑为 PDD。

2.阿尔茨海默病(AD)

起病隐袭,进行性智能衰退,多伴有人格改变,无波动性认知功能障碍和形象、具体、生动的视幻觉等症状;即使偶尔有锥体外系功能异常,也常出现在病程晚期,并且程度较轻。与 AD 患者相比,DLB 患者短中期记忆及再认功能均相对保留,而言语流畅性、视觉感知和操作任务的完成等方面的损害更加严重。PET 研究发现 DLB 患者的小脑半球、颞顶枕交界区皮质(尤其是枕叶)的葡萄糖代谢率降低较 AD 患者更为显著,而 AD 患者主要表现为颞中回和扣带回的葡萄糖代谢率降低。

3.血管性痴呆(vascular dementia,VD)

VD 急性起病,有局灶性神经功能缺损体征,影像学可明确显示缺血性病灶。如为多发性脑梗死,偶可有波动性意识或认知功能障碍。

4.皮质-纹状体-脊髓变性(Creutzfeldt-Jakob disease,CJD)

早期 CJD 患者可出现精神症状,如抑郁、焦虑、出现错觉,随后出现痴呆和神经系统症状体征,如肌阵挛、小脑性共济失调、锥体外系和锥体系的表现,病程进展较快,脑电图在慢波背景上出现广泛双侧同步的双相或三相周期性尖慢复合波。

5.其他

需要鉴别 DLB 与进行性核上性麻痹、多系统萎缩以及皮质-基底核变性等疾病。

七、治疗

DLB 暂无特效治疗方法,以支持、对症治疗为主。了解患者以哪种症状为主,采用相应的药物治疗。例如,对帕金森样症状可从小剂量开始用抗震颤麻痹药物;对痴呆可用抗胆碱酯酶药物,如多奈哌齐、卡巴拉汀,将有助于改善患者的行为障碍和认知功能;对视幻觉可用奥氮平、利培酮等药物;对有抑郁症状的患者可用选择性5-羟色胺再摄取抑制剂,如西酞普兰、氟西汀。由于患者对地西泮及抗精神病药物的敏感性增加,而此类药物又可使锥体外系症状加重,需要谨慎使用或不用这类药物。没有明确有效的治疗药物,因此包括进食、走路等在内的生活护理指导和康复训练对改善患者的生活质量显得十分重要。对晚期卧床的DLB患者应加强护理,减少并发症的发生。

八、预后

因病情进展快,尚无有效治疗方法,故预后较差。患者多长期卧床,多死于肺部感染、压疮和深静脉血栓形成等并发症。该病病程一般6年左右,病情进展快于AD。

（魏　官）

第三十四节　多系统萎缩

多系统萎缩(multiple system atrophy,MSA)是一组成年期发病、散发性、进行性神经系统变性疾病,主要累及自主神经、锥体外系和小脑。临床表现为自主神经功能障碍、帕金森综合征和进行性小脑共济失调等症状的不同组合,以少突胶质细胞胞质内嗜酸性包涵体为其特征性病理表现。

传统的MSA包括以锥体外系功能障碍为主要表现的纹状体黑质变性(striatonigral degeneration,SND)、以共济失调为主要表现的橄榄体脑桥小脑萎缩(olivopontocerebellar atrophy,OPCA)和以自主神经功能障碍为主要表现的原发性直立性高血压3种类型。最新的诊断标准将MSA也分为3种类型:①自主神经功能障碍伴左旋多巴非敏感性帕金森综合征型(MSA-P型);②自主神经功能障碍伴小脑共济失调型(MSA-C型);③自主神经功能障碍、帕金森综合征和小脑共济失调3种症状共存型。

一、病因与发病机制

迄今为止,MSA的确切病因尚不清楚。其发病机制复杂,涉及少突胶质细胞胞质内包涵体、脂质过氧化损伤、酶代谢异常等。

二、病理

MSA的病理组织学特征表现为中枢神经系统广泛的神经细胞萎缩、变性、脱失,反应性胶质增生,少突胶质细胞胞质内包涵体形成;主要累及纹状体黑质系统、橄榄体脑桥小脑系统和脊髓的中间内外侧细胞柱和Onuf核。其中,少突胶质细胞胞质内发现嗜酸性包涵体为其特征性病理表现,这一发现将MSA与PD和DLB共同归为共核蛋白病。

三、临床表现

MSA是一种缓慢进展性疾病,首发症状多为自主神经功能障碍、帕金森综合征和小脑性共济失调,少数患者也有以肌萎缩起病的。不论以何种神经系统症状群起病,随疾病进展都会出现两个或几个多系统的神经症状群,包括自主神经功能障碍、帕金森综合征、小脑性共济失调和和锥体束征。主要临床表现有以下几种。

1.自主神经功能障碍

主要表现:①不明原因的原发性直立性低血压,血压降低时患者可出现头晕、眩晕、下肢发软,严重时发生晕厥,发作时心率无明显变化,晕厥前无面色苍白、恶心和多汗等症状;②性功能障碍和括约肌功能障碍,男性 MSA 患者出现阳痿和射精不能,这通常是其最先出现的症状,绝大多数患者还可出现尿频、尿急、尿潴留、夜尿增多等泌尿系统症状,常被误认为由前列腺疾病所致,女性 MSA 患者出现性欲减退或者闭经,早期可出现尿失禁;③其他系统自主神经功能障碍,有时还可见汗腺分泌异常(无汗和热不能耐受)、眼部症状(瞳孔大小不等和霍纳综合征)、呼吸系统症状(呼吸暂停和呼吸困难等)、皮肤划痕试验异常等。

2.运动功能障碍

(1)以帕金森综合征为主要表现的 MSA:主要表现为肌强直、运动缓慢、姿势异常,震颤罕见,双侧同时受累,但轻重可不同。此类患者多数对左旋多巴治疗反应差;仍有少部分 MSA 患者对左旋多巴反应良好,但常出现左旋多巴诱导性的运动障碍(如异动症)。

(2)以小脑性共济失调和锥体束症状为主要表现的 MSA:临床表现为进行性步态障碍和肢体共济失调,可出现眼震、爆破样语言、意向性震颤等症状,检查可发现指鼻试验和跟膝胫试验欠稳准、腱反射亢进、病理征呈阳性等体征。

3.其他症状

其他症状包括假性延髓性麻痹所致的强哭强笑、构音障碍、吞咽困难、睡眠障碍、肌阵挛、肌肉萎缩等。部分患者可出现抑郁状态伴有轻度认知功能障碍。

四、辅助检查

1.实验室指标

目前无实验室指标可以协助诊断。

2.立卧位血压监测

测量平卧位和直立位的血压和心率,站立 2 min 内血压下降大于 4.0/2.0 kPa (30/15 mmHg),且心率无明显变化者为阳性。

3.神经电生理检查

MSA 患者尿道括约肌或肛门括约肌的肌电图检查显示神经源性损害。

4.影像学检查

常规 MRI 显示 MSA 一些特征性的异常征象,包括 T_2 加权像壳核外侧的高信号"裂隙征",低位脑干、小脑中脚、小脑皮质的萎缩,脑桥"十"字征。

五、诊断

根据成年期缓慢起病,无家族史,临床有自主神经功能障碍、帕金森综合征和逐渐进展的小脑性共济失调等表现,应考虑该病。但应排除可以导致类似症状的其他疾病。

六、鉴别诊断

1.纯自主神经功能不全

纯自主神经功能不全曾称为特发性直立性低血压,以特发性直立性低血压为特征,不伴有其他系统的症状和体征,但部分患者可发展为 MSA。

2.继发性自主神经功能不全

如 MSA 患者早期只有自主神经功能不全症状时,应该鉴别 MSA 与糖尿病、淀粉样变性病、吉兰-巴雷综合征、多巴胺 β-羟化酶缺乏病和药物中毒等伴有自主神经功能障碍的疾病。

3.帕金森病(PD)

PD 患者临床表现为静止性震颤、肌强直、运动减少,可有自主神经功能不全,但较 MSA 程度轻,对多巴胺类制剂有良好反应。而 MSA 患者以肌强直为主,少有静止性震颤,常伴有自主神经、小脑及锥体束损害的症状和体征,对多巴胺类制剂反应较差。

4.进行性核上性麻痹(progressive supranuclear palsy,PSP)

PSP 患者有类似 PD 样症状,表现步态不稳、步距增宽、肢体震颤、语言含糊和吞咽困难,可合并认知功能障碍,对多巴胺类制剂反应较差;其肌张力障碍主要是轴性升高,有站立或行走中身体易向后倾倒和双眼垂直性注视麻痹等特征性临床表现。头颅 MRI 可发现中脑顶盖部和四叠体区明显萎缩。

七、治疗

目前对该病尚无有效的治疗措施,以对症治疗为主。

1.自主神经功能障碍

对于直立性低血压,可试用 α_1 肾上腺素受体激动剂——盐酸米多君(口服),可提高患者的收缩压,改善血容量不足引起的头晕及直立性低血压,其不良反应有心率减慢、竖毛反应、尿潴留和卧位时血压升高等,忌睡前服用,以免睡眠中血压过高而发生意外,推荐剂量为每次 2.5 mg,每日 2～3 次。

2.运动障碍

多巴胺制剂对多数 MSA 患者的疗效有限,但对少数初期以帕金森综合征的症状为主要表现的患者仍可在未出现反应低下时试用小剂量多巴胺制剂。

3.康复治疗

患者应坚持体育锻炼,提高活动能力。

八、预后

该病一经确诊,多数患者预后不良,平均生存时间为 6 年。自主神经系统损害越重的 MSA 患者预后越差。

(魏 官)

第三十五节 脑底异常血管网病

脑底异常血管网病是以颈内动脉虹吸部及大脑前动脉、大脑中动脉起始部进行性狭窄或闭塞以及颅底软脑膜、穿通动脉形成细小密集的吻合血管网为特征的脑血管疾病。脑血管造影显示密集成堆的小血管影像,酷似吸烟时吐出的烟雾,故又称烟雾病,最初在日本报道。

一、病因及发病机制

该病的病因不清,可能是一种先天性血管畸形。某些病例有家族史,母子或同胞中有类似患病者;有些病例与其他先天性疾病并存;亦可能是多种后天性炎症、外伤等因素引起,多数病例发病前有上呼吸道感染或扁桃腺炎、系统性红斑狼疮、钩端螺旋体感染史,我国学者报道的半数病例与钩端螺旋体感染有关。该病呈阶梯式进展,当某一支血管发生闭塞时,由于血流中断而出现临床事件,侧支循环形成代偿后又得以恢复,这种过程可反复发生。脑底异常血管网形成后可并发动脉瘤,一旦破裂出血可导致反复发生的脑实质内出血或(和)蛛网膜下隙出血。

二、临床表现

(1)约半数病例在 10 岁以前发病,11～40 岁发病者约占 40%,以儿童和青年多见。TIA、脑卒中、头痛、癫痫发作和智能减退等是该病常见的临床表现,并有年龄差异。

(2)儿童患者以缺血性脑卒中或 TIA 为主,常见偏瘫、偏身感觉障碍或(和)偏盲,优势半球受损可有失语,非优势半球受损多有失用或忽视。两侧肢体可交替出现轻偏瘫或反复发作,单独出现的 TIA 可为急性脑梗死的先兆,部分病例有智能减退和抽搐发作;头痛也较常见,与脑底异常血管网的舒缩有关。约 10% 的病例出现脑出血或 SAH,个别病例可有不自主运动。

(3)成年患者多见出血性卒中,SAH 多于脑出血;部分病例表现为反复的晕厥发作。与囊状动脉瘤所致的 SAH 相比,该病患者的神经系统局灶症状(如偏瘫,偏身感觉障碍、视盘水肿)的发生率较高;脑出血虽发病时较重,但大多数患者恢复得较好,有复发倾向。

三、诊断

如果儿童和青壮年患者反复出现不明原因的 TIA、急性脑梗死、脑出血和蛛网膜下隙出血,又无高血压及动脉硬化证据时,应想到该病的可能。该病确诊依赖于以下辅助检查。

(1)数字减影血管造影(DSA)时,常可发现一侧或双侧颈内动脉虹吸段、大脑中动脉及前动脉起始部狭窄或闭塞,脑底部及大脑半球深部的异常血管网,动脉间侧支循环吻合网及部分代偿性增粗的血管;在疾病的不同时期患儿的血管影像改变可不同。

(2)MRI 可显示脑梗死、脑出血和蛛网膜下隙出血,MRA 可见狭窄或闭塞的血管部位和脑底的异常血管网,正常血管的流空现象消失等。

(3)CT 可显示脑梗死、脑出血或蛛网膜下隙出血部位和病灶范围。脑梗死病灶多位于皮层和皮层下,特别是额叶、顶叶、颞叶和基底节区;脑出血多见于额叶,病灶形态多不规则。

(4)SPECT、体感诱发电位、局部脑血流测定等不能提供直接诊断证据。

(5)血沉、抗链"O"、黏蛋白、C 反应蛋白、类风湿因子的检测,抗核抗体、抗磷脂抗体的浓度,钩体免疫试验、血小板黏附和聚集性试验等,对确定结缔组织病、钩端螺旋体感染等是必要的。

四、治疗

(1)针对病因治疗。该病如与钩端螺旋体、梅毒螺旋体、结核和病毒感染有关,应针对病因治疗;对合并结缔组织病者可给予皮质类固醇和其他免疫抑制剂治疗。

(2)对 TIA、脑梗死、脑出血或 SAH 可依据一般的治疗原则和方法。

(3)对原因不明者可试用血管扩张剂、钙拮抗剂、抗血小板聚集剂和中药(包括丹参、川芎、葛根)等治疗，一般不用皮质类固醇。

（4）手术治疗。对发作频繁、颅内动脉狭窄或严重闭塞者，特别是儿童患者，可考虑旁路手术。如颞浅动脉与大脑中动脉皮层支硬脑膜动脉的多血管吻合、颞肌移植或大网膜移植，促进侧支循环的形成，改善脑供血。

（王英杰）

第二章　呼吸内科疾病

第一节　肺癌概论

肺癌是指原发于支气管和肺的上皮源性肿瘤。目前,在世界范围内,对于男性,肺癌的发病率和病死率均居第一位,而对于女性,肺癌的发病率居第二位,但病死率高居第一位。

一、病因

1. 吸烟

吸烟者的肺癌发病率比不吸烟者肺癌发病率显著增加。被动吸烟也是罹患肺癌的高危因素。

2. 环境污染

环境污染包括空气污染和室内小环境污染。

3. 职业致癌

已确认的致癌物质有铬、镍、砷、铍、石棉、烟煤、煤焦油、芥子气、二氯甲基醚及电离辐射。

4. 慢性肺部疾病

慢性肺部疾病包括慢性支气管炎、肺结核、弥漫性肺间质纤维化和硬皮病。

5. 遗传因素

部分肺癌患者具有一定遗传性。

二、临床表现

1. 肿瘤原发病灶所致症状

其包括不明原因的刺激性咳嗽、咯血、呼吸困难、胸闷、发热、同一部位反复发作性肺炎。

2. 肿瘤胸腔内蔓延所致症状

其包括胸痛、呼吸困难、胸闷、声音嘶哑、上腔静脉阻塞、膈肌麻痹、食管受压、心包积液。

3. 肿瘤远处转移所致症状

颈部和锁骨上淋巴结肿大,中枢神经系统转移症状(偏瘫、癫痫),脊髓受压症状(肩痛、背痛、下肢无力以及大小便功能障碍),肝转移时肝大及肝区疼痛。

4. 肿瘤的肺外表现(副肿瘤综合征)

其包括抗利尿激素分泌失调综合征、库欣综合征、肌无力综合征、边缘叶脑炎、游走性血栓性静脉炎、肺性肥大性骨关节病等。

三、病理分型

病理分型均采用世界卫生组织(WHO)在 2015 年发布的肺、胸膜、胸腺和心脏肿瘤分类(第 4 版)。在新的分类标准中,肺癌分为如下 8 类:①腺癌;②鳞状细胞癌;③神经内分泌肿瘤;④大细胞癌;⑤腺鳞癌;⑥肉瘤样癌;⑦其他未分类癌;⑧唾液腺型肿瘤。

四、分期

精确分期有利于选择最佳治疗方案、评价疗效及判断预后。非小细胞肺癌（non-small cell lung cancer，NSCLC）分期采用国际肺癌研究协会第 8 版 TNM 分期，T 为原发肿瘤，N 为区域淋巴结转移，M 为远处转移。

小细胞肺癌（small cell lung cancer，SCLC）的分期多采用美国退伍军人医院分期，分为局限期（LD）和广泛期（ED）。局限期是指病变局限于一侧胸腔，可以安全地包括在一个放射野内，可有纵隔、前斜角肌与锁骨上淋巴结转移；广泛期是指超出了上述范围。如果考虑 SCLC 的手术适应证，也可采用 TNM 分期。

1. T 分期

T_X：未发现原发肿瘤，或者通过痰细胞学或支气管灌洗发现癌细胞，但影像学及支气管镜无法发现。

T_0：无原发肿瘤的证据。

T_{is}：原位癌。

T_1：肿瘤最大径≤3 cm，周围包绕肺组织及脏层胸膜，支气管镜见肿瘤侵及叶支气管，未侵及主支气管。T_{1a}：肿瘤最大径≤1 cm；T_{1b}：1 cm＜肿瘤最大径≤2 cm；T_{1c}：2 cm＜肿瘤最大径≤3 cm。

T_2：3 cm＜肿瘤最大径≤5 cm；侵犯主支气管（不常见的表浅扩散型肿瘤，不论体积大小，侵犯限于支气管壁时，虽可能侵犯主支气管，仍为 T_1），但未侵及隆突；侵及脏胸膜；有阻塞性肺炎或者部分肺不张。符合以上任何一个条件即归为 T_2；T_{2a}：3 cm＜肿瘤最大径≤4 cm；T_{2b}：4 cm＜肿瘤最大径≤5 cm。

T_3：5 cm＜肿瘤最大径≤7 cm。肿瘤直接侵犯以下任何一个器官：胸壁、膈神经、心包；有全肺肺不张肺炎；同一肺叶出现孤立性癌结节。符合以上任何一个条件即归为 T_3。

T_4：肿瘤最大径＞7 cm；无论大小，侵及以下任何一个器官或组织：纵隔、心脏、大血管、隆突、喉返神经、主气管、食管、椎体、膈肌；同侧不同肺叶内有孤立癌结节。

2. N 分期

N_X：区域淋巴结无法评估。

N_0：无区域淋巴结转移。

N_1：同侧支气管周围及（或）同侧肺门淋巴结以及肺内淋巴结有转移，包括直接侵犯而累及的。

N_2：同侧纵隔内及（或）隆突下淋巴结转移。

N_3：对侧纵隔、对侧肺门、同侧或对侧前斜角肌及锁骨上淋巴结转移。

3. M 分期

M_X：远处转移不能被判定。

M_0：没有远处转移。

M_1：远处转移。M_{1a}：局限于胸腔内，包括胸膜播散（恶性胸腔积液、心包积液或胸膜结节）以及对侧肺叶出现癌结节（许多肺癌胸腔积液是由肿瘤引起的，少数患者胸液多次的细胞学检查呈阴性，既不是血性，也不是渗液，如果各种因素和临床判断认为渗液和肿瘤无关，那么不应该把胸腔积液纳入分期因素）；M_{1b}：远处器官有单发转移灶；M_{1c}：多个或单个器官多处转移。

4. TNM 分期

$I A_1$：$T_{1a}N_0M_0$；$I A_2$：$T_{1b}N_0M_0$；$I A_3$：$T_{1c}N_0M_0$。$I B$：$T_{2a}N_0M_0$。$II A$：$T_{2b}N_0M_0$。$II B$：$T_1N_1M_0$，$T_2N_1M_0$，$T_3N_0M_0$。$III A$：$T_1N_2M_0$，$T_2N_2M_0$，$T_3N_1M_0$，$T_4N_0M_0$，$T_4N_1M_0$。$III B$：$T_1N_3M_0$，$T_2N_3M_0$，$T_3N_2M_0$，$T_4N_2M_0$。$III C$：$T_3N_3M_0$，$T_4N_3M_0$。$IV A$：$TanyNanyM_{1a}$，$TanyNanyM_1 b$。$IV B$：$TanyNanyM_{1c}$。

（胡瑞敏）

第二节　非鳞非小细胞肺癌

一、肺腺癌的病理分类

关于肺腺癌的病理分类，推荐应用 2015 年版世界卫生组织（WHO）肺部肿瘤组织学分类。

1. 浸润型腺癌

浸润型腺癌包括附壁生长为主型腺癌、腺泡为主型腺癌、乳头为主型腺癌、微乳头为主型腺癌、实性腺癌、浸润型黏液腺癌、胶样癌、胎儿型腺癌、肠型腺癌。

2. 微小浸润型腺癌

单发性、以附壁生长为主的局灶性腺癌，其任何切面的最大浸润范围总是不超过 5 mm。无间质、血管和胸膜的浸润，以非黏液型为主，黏液型少见。

3. 浸润前病变

（1）非典型腺瘤样增生：通常是小于 0.5 cm 的单个或多个孤立病灶，有局限性，II 型肺泡细胞和/或克拉拉细胞增生性病变。影像学上呈现磨玻璃样影。

（2）原位腺癌：不超过 3 cm 的局灶性腺癌，癌细胞沿着已存在的肺泡结构生长，缺少乳头、微乳头和肺泡内瘤细胞，无间质、血管和胸膜的浸润，以非黏液型为主，黏液型少见。

二、肺腺癌分子诊断及相应靶向药物

1. 表皮生长因子受体突变

（1）大量研究结果表明，表皮生长因子受体（epidermal growth factor receptor，EGFR）基因突变状态是 EGFR 酪氨酸激酶抑制剂（EGFR－TKI）治疗晚期 NSCLC 最重要的疗效预测因子。突变通常发生于外显子 18～21，其中 19 外显子缺失及 21 外显子 L858R 点突变是常见的对 EGFR-TKI 治疗敏感的突变。

二次突变 T790M 突变为最为常见的 EGFR-TKIs 获得性机制，奥希替尼有效。

（2）检测方法：应用扩增阻滞突变系统（amplification refractory mutation system，ARMS）法。

（3）针对 EGFR 突变的 EGFR-TKIs 包括吉非替尼、厄洛替尼、埃克替尼、阿法替尼和奥希替尼。

2. 间变淋巴瘤受体激酶融合基因

（1）肺癌中的间变淋巴瘤受体激酶（anaplastic lymphoma kinase，ALK）基因变异主要为

ALK 基因与其他基因融合发生重排,棘皮动物微管相关类蛋白 4(echinoderm microtubule-associatedprotein-like 4,EML4)-ALK 融合基因是主要类型。中国 NSCLC 患者 ALK 的阳性率为 3%～11%。

(2)检测方法:ALK 荧光原位杂交(FISH)、Ventana 免疫组化。

(3)针对 ALK 融合基因的 ALK 抑制剂包括克唑替尼、色瑞替尼和阿雷替尼等。

三、大细胞肺癌

大细胞肺癌(large cell carcinoma,LCC)亦称为大细胞未分化癌,起源于支气管黏膜上皮,局限于基底膜内者称为原位癌。它是一种没有任何形态学特征的未分化非小细胞癌,癌细胞较大,具有多形性,既无鳞癌的细胞特点(如细胞角化、角化珠及细胞间桥),也无腺癌细胞的特点(如形成腺泡或产生黏液),当然也无小细胞肺癌及神经内分泌的特点,但个别病例可以出现神经内分泌的形态。免疫组化表现为 P40(一)、P63(一)、CK5/6(一)、NapsinA(一)、TTF-1(一)、Syn(一)、CD56(一)、CgA(一)。

大细胞肺癌在临床上较为罕见,约占全部收治肺癌病例的 1%。大细胞肺癌常发生于肺上叶,多为周围型,体积较大,边界清楚,分叶,少见空洞,容易出现多发转移。其恶性程度高,治疗效果差,预后不良。

四、肺腺鳞癌

肺腺鳞癌占所有肺癌的 0.6%～2.3%。根据 WHO 新分类,肿瘤必须含有至少 10% 的腺癌或鳞癌成分时才能诊断为腺鳞癌。其常位于外周并伴有中央瘢痕形成,在转移特征和分子生物学方面与其他非小细胞肺癌无差别。

病理上,肺腺鳞癌中腺癌成分起源于单克隆性鳞状成分,即肺腺鳞癌中腺癌和鳞癌成分起源于同一干细胞。这提示起源于较小支气管的肺腺鳞癌(周围型)更易向腺癌方向分化,而起源于较大支气管的肺腺鳞癌(中央型)更容易向鳞癌方向分化。

五、非鳞非小细胞肺癌的治疗

1.治疗原则

根据分期决定治疗,治疗手段包括手术、放疗和全身治疗(包括化疗、分子靶向治疗和免疫治疗)。目前治疗主要方式是根据患者疾病的分期进行综合治疗。

2.晚期肺腺癌患者(不能行同步放化疗的ⅢB、ⅢC 及Ⅳ期)治疗

首先行 EGFR、ALK 融合基因、ROS1 融合基因、BRAF 基因的检测以及 PD-L1 表达水平的检测。

(1)对 EGFR 基因敏感突变的患者推荐用 EGFR-TKIs(吉非替尼、厄洛替尼、埃克替尼、阿法替尼、奥希替尼)进行一线治疗。靶向治疗进展后,如局部进展或脑转移,可行局部治疗(放疗/手术),并继续原 EGFR-TKI 治疗,系统性进展需行二次活检(或血液检测),如 EGFRT790M阳性,可给予奥希替尼治疗,如 EGFRT790M 呈阴性,可行系统性化疗。

(2)对 ALK 融合基因呈阳性患者推荐用一线 ALK 抑制剂(克唑替尼、阿雷替尼、色瑞替尼)靶向治疗。靶向治疗进展后,如局部进展或脑转移,可行局部治疗(放疗/手术),并继续原 ALK 抑制剂治疗,系统性进展可考虑二代 ALK 抑制剂,或行系统性化疗。

(3)对 PD-L1 表达≥50% 且驱动基因呈阴性或未知的肺腺癌患者,推荐帕博利珠单抗一

线治疗,进展后可行化疗。

(4)驱动基因及 PD-L1 检测呈阴性或状况未知时,如果 ECOG 评分为 0～1 分,应当尽早开始含铂两药的联合化疗,可考虑在此基础上联合贝伐单抗,4～6 个疗程化疗后,如疾病控制可进行培美曲塞和/或贝伐单抗维持治疗;如果 ECOG 评分为 2 分,可考虑单药化疗;如果 ECOG 为 3～4 分,不推荐用细胞毒性药物来化疗。

(胡瑞敏)

第三节　肺鳞状细胞癌

肺鳞状细胞癌简称肺鳞癌,是非小细胞肺癌的一种病理类型,约占肺癌的 20%。吸烟者患鳞癌的比例大于非吸烟者。

一、临床表现

该病与吸烟的相关性强,主要发生在肺段支气管、肺叶支气管。2/3 为中央型,易出现咳嗽、咯血;中央型鳞癌向管腔生长,使支气管内腔狭窄甚至阻塞,可导致肺不张、支气管肺炎。周围型鳞癌可形成巨块,形成空洞的概率较高。

二、诊断

1.病理诊断

肿瘤细胞产生角蛋白和/或细胞间桥粒(称为细胞间桥)或免疫组织化学显示表达 p40、p63、CK5 或 CK5/6、桥粒芯糖蛋白。

2.病理分类

2015 年版 WHO 肺部肿瘤组织学分类中,肺鳞癌又分为以下几类:①角化型鳞癌;②非角化型鳞癌;③基底样鳞癌;④侵袭前病变;⑤鳞状细胞原位癌。

3.分子病理诊断

①对于小标本、不吸烟的患者,可考虑检测 EGFR、ALK、ROS1、BRAF 基因异常;②检测 PD-L1;③可考虑检测 MET 扩增或 MET 突变、RET 重排、ERBB2(HER2)突变、肿瘤突变负荷(TMB)。

三、治疗

以下主要介绍晚期肺鳞癌(Ⅳ期)的治疗,其包括分子靶向治疗、化疗、免疫治疗。

(一)分子靶向治疗

1.EGFR 敏感突变

一线治疗:吉非替尼、厄洛替尼、埃克替尼、阿法替尼、达克替尼、奥希替尼。

后线治疗:奥希替尼。

2.ALK 重排

一线治疗:阿来替尼、布加替尼、克唑替尼、色瑞替尼。

后线治疗:阿来替尼、布加替尼、色瑞替尼。

3. ROS1 重排

一线治疗:色瑞替尼、克唑替尼。

4. BRA FV600E 突变

一线治疗:达拉非尼＋曲美替尼。

后线治疗:达拉非尼＋曲美替尼。

5. 其他突变

MET 高水平扩增或 MET14 外显子跳跃突变:克唑替尼。

RET 重排:卡博替尼、凡德他尼。

ERBB2(HER2)突变:曲妥珠单抗-美坦新偶联物。

肿瘤突变负荷(TMB):纳武单抗＋伊匹单抗,纳武单抗。

(二)化疗

1. 一线化疗方案

(1)ECOG 评分 0~1 分:没有帕博利珠单抗禁忌,使用帕博利珠单抗/卡铂或顺铂/紫杉醇或白蛋白紫杉醇。有帕博利珠单抗禁忌,使用卡铂/白蛋白紫杉醇、卡铂/多西他赛、卡铂/吉西他滨、卡铂/紫杉醇、顺铂/依托泊苷、顺铂/紫杉醇、吉西他滨/多西他赛、吉西他滨/诺维本。

(2)ECOG 评分 2 分:白蛋白紫杉醇、卡铂/白蛋白紫杉醇、卡铂/多西他赛、卡铂/依托泊苷、卡铂/吉西他滨、卡铂/紫杉醇、吉西他滨、吉西他滨/多西他赛、吉西他滨/诺维本、紫杉醇。

2. 二线化疗方案(ECOG 评分 0~2 分)

使用多西他赛、吉西他滨、雷莫芦单抗/多西他赛。

(三)免疫治疗

1. 一线治疗

PD-L1＞50％时,使用帕博利珠单抗、卡铂或顺铂/紫杉醇或白蛋白紫杉醇/帕博利珠单抗。

2. 二线治疗

使用纳武单抗,帕博利珠单抗(PD-L1≥1％),阿特珠单抗。

四、随访

2 年内,每 6~12 个月随访病史、查体、胸部 CT(平扫或增强)。2 年后每年随访病史、查体、胸部平扫 CT。

(胡瑞敏)

第四节　小细胞肺癌

小细胞肺癌(small cell lung cancer,SCLC)占肺癌的 20％~30％,是肺癌中分化最低、恶性程度最高的一型。癌细胞小而呈短梭形或淋巴细胞样,胞质少,形似裸核。癌细胞密集,成群排列,由结缔组织加以分隔,有时癌细胞围绕小血管排列成团。免疫组织化学研究提示,癌细胞对神经烯醇化酶、突触素、嗜铬素 A 呈阳性反应。

一、临床表现

SCLC 早期可无症状,诊断时常见的症状为乏力、咳嗽、气短、体重下降、疼痛、咯血等。其症状根据病因可以分类如下。

1.由原发肿瘤引起的症状和体征

(1)咳嗽:为常见的早期症状,多为刺激性干咳,当肿瘤引起支气管狭窄时,可出现持续性、高调金属音咳嗽。咳嗽多伴少量黏液痰,继发感染时可合并脓痰。

(2)咯血:多为痰中带血或间断血痰,少数患者因侵蚀大血管出现大咯血。

(3)胸闷、气短:肿瘤引起支气管狭窄,或肿瘤转移至肺门或纵隔淋巴结,肿大的淋巴结压迫主支气管或气管隆嵴。

2.肿瘤在胸腔内增大而压迫或侵犯周围组织导致的症状和体征

(1)胸痛:肿瘤直接侵犯胸膜、肋骨或胸壁,引起不同程度的胸痛。肿瘤压迫肋间神经,胸痛可累及其分布区。

(2)上腔静脉综合征:上腔静脉受压迫或较少见的腔内瘤栓阻塞所致,表现为颜面、颈部、上肢水肿,颈静脉怒张,胸前部淤血及静脉曲张,可伴头晕、头胀、头痛等。

(3)吞咽困难:肿瘤侵犯或压迫食管,可引起吞咽困难、进食哽噎感。

(4)呛咳:气管食管瘘或喉返神经麻痹引起饮水或进食流质食物时呛咳。

(5)声音嘶哑:肿瘤直接压迫或转移使喉返神经受压(多为左侧)时出现。

(6)霍纳综合征:位于肺上尖部的肺癌称为肺上沟瘤,当压迫颈$_8$、胸$_1$交感神经干时,出现典型的霍纳综合征,表现为患侧眼睑下垂、瞳孔缩小、眼球内陷、同侧颜面部与胸壁无汗或少汗;侵犯臂丛时出现局部疼痛、肩关节活动受限。

(7)阻塞性肺炎:由肿瘤压迫阻塞气道引起的、可以在同一部位反复发生的炎症。

3.肿瘤转移灶引起的症状

(1)转移至淋巴结:锁骨上淋巴结转移多固定,质地坚硬,逐渐增大、增多、融合,多无痛感。

(2)转移至胸膜:引起胸痛、胸腔积液,胸腔积液多为血性。

(3)转移至骨:多呈隐匿经过,仅 1/3 有局部症状,如疼痛、病理性骨折。当转移至脊柱,压迫脊髓神经根时,疼痛为持续性且夜间加重。脊髓内转移可于短时间内迅速出现不可逆的截瘫症候群。

(4)转移至脑:颅内病灶水肿,造成高颅压,出现头痛、恶心、呕吐的症状;占位效应导致复视、共济失调、脑神经麻痹、一侧肢体无力甚至偏瘫。

(5)转移至心包:可出现心包积液,甚至出现心脏压塞的表现,呼吸困难,平卧时明显,颈静脉怒张,血压降低,脉压缩小,体循环淤血,尿量减少等。

(6)转移至肾上腺、肝脏等部位,引起局部周围脏器功能紊乱。

4.肿瘤全身表现及副肿瘤综合征

肿瘤的非特异性全身症状包括乏力、食欲下降、消瘦等。副肿瘤综合征常见于小细胞肺癌,包括以下几种。

(1)类癌综合征:5-羟色胺分泌过多导致哮喘样呼吸困难、阵发性心动过速、水样腹泻、皮肤潮红。

(2)兰伯特-伊顿肌无力综合征:是一种累及神经-肌肉突触前膜的自身免疫性疾病。致病的自身抗体直接抑制了神经末梢突触前的压力门控钙通道,从而导致肌无力症状。临床表现为四肢近端及躯干无力,下肢重于上肢,短暂用力收缩后肌力反而增加,持续收缩后呈病态疲劳。

(3)抗利尿激素分泌不当综合征(syndrome of inappropriate secretion of antiduretic hormone,SIADH):表现为稀释性低钠血症,食欲欠佳,恶心,呕吐,乏力,嗜睡,甚至出现定向力障碍。

(4)肥大性肺性骨关节病:多侵犯上肢、下肢长骨远端,表现为杵状指(趾),指端疼痛,有肥大性骨关节病。

(5)库欣综合征(Cushing syndrome):肿瘤分泌促肾上腺皮质激素样物质,脂肪重新分布等。

(6)边缘叶脑炎:自身免疫介导的副肿瘤综合征的一种特殊表现,为累及大脑边缘系统的海马回、带状回、额叶眶面等的脑炎样改变,临床多呈亚急性起病,进展达数周,也可隐袭起病。早期表现为焦虑和抑郁,之后则出现严重的近记忆力减退。

二、诊断

SCLC 的确诊"金标准"为病理学诊断,因此有效地取得组织标本是关键,其标本来源可分为如下几种。

1.痰细胞学检查

阳性率与肿瘤所在的部位、大小,痰的质量,是否并发感染等有关,中心型肺癌检出率较高,但难以明确类型,目前已不推荐应用。

2.纤维支气管镜

纤维支气管镜可以观察到肿瘤的位置、大小及支气管腔内浸润范围,在直视下取得组织,行病理学检查。对于气道内未观察到明显病变者,可行超声支气管镜检查,可以明确地观察到腔外病变,在超声指导下的腔外病变活检提高了透壁活检的准确性。

3.经皮穿刺肺活检

其在 CT 引导下完成,活检阳性率高达 90%。若肿瘤含大部分坏死区,则常呈假阴性。

4.纵隔镜

对于常规方法难以确诊的可考虑纵隔镜活检。纵隔镜适用于对上纵隔淋巴结转移或前纵隔淋巴结侵犯的诊断。

5.胸腔镜和开胸活检

对难以确诊的周围型病变、纵隔病变或胸膜病变可考虑胸腔镜或开胸活检。这两种方法可用于前述方法均不能诊断者。

三、病情评估及分期

(一)辅助检查

1.肿瘤标志物

肿瘤标志物包括神经元特异性烯醇化酶(NSE)、癌胚抗原(CEA)、胃泌素释放肽前体(ProGRP)、鳞状细胞癌抗原(SCCAg)、细胞角质蛋白 19 片段抗原 21-1(CYFRA21-1)等,其中,ProGRP 对于 SCLC 的特异性较好,对病情监测有一定参考价值。

2.影像学检查

(1)胸部 CT 可显示肺内病灶范围及程度,增强 CT 可进一步评估纵隔及肺门淋巴结受累的范围和程度,对于临床分期很有必要,增强 CT 对于病变穿刺位置的选择也有指导意义。

(2)MRI 主要用于明确有无颅内转移,增强 MRI 为首选。

(3)全身骨扫描用于评估是否有骨转移及部位(若有骨转移),但是不能确切地评估骨转移灶的大小和骨质破坏的程度,因此对于骨扫描提示的四肢长骨以及中轴骨转移灶,有必要进行进一步的 CT 或 MRI 检查以明确其范围和骨质破坏的性质及程度,以判断患者发生骨相关事件的风险及需要采取的治疗措施。

(4)全身 PET 在确定肺内肿块、淋巴结或远处转移方面的精确性明显高于 CT 及放射性核素骨扫描。

(二)肿瘤分期

SCLC 的 TNM 分期仍遵从国际抗癌联盟(UICC)第 8 版的肺癌 TNM 分期。除此之外,目前 SCLC 治疗领域最常用的分期系统为美国退伍军人医院肺癌研究小组制定的 SCLC 分期系统:如果肿瘤局限于一侧胸腔(包括其引流的区域淋巴结,如同侧肺门、纵隔或锁骨上淋巴结)且能被纳入一个放射治疗野即为局限期(limited disease,LD),如果肿瘤超出局限期范围即为广泛期(extensive disease,ED),前者约占 1/3,后者占 2/3。这种分期方法简单、易行,与治疗的疗效及预后相关。

四、治疗

SCLC 的治疗原则:小细胞肺癌的治疗以化疗为主,可以联合或序贯放疗,对于不到 5% 的仅限于肺实质内的早期患者考虑手术治疗。局限期 SCLC 以同步放疗、化疗或化疗、放疗序贯治疗为主,同步放疗、化疗优于序贯治疗,同步放疗、化疗应尽早,并应给予预防性全脑放疗,预防性全脑放疗对生存的益处显著。对广泛期 SCLC 以化疗为主,择期行局部或转移灶治疗。

1.Ⅰ期($T_{1\sim2}N_0$)局限期 SCLC

Ⅰ期 SCLC 在 SCLC 中的发生率不到 5%。超过 $T_{1\sim2}N_0$ 的 SCLC 患者不能从手术中获益。经过标准的分期评估(包括胸部和上腹部 CT、脑 MRI 和 PET/CT 扫描)的临床Ⅰ期($T_{1\sim2}N_0$)患者可考虑手术。

手术前应该行纵隔镜或其他外科纵隔分期以排除淋巴结转移。手术推荐肺叶切除＋纵隔淋巴结清扫术或取样术。术后患者均需要行化疗。

术后无淋巴结转移者单纯行化疗,存在淋巴结转移者应行术后化疗同步纵隔放疗(RT)。对于术后辅助化疗的早期 SCLC,推荐行预防性脑照射。但是对功能状态(PS)评分差或者有神经系统异常的患者不推荐行预防性脑照射。如患者的 PS 评分差,无法行手术治疗,则推荐行同步放疗、化疗。

2.$T_{1\sim2}N_0$ 以上的其他局限期 SCLC

对于 PS 0～2 的 $T_{1\sim2}N_0$ 以上局限期 SCLC,推荐行同步放疗、化疗;如 PS 3～4(由于肿瘤引起的 PS 差),则推荐以化疗为主,辅以放疗,如非肿瘤原因导致 PS 3～4 分,则推荐根据具体情况行个体化治疗,包括支持治疗。

3.广泛期 SCLC

广泛期 SCLC 的治疗以全身化疗为主,对于 PS 0～2 者,推荐行全身化疗;对于 SCLC 病情导致 PS 差者,在积极支持治疗的同时行全身化疗;对于肿瘤外其他原因导致 PS 差者,则根据具体情况行个体化治疗,包括支持治疗。

若患者存在局部症状,如上腔静脉综合征、肺叶阻塞或骨转移,建议化疗的同时在局部行姑息性放疗,如骨转移存在骨折的高风险,可考虑行局部放疗或加强骨稳固性治疗。对有脊髓压迫者,应首先行局部放疗。对合并脑转移者,如无症状,可先行全身化疗,再行头颅放疗;而对有症状的脑转移患者,则先考虑全颅放疗,再行全身化疗;对于特殊患者甚至可考虑全颅放疗加全身化疗,但需要注意其不良反应。

4.预防性脑照射

对于一线治疗获得完全缓解或部分缓解的局限期 SCLC,推荐行预防性脑照射。对于广泛期 SCLC 获得完全缓解(CR)或部分缓解(PR)者,也可考虑行预防性脑照射和胸腔放疗。

5.随访

一线治疗后,患者在 1~2 年内可每 3~4 个月随访 1 次,第 3~5 年每 6 个月随访 1 次,5 年后每年随访 1 次。

6.后续姑息性治疗

其对疾病复发或原发耐药进展的 SCLC 治疗的疗效较差。对于 PS 0~2 分者可考虑行拓扑替康化疗,同时也可行姑息性治疗以控制局部症状,包括局部放疗等。而对于 PS 差,不适合化疗者,建议行姑息性治疗以控制症状,包括局部病灶的放疗。

(胡瑞敏)

第五节　老年呼吸衰竭

呼吸衰竭是一种临床综合征,是由各种原因引起的肺功能严重损害。它导致缺氧或并有二氧化碳潴留,严重威胁人体的重要器官功能的状况。呼吸衰竭的动脉血气标准为动脉血氧分压(PaO_2)低于 8.0 kPa(60 mmHg),伴或不伴有动脉血二氧化碳分压($PaCO_2$)大于 6.6 kPa(50 mmHg)。

老年人呼吸衰竭的病因与发病机制与非老年人的呼吸衰竭基本一致,但由于各系统功能,特别是呼吸系统解剖生理及免疫功能随增龄而衰退,老年人呼吸衰竭的发病率和病死率均随增龄而升高。

一、临床表现

1.常见的临床表现

老年呼吸衰竭常见的临床表现为基础疾病的临床表现加上低氧血症和高碳酸血症的临床表现。呼吸困难是临床最早出现的症状,当血液中还原血红蛋白绝对值超过 50g/L,一般就可以出现紫绀体征;当二氧化碳潴留时,患者会出现头痛、心率增快、烦躁不安、意识混乱、焦急、谵妄、外周和结膜的充血和扑翼样震颤。

2.老年慢性呼吸衰竭的临床特点

老年人的各脏器老化,尤其是存在慢性肺脏疾病时,慢性呼吸衰竭的临床表现不典型。咳嗽、咳痰轻微,高龄老人可无咳嗽、咳痰。烦躁不安、反应迟钝或神志恍惚等神经症状常较突出。有资料表明,老年人呼吸衰竭时呼吸困难者仅为 45.5%,但意识障碍的发生率明显较中青年人高。老年人易发生呼吸衰竭,从基础疾病开始演变成呼吸衰竭。不少患者的急性呼吸衰竭是首发症状,而且对缺氧和二氧化碳潴留耐受。长年生存在低氧和高碳酸血症状态下,可以发生胃肠黏膜糜烂、小血管坏死和急性溃疡等改变;红细胞增多,血液处于高黏、高聚和高凝状态;一旦发生应激反应,易合并多脏器功能衰竭。

二、诊断

老年人呼吸衰竭发展迅猛,病死率极高。降低病死率的关键在于早期诊断及正确的治疗。主要诊断依据:①有呼吸系统疾病或其他导致呼吸衰竭的病史;②有与缺氧和二氧化碳潴留有关的表现;③血气分析是主要依据。在海平面上吸空气时,PaO_2 低于 8.0 kPa(60 mmHg),$PaCO_2$ 正常或略低为 I 型呼吸衰竭;PaO_2 低于 8.0 kPa(60 mmHg),$PaCO_2$ 大于 6.6 kPa(50 mmHg)为 II 型呼吸衰竭。

三、治疗

对老年呼吸衰竭急性恶化应分秒必争、果断、积极、正确地治疗。治疗原则包括病因治疗,改善呼吸功能,纠正酸碱失调和水、电解质紊乱及预防并发症。重要的是建立通畅的呼吸道,适当氧疗,保证足够的肺泡通气量。

(一)呼吸支持治疗

1.非通气支持

急性呼吸衰竭的治疗主要是确保重要器官的氧气供应充足。应使血氧饱和度达 90%[PO_2 8.0 kPa(60 mmHg)]。对于阻塞性气道疾病所致的呼吸衰竭,通常通过鼻导管(1~3 L/min)或文图里管(24%~28%)给予低流量氧气吸入。氧气治疗必不可少,氧疗是治疗该病的重要手段之一。

2.通气支持

通气支持主要是维持气道的开放和确保足够的肺泡通气量,可以分为面罩(非创伤性)、气管插管和机械通气。

(二)呼吸兴奋剂的应用

在采取保证气道通畅、减少气道阻力、消除肺间质水肿、控制感染等措施的同时,应用适量的呼吸兴奋剂(尼可刹米、多沙普仑等)可能有一定疗效。但呼吸兴奋剂在增加通气量的同时,也增加呼吸功,使代谢率上升,故通气量增加的效应可能被抵消。如果长期应用呼吸兴奋剂,使呼吸肌疲劳,得不偿失。

(三)一般支持治疗

老年呼吸衰竭的病程一般较长,病情复杂,进食少,消耗大,存在一定程度的营养不良,补充足够的营养非常重要。尽量通过肠道补充营养,亦可肠外补充营养。注意补充维生素和多种微量元素。低血钾和低血磷可以加重呼吸肌无力而引起低通气。

肠内营养支持的实施方法:估计每日能量的供给(即能量的需要量),要根据患者的性别、年龄、身高、体重计算基础能量消耗(BEE)。男:BEE(kJ)=[66+13.7×体重(kg)+5×身高(cm)-6.8×年龄(岁)]×4.184。女:BEE(kJ)=[65+9.6×体重(kg)+1.7×身高(cm)-

4.7×年龄（岁）]×4.184。通常以 BEE 乘以应激系数计算患者所需要的能量,对于呼吸衰竭患者,由于呼吸功能需要及校正营养不良等项消耗能量,此值相当于他本人 BEE 的 65%,因而用（BEE+0.65×BEE）来估算其实际所需能量,提供的能量要高于一般患者。

按总能量的 50% 供给糖,进食或输注过多的糖可产生二氧化碳,呼吸商增大,加重通气负担。每日每千克体重至少供给优质蛋白 1 g,对于高分解代谢和营养不良患者需补给 2.3 g/(kg·d)优质蛋白。经过合理、有效的营养支持,血清总蛋白和清蛋白含量升高,低蛋白血症得以纠正,机体的抵抗力和免疫力有所提高。对于老年呼吸衰竭患者给予有效的营养支持治疗可明显减少感染和呼吸衰竭的发生率,降低病死率,可使临床治疗达到事半功倍的效果。

（四）对症治疗

1.控制感染

上呼吸道和肺部感染是呼吸衰竭的常见诱因。非感染因素诱发的呼吸衰竭常很快发生感染,几乎所有的患者都应该使用抗生素。老年人的免疫功能低下,早期、有效地控制感染更为重要。在应用广谱强效抗生素的同时,应注意二重感染,反复检查患者的痰、尿、粪便。

2.解除支气管痉挛和保持呼吸道畅通

对合并气道高反应者,支气管解痉治疗是必要的。对无力咳嗽而痰黏稠的患者应积极排痰,方法包括拍击背部、雾化吸入、使用黏液稀化剂、间断鼻气管吸引等。

3.纠正酸碱失调和电解质紊乱

呼吸衰竭引起的酸碱失衡以呼吸性酸中毒最常见,主要依靠改善通气、促进二氧化碳排出来纠正。如果 pH 过低(pH<7.2),伴代谢性酸中毒,应当适当补碱。电解质紊乱往往与酸碱失衡相互影响,常见的电解质紊乱是低氯、低钾、高钾、低钠等。酸中毒时多为高钾,随着酸中毒的纠正则血钾减低。低钾、低氯时呈碱中毒。应根据病情变化及时调整。

4.并发症的处理

必须注意预防与缺氧相关的并发症。对应激性急性胃炎和溃疡可以通过给予硫糖铝、抗酸剂,或组胺 H_2 受体拮抗剂,或质子泵抑制剂来预防。如合并心衰,强心剂的用量宜小。对深静脉血栓和肺栓塞可以通过皮下给予肝素(3 000 U/12 h),或在肢体远端放置顺序加压装置来预防。

（隋希喆）

第三章　消化内科疾病

第一节　消化性溃疡

一、概述

消化性溃疡指胃肠道黏膜被自身消化而形成的溃疡,可发生于食管、胃、十二指肠、胃-空肠吻合口附近以及含有胃黏膜的美克氏憩室。胃、十二指肠球部溃疡最为常见,上腹痛或不适为主要症状,常具有慢性、周期性、节律性的特点,腹痛可被抑酸剂或抗酸剂缓解。活动期消化性溃疡一般为单个,也可为多个,呈圆形或卵圆形。大多数活动性溃疡直径小于 10 mm,边缘光整,底部由肉芽组织构成,覆以灰黄色渗出物,周围黏膜常有炎症水肿。溃疡深者可累及肌层甚至浆膜层,累及血管时可导致出血,侵及浆膜层时引起穿孔。愈合期溃疡,可见瘢痕。胃溃疡以胃角和胃窦小弯多发,多见于中老年,十二指肠溃疡多发于球部,多见于青壮年。

二、营养治疗

(一)营养治疗目标

改善患者的营养状况,减轻机械性及化学性刺激,缓解症状,促进溃疡愈合,预防并发症的发生。

(二)营养治疗原则

胃和十二指肠溃疡发生的部位和症状虽然不同,但饮食营养治疗原则基本一致。

1.产能营养素的供给

(1)糖类:富含糖类的食物既不抑制也不促进胃酸分泌,可作为能量的主要来源,但不宜过多食用精制糖。推荐食物有米粥、软米饭、面条、馒头、花卷、面包等。

(2)蛋白质:保证每天不低于 1 g/(kg·d)的供给量。宜选择易于消化的食品作为蛋白质来源,如豆制品、牛奶、鸡蛋、鱼、虾、瘦猪肉、嫩牛肉。

(3)脂肪:脂肪供能占总能量的 20%～25%。选用富含多不饱和脂肪酸的植物油烹调食物。

2.维生素和矿物质

水果、蔬菜含有丰富的维生素和矿物质,可以显著改善肠道内环境,增强胃肠道的屏障功能。

3.饮食禁忌

(1)避免暴饮暴食:吃得过饱使胃过度扩张,增加促胃液素分泌,从而使胃酸分泌增加;吃得过少不能充分中和胃酸,溃疡受到胃酸刺激会引起疼痛。

(2)避免食物的机械性和化学性刺激:含膳食纤维较多的粗糙食物不仅会损伤胃黏膜,还会对溃疡面造成损伤,因此尽量避免进食粗粮、韭菜、芹菜、竹笋、坚果等。引起化学性刺激的食物能够促进胃酸分泌,如含氮浸出物的肉汤、肉汁、咖啡、浓茶、汽水、酒、巧克力;刺激性调味品(如辣椒、料酒、胡椒、芥末)刺激胃酸分泌和刺激溃疡表面。过冷或过热的食物对胃黏膜血管、神经及溃疡也有刺激作用,应避免。要戒烟。

4.烹调原则

溃疡病患者的食物必须清淡、易于消化,关于烹调方式,可选蒸、煮、炖、汆、烩、焖等,不宜用煎、炸、爆炒、烟熏、醋熘、冷拌等方式加工食物。食品不宜过酸、过甜、过咸、过油。

5.规律进餐

定时定量,少食多餐,进餐时保持心情愉快,细嚼慢咽。

6.消化性溃疡合并出血的治疗

当溃疡出血量超过 60 mL 时,早期应禁食。出血症状得到控制后可以适当进食米汤、烂面条、面糊、藕粉、蛋花汤、软馒头、面包等,但食物不宜过热或过于粗糙。每日进餐 6～7 次,适当补充富含优质蛋白质的食物,如鱼、虾仁、瘦猪肉、嫩牛肉。对于长期出血导致缺铁性贫血者,应补充富含铁的食物。随着病情的恢复可以逐渐过渡到正常饮食。

（陈建波）

第二节　腹　泻

一、概述

腹泻(diarrhea)是指排便次数增多(多于 3 次/日),粪便量增加(多于 200 g/d),粪质稀薄(含水量多于 85%)。腹泻可分为急性和慢性两类,病史短于 3 周者为急性腹泻,超过 3 周或长期反复发作者为慢性腹泻,慢性腹泻是临床上多种疾病的常见症状。在病理状态下,进入结肠的液体量超过结肠的吸收能力,或结肠的吸收容量减少时便产生腹泻。根据腹泻的发病机制,分为渗透性腹泻、分泌性腹泻、渗出性腹泻和动力异常性腹泻。不少腹泻并非由单一机制引起。急性腹泻常见的原因包括食物中毒、肠道感染及药物不良反应等。慢性腹泻的原因包括胃部疾病、肠道感染和非感染性疾病、肠道肿瘤、肝病、甲状腺功能亢进等全身疾病。

二、营养治疗

(一)营养治疗目标

改善腹泻症状,恢复肠道吸收功能,纠正电解质紊乱。

(二)营养治疗原则

1.急性腹泻的营养治疗

(1)症状较重者:短期禁食,使肠道得到充分休息,可以通过肠外营养提供人体所需营养物质,同时注意调整体液、电解质平衡。

(2)症状较轻者:选择清淡的流质饮食,如米汤、面汤、果汁。不宜选择牛奶这类易产气且会加重乳糖不耐受者腹泻的流质饮食,肉汤因不易消化也不被推荐。

(3)症状缓解后:排便次数减少及症状缓解后进食清淡、低脂、少渣的半流质饮食,如米粥、面条、藕粉。

（4）腹泻停止：这一时期可选择半流质饮食或软食，如面条、馒头、米饭、肉末等，也可将不同种食物制成糊状以增加食物的品种和营养，并保持少食多餐的饮食习惯。同时限制富含膳食纤维的蔬菜、水果，逐步过渡到普食。

（5）补充维生素及矿物质：腹泻导致体液大量流失，造成维生素和矿物质相对或绝对不足。可以选择新鲜果汁及菜汤作为补充剂。

（6）饮食禁忌：禁食富含纤维、高糖、高蛋白、高油脂、引起胀气及不易消化的食物，忌酒和辛辣、寒凉食物。

2.慢性腹泻的营养治疗

（1）低脂少渣饮食：限制脂肪的摄入量，避免因脂肪摄入过多而加重胃肠负担。尽量选择蒸、煮、汆等烹调方式。注意少渣，避免粗糙食物对肠道的刺激而加重腹泻症状。尽量少吃或不吃水果和蔬菜，但可以通过榨汁的方式摄入这类食物中的营养成分。应该选择米粥、烂面条、烂米饭等易消化且能够养护胃肠道的主食。

（2）高蛋白、高能量：慢性腹泻病程较长且间断发生，严重影响患者的消化功能和营养状况，因此应该通过饮食补充能量和蛋白质，以改善患者的整体营养状况。补充蛋白质应循序渐进，避免过量补充而加重消化不良和腹泻症状。可控制蛋白质为 100 g/d 左右。尽量选择瘦肉、鸡、鱼、虾等易于消化的食物作为蛋白质来源，并且选择清淡的烹调方式。能量供给为 10.46～12.55 kJ/d(2 500～3 000 kcal/d)。

（3）补充矿物质和维生素：长期慢性腹泻者应注意补充谷氨酰胺。谷氨酰胺是生长迅速的肠黏膜细胞所特需的氨基酸，与肠黏膜免疫功能、蛋白质合成有关。对弥散性肠黏膜受损者，谷氨酰胺是黏膜修复的重要营养物质，在补充氨基酸时应补充谷氨酰胺。

（4）益生菌：肠道微生态失衡可能是腹泻的诱发因素，也可以是后果。近年来较多证据表明，由肠道益生菌组成的特殊活性微生物制剂可以治疗腹泻。

（5）饮食禁忌：忌食富含纤维、生冷、辛辣、油腻的食物，如芹菜、韭菜、辣椒、大蒜、腌肉。

（6）治疗原发病：乳糖不耐受症和麦胶性肠病患者需分别剔除食物中的乳糖或麦胶类成分。高渗性腹泻患者应停食高渗的食物或药物。分泌性腹泻易致严重脱水和电解质丢失，除消除病因之外，还应积极通过口服和静脉滴注的方式补充盐类和葡萄糖溶液，纠正脱水。

（陈建波）

第三节　便　秘

一、概述

便秘是指排便困难或费力，排便不畅，排便次数减少，粪便干硬、量少。按病程或起病方式可分为急性和慢性便秘，一般认为便秘时间大于 12 周为慢性便秘。便秘的常见病因包括功能性疾病、器质性疾病、药物因素等。患者排便后常仍有粪便未排尽感，可有下腹胀痛、食欲减退、疲乏无力、头晕、烦躁、焦虑、失眠等症状。部分患者可因用力排坚硬粪块而伴肛门疼痛、肛裂、痔疮和肛乳头炎。常可在左下腹乙状结肠部位触及条索状物。

二、营养治疗

（一）营养治疗目标

恢复正常排便功能,改善营养状况及肠道功能,降低便秘对机体的危害。

（二）营养治疗原则

对于一般性便秘而言,饮食治疗是最基本的治疗方法。建立良好的饮食和排便习惯、多喝水、多运动有助于改善便秘。应根据便秘的不同类型制定合适的饮食治疗方案。

1.痉挛性便秘

(1)低渣饮食:由低渣半流质饮食过渡到低渣软饭,并进食水果、蔬菜。

(2)适当增加脂肪的摄入:脂肪可润滑肠道、促进肠蠕动,使粪便顺利排出。

(3)多饮水:以保持肠道内粪便湿润,易于排出,可以饮用温蜂蜜水或淡盐水。

(4)禁食刺激性食物:如禁食辛辣食物。

2.迟缓性便秘

(1)摄入富含膳食纤维的食物。膳食纤维本身不被吸收,具有亲水性,能吸收肠腔水分,增加粪便容量,刺激结肠蠕动,增强排便能力。富含膳食纤维的食物有麦麸、新鲜蔬菜、带皮水果等。推荐每日摄入膳食纤维 25～35 g。益生菌能改善慢性便秘的症状。

(2)多吃富含 B 族维生素的食物不仅可以促进消化液分泌,还有促进肠道蠕动的作用。富含 B 族维生素的食物如粗杂粮、肉类及动物内脏、新鲜蔬菜、豆类及其制品。

(3)多饮水,保持肠道水分充足,保持大便湿润,有利于将大便排出体外。每日饮水1.5～2 L。

(4)适当增加脂肪的摄入,具有润肠通便的作用,脂肪分解所产脂肪酸还有刺激肠蠕动的作用。脂肪来源为植物油及花生、核桃、芝麻、松子等富含脂肪的坚果。

(5)增加产气食物的摄入量,这类食物如萝卜、洋葱、蒜苗、土豆、大豆及其制品。

(6)禁饮烈酒,禁食辛辣食物,少吃精细、少渣的食物。

3.梗阻性便秘

若器质性病变引起梗阻性便秘,应消除梗阻的病因,如肠道肿瘤。不完全梗阻时宜减少食物残渣,以清流食为主。

（陈建波）

第四节　肝　炎

一、概述

肝脏是人体最大的腺体,是机体代谢的主要器官,有合成、贮存、分解、排泄、解毒和分泌等多种功能。肝炎是指各种原因引起的,以肝实质细胞变性坏死为主要病变的肝功能损害。主要症状及临床表现是乏力、食欲减退、厌油腻、肝区不适、腹胀等。根据病程长短可分为急性肝炎和慢性肝炎,根据发病原因又可分为病毒性肝炎、酒精性肝炎、药物性肝炎、自身免疫性肝炎、代谢障碍引起的肝炎以及原因不明的肝炎等。

肝炎可导致一系列营养代谢紊乱的发生,具体如下。

1.对蛋白质代谢的影响

炎症导致大量肝细胞坏死或水肿,肝脏合成蛋白质的能力下降,血浆清蛋白合成减少,导致低清蛋白血症;肝脏鸟氨酸循环受影响,尿素合成能力下降,严重时可导致血氨水平升高。

2.对脂肪代谢的影响

有慢性肝病时内源性胆固醇合成减少,其在血浆中半衰期缩短,酯化作用减弱,血浆胆固醇浓度降低,胆固醇酯含量减少。三酰甘油的转化时间延长,而出现三酰甘油增多。

3.对糖代谢的影响

慢性肝病患者多有糖耐量异常。有肝炎时肝糖原合成减少,加上患者的食欲减退,进食减少,处于饥饿状态,容易出现低血糖。肝脏利用乳酸合成糖原的能力减退,容易引起体内乳酸堆积,患者感到四肢酸痛。

4.对维生素代谢的影响

多种维生素储存于肝脏,直接参与肝内代谢。在病毒性肝炎急性期,可以出现高维生素血症,但在1~2周恢复正常。慢性肝病患者的水溶性和脂溶性维生素异常很常见。非酒精性肝硬化的患者由于吸收不良容易出现脂溶性维生素缺乏。

二、急性病毒性肝炎

(一)概述

急性病毒性肝炎是一种肝脏的广泛炎症。它是由多种肝炎病毒引起的传染病,传染性强,传播途径复杂,流行面广,在我国发病率高。急性肝炎影响患者的营养代谢。

(二)营养治疗

1.营养治疗的目标

减轻肝脏负担,减少肝细胞损害,促进肝细胞再生,保护肝功能。

2.急性期营养的治疗原则

(1)早期常有厌食、食欲缺乏,消化、吸收障碍,此时不宜过分强调高蛋白饮食。应给予易消化、低脂饮食。如进食量过少,无法满足机体60%的营养需要,可给予静脉营养。

(2)蛋白质的摄入量为40~50 g/d,脂肪的摄入量为25~30 g/d。

(3)饮食安排:少食多餐,清淡,易消化,干稀搭配。适当增加食物中的绿叶蔬菜。禁止食用刺激性食物和调味品。

3.缓解期营养的治疗原则

(1)高蛋白、高维生素软食:①一般卧床患者所需能量为84~105 kJ/(kg·d),轻度、中度活动者分别需要126~146 kJ/(kg·d)、146~188 kJ/(kg·d)。②蛋白质:摄入量为1.5~2.0 g/(kg·d)效果较好。由于患肝病时,肝脏的解毒能力下降,过多的蛋白质会加重肝细胞的负担。宜选用优质蛋白质,如奶制品、鱼、瘦肉、豆制品。混用动物蛋白、植物蛋白,可充分发挥其互补作用。如有并发症,应对蛋白质的摄入量做出相应的调整。③脂肪提供的能量占总能量25%。④糖类提供的能量占总能量的60%~65%。⑤维生素:肝病影响脂溶性、水溶性维生素的吸收和利用,应及时补充维生素。

（2）饮食安排：①少食多餐，清淡，易消化，干稀搭配；②适当增加绿叶蔬菜、水果的摄入；③禁止食用油炸食物、刺激性食物和调味品、霉变食品；④禁烟、酒；⑤慎用药物，因为许多药物需要肝内代谢；⑥腹胀时，少食牛奶、豆浆及其他产气食物，以免影响患者的食欲，导致摄食量减少。

三、慢性肝炎

（一）概述

慢性肝炎是指病程超过半年的肝内弥散性炎症性疾病。慢性肝炎患者的肝组织常出现肝细胞变形、坏死、炎症反应、汇管区炎症以及纤维组织增生等基该病变。慢性肝炎可由不同原因引起。

慢性肝炎的临床症状通常无特异性、间断发生且较温和。常见症状包括疲劳、睡眠障碍、注意力不集中以及右上腹的轻微疼痛。重者可引起黄疸、肌肉消耗、茶色尿、腹腔积液、水肿、肝性脑病、消化道出血、脾大、肝掌和蜘蛛痣等。

（二）营养治疗

1. 营养治疗的目的

减轻肝脏负担，促进肝脏组织再生，防止肝脏发生永久性、弥散性病变，促进肝功能恢复。

2. 营养治疗的原则

慢性肝炎或肝炎康复期的患者饮食基本是平衡膳食，具体要求如下。

（1）能量：若无发热等并发症，一般成人每天的能量摄入量以 8.37～10.46 MJ（2 000～2 500 kcal）为宜，肥胖者应适当限制能量的摄入量。

（2）蛋白质：蛋白质的摄入量按 1.5～1.8 g/(kg·d) 供给，占总能量的 15%～16%。可选用优质蛋白质，如大豆及其制品、牛奶、瘦肉、鸡、鱼、蛋。

（3）脂肪：每日脂肪提供的能量占总能量的 20% 左右。应选择富含必需脂肪酸的花生油、豆油等植物油，必需脂肪酸有利于肝组织的修复。

（4）糖类：全日供给糖类 300～400 g，最好由主食或者副食中的天然糖类提供。

（5）维生素：重症和慢性肝炎患者常有不同程度的维生素缺乏，增加维生素的供给量，有利于肝细胞的修复，增强解毒功能，提高机体的免疫力。在摄入量不足的情况下，适量补充维生素是有益的。

患者应多食绿叶蔬菜、番茄、胡萝卜、豆类、动物肝脏、乳类和水果，以为机体供给丰富的维生素和矿物质。

（6）饮食安排如下。

急性发作期选择清淡、易消化的半流质饮食、软饭，恢复期可选择普食。

少食多餐，肝炎患者每日可进食 4～5 餐。食物供给要做到量少、质精，以减轻肝脏的负担。

严禁暴饮暴食及饮酒。酒类为纯能量饮料，不含任何营养素，且主要经肝脏代谢，饮酒可加重肝脏的负担。对一些辛辣或有强烈刺激性的调味品不用或慎用。禁食产气、煎炸食品。

（陈建波）

第五节　脂肪性肝病

一、概述

脂肪性肝病是以肝细胞脂肪过度贮积和脂肪变性为特征的临床病理综合征。临床上根据有无长期过量饮酒将该病分为非酒精性脂肪性肝病和酒精性脂肪性肝病。脂肪性肝病的发病与饮食密切相关,例如,长期高脂饮食引起肥胖和高脂血症;营养不良导致蛋白质缺乏,不能合成足够的转运三酰甘油的载脂蛋白;禁食、过分节食或其他快速减肥方法导致脂肪短期内大量分解,以至于超过肝脏的负荷能力。此外,药物及结核、病毒性肝炎、肝豆状核变性等疾病也是导致脂肪性肝病的常见原因。

二、营养治疗

(一)营养治疗目标

缓解相关症状,控制病情发展,改善营养状况,促进脂肪性肝病转归,促进肝功能恢复。

(二)营养治疗原则

(1)根据病因给予合理的治疗措施。例如,对于营养过剩或肥胖导致脂肪性肝病患者应严格控制饮食,并结合运动促进康复;营养不良患者注意补充营养,尤其是增加蛋白质和维生素的供给,增强肝脏对脂代谢的调节能力;糖尿病患者积极治疗胰岛素抵抗、控制血糖,有助于改善高血脂状态;长期大量饮酒者应戒酒。病因治疗有助于从根源上改善和延缓脂肪性肝病的进程。

(2)控制能量摄入,能量的摄入量为 $84\sim105$ kJ/(kg·d)。

(3)控制糖类的摄入量。过量的糖类在体内会转化为脂肪,导致肥胖和加重病情。对甜食和精制糖(甜点、蛋糕、蜂蜜、蔗糖、果汁等)更应限制。应以粗杂粮作为糖类的主要来源,选择燕麦、小米、莜麦、玉米、杂豆等。

(4)选择高蛋白质饮食,蛋白质的摄入量为 $1.2\sim1.5$ g/(kg·d)。蛋白质中的甲硫氨酸、胱氨酸、色氨酸、苏氨酸及赖氨酸等有抗脂肪性肝病的作用。

(5)限制脂肪和胆固醇:严格限制动物脂肪和胆固醇的摄入量,如肥肉和动物内脏。脂肪供给量不超过 40 g/d。

(6)供给充足的维生素、矿物质和膳食纤维。

(7)可选用蒸、煮、炖、氽、烩、焖等烹调方式,不宜用煎、炸、爆炒、烟熏等方法加工食物。食品不宜过甜、过咸、过油,以免加重肝内脂肪沉淀。

(8)避免刺激性食物和调味品,如辣椒、胡椒、大蒜、姜、洋葱。少吃煎炸食品及动物脂肪和内脏,少喝富含氮浸出物的鱼汤、肉汤、鸡汤等汤类。避免暴饮暴食、过饥或过饱的不良饮食习惯。

(陈建波)

第六节 肝炎肝硬化

肝炎肝硬化是一种常见的由不同肝炎病毒引起的肝脏慢性、进行性、弥漫性病变。该病在肝细胞广泛变性和坏死的基础上产生肝脏纤维组织弥漫性增生,并形成再生结节和假小叶,导致正常肝小叶结构和血管解剖的破坏。病变逐渐进展,晚期出现肝功能衰竭、门静脉高压和多种并发症。

它是严重和不可逆的肝脏疾病,我国城市 50～60 岁男性组肝硬化的年病死率为112/10 万。

一、肝硬化的病理形态

(1)小结节性肝硬化的特征是结节大小相等,直径＜3 mm,结节失去正常肝小叶结构,周围被纤维包围。纤维间隔较窄、均匀。

(2)大结节性肝硬化的结节大小不一,直径＞3 mm,也可达数厘米,纤维间隔粗细不等,一般较宽。大结节内可包含正常肝小叶。

(3)大小结节混合性肝硬化为上述两项的混合。

二、诊断

(一)病史

患者有肝炎史、饮酒史、服药史、输血史及家族遗传性疾病史。

(二)临床表现

1.代偿期肝硬化

临床表现为低热、乏力、恶心、体重减轻、白细胞及血小板低下。

2.失代偿期肝硬化

(1)一般症状包括食欲减退、乏力和体重减轻。

(2)腹腔积液:患者主诉腹胀,5％～10％有腹腔积液的患者可出现肝性胸腔积液。

(3)黄疸:巩膜皮肤黄染,尿色深,有胆红素尿,这是严重肝功能不全的表现。

(4)发热:常为持续性低热,38 ℃～38.5 ℃。

(5)有贫血与出血倾向。

(6)女性化和性功能减退。

(7)腹部检查:腹壁静脉和胸壁静脉显露及怒张,肝脏早期肿大,晚期缩小、坚硬,表面呈结节状,一般无压痛。

(三)实验室检查

1.血常规

初期血常规多正常,以后可有轻重不等的贫血。有感染时白细胞水平升高,但因合并脾功能亢进,需要与自身过去的白细胞水平相比较。脾功能亢进时白细胞、红细胞和血小板计数减少。

2.尿常规

有黄疸时可出现胆红素,并有尿胆原含量增加,尿钠含量降低,尿钠含量与尿钾含量的比值小于1。

3.肝功能试验

代偿期肝功能试验大多正常或仅有轻度的酶学异常,失代偿期肝功能试验发生普遍的异常,并且其异常程度往往与肝脏储备功能的减退程度相关。

(1)血清酶学:转氨酶含量升高与肝脏炎症、坏死相关。一般为轻度至中度升高,以丙氨酸转氨酶(alanine aminotransferase,ALT)含量升高较明显,肝细胞严重坏死时则天冬氨酸转氨酶(aspartate aminotransferase,AST)的含量升高更明显。酒精性肝硬化时 AST 的含量与ALT 的含量之比大于 2.0(正常值为0.6),γ-谷氨酰转肽酶(gamma glutamy transpeptidase,GGT)及碱性磷酸酶(alkaline phosphatase,ALP)的含量也可有轻至中度升高。

(2)血清白蛋白含量下降,球蛋白含量升高,血清白蛋白与球蛋白含量的比值倒置,血清蛋白电泳显示以 γ-球蛋白增多为主。

(3)凝血酶原时间不同程度地延长,且不能用注射维生素 K 来纠正。

(4)胆红素代谢肝储备功能明显下降时出现总胆红素的含量升高,结合胆红素及非结合胆红素的含量均升高,仍以结合胆红素的含量升高为主。

(5)其他:①反映肝纤维化的血清学指标包括Ⅲ型前胶原氨基末端肽(PⅢP)、Ⅳ型胶原、透明质酸、层粘连蛋白等,上述指标升高及其程度可反映肝纤维化的存在及其程度,但要注意这些指标会受肝脏炎症、坏死等因素的影响;②失代偿期可见总胆固醇特别是胆固醇酯含量下降;③定量肝功能试验包括吲哚菁绿(ICG)清除试验、利多卡因代谢产物(MEGX)生成试验,可定量评价肝储备功能,主要用于对手术风险的评估。

4.血清免疫学检查

(1)乙型、丙型、丁型病毒性肝炎血清标记物有助于分析肝硬化的病因。

(2)甲胎蛋白(alpha fetoprotein,AFP)的含量明显升高提示合并原发性肝细胞癌。但注意肝细胞严重坏死时 AFP 的含量亦可升高,但往往伴有转氨酶的含量明显升高,且随转氨酶的含量下降而下降。

(3)血清自身抗体测定自身免疫性肝炎引起的肝硬化可检出相应的自身抗体。

5.影像学检查

(1)X 线检查食管静脉曲张时行食管吞钡 X 线检查,显示虫蚀样或蚯蚓状充盈缺损,纵行黏膜皱襞增宽,胃底静脉曲张时做胃肠钡餐检查,可见菊花瓣样充盈缺损。

(2)腹部超声检查 B 超可提示肝硬化,但不能作为确诊依据,而且约 1/3 的肝硬化患者的超声检查无异常发现。B 超常显示肝脏表面不光滑,肝叶比例失调(右叶萎缩、左叶及尾叶增大),肝实质回声不均匀以及脾大、门静脉扩张等提示门静脉高压的超声图像,还能检出体检难以检出的少量腹腔积液。

B 超可检出原发性肝癌,是肝硬化是否合并原发性肝癌的重要初筛检查。多普勒检查可间接了解门静脉血流动力学情况。

(3)CT 和 MRI:CT 对肝硬化的诊断价值与 B 超相似,但对肝硬化合并原发性肝癌的诊断价值则高于 B 超。

6.内镜检查

内镜检查可确定有无食管胃底静脉曲张,阳性率较钡餐 X 线检查高,可了解静脉曲张的程度,并对其出血的风险性进行评估。食管胃底静脉曲张是诊断门静脉高压的最可靠指标。

在并发上消化道出血时,急诊胃镜检查可判明出血部位和病因,并进行止血治疗。

7.肝穿刺活组织检查

肝穿刺活组织检查具有确诊价值,尤适用于代偿期肝硬化的早期诊断、肝硬化结节与小肝癌的鉴别。

8.腹腔镜检查

腹腔镜检查能直接观察肝、脾等腹腔脏器及组织,并可在直视下取活检样本,对诊断有困难者有价值。

9.腹腔积液检查

新近出现腹腔积液者、原有腹腔积液迅速增加而原因未明者及疑似合并自发性腹膜炎者应做腹腔穿刺检查,抽腹腔积液做常规检查、腺苷脱氨酶测定、细菌培养及细胞学检查。为提高培养的阳性率,腹腔积液培养应在床边进行,使用血培养瓶,分别做需氧菌培养和厌氧菌培养。无合并自发性腹膜炎的肝硬化腹腔积液为漏出液,血清-腹腔积液白蛋白梯度(SAAG)＞11 g/L;合并自发性腹膜炎时则为渗出液或中间型,腹腔积液白细胞及中性粒细胞增多,细菌培养呈阳性。腹腔积液呈血性,应高度怀疑癌变,细胞学检查有助于诊断。

10.门静脉压力测定

经颈静脉插管测定肝静脉楔入压与游离压,二者之差为肝静脉压力梯度(HVPG),反映门静脉压力。正常时其多小于 0.7 kPa(5 mmHg),大于 1.37 kPa(10 mmHg)则为门脉高压症。

三、治疗

肝硬化的治疗应该是综合性的。首先针对病因进行治疗,例如,对代偿期乙型及丙型肝炎肝硬化者进行抗病毒治疗,酒精性肝硬化者必须戒酒,晚期则主要针对并发症治疗。

(一)一般治疗

1.休息

在肝硬化代偿期应动静结合,可参加轻体力活动,但均以不引起疲乏为原则。肝功能明显异常,合并有肝硬化并发症时,则应以卧床休息为主。

2.饮食

以高热量、高蛋白质、维生素丰富而易消化的食物为宜。严禁饮酒。对脂肪尤其是动物脂肪不宜摄入过多。如肝功能显著减退或有肝性脑病先兆,应严格限制富含蛋白质的食物。有腹腔积液者应选择少钠盐或无钠盐饮食。有食管胃底静脉曲张者应避免进食坚硬、粗糙的食物。

(二)药物治疗

1.抗纤维化药物

(1)秋水仙碱:剂量为 1 mg/d,每周服 5 d,主要用于血吸虫病引起者。

(2)肾上腺皮质激素:仅用于自身免疫性慢性肝炎。

(3)中药:如丹参、桃仁提取物、虫草菌丝以及丹参、黄芪的复方制剂,用于早期肝硬化治疗。

(4)γ-干扰素:有抗纤维化作用。

2.保护肝细胞药物

保护肝细胞药物用于有转氨酶及胆红素升高的肝硬化患者。

(1)熊去氧胆酸:口服,每次 250 mg,每天 2 次,用 1～3 月,用于原发性胆汁性肝硬化。

(2)甘草酸:宜用于早期肝硬化患者。

(3)还原型谷胱甘肽:把 0.6～1.2 g 该药加入注射液中静脉滴注 2～4 周,或肌内注射0.6 g/d。

3.维生素类

B 族维生素有防止脂肪肝和保护肝细胞的作用。常用者有酵母片、复合维生素 B 制剂等。维生素 C 每次 0.2 g,每日 3 次。慢性营养不良者可适当补充维生素 B₁₂ 和叶酸。有凝血障碍者可注射维生素 K。维生素 E 有抗氧化和保护肝细胞的作用,用于酒精性肝硬化患者的治疗。

(三)腹腔积液的处理

1.腹腔积液的一般治疗

(1)消除诱因。诱因有过量摄入钠盐、并发感染、肝病加重、门静脉栓塞、并发原发性肝癌等。

(2)控制水和钠盐的摄入量。钠的摄入量限制在 88 mmol/d,水的摄入应限制在 1 L/d。如有稀释性低钠血症(血钠水平<120 mmol/L),应限制水的摄入量为 300～500 mL/d。对低钠饮食和限制入水量 4 d 后,体重减轻小于 1 kg 者给予利尿剂治疗。

(3)利尿剂的使用应从小剂量开始,以最小剂量每天减轻体重300～500 g(无水肿者)或800～1000 g(有下肢水肿者)。首选醛固酮拮抗剂——螺内酯,开始时剂量为100 mg/d,根据利尿反应每 3～5 d 增加 100 mg,直到最大剂量 400 mg/d。常与襻利尿剂(呋塞米)合用,起始剂量为 40 mg/d,可增加到 160 mg/d。利尿剂的不良反应有水和电解质紊乱、肾衰、肝性脑病、男性乳房发育等。如出现肝性脑病、低钠血症(血钠水平<120 mmol/L),肌酐水平>120 mmol/L,应停用利尿剂。

(4)对于低蛋白血症患者提高血浆胶体渗透压,每周定期输注白蛋白、血浆可提高血浆胶体渗透压,促进腹腔积液消退。

2.顽固性腹腔积液的治疗

(1)如果无肝性脑病,无上消化道出血、感染,或属于 ChildA 级、Child B 级,或凝血酶原时间>40 s,血小板计数>40×10⁹/L,可于 1～2 h 内抽排腹腔积液 4～6 L,同时补充白蛋白 6～8 g/L腹腔积液,一次排放后仍有腹腔积液可重复进行。使用该方法,腹腔积液的消除率达到 96.5%,消除后用螺内酯维持治疗,腹腔积液再出现率明显下降。

(2)使用自身腹腔积液浓缩回输术。

(3)使用腹腔-颈内静脉分流术。

(4)使用胸导管颈内静脉吻合术。

(5)使用经颈静脉肝内门体分流术(TIPS)。

(6)肝移植。

(四)食管胃底静脉破裂出血的处理

食管胃底静脉破裂出血是肝硬化的一种严重并发症和主要死亡原因,应积极抢救。

(1)让患者卧床休息、禁食,密切观察血压及脉率。可对烦躁不安者给以异丙嗪或地西泮。禁用吗啡或盐酸哌替啶。

(2)大量出血,应立即输入右旋糖酐或新鲜血,纠正低血容量。

(3)急性出血的药物治疗如下。

应用血管升压素:国内常用垂体后叶素,有效剂量为 0.4 U/min,持续静脉滴注,通过收缩内脏小动脉平滑肌降低门静脉血流量,从而降低压力。由于其可引起体循环血管收缩,有 2/3 的患者出现包括心肌缺血在内的并发症,如合并使用硝酸甘油则可减少不良反应。

应用生长抑素及其类似物——奥曲肽:生长抑素首剂 250 μg,静脉推注后,将 3 mg 加入注射液中,以250 μg/h连续静脉滴注。奥曲肽是人工合成的八肽,半衰期长,静脉推注100 μg,静脉滴注 25～50 μg/h,不良反应少。应用巴曲酶、酚磺乙胺、维生素 K 等药物。抑制胃酸用奥美拉唑、泮托拉唑,剂量为 20～40 mg,静脉推注或静脉滴注。巴曲酶 1 KU、去甲肾上腺素 8 mg、云南白药 3～5 粒,加入牛奶或米糊中口服,每次50 mL,每 4～6 h 一次,连服 3～5 次。

(4)三腔管填塞压迫后应于 6～12 h 内进行内镜下治疗,压迫时间不能超过 24 h。

(5)内镜下治疗包括内镜下曲张静脉圈套术(endoscopic varix ligation,EVL)和硬化剂注射疗法。

(6)使用经皮经肝栓塞术。

(7)使用经颈静脉肝内门腔静脉分流术。

(8)进行外科手术。

(9)预防再出血首选的治疗是非手术性的,包括内镜治疗和药物治疗。内镜治疗首选套扎,对套扎后出现的较小的曲张静脉可注射硬化剂。

药物疗效可能比内镜下套扎差。常用药物为普萘洛尔,用法:从 10 mg/d 开始,逐日加 10 mg,直至静息时心率下降到基础心率的 75%,作为维持剂量,长期服用该药,并根据心率调整剂量。增加普萘洛尔的剂量,直到符合下列三点中的一点:①肝静脉压力梯度(hepatic venous pressure gradient,HVPG)下降为基线的 25% 以上;②HVPG 下降到低于 1.6 kPa(12 mmHg);③脉率低于 55 次/分。另外可联用扩血管药物,如5-单硝酸异山梨醇。

(五)肝肾综合征的处理

治疗原则是增加动脉有效血容量和门静脉压力,在积极改善肝功能的前提下,可采取以下措施:①早期预防和消除诱发肝肾衰竭的因素,如感染、出血、电解质紊乱、利尿;②避免使用损害肾功能的药物;③输注右旋糖酐、血浆、白蛋白等以提高血容量,改善肾血流量,在扩容的基础上,应用利尿剂;④浓缩腹腔积液,静脉回输;⑤使用血管活性药物,如特利加压素、前列腺素 E;⑥肝移植。

(六)肝移植

不同病因的肝硬化末期患者均可考虑进行肝移植。

(李小林)

第七节 酒精性肝病

酒精性肝病(alcoholic liver disease,ALD)是长期大量饮酒导致的中毒性肝损害,包括酒精性脂肪肝、酒精性肝炎、酒精性肝纤维化及肝硬化。ALD 是西方发达国家肝硬化的主要病因(占 80%～90%),也是青壮年死亡的主要原因。在我国,ALD 有日趋增多的趋势,目前居肝硬化病因的第二位,仅次于病毒性肝炎。

一、临床表现

1.酒精性脂肪肝

一般情况良好,常仅有肝脏肿大,可有轻度肝功能异常;严重者出现黄疸,肝区疼痛;极少数患者有肝功能失代偿、门脉高压的表现;少数患者可因脂肪栓塞而突然死亡。

2.酒精性肝炎

临床表现差异大,轻重常与组织学改变程度相一致,轻者无症状,重者死于并发症。常有发热、全身不适、食欲缺乏、恶心呕吐、体重减轻等非特异表现;体征以肝大(右叶为主)伴压痛最常见,常伴黄疸,1/3患者有脾大,部分患者腮腺肿大。并发症有消化道出血、营养不良、末梢神经炎、韦尼克脑病等,易继发感染。

3.酒精性肝硬化

常较隐匿,男多于女,多在40~50岁出现,表现与一般肝硬化相似,可以门脉高压为主要表现,但脾大不如肝炎肝硬化常见。此外还可出现肝外器官酒精中毒损害,如韦尼克脑病、胃炎、肾病、胰腺炎、生育障碍。

二、诊断和鉴别诊断

(一)酒精性肝病临床诊断标准

(1)患者有长期饮酒史,一般超过5年,折合乙醇量≥40 g/d,女性的折合乙醇量≥20 g/d;或2周内有大量饮酒史(>80 g/d)。乙醇量换算公式为乙醇量(g)=饮酒量(mL)×酒精含量(%)×0.8(乙醇比重)。

(2)禁酒后血清ALT、AST、GGT的含量明显下降,4周内基本恢复正常,即不超过正常上限值的2倍。肿大的肝脏1周内明显缩小,4周基本恢复正常。

(3)诊断时应注意是否合并乙肝病毒或丙肝病毒感染,排除代谢异常和药物等引起的肝损伤。对未能符合上述条件者,应取得组织学诊断证据。下列项目可供诊断参考:AST的含量与ALT的含量之比大于2,血清糖缺陷转铁蛋白增多,平均红细胞容量增大,酒精性肝细胞膜抗体阳性血清谷氨酸脱氢酶与鸟氨酸氨甲酰转移酶的含量之比大于0.6,以及早期CT测定肝体积增加,每平方米体表面积大于720 cm^2。应注意有遗传易感性等因素时,即使饮酒折合乙醇量小于40 g/d也会发生酒精性肝病。

(二)临床分型诊断

对符合酒精性肝病临床诊断标准者,其临床分型诊断如下。

1.轻型酒精性肝病

患者有长期饮酒史,但肝功能检查基本正常,肝组织学表现符合轻型酒精性肝病。

2.酒精性脂肪肝

影像学诊断(CT或B超)有脂肪肝特异性表现或经病理证实。

3.酒精性肝炎

未做活检,应符合下列诊断依据和附加项目中的3项或3项以上。

诊断依据如下。

(1)饮酒量增加可作为发病或恶化的诱因。

（2）AST 为主的血清转氨酶含量升高。

（3）血清胆红素含量升高（$>34.2\ \mu mol/L$）。

附加项目如下。

（1）腹痛。

（2）发热。

（3）外周血象白细胞增加。

（4）ALT 含量升高大于 2.0 ULN(ULN 为正常值的上限)。

（5）GGT 含量升高大于 2.0 ULN。

重型酒精性肝炎可合并肝性脑病和凝血酶原活动度降低（$<40\%$）等肝功能衰竭表现。

4.酒精性肝硬化

有肝硬化临床表现者,在诊断时应区分为代偿性和失代偿性。

三、治疗

酒精性肝病的治疗原则是清除肝脂肪浸润,治疗酒精性肝炎,防止或抑制肝纤维化的发生、发展。最主要的治疗措施是戒酒。加强支持治疗、对并发症和乙醇依赖的治疗。

（一）戒酒

戒酒过程中出现戒断症状时可减量应用安定类药物,患者躁狂时可静脉给予镇静剂。但需要有效的呼吸循环功能的支持。

（二）加强支持疗法

选择高热量、高蛋白、低脂肪饮食。但如有肝性脑病的表现或先兆,应限制高蛋白质饮食。饱和脂肪酸、中链脂肪酸甘油三酯易于氧化,可减少肝内脂肪蓄积。胆碱、甲硫氨酸有助于病情恢复。胃肠外补充 B 族维生素。酒精中毒伴低血糖者,应在糖负荷前给予维生素 B_1,以避免耗竭体内维生素 B_1 储备,诱发或加重韦尼克脑病。

（三）药物治疗

（1）类固醇激素:研究者一般认为激素对轻型、中型病例无效,但可改善重症酒精性肝炎患者的短期生存率,当合并严重脑病、高胆红素血症、凝血障碍、白细胞减少时可能从中受益。而并发消化道出血、急性感染、胰腺炎和未控制的糖尿病时禁用。

（2）S-腺苷-L-甲硫氨酸主要通过改善线粒体的损害减轻或纠正酒精性肝病的肝损伤。

（3）使用多不饱和卵磷脂。

（4）胰岛素和胰高糖素治疗。

（5）使用丙硫氧嘧啶。

（6）使用秋水仙碱。

（7）还原型谷胱甘肽、牛磺酸、维生素 A、维生素 E 等能减少氧化应激损害及脂质过氧化诱导的肝纤维化。中药如桃仁、丹参、当归、汉防己碱、枸杞子、何首乌,分别有改善肝脏微循环、防止肝细胞变性坏死、减少细胞外基质产生等作用,有助于肝纤维化的治疗。

（李小林）

第四章 心内科疾病

第一节 急性心力衰竭

急性心力衰竭是指由急性心脏病变引起心排出量显著,导致组织器官灌注不足和急性淤血综合征。急性右心衰竭肺源性心脏病少见,主要为大块肺梗死引起。临床上急性左心衰竭较为常见,是严重的急危重症,抢救是否及时、合理与预后密切相关。

一、病因

急性弥散性心肌损害引起心肌收缩无力,如急性心肌炎、广泛性心肌梗死。急性的机械性阻塞引起心脏压力负荷加重,排血受阻,如严重的瓣膜狭窄、心室流出道梗阻、心房内球瓣样血栓或黏液瘤嵌顿、动脉总干或大分支栓塞。急性心脏容量负荷加重,如外伤、急性心肌梗死或感染性心内膜炎引起的瓣膜损害,腱索断裂,心室乳头肌功能不全,间隔穿孔,主动脉窦动脉瘤破入心腔以及静脉输血或输入含钠液体过多或过快。急起的心室舒张受限,如急性大量心包积液或积血、快速的异位心率。严重的心律失常,如心室颤动(简称室颤),其他严重的室性心律失常、心室暂停、显著的心动过缓,使心脏暂停排血或心排血量显著减少。

二、临床表现

根据心脏排血功能减退的程度、速度和持续时间的不同以及代偿功能的差别有下列四种不同表现。

(1)昏厥发生数秒钟可有四肢抽搐、呼吸暂停、发绀等表现。发作大多短暂,发作后意识立即恢复。

(2)心脏排血功能低下导致心排出量不足而引起休克。临床上除一般休克的表现外,多伴有心功能不全、肺毛细血管楔压升高、颈静脉怒张等表现。

(3)急性肺水肿为左侧心力衰竭的主要表现。典型发作为突然、严重气急;呼吸可达30~40次/分,患者端坐呼吸,阵发咳嗽,面色灰白,口唇青紫,出大汗,常咳出大量粉红色泡沫样痰。

(4)心搏骤停为严重心力衰竭的表现。

三、诊断和鉴别诊断

根据典型症状和体征,诊断急性心力衰竭并不困难。应鉴别急性心力衰竭与其他原因(特别是血管功能不全)引起的昏厥、休克和肺水肿。昏厥时心律、心率无明显过缓、过速、不齐或暂停,又无引起急性心功能不全的心脏病基础,可排除心源性昏厥。心源性休克时静脉压和心室舒张末期压升高,与其他原因引起的休克不同。应鉴别肺水肿伴肺部哮鸣音与支气管哮喘,心尖部奔马律有利于肺水肿的诊断。其他原因可引起肺水肿,例如,化学或物理因素引起肺血管通透性改变(感染、低蛋白血症、过敏、吸入有毒气体、放射性肺炎、肺间质淋巴癌性浸润)或胸腔负压增高（胸腔穿刺放液过快或过多），支气管引流不畅（液体吸入支气管或咳嗽反射消失）。根据相应的病史和体征不难鉴别急性心力衰竭引起的肺水肿与其他原因引起的肺水肿，但心脏病患者可由非心源性原因引起肺水肿，而其他原因引起的肺水肿合并心源性肺水肿并不罕见。应全面考虑，做出判断。

四、治疗

首先根据病因给予相应的处理。

（一）心源性昏厥发作的治疗

大多数心源性昏厥较短暂，但有反复发作的可能，治疗应包括预防发作。昏厥发生于心脏排血受阻者，经卧位或胸膝位休息、保暖和给氧后，常可缓解。对于房室瓣口被血栓或肿瘤阻塞者，发作时改变体位可能使阻塞减轻或发作中止。对于严重心律失常引起者，应迅速控制心律失常。彻底治疗的关键在于消除病因，如手术解除流出道梗阻、切除血栓或肿瘤、控制心律失常的发作。

（二）急性肺水肿的治疗

1. 治疗原则

①降低左房压和/或左室充盈压；②增加左室搏出量；③减少循环血量；④减少肺泡内液体渗入，保证气体交换。

2. 具体措施

(1)使患者取坐位或半卧位，两腿下垂，使下肢静脉回流减少。

(2)给氧：面罩给氧较鼻导管给氧效果好。

(3)镇静：静脉注射 3～5 mg 吗啡，可迅速扩张体静脉，减少静脉回心血量，降低左房压。

(4)舌下含服或静脉滴注硝酸甘油可迅速降低肺毛细血管楔压或左房压，缓解症状的效果很显著，但有引起低血压的可能。确定收缩压高于 13.3 kPa(100 mmHg)后，舌下含服0.3 mg 硝酸甘油，5 min 后复查血压，再给 0.3～0.6 mg，5 min 后再次测血压。如收缩压降低至 12.0 kPa(90 mmHg)或以下，应停止给药。静脉滴注硝酸甘油的起始剂量为 10 μg/min，在监测血压的情况下，每 5 min 增加 5～10 μg，直至症状缓解或收缩压下降至 12.0 kPa (90 mmHg)以下。继续以有效剂量维持静脉滴注，病情稳定后逐步减量至停用，突然中止静脉滴注可能引起症状反跳。

(5)静脉注射呋塞米 40 mg 或依他尼酸钠 50 mg(以 50% 的葡萄糖溶液稀释)，前者在利尿作用开始前即可通过扩张静脉系统降低左房压，减轻呼吸困难症状。给药后15～30 min 尿量开始下降。对血压偏低的患者，尤其是急性心肌梗死或主动脉狭窄引起的肺水肿患者应慎用，以免引起低血压或休克。

3. 其他辅助治疗

(1)静脉注射氨茶碱 0.25 g(用 40 mL 50% 的葡萄糖溶液稀释，15～20 min 注射完)可解除支气管痉挛，减轻呼吸困难。还可能增强心肌收缩，扩张周围血管，降低肺动脉压和左房压。

(2)洋地黄制剂对室上性快速心律失常引起的肺水肿有显著疗效。洋地黄减慢房室传导，使心室率减慢，从而改善左心室充盈，降低左房压。静脉注射毛花苷 C 或地高辛，对 1 周未用过地高辛者首次应给予毛花苷 C 0.6 mg，地高辛 0.5～0.75 mg；对 1 周内用过地高辛者宜从小剂量开始。

（3）对高血压性心脏病引起的肺水肿，静脉滴注硝普钠，可迅速有效地减轻心脏前后负荷，降低血压。用法为从 $15\sim20$ $\mu g/min$ 开始，每 5 min 增加 $5\sim10$ μg，直至症状缓解，或收缩压降低到 13.3 kPa(100 mmHg)以下。维持有效剂量至病情稳定，再逐步减量、停药。突然停药可引起反跳。长期用药可引起氰化物和硫氰酸盐中毒，因而近年来已逐渐被硝酸甘油取代。酚妥拉明静脉滴注 $0.1\sim1$ mg/min，也有迅速降压和减轻后负荷的作用，但可致心动过速，且降低前负荷的作用较弱，近年来已较少采用。

（4）对伴低血压的肺水肿患者，宜先静脉滴注多巴胺 $2\sim10$ $\mu g/min$，保持收缩压在 13.3 kPa(100 mmHg)，再用扩血管药物进行治疗。

（5）静脉穿刺放血 $300\sim500$ mL，可用于上述治疗无效的肺水肿患者，尤其是大量快速输液或输血所致的肺水肿。

（李长青）

第二节　慢性心力衰竭

慢性原发性心肌病变和心室压力或容量负荷过重，可分别引起原发性或继发性心肌舒缩功能受损。在早期，通过代偿调节，尚能使心室每搏量和心排血量满足休息和活动时组织代谢的需要；在后期，即使通过充分代偿调节已不能维持足够的每搏量和心排血量。前者称为慢性心功能不全的代偿期，亦称潜在性、代偿性或无症状性心功能不全；后者称为慢性心功能不全的失代偿期，亦称为失代偿性心功能不全。慢性心功能不全的失代偿期多有各器官阻性充血（或淤血）的表现，因而通常称为充血性心力衰竭，亦称有症状性心力衰竭。

一、病因

先天性或获得性心肌、心瓣、心包或大血管、冠脉结构异常，导致血流动力功能不全是慢性心功能不全的基础病因。成人充血性心力衰竭的常见的病因为冠状动脉粥样硬化性心脏病（冠心病）、高血压心脏病（高心病）、瓣膜病、心肌病和肺源性心脏病（肺心病），其他较常见的病因有心肌炎、肾炎和先天性心脏病。较少见的易被忽视的病因有心包疾病、甲状腺功能亢进与减退症、贫血、维生素 B_1 缺乏病、动静脉瘘、心房黏液瘤、结缔组织疾病、高原病及少见的内分泌病等。

心力衰竭的常见诱发因素如下。①感染：呼吸道感染为最多，其次为风湿热。对儿童来讲风湿热则占首位。女性患者中泌尿系感染常见。亚急性感染性心内膜炎常因损害心瓣膜和心肌而诱发心力衰竭。②过度体力活动和情绪激动。③钠盐摄入得过多。④心律失常，特别是快速性心律失常，如伴有快速心室率的心房颤动（房颤）、心房扑动（房扑）。⑤妊娠和分娩。⑥输液（特别是含钠盐的液体）。输血过快和/或过多。⑦洋地黄过量或不足。⑧药物作用：使用抑制心肌收缩力的药物，如 β 受体阻滞药、体内儿茶酚胺的消耗药物、交感神经节阻滞药和某些抗心律失常药物；应用激素，如应用肾上腺皮质激素造成水钠潴留。⑨其他：出血和贫血、肺栓塞、室壁瘤、心肌收缩不协调、乳头肌功能不全等。

二、临床表现

临床上左心衰竭最为常见,单纯右心衰竭较少见。左心衰竭后继发右心衰竭而致全心衰竭者,以及由于严重广泛心肌疾病同时波及左心、右心而发生全心衰竭者在临床上多见。

(一)左心衰竭

以肺循环淤血和心排血量降低的表现为主。

1.症状

①呼吸困难;②咳嗽、咳痰、咯血;③疲倦、乏力、头晕、心慌、少尿。

2.体征

(1)肺部湿啰音:由肺毛细血管压增高,液体可渗出到肺泡所致。随着病情加重,肺部湿啰音可从局限的肺底部发展至全肺。患者取侧卧位时下垂的一侧湿啰音较多。

(2)心脏体征:除基础心脏病的固有体征外,常有左心室增大,心尖冲动向左下移位,心率增快,心尖区有舒张期奔马律,肺动脉瓣区第二心音亢进。其中,舒张期奔马律最有诊断价值,在患者心率增快或取左侧卧位并做深呼气时更容易听到。左心室扩大还可形成相对性二尖瓣关闭不全,产生心尖区收缩期杂音。

3.交替脉

脉搏强弱交替。轻度交替脉仅能在测血压时被发现。

4.胸腔积液

25%的左心衰竭患者有胸腔积液。胸腔积液可局限于肺叶间,也可呈单侧或双侧胸腔积液,胸腔积液的蛋白含量高。心力衰竭好转后胸腔积液消退。

(二)右心衰竭

以体循环淤血的表现为主。

1.症状

(1)消化道症状:胃肠道及肝淤血引起腹胀、食欲不振、恶心、呕吐等是右心衰竭最常见的症状。

(2)劳力性呼吸困难:继发于左心衰竭的右心衰竭的呼吸困难已经存在。单纯性右心衰竭常为分流性先天性心脏病或肺部疾病所致,也均有明显的呼吸困难。

2.体征

(1)原有心脏病的体征。

(2)颈静脉充盈:为右心衰竭的早期表现。患者取半卧位或坐位时锁骨上方见到颈静脉充盈,或颈静脉充盈最高点距离胸骨角水平 10 cm 以上,均表示颈静脉压增高。压迫肝脏,可见充盈加重,即肝颈静脉反流征呈阳性。

(3)肝大和压痛:出现得较早,多发生在皮下水肿之前。长期右心衰竭可致心源性肝硬化,晚期可出现黄疸、腹腔积液。

(4)水肿:为右心衰竭的重要体征,早期不明显,多在颈静脉充盈和肝大较明显后才出现,此时体质量可增加。其特征为首先出现于身体最低垂的部位,常为对称性、可压陷性。起床活动者以脚、踝内侧和胫前较明显,仰卧者的尾骶部水肿,侧卧者的卧侧肢体水肿显著。病情严重者可发展至全身水肿。

(5)胸腔积液:胸腔积液也是体静脉压力增高所致,多见于同时有左心衰竭、右心衰竭时,以双侧多见,如为单侧则以右侧更为多见,其原因不明。

(6)心包积液:少量心包积液在右心衰竭或全心衰竭时不少见,常于超声心动图或尸检时发现,并不引起心脏压塞的症状。

(7)其他:长期右心衰竭患者可出现发绀、营养不良、消瘦甚至恶病质。

(三)全心衰竭

右心衰竭继发于左心衰竭而形成的全心衰竭,右心衰竭出现之后,右心排血量减少,因此阵发性呼吸困难等肺淤血症状有所减轻。

扩张型心肌病等表现为左心室、右心室同时衰竭者,肺淤血的症状往往不很严重。左心衰竭的表现主要为心排血量减少的相关症状和体征。

三、诊断与鉴别诊断

(一)诊断

对典型的心力衰竭诊断并不困难。原有器质性心脏病,合并肺循环和/或体循环淤血的症状和体征,超声心动图显示心脏结构和功能异常,脑钠肽(brain natriuretic peptide,BNP)含量升高,多可明确心力衰竭的诊断。心力衰竭的诊断尚需对心力衰竭的类型和心功能进行判断。

(二)鉴别诊断

1. 支气管哮喘

左心衰竭患者夜间阵发性呼吸困难,常被称为心源性哮喘,应与支气管哮喘区别。前者多见于器质性心脏病患者,发作时必须坐起,重者肺部有干啰音、湿啰音,甚至咳粉红色泡沫样痰;后者多见于有过敏史的青少年,发作时双肺可闻及典型哮鸣音,咳出白色黏痰后呼吸困难常可缓解。测定血浆 BNP 对鉴别心源性哮喘和支气管性哮喘有较大的参考价值。

2. 心包积液、缩窄性心包炎

由于腔静脉回流受阻可以引起颈静脉怒张、肝大、下肢水肿等表现,应根据病史、心脏及周围血管体征进行鉴别,超声心动图检查可确诊。

3. 肝硬化腹腔积液伴下肢水肿

应鉴别肝硬化腹腔积液伴下肢水肿与慢性右心衰竭。基础心脏病体征有助于鉴别。非心源性肝硬化不会出现颈静脉怒张等上腔静脉回流受阻的体征。

四、防治

(一)病因防治

风湿性心瓣膜病在我国仍属于慢性心力衰竭的常见病因。应用青霉素治疗链球菌感染,已使风湿热和风湿性心瓣膜病在发达国家基本绝迹。应择期手术治疗心瓣膜病,有效地控制高血压以及积极防治冠脉病变与心肌缺血等;消除心力衰竭的诱因(如感染、过劳和精神刺激),可预防心力衰竭的发生。

(二)收缩性心力衰竭的治疗

1. 减轻心脏负荷

减轻心脏负荷包括减少体力活动和精神刺激。严重者宜绝对卧床休息,在心功能逐步改善的过程中,适当下床活动,以免卧床休息过久并发静脉血栓或肺炎。此外,应注意解除精神负担,必要时给予小量镇静药。

2.限制钠盐的摄入

适当限制日常饮食中钠盐的摄入量,每日食盐量为 $2 \sim 5$ g,忌盐腌制的食物。应用利尿药大量利尿时,不宜过严地限制钠盐,以免发生低钠血症。

3.利尿药的应用

常用的利尿药:①噻嗪类利尿药。氢氯噻嗪 $12.5 \sim 50$ mg/d,氯噻酮 $12.5 \sim 50$ mg/d,美托拉宗 $1 \sim 10$ mg/d,氯噻嗪 $250 \sim 1000$ mg/d。②襻利尿药。呋塞米(口服)$20 \sim 40$ mg/d,布美他尼(口服)$0.5 \sim 1$ mg/d,依他尼酸(口服)$25 \sim 50$ mg/d。③保钾利尿药。螺内酯 $25 \sim 75$ mg/d,阿米洛利 $2.5 \sim 7.5$ mg/d,氨苯蝶啶 $50 \sim 100$ mg/d。

合理应用利尿药:①利尿药适用于有左心室充盈压或右心室充盈压增大表现的患者,如颈静脉充盈伴静脉压增大,肝大伴肝颈静脉反流征呈阳性,劳力性或夜间阵发气促、肺淤血、肺水肿以及心源性水肿。②急性心力衰竭伴肺水肿时,静脉推注襻利尿药(呋塞米)是首选治疗方法。其静脉扩张作用可在利尿作用出现前迅速减轻前负荷与症状。③轻度钠潴留患者应用噻嗪类利尿药常可获得满意疗效,中度以上钠潴留患者多需要应用襻利尿药。起始先用小剂量间断治疗,如每周 $2 \sim 3$ 次,利尿效果不满意时,再增加剂量和/或连续服用,病情减轻后再间断给药。定期测体质量可及时发现隐性水肿,调节利尿药的用量。连续利尿应注意预防低钾血症。可联用保钾利尿药。④对重度心力衰竭或伴肾功能不全的患者宜选用襻利尿药,也可联用襻利尿药和美托拉宗。注意大量利尿所致并发症。⑤对顽固性水肿大多联合应用利尿药,例如,联用大剂量襻利尿药和噻嗪类、保钾利尿药,间断地辅以静脉推注襻利尿药。联用血管紧张素转化酶抑制剂(angiotensin converting enzyme inhibitor,ACEI)与噻嗪类或襻利尿药,可减少利尿药引起低钾血症和肾素-血管紧张素系统激活等不良反应,降低耐药性的发生率。联用时应密切观察血压、血容量、肾功能与血电解质的改变。

(三)正性肌力药物的应用

由于慢性心力衰竭患者的心肌收缩力减弱,改善心肌收缩功能曾被认为是心力衰竭的首要治疗方法。正性肌力药物主要有以下几种。

1.洋地黄类

(1)禁忌证:①洋地黄过量或中毒。洋地黄过量或中毒的表现之一是心力衰竭的症状加重,常被误诊为剂量不足。②肥厚性梗阻型心肌病并发心力衰竭的病理生理机制为心室舒张不全与收缩过度,属于单纯舒张性心力衰竭。洋地黄不能改善心室舒张功能,其正性收缩作用可使流出道梗阻加重,因而除并发心房颤动或其他房性快速心律失常外,不宜用洋地黄治疗。③房室阻滞。部分或完全性房室阻滞都属于洋地黄应用的禁忌证。但如并发急性肺水肿,来不及放置人工心脏起搏器来治疗,可在严密观察下试用快速作用的洋地黄制剂,并在病情许可时安置起搏器。对安置起搏器后仍有心力衰竭表现的患者,可以加用洋地黄。④室性期前收缩和室性心动过速(室速)。

(2)预防性用药:已证明尚能维持代偿功能。使用洋地黄也能提高心肌的工作效率,因而有研究者主张在特殊条件下用洋地黄预防心力衰竭。①对准备进行心内手术的患者,术前洋地黄预防治疗。为避免手术完毕直流电复律时并发严重室性快速心律失常,一般于术前 2 d停用。②缩窄性心包炎、心包剥离术前用洋地黄可预防术后严重心力衰竭和心源性休克。

(3)给药方法:一般每日给予维持量即可。为使洋地黄制剂较早地出现疗效,可选用毛花苷 C 或地高辛,先给负荷量,继以维持量,可分次给予负荷量。对 3 d 内用过地高辛的患者一般不用负荷量,但如果病情需要,可小剂量分次给药,并密切观察疗效及毒副作用。对急性左侧心力衰竭和房性快速心律失常(伴或不伴心力衰竭)患者,宜将负荷量一次给予。对急性心肌梗死、急性心肌炎、肺心病、黏液性水肿或贫血等引起的心力衰竭,负荷量不宜过大,并应分次给予。禁止对肾功能不全者用负荷量。

2.非洋地黄类正性肌力药

(1)肾上腺素能受体兴奋药:多巴胺是去甲肾上腺素的前体。其作用随应用剂量的大小而不同,剂量较小$[2\ \mu g/(kg \cdot min)]$时表现为心肌收缩力增强,血管扩张,特别是肾小动脉扩张,心率加快不明显。这些都是治疗心力衰竭所需的作用。剂量大$[5\sim10\ \mu g/(kg \cdot min)]$时可出现对心力衰竭不利的作用。此外,患者对多巴胺的反应个体差异较大,应由小剂量开始逐渐增量,以不引起心率加快及血压升高为度。

(2)磷酸二酯酶抑制药:氨力农的用量为负荷量$0.75\ mg/kg$,稀释后静脉注入,再以$5\sim10\ \mu g/(kg \cdot min)$静脉滴注,每日总量为$100\ mg$。米力农的用量为$0.75\ mg/kg$,稀释后静脉注入,再以$0.5\ \mu g/(kg \cdot min)$静脉滴注$4\ h$。

(四)ACEI 的应用

从心脏尚处于代偿期而无明显症状时,即开始给予 ACEI 的干预治疗是心力衰竭治疗方面的重要进展。通过 ACEI 抑制药限制心肌、小血管重构,以达到维护心肌的功能,推迟充血性心力衰竭的到来,降低远期病死率的目的。

ACEI 的种类很多,在选择时主要考虑其半衰期的长短,确定用药剂量及每日用药次数。卡托普利为最早用于临床的含巯基的 ACEI,用量为每次$12.5\sim25\ mg$,每日 2 次;贝那普利的半衰期较长,其有 1/3 经肝脏代谢,对有早期肾功能损害者较适用,用量为每次$5\sim10\ mg$,每日 1 次;培哚普利亦为长半衰期制剂,可每日用一次,每次$2\sim4\ mg$。

(五)β 受体阻滞剂的应用

β 受体阻滞剂可抑制交感神经激活对心力衰竭的不利作用。心力衰竭患者长期应用 β 受体阻滞剂能减轻症状、改善预后、降低住院率和病死率。联合应用 β 受体阻滞剂与 ACEI 具有叠加效应。目前已经临床验证可有效降低慢性心力衰竭患者死亡风险的 β 受体阻滞剂主要有3 种:美托洛尔、比索洛尔、卡维地洛。对所有病情稳定、无禁忌证的心功能不全患者一经诊断应立即以小起始剂量应用 β 受体阻滞剂,逐渐增加至最大耐受量并长期维持,其主要目的在于延缓病情进展,减少猝死。突然停用 β 受体阻滞剂可致临床症状恶化,应避免。应用 β 受体阻滞剂的禁忌证为支气管痉挛性疾病、严重心动过缓、二度及二度以上房室传导阻滞、严重周围血管疾病和重度急性心力衰竭。

(六)舒张性心力衰竭的治疗

舒张性心力衰竭的主要治疗措施如下。

(1)β 受体阻滞药:改善心肌顺应性,使心室的容量-压力曲线下降,表明舒张功能改善。

(2)钙通道阻滞药:降低心肌细胞内钙浓度,改善心脏主动舒张功能,主要用于肥厚型心肌病。

(3)ACEI:有效控制高血压,从长远来看改善心肌及小血管重构,有利于改善舒张功能,最适用于高心病及冠心病。

(4)尽量维持窦性心律,保持房室顺序传导,保证心室舒张期充分的容量。

(5)对肺淤血症状较明显者,可适量应用静脉扩张药(硝酸甘油制剂)或利尿药降低前负荷,但不宜过度,因过分减少前负荷可使心排血量下降。

(6)在无收缩功能障碍的情况下,禁用正性肌力药物。

(李长青)

第三节　急性心肌梗死

心肌梗死指长时间缺血导致心肌细胞死亡,临床上多表现为剧烈而持久的胸骨后疼痛,伴有血清心肌损伤标志物升高及进行性心电图变化。心肌梗死属于急性冠状动脉综合征的严重类型。根据心电图 ST 段的改变,可将心肌梗死分为 ST 段抬高型心肌梗死(ST segment elevation myocardial infarction,STEMI)和非 ST 段抬高型心肌梗死(nonST segment elevation myocardial Infarction,NSTEMI),本节主要讨论 STEMI。

一、临床表现

1.症状

(1)先兆:患者多无明确先兆,部分患者在发病前数日有乏力、胸部不适,活动时心悸、气急、烦躁、心绞痛等前驱症状,其中,以新发生心绞痛(初发型心绞痛)或原有心绞痛加重(恶化型心绞痛)为突出。

(2)疼痛。

(3)全身症状:除疼痛外,患者常出现烦躁不安、出汗、恐惧、胸闷或有濒死感。少部分患者在疼痛发生后 24~48 h 出现发热、心动过速、白细胞增多和红细胞沉降率增快等,体温一般不高于 38 ℃,持续约一周。

(4)胃肠道症状:疼痛剧烈时常伴有频繁的恶心、呕吐和上腹胀痛,下壁心肌梗死时更为常见。肠胀气亦不少见,重症者可发生呃逆。

(5)心律失常。

(6)低血压和休克。

(7)心力衰竭:主要是急性左心衰竭。

2.体征

(1)心脏体征:①心脏浊音界可正常也可轻度至中度增大;②心率多增快,少数也可减慢、不齐;③心尖区第一心音减弱,可出现第四心音(心房性)奔马律,少数患者有第三心音(心室性)奔马律;④10%~20%的患者在起病第 2~3 d 出现心包摩擦音,为反应性纤维性心包炎所致,常提示透壁性心肌梗死;⑤心尖区可出现粗糙的收缩期杂音或伴收缩中晚期喀喇音,为二尖瓣乳头肌功能失调或断裂所致。

(2)血压:除极早期血压可升高外,几乎所有患者都有血压降低。

(3)其他:可有与心律失常、休克或心力衰竭相关的其他体征。

二、辅助检查

1.心电图

(1)特征性改变:STEMI 患者的心电图表现特点如下。①ST 段抬高:多呈弓背向上型;

②有宽而深的Q波(病理性Q波),在面向透壁心肌坏死区的导联上出现;③T波倒置,在面向损伤区周围心肌缺血区的导联上出现,在背向心肌梗死区的导联上则出现相反的改变,即R波增高、ST段压低和T波直立并增高。

(2)动态性演变:出现高大、两肢不对称的T波(数小时)→ST段明显抬高,可与直立T波形成单相曲线→R波降低,Q波出现(数小时至数天)→抬高的ST段回落,T波平坦或倒置。

(3)定位和定范围:可根据出现特征性改变的导联数来判断STEMI的定位和定范围。

2.超声心动图

二维和M型超声心动图也有助于了解心室壁的运动和左心室功能,诊断室壁瘤和乳头肌功能失调、室间隔穿孔、心脏破裂等。

3.实验室检查

(1)起病后24~48 h白细胞可增至(10~20)×10^9/L,中性粒细胞增多,嗜酸性粒细胞减少或消失;红细胞沉降率增快;C反应蛋白含量升高,可持续1~3周。起病数小时至2日血中游离脂肪酸含量升高。

(2)血心肌坏死标志物动态变化。目前推荐使用的心肌损伤标志物包括肌钙蛋白I或T(cTnI/cTnT)、肌红蛋白(Mb)和肌酸激酶同工酶(CK-MB)。

Mb对早期诊断的初筛有较高价值,但确诊有赖于cTnI/cTnT或CK-MB。对于Mb和CK-MB对再梗死的诊断价值较大。对梗死时间较长者,cTnI/cTnT检测是唯一的有价值检查。

三、鉴别诊断

临床胸痛发作,结合心电图和心肌损伤标志物,鉴别诊断并不困难。不要为了鉴别而耽搁急诊再灌注治疗的时间。

四、治疗

对于STEMI患者,治疗原则是尽快恢复心肌的血液灌注,以挽救濒死的心肌,防止梗死灶扩大,保护心功能。

(一)监护和一般治疗

(1)休息:急性期患者必须住院、卧床休息。

(2)进行心电监护、血压监护。

(3)吸氧:对有呼吸困难和血氧饱和度降低者,最初几日间断或持续通过鼻导管面罩吸氧。

(4)护理:建立静脉通道,保持给药途径畅通。急性期12 h卧床休息,若无并发症,24 h内应鼓励患者在床上进行肢体活动,若无低血压,第3 d就可在病房内走动;梗死后第4~5 d,逐步增加活动量,直至每天3次步行,每次100~150 m。

(5)解除疼痛:除舌下含服或静脉滴注硝酸甘油外,可以使用吗啡等镇痛药来缓解疼痛。

(二)抗栓治疗

1.抗血小板治疗

抗血小板治疗已成为急性STEMI的常规治疗。

(1)阿司匹林:首次300 mg,嚼服,之后100 mg/d,口服。

(2)氯吡格雷:急诊经皮冠状动脉介入术(percutaneous coronary intervention,PCI)前首

次 300～600 mg,顿服,静脉溶栓前 150 mg(≤75 岁)或 75 mg(>75 岁);常规应用剂量为 5 mg/d(口服)。也可用替格瑞洛、普拉格雷替代。

(3)替罗非班:属于静脉注射用血小板膜糖蛋白 GPⅡb/Ⅲa 受体拮抗剂,主要用于下列情况:①高危情况;②拟转运进行 PCI;③出血风险低(Crusade 评分<30);④造影显示大量血栓;⑤PCI 中出现慢血流或无复流。

起始推注剂量为 10 μg/kg,在 3 min 内推注完毕,之后以 0.15 μg/(kg·min)的速率维持滴注,持续 36～48 h。

2.抗凝治疗

(1)普通肝素:①溶栓治疗:可先静脉注射肝素 60 U/kg(最大量为 4 000 U),继以 12 U/(kg·h)(最大量为 1 000 U/kg),使活化部分促凝血酶原激酶时间(activated partial thromboplastin time,APTT)为对照值的 1.5～2.0 倍(为 50～70 s),至少应用 48 h。尿激酶和链激酶均为非选择性溶栓剂,可在溶栓后 6 h 开始测定 APTT 或活化凝血时间(activated clotting time,ACT),待其恢复到对照时间的 2 倍以内时开始给予皮下肝素治疗。②直接 PCI:与 GPⅡb/Ⅲa 受体拮抗剂合用,肝素剂量应为 50～70 U/kg,使 ACT 多于 200s;未使用 GPⅡb/Ⅲa 受体拮抗剂,肝素剂量应为 60～100 U/kg,使 ACT 达到 250～350 s。③对于因就诊晚、已失去溶栓治疗机会、临床未显示有自发再通情况,静脉滴注肝素治疗是否有利并无充分证据。使用肝素期间应监测血小板计数,及时发现肝素诱导的血小板减少症。

(2)低分子量肝素:使用方便,不需要监测凝血时间,有条件尽量用其替代普通肝素。

(3)磺达肝癸钠:是间接Ⅹa因子抑制剂,对接受溶栓或未行再灌注治疗的患者,磺达肝癸钠有利于降低死亡率和再梗死率,而不增加出血并发症。对无严重肾功能不全的患者,初始静脉注射 2.5 mg,之后每天皮下注射 2.5 mg,最长 8 d。在用于直接 PCI 时,应与普通肝素联合应用,以减少导管内血栓的风险。

(4)比伐卢定:在直接 PCI 时,可以使用比伐卢定。先静脉推注 0.75 mg/min,再静脉滴注 1.75 mg/(kg·min),不需监测 ACT,操作结束时停止使用。

(三)再灌注疗法

1.介入治疗(PCI)

(1)直接 PCI:适应证为症状发作<12 h 的 STEMI 或伴有新出现的左束支传导阻滞;在发病 36 h 内发生未超过心源性休克,或休克发生未超过 18 h;患者在发病后 12～24 h 具备以下 1 个或多个条件:严重心力衰竭、血流动力学或心电不稳定、持续缺血。

(2)转运 PCI:高危 STEMI 患者(尤其是有溶栓禁忌证或虽无溶栓禁忌证但发病超过 3 h 的患者)就诊于无直接 PCI 条件的医院,可在抗栓治疗的同时,尽快转运患者至有条件实施急诊 PCI 的医院进行治疗。

(3)溶栓后紧急 PCI:对接受溶栓治疗的患者,无论临床判断是否再通,都应进行冠状动脉造影检查及可能的 PCI 治疗。对溶栓未再通者,应尽早实施冠状动脉造影;对溶栓再通者,应在溶栓后 3～24 h 行冠状动脉造影检查。

2.溶栓治疗

无条件施行介入治疗或因转送患者到可施行介入治疗的单位超过 3 h,如无禁忌证应在接诊患者后 30 min 内对患者实施静脉溶栓治疗。

(任宏强)

第五章 肾内科疾病

第一节 慢性肾盂肾炎

慢性肾盂肾炎多由反复或持续感染导致肾脏结构和功能受损,并以肾盂、肾盏形成瘢痕为重要特征。目前主要分三个类型:①伴有反流的慢性肾盂肾炎(反流性肾病);②伴有阻塞的慢性肾盂肾炎(梗阻性慢性肾盂肾炎);③比例较少的特发性慢性肾盂肾炎。

一、病因及发病机制

慢性肾盂肾炎的病因很多:部分患者在儿童时期有急性尿路感染史,经治疗后,症状消失,但仍有无症状菌尿,到成年时逐渐发展为慢性肾盂肾炎。部分急性肾盂肾炎患者治愈后,由尿道器械检查再次诱发感染。细菌引起的尿路感染未得到有效治疗,病程迁延。另外尿流不畅和膀胱输尿管反流也是导致慢性肾盂肾炎的主要原因。

慢性肾盂肾炎的发生机制:主要涉及细菌的致病力、机体的抵抗力、炎症和免疫反应等方面。导致肾盂肾炎的大肠埃希菌或尿道致病性大肠埃希菌含有 P 菌毛,可产生较强的尿道黏膜上皮黏附力,而 L 型细菌可在髓质高渗环境长期存活并产生持续性细菌抗原,介导慢性肾损伤的发生。慢性肾盂肾炎患者尿路的抵抗力常由于各种因素而遭到削弱,其中,以膀胱输尿管反流和尿路梗阻常见。肾间质的炎症细胞浸润可能通过释放细胞因子及超氧化物造成肾组织损伤,参与慢性肾盂肾炎病理改变的形成。

在有尿路梗阻、畸形及机体免疫功能低下等易感因素存在的情况下,抗菌治疗未能彻底控制急性肾盂肾炎期形成的肾盂黏膜下的炎症或小脓疡,引起持续免疫炎症反应,可留下小瘢痕,最终导致慢性肾盂肾炎发生和发展。

二、临床表现

慢性肾盂肾炎起病可很隐匿,主要临床表现有以下两方面。

1.尿路刺激症状及非特异表现

仅少数患者可间歇性出现尿急、尿频、尿痛;多数患者的尿路感染症状并不明显,表现为间歇性无症状细菌尿,和/或轻度尿频、排尿不适、腰痛、腹痛,伴乏力、间歇性低热、恶心、厌食等。

2.慢性肾小管间质浓缩和稀释功能受损的表现

多尿,夜尿增多,有低渗尿和低比重尿,出现肾小管性酸中毒、高血压等。上述肾小管间质病变表现通常在血肌酐为 $200\sim300$ $\mu mol/L$ 时已出现,与肾功能损害的程度不平行。

三、辅助检查

1.血常规

红细胞计数和血红蛋白含量可轻度降低。急性发作时白细胞计数和中性粒细胞比例可增大。

2.尿液检查

可发现白细胞尿、低渗尿、低比重尿。尿酶、尿钠含量升高。部分患者可有少量蛋白尿。若 24 h 尿蛋白含量＞3.0 g，提示非该病诊断的可能。若发现白细胞管型有助于诊断，但非该病的特异性表现。

3.尿细胞计数

近年来，多应用 1 h 尿细胞计数法。其评判标准：每小时白细胞多于 30 万个为阳性，每小时白细胞少于 20 万个为阴性，每小时白细胞为 20 万～30 万个，需结合临床判断。

4.尿细菌学检查

急性发作时，清洁中段尿细菌培养结果与急性肾盂肾炎相同。可有真性细菌尿，但阳性率较低，一次尿检呈阴性和细菌培养呈阴性不能排除慢性肾盂肾炎。

5.肾功能检查

一般无肾功能障碍，晚期则出现不同程度的血清肌酐和血尿素氮含量升高。

6.影像学

①静脉肾盂造影见肾脏体积变小，形态不规则，肾盂、肾盏扩张、变钝，肾乳头收缩。皮质的瘢痕常位于肾脏的上极、下极；②排尿性膀胱尿路造影：有些患者可见不同程度的膀胱输尿管反流；③膀胱镜：可观察输尿管开口位置和形态改变，有助于膀胱输尿管反流的诊断；④超声波：可以显示两肾大小不等，有瘢痕形成，并可发现结石等。

四、诊断

（1）病史中常有超过半年的、持续的细菌尿或频繁尿感复发，泌尿系统存在功能性或器质性异常，全身性疾病或病理、生理状态致全身或尿路局部免疫功能低下。

（2）早期即有肾小管功能减退，经治疗症状消失后，肾小管功能仍未恢复（浓缩功能差、尿比重低等）。晚期表现为慢性肾衰竭。

（3）静脉肾盂造影发现肾盂、肾盏变形、扩张，肾实质变薄，输尿管扩张，位于肾脏上极和下极的瘢痕对慢性肾盂肾炎的诊断具有特征性意义。

（4）肾外形凹凸不平，两肾大小不等。

五、鉴别诊断

1.下尿路感染

尿蛋白、Tamm-Horsfall 蛋白、β_2 微球蛋白等增多，尿沉渣抗体包裹细菌呈阳性，存在白细胞管型，肾的形态和功能异常，均支持慢性肾盂肾炎。必要时可行膀胱冲洗灭菌培养，若膀胱冲洗灭菌 10 min 后留取的膀胱尿菌数极少，则为膀胱炎；如菌数与灭菌前相似，则为肾盂肾炎。

2.尿道综合征

尿道综合征好发于中青年女性，以明显的尿路刺激征为主要表现，容易反复发作，尿中白细胞偶尔可轻度增多，常被误诊为不典型慢性肾盂肾炎，须予以鉴别。最有效的鉴别依据是尿道综合征患者的多次中段尿定量培养，无真性细菌尿，排除假阴性的可能，并排除厌氧菌、结核菌和真菌感染后可确定为尿道综合征。

3.肾、泌尿道结核

超过 50% 的肾、泌尿道结核患者有肾外结核病史或病灶，膀胱刺激症状显著而持久，常伴有结核中毒症状。尿液检查常有血尿和脓尿,尿沉渣涂片可发现抗酸杆菌,尿普通细菌培养呈阴性,尿结核菌培养呈阳性,X线检查有时可见肾区有结核病灶钙化影或虫蚀样破坏性缺损区等可资鉴别。必要时可行静脉肾盂造影及膀胱镜检查。

4.慢性肾小球肾炎

隐匿性肾小球肾炎的临床表现和全身感染症状与尿路刺激症状不明显的不典型慢性肾盂肾炎相似,特别是当慢性肾小球肾炎患者合并尿路感染,或晚期两病均出现慢性肾功能不全时,较难鉴别。全身水肿,无明显膀胱刺激征;尿蛋白含量较多,以中分子以上蛋白为主,白细胞少;肾小球滤过功能受损早于且重于肾小管功能受损;肾X线检查显示两肾对称性缩小,外形光整,无肾盂、肾盏变形等,考虑慢性肾小球肾炎的诊断。而病程中尿路刺激症状明显;尿液检查白细胞数升高明显,可有少量蛋白尿,以小分子为主;中段尿细菌培养呈阳性;肾小管功能损害早于且重于肾小球功能损害,肾X线检查两肾大小不等,外形不平,肾盂、肾盏变形等支持慢性肾盂肾炎的诊断。

5.非感染性慢性间质性肾炎

多起病隐匿,临床表现多样,尿常规和肾功能检查与慢性肾盂肾炎相似,易混淆。但非感染性慢性间质性肾炎患者多有较长期尿路梗阻或接触肾毒性物质史,肾小管功能障碍为突出表现,有轻度肾小管性蛋白尿。而慢性肾盂肾炎主要表现为尿路刺激症状,病史或细菌学检查有支持尿路感染证据;静脉肾盂造影有慢性肾盂肾炎征象。若仍难以鉴别,可考虑行肾活检。

6.高血压病

对于以高血压为主要表现的慢性肾盂肾炎,其临床表现无明显泌尿系统症状,应鉴别其与原发性高血压。仔细询问过往病史和现在的临床症状,特别注意泌尿系统的症状、体征,全面完善相关各项检查,反复做尿常规和细菌学检查,必要时行肾X线检查或静脉肾盂造影,常可鉴别。

六、治疗

慢性肾盂肾炎的临床过程反复、迁延进展。延误诊断及治疗不当会导致终末期肾衰竭。故一旦诊断明确,应积极控制感染,缓解症状,并尽可能纠正和去除患者存在的泌尿系统功能和解剖异常。

(一)一般治疗

注意适当休息,增加营养,提高机体的防御能力。多饮水、勤排尿,以降低髓质渗透压,提高机体吞噬细菌的能力,并冲刷掉膀胱内的细菌,以减轻排尿不适的症状。若膀胱刺激症状明显可给予碳酸氢钠1 g,每天3次,以碱化尿液,缓解症状。

(二)纠正和消除复杂因素

认真寻找复杂因素,积极消除反流、结石、梗阻、畸形等功能或解剖病因。对有严重膀胱输尿管反流的患者宜选择外科治疗以纠正尿液反流,定期排空膀胱,"二次排尿",必要时可给予长疗程、小剂量抑菌治疗。对糖尿病、其他肾脏病等慢性疾病,必须积极治疗。

(三)抗感染治疗

急性发作时根据急性肾盂肾炎的处理原则。对于反复发作者,治疗前应通过尿细菌培养确定病原菌,明确复发或再感染。根据病情、尿细菌培养和药敏试验结果,选择最有效且毒性小的抗生素。常用药物有喹诺酮类、磺胺类、β-内酰胺类、大环内酯类、呋喃妥因等。多采用联合使用两种药物的方法,疗程维持 2～3 周。若用药 3～5 d 症状无改善,应考虑更换其他抗生素。也可依据药敏试验结果,将数种抗生素分为 2～3 组,轮流使用,每组使用 1 个疗程,停药 1 周,再开始下一组药物治疗。对于 1 年内发作 3 次及以上的复发性尿路感染,可采用长疗程、低剂量抑菌治疗:每晚临睡前排尿后口服 1 片复方磺胺甲噁唑或 50 mg 呋喃妥因或低剂量的喹诺酮类,可至少持续 1 年,以控制复发,约 60% 的患者菌尿转阴。对菌尿转阴 6 周后,另一种与先前不同的致病菌侵入引起的再感染,可按照首次发作的治疗方法来处理,同时全面检查有无易感因素并予以纠正。对细菌耐药性产生、病变部位瘢痕形成明显、局部血供差、病灶内抗菌药物浓度不足的情况,可使用较大剂量的杀菌类敏感抗生素,如加有酶抑制剂的青霉素类制剂,疗程为 6 周。对于无症状性菌尿是否需要治疗,意见尚不统一,一般主张使用抗菌药物,单次大剂量治疗,如复方磺胺甲噁唑 2.5 g,或呋喃妥因 0.2 g,或阿莫西林 3 g,顿服。

(四)保护肾功能

对病程晚期已出现慢性肾衰竭者,应给予低蛋白饮食、控制高血压、纠酸等延缓肾功能受损的措施,禁用有肾脏毒性的药物。

(杨代芳)

第二节　慢性肾小球肾炎

慢性肾小球肾炎简称慢性肾炎,指各种病因引起不同病理类型的双侧肾小球弥散性或局灶性炎症改变。临床起病隐匿,起病方式不同,病情迁延,病变缓慢进展,以蛋白尿、血尿、高血压、水肿为基本临床表现,可有不同程度的肾功能减退,最终会发展为慢性肾衰竭的一组原发性肾小球疾病。本组疾病临床表现呈多样化。

一、病因和发病机制

据统计仅有 15%～20% 的慢性肾小球肾炎患者有急性肾炎史,故目前较多学者认为,慢性肾小球肾炎与急性肾炎之间无肯定的关联。慢性肾炎的病因、发病机制和病理类型不尽相同,但主要起始因素为免疫介导炎症,导致病程慢性化的机制除免疫因素外,非免疫、非炎症因素(如高血压肾小动脉硬化、大量蛋白尿和高脂血症)也有重要作用。

二、病理

慢性肾炎早期可仍有各原发性肾小球疾病的一些病理变化。慢性肾炎的常见病理类型有系膜增生性肾小球肾炎(包括 IgA 和非 IgA 系膜增生性肾小球肾炎)、系膜毛细血管性肾小球肾炎、膜性肾病及局灶性节段性肾小球硬化等,其中,少数非 IgA 系膜增生性肾小球肾炎可由毛细血管内增生性肾小球肾炎(即临床上的急性肾炎)转化而来。

病变持续发展至晚期,各病理类型的特点消失,代之以程度不等的肾小球硬化、玻璃样变。少数完整的肾小球代偿性增大,系膜基质明显增加,病变的肾小球和肾小管萎缩、肾间质纤维化。疾病晚期肾体积缩小,肾皮质变薄,病理类型均可转化为硬化性肾小球肾炎。

三、临床表现

慢性肾炎可发生于任何年龄,但以青年、中年为主,多见于男性,多数起病缓慢、隐匿。可有以下表现:①急性肾炎迁延不愈,病程超过 1 年,临床可视为慢性;②有急性肾炎病史,临床症状已缓解 1～2 年,而病理变化仍缓慢进展,若干年后又表现为慢性肾炎;③无急性肾炎病史,一开始就表现为慢性肾炎,占该病的大多数。

临床表现差异较大,轻重不一,常以蛋白尿、血尿、高血压、水肿为其基本临床表现。

(一)水肿

水肿程度不一,缓解期可完全消失,一般不严重。水肿主要由低蛋白血症、球-管失衡所致,晚期肾小球滤过率下降为主要原因,继发性醛固酮增多和心功能不全也为加剧水肿的因素。

(二)高血压

早期患者血压正常或轻度升高,随着病情进展,患者血压(特别是舒张压)持续性中等以上程度升高,血压为 21.3～24.0/12.0～14.7kPa(160～180/90～110 mmHg)。患者可有眼底出血、渗出,甚至视盘水肿,如血压控制得不好,肾功能恶化得较快,加速肾小球硬化,预后较差。

(三)全身症状

早期患者可有乏力、疲倦、腰部疼痛、食欲差,当进入尿毒症期时,上述症状加重,可有头昏、精神差、失眠、健忘、食欲缺乏,甚至恶心、呕吐等,与高血压、贫血及代谢紊乱有关。

(四)肾功能不全

早期肾功能正常或轻度受损(内生肌酐清除率下降或轻度氮质血症),内生肌酐清除率在正常的 50% 以上时,血肌酐与尿素氮在正常范围或仅轻度升高。这种情况可持续数年,甚至数十年。随病情进展,肾功能逐渐恶化并出现相应的临床表现(如贫血、血压升高),进入尿毒症期。如果血压控制不良,肾功能恶化得较快。另外,部分患者因感染、劳累或用肾毒性药物等,原本处于代偿阶段的肾功能急骤恶化,及时消除诱因和适当治疗后病情可在一定程度上缓解,但也可能由此而进入不可逆慢性肾衰竭阶段。多数慢性肾炎患者的肾功能呈慢性渐进性损害,病理类型为决定肾功能进展快慢的重要因素(如系膜毛细血管性肾小球肾炎进展较快,膜性肾病进展常较慢),但也与是否合理治疗和认真保护相关。在慢性肾炎早期主要表现为肾小球滤过率下降,随后,即有肾小管功能不全的表现,如夜尿多,尿比重、尿渗透压降低。

(五)尿检查异常

实验室检查多为轻度尿异常,尿蛋白为 1～3 g/d,尿沉渣、红细胞可增多,可见到管型,尿比重偏低。

慢性肾炎的临床表现呈多样性,个体间差异较大,故要特别注意某一表现突出而造成的误诊。例如,慢性肾炎患者的血压升高明显时被误诊为原发性高血压,增生性肾炎患者在感染后急性发作时出现类似急性肾炎的临床表现而被误诊。

四、诊断

对典型病例诊断不难,尿检查异常(有蛋白尿、血尿、管型尿),水肿及高血压病史超过 1 年,伴或不伴肾功能损害,均应考虑此病。在排除继发性肾小球肾炎及遗传性肾小球肾炎后,临床可诊断为慢性肾炎。肾活检是诊断病理类型、指导治疗和判定预后的主要依据,对下列情况应考虑做肾活检:①蛋白尿及/或血尿持续 1 年以上,最近有蛋白尿及/或血尿增多趋势;②第一次出现肾功能减退而肾脏体积无明显缩小;③虽经积极治疗但蛋白尿、血尿无明显好转;④中度、重度肾实质性高血压难以控制或近期血肌酐水平升高;⑤疑有继发性肾小球病变。

五、鉴别诊断

(一)慢性肾盂肾炎

该病患者多有尿路感染反复发作的病史,尿沉渣、白细胞较多,甚或有白细胞管型,尿蛋白较少,尿细菌检查呈阳性。后期肾小管功能损害较肾小球功能损害严重,夜尿多,尿比重低,可有高氯性酸中毒。静脉肾盂造影可见肾盂、肾盏变形,B超检查双肾呈不对称缩小等。

(二)原发性高血压肾损害(良性肾小动脉硬化症)

应鉴别血压明显升高的慢性肾炎与原发性高血压继发肾损害,后者多见于 40 岁以上的患者,先有较长期高血压,再出现肾损害,肾小管功能损伤较肾小球功能损伤出现得早,尿改变轻微(呈轻度蛋白尿,可有镜下血尿及管型),常有高血压的其他靶器官(如心、脑)的并发症。

(三)继发性肾小球肾炎

继发性肾小球肾炎包括过敏性紫癜肾炎、狼疮肾炎等,依据相应的系统表现及特异性实验室检查,一般不难鉴别。

(四)其他原发性肾小球疾病

1.隐匿型肾小球肾炎

临床上应鉴别轻型慢性肾炎与隐匿型肾炎,后者主要表现为无症状血尿和/或蛋白尿,无水肿、高血压和肾功能减退。

2.感染后急性肾炎

应鉴别有前驱感染并以急性发作起病的慢性肾炎与该病。慢性肾炎急性发作多在短期内急剧恶化,血清 C_3 一般无动态变化有助于鉴别该病与感染后急性肾炎;此外,慢性肾炎呈慢性进展,无自愈倾向,二者可区别。

(五)奥尔波特综合征

该病常于青少年(多在 10 岁以前发病),患者表现为眼、耳、肾异常,并有阳性家族史(多为性连锁显性遗传)。

六、治疗

慢性肾小球肾炎的治疗应以防止或延缓肾功能进行性恶化、改善或缓解临床症状以及防治严重并发症为主要目标,因此常强调综合性防治。

(一)一般治疗

1.休息

劳累可加重高血压、水肿和尿检异常,因此注意休息、避免劳累在疾病的慢性进程中非常重要。

2.饮食

(1)蛋白质的摄入:慢性肾小球肾炎患者应根据肾功能减退的程度决定蛋白质的摄入量。

轻度肾功能减退者的蛋白质摄入量 0.6 g/(kg·d)，以优质蛋白(牛奶、蛋类、瘦肉等)为主，适当辅以 α-酮酸或必需氨基酸。低蛋白饮食时，可适当增加糖类的摄入，以满足机体的能量需要，防止负氮平衡。如果患者肾功能正常，则可适当放宽蛋白质的摄入量，一般不宜超过 1.0 g/(kg·d)，以免加重肾小球高滤过等，导致肾小球硬化。对于慢性肾小球肾炎、肾功能损害的患者，长期限制蛋白质的摄入量势必导致必需氨基酸的缺乏，因此，补充 α-酮酸是必要的。α-酮酸含有必需氨基酸(赖氨酸、苏氨酸、色氨酸)，还含有一定的酮酸(异亮氨酸、亮氨酸、苯丙氨酸、缬氨酸及甲硫氨酸的酮酸)，此外，尚含组氨酸和酪氨酸。酮酸以钙盐形式存在，摄入后经过转氨基作用，形成相应的氨基酸，可使机体既获取必需氨基酸，又减少了不必要的氨基，还提供了一定量的钙，对肾性高磷酸盐血症和继发性甲状旁腺功能亢进起到良好的作用。

(2)盐的摄入：有高血压和水肿的慢性肾小球肾炎患者应限制盐的摄入，建议少于 3.0 g/d，特别应注意食物中含盐的调味品，少食腌制食品。

(3)脂肪的摄入：高脂血症是促使肾病变加重的独立危险因素。慢性肾小球肾炎患者，尤其是有大量蛋白尿的患者更易出现脂质代谢紊乱，临床表现为高脂血症。因此，应限制脂肪的摄入量，尤其应限制食用含有大量饱和脂肪酸的肉类。

(二)药物治疗

1.积极控制高血压

高血压是加速肾小球硬化、促进肾功能恶化的重要危险因素，积极控制高血压是十分重要的环节。治疗原则：①力争把血压控制在理想水平：蛋白尿≥1 g/d 者，血压应控制在 16.7/10.0kPa(125/75 mmHg)以下；尿蛋白＜1 g/d 者，血压控制可放宽到 17.3/10.7kPa (130/80 mmHg)以下；②选择能延缓肾功能恶化、具有肾保护作用的降压药，如血管紧张素 II 受体拮抗剂(angiotensin II receptor antagonist，ARB)和 ACEI；③平稳降压，避免血压大幅度波动。

高血压患者应限盐；有钠、水潴留的容量依赖性高血压患者可选用噻嗪类利尿药，如氢氯噻嗪 12.5～50 mg/d，1 次或分次口服。对肾素依赖性高血压则首选 ACEI，如贝拉普利 5～20 mg，每日 1 次；或 ARB，如氯沙坦 50～100 mg，每日 1 次。其次，也可选用钙通道阻滞药，如氨氯地平 5 mg，每日 1 次。此外，还有 β 受体阻滞剂，如阿替洛尔 12.5～25 mg，每日 2 次。血管扩张药，如肼屈嗪10～25 mg，每日 3 次。

2.减少尿蛋白

大量研究表明，蛋白尿是慢性肾损害进程中的独立危险因素，在临床实践中也发现控制蛋白尿可以延缓肾病的进展。

(1)ACEI 和 ARB 的应用：目前，已有不少实验观察到 ACEI(如依拉普利)和/或 ARB(如氯沙坦)减少尿蛋白的作用并不依赖于其降压作用，因此，对于非肾病综合征范围内的蛋白尿可使用 ACEI 和/或 ARB，使用这类药物治疗蛋白尿和保护肾的作用在一定范围内与剂量相关，往往需要加大剂量，例如，依拉普利 20～30 mg/d 和/或氯沙坦100～150 mg/d，才发挥较好地降低蛋白尿和肾保护的作用。

(2)糖皮质激素和细胞毒药物的应用：对慢性肾小球肾炎是否应使用糖皮质激素和/或细胞毒药物，目前国内外尚无一致的看法。由于慢性肾小球肾炎为一种临床综合征，其临床表现、病理类型有所不同，应综合分析。①有大量蛋白尿伴或不伴肾功能轻度损害者可考虑用糖皮质激素，例如，泼尼松 1 mg/(kg·d)，治疗过程中密切观察肾功能和血压，一旦肾功能损害加重,应酌情撤减;②肾功能进行性减退者,不宜继续使用常规的口服糖皮质激素;③根据肾穿刺活检病理结果,若以活动性病变为主(细胞增生、炎症细胞浸润等),伴大量蛋白尿,则应积极治疗,可选择糖皮质激素[泼尼松 1 mg/(kg·d)]及细胞毒药物[环磷酰胺2 mg/(kg·d)];若肾穿刺活检病理结果已提示以慢性病变为主(肾小管萎缩、间质纤维化),则不考虑用免疫抑制剂来治疗;倘若病理结果为活动性病变与慢性病变并存,临床有可能肾功能已有轻度损害(Scr<256 μmol/L),伴有大量蛋白尿,对这类患者也可考虑应用糖皮质激素和细胞毒药物来治疗(剂量同上),但必须密切监测肾功能。

3.抗凝血药和血小板解聚药

抗凝血药和血小板解聚药有一定的稳定肾功能和减轻肾病理损伤的作用,但目前尚无对这类药物使用的统一方案。这两类药常用于有明确高凝状态和一些易于引起高凝的病理类型(膜性肾病,系膜毛细血管性肾炎);经糖皮质激素治疗长期效果不佳,肾活检显示为局灶性节段性肾小球肾炎型;血浆纤维蛋白降解产物(FDP)明显增多,D-二聚体呈阳性的患者。

常用的抗凝血药有口服的华法林,应用时注意个体化,初始剂量为4~20 mg/d,根据凝血酶原时间以 1 mg 为阶梯调整剂量。使用药物期间应定期检测凝血酶原时间(至少 3~4 周1 次),以防出血。此外,皮下注射低分子肝素,该药的抗凝活性在于与抗凝血酶Ⅲ结合后肝素链上的五聚糖抑制凝血酶和凝血因子Ⅹa,结果抗栓效果优于抗凝血作用;而且临床应用时,生物利用度较好,出血倾向少,半衰期比普通肝素长。常用制剂有达肝素钠(法安明),5 000 U/d,腹壁皮下注射;低分子肝素钠(依诺肝素钠),4 000 U/d,皮下注射。常用的血小板解聚药有双嘧达莫,200~300 mg/d,分 3~4 次口服;阿司匹林 50~100 mg/d,新近尚有西洛他唑 50~200 mg/d,口服;盐酸噻氯匹定(抵克立得)250~500 mg/d,以上药物除具有血小板解聚作用外,还有扩张血管及抗凝血作用,有出血倾向者慎用或禁用。

4.降血脂药的应用

他汀类药物(β-羟-β-甲基戊二酸单酰辅酶 A 抑制剂)不仅可以降血脂,更重要的是可以抑制与肾纤维化有关分子的活性,减轻肾组织的损伤和纤维化。因此,有高脂血症的患者应积极治疗,常用普伐他汀(10~20 mg/d)、辛伐他汀(5~10 mg/d)。在应用降血脂药的过程中,应注意避免将他汀类药物与贝特类降血脂药(如非诺贝特,300 mg/d)联合使用,以免导致横纹肌溶解等严重不良反应。

5.环氧化酶抑制药的应用

环氧化酶(cyclooxygenase,COX)在肾病时升高,通过促进前列腺素增加和激活肾素-血管紧张素系统,加速肾功能恶化。目前有学者研究采用 COX 选择性抑制药 SCS8236 可以显著减轻实验动物的肾小球硬化,但目前在临床的实际运用经验尚需积累。

6.导致肾损害的其他因素的防治

(1)感染:慢性肾小球肾炎患者应尽可能避免上呼吸道及其他部位的感染,对已有的感染则应积极治疗。治疗时应避免使用肾毒性药物及易于诱发肾功能损害的药物,如氨基糖苷类抗生素、磺胺类及非固醇类消炎药。

(2)高尿酸血症:慢性肾小球肾炎患者肾功能减退往往伴有高尿酸血症,血尿酸水平升高易在肾形成尿酸盐结晶,pH 过低也易造成肾损害。因此,应严格限制富含嘌呤食物的摄入量,必要时给予抑制尿酸合成的药物,如别嘌醇 0.1~0.3 g/d,口服。

(杨代芳)

第三节　慢性肾炎综合征

慢性肾炎综合征是指以蛋白尿、血尿、高血压、水肿为基本临床表现,可有不同程度的肾功能减退,起病方式各有不同,病情迁延,病变进展缓慢,最终将发展为慢性肾衰竭的一组肾小球疾病。

由于本组疾病的病理类型及病期不同,主要临床表现可呈多样化,其诊断不完全依赖于病史的长短。我国以 IgA 肾病最多见。各种继发性肾脏病以及遗传性肾病也可表现为慢性肾炎综合征。慢性肾炎综合征持续数年,甚至数十年后,肾功能逐渐恶化并出现相应的临床表现(如血压增高、贫血),最终发展至慢性肾衰竭。病变进展速度的个体差异很大,病理类型是决定肾功能进展快慢的重要因素(如系膜毛细血管性肾小球肾炎进展较快,膜性肾病进展较慢),血压控制得不好及有持续、大量的蛋白尿者肾功能恶化得较快,但肾功能恶化也与是否重视保护肾脏及治疗是否恰当有关。

一、病因

该病的病因不明。起病前多有上呼吸道感染或其他部位感染,少数慢性肾炎可能是由急性链球菌感染后肾炎演变而来的,但大部分慢性肾炎并非由急性肾炎迁延而来,而由其他原发性肾小球疾病直接迁延发展而成。

二、发病机制

由于慢性肾炎不是一种独立的疾病,其发病机制各不相同,大部分是免疫复合物疾病,可由循环内可溶性免疫复合物沉积于肾小球,或由抗原与抗体在肾小球原位形成免疫复合物,激活补体,引起组织损伤。也可不通过免疫复合物,而由沉积于肾小球局部的细菌毒素、代谢产物等通过"旁路系统"激活补体,从而引起一系列的炎症反应而导致肾小球炎症。

此外,非免疫介导的肾脏损害在慢性肾炎的发生和发展中,亦可能起很重要的作用,这种非免疫机制包括下列因素:①肾小球病变引起的肾内动脉硬化,肾内动脉硬化可进一步加重肾实质缺血性损害。②肾血流动力学代偿性改变引起肾小球损害。当部分肾小球受累,健存肾单位的肾小球滤过率代偿性升高,这种高灌注、高滤过状态可使健存肾小球硬化,导致肾衰竭。③高血压引起肾小动脉硬化。长期高血压状态引起缺血性改变,导致肾小动脉狭窄、闭塞,加速了肾小球硬化,高血压亦可通过提高肾小球毛细血管静水压,引起肾小球高滤过,加速肾小球硬化。④肾小球系膜的超负荷状态。正常肾小球系膜细胞具有吞噬、清除免疫复合物的功能,但负荷过重,则可引起系膜基质及细胞增生,导致硬化。

三、病理表现

该病根据其病理表现不同,可分为如下几种类型:①系膜增生性肾小球肾炎:免疫荧光检查可分为 IgA 沉积为主的系膜增生性肾炎和非 IgA 系膜增生性肾炎;②膜性肾病;③局灶性节段性肾小球硬化;④系膜毛细血管性肾小球肾炎;⑤硬化性肾小球肾炎。

四、临床表现

慢性肾小球肾炎可发生于任何年龄,但以青年、中年男性为主。起病方式和临床表现多样。

（一）临床起病特点

1.隐匿起病

有的患者可无明显临床症状。偶有轻度水肿，血压可正常或轻度升高，多通过体检发现。

2.慢性起病

患者可有乏力、疲倦、腰痛、食欲缺乏；眼睑和/或下肢水肿，伴有不同程度的血尿或蛋白尿，部分患者可表现为肾病性大量蛋白尿。也有患者以高血压为突出表现，伴有肾功能正常或不同程度受损（内生肌酐清除率下降或轻度氮质血症）。

3.急性起病

部分患者因劳累、感染、血压升高、水与电解质紊乱使病情呈急性发作，或用肾毒性药物后病情急剧恶化，及时消除诱因和适当治疗后病情可在一定程度上缓解。

（二）疾病表现

1.水肿

在整个疾病的过程中，大多数患者会出现不同程度的水肿。水肿程度可轻可重，轻者仅早晨起床后发现眼眶周围、面部肿胀或午后双侧踝部水肿。严重的患者可出现全身水肿。然而也有极少数患者，在整个病程中始终不出现水肿，往往容易被忽视。

2.高血压

部分患者以高血压为首发症状，高血压的程度差异较大，轻者仅（18.7～21.3/12.7～13.3 kPa）[（140～160）/（95～100）mmHg]，重者达到或超过 26.7/14.7 kPa（200/110 mmHg）。持续高血压容易导致心功能受损、加速肾功能恶化，其程度与预后关系密切。高血压在临床上常表现为头胀、头痛、眩晕、眼花、耳鸣、失眠、多梦、记忆力减退等症状。

3.尿液异常改变

尿液异常改变是慢性肾炎的基本标志。部分水肿的患者会出现尿量减少，且水肿程度越重，尿量减少越明显，多数无水肿患者的尿量正常。患者的肾脏受到严重损害，尿液的浓缩稀释功能发生障碍后，会出现夜尿量增多和尿比重下降等现象。

几乎所有患者都有蛋白尿，尿蛋白的含量不等，可以从微量到大量。在尿沉渣中可以见到程度不等的红细胞、白细胞、颗粒管型、透明管型。急性发作时，可有明显的血尿，甚至出现肉眼血尿。

4.肾功能不全

主要表现为肾小球滤过率下降，内生肌酐清除率降低。轻中度肾功能受损患者可无任何临床症状，当内生肌酐清除率低于 10 mL/min，临床上可见少尿或者无尿，恶心、呕吐、食欲缺乏、乏力、嗜睡、皮肤瘙痒等。

5.贫血

患者的肾功能损害到一定程度，出现贫血的表现。患者可有头晕、乏力、心悸、面色苍白、唇甲色淡等临床表现。如果患者无明显营养不良，多属于正细胞正色素性贫血。

五、辅助检查

（一）尿液检查

尿常规显示尿蛋白从（±）到（＋＋＋＋），或者 25～500 mg/dL，常伴有镜下血尿，有红细胞管型,尿红细胞形态学检查提示以畸形红细胞为主,尿蛋白定量大于 150 mg/d;尿渗透压降低,尿液 NAG 酶、β_2 微球蛋白水平上升。

(二)血液检查

血常规早期变化不明显,肾功不全者可见正色素、正细胞性贫血,血沉明显加快,血液生化检查可见血浆清蛋白含量降低,血胆固醇含量轻度升高,血清尿素氮含量和肌酐含量早期基本正常,随病情加重尿素氮含量、血肌酐含量逐步升高,血清补体 C_3 正常。

(三)B超检查

早期双肾的大小、形态正常,随疾病进展,双肾缩小,肾脏回声增强,肾皮质变薄或肾内结构紊乱。

(四)肾脏病理学检查

对肾脏穿刺活检获得的肾组织进行病理学检查,根据其病理类型不同,可见相应的病理改变。

六、诊断与鉴别诊断

(一)诊断

诊断要点:①起病缓慢,病情迁延,临床表现可轻可重;②有水肿、高血压、蛋白尿、血尿及管型尿等表现中的一项或数项;③病程中可有肾炎急性发作,常由感染(如呼吸道感染)诱发,发作时可出现类似急性肾炎的表现,有些病例可自发缓解;④可有不同程度的肾功能减退;⑤多次尿液检查、尿常规显示尿蛋白从微量到大量,伴或不伴有镜下血尿,尿蛋白定量>150 mg/d。

(二)鉴别诊断

1. 慢性肾盂肾炎

慢性肾盂肾炎的临床表现可类似于慢性肾炎,晚期可有较大量蛋白尿和高血压。很难鉴别慢性肾盂肾炎与慢性肾炎,以下几点可供鉴别时参考:①慢性肾盂肾炎多见于女性,患者有泌尿系统感染病史,有尿频、尿急、尿痛、腰痛等症状。②尿液检查可见尿白细胞明显增多,甚至有白细胞管型,尿细菌培养呈阳性,有助于慢性肾盂肾炎的诊断。而慢性肾炎以尿中反复出现蛋白、红细胞为主。③静脉肾盂造影如发现肾盂有瘢痕变形,呈杆状扩张,或肾影两侧不对称,做放射性核素肾图检查,双侧肾功能损害的差别较大,均提示慢性肾盂肾炎。④当慢性肾炎合并尿路感染时,用抗生素治疗后尿检查的异常程度和氮质血症可能会有好转,但慢性肾炎的症状仍然存在,而慢性肾盂肾炎的症状一般会消失。

2. 结缔组织疾病肾损害

系统性红斑狼疮、结节性多动脉炎等疾病常伴有肾损害,其临床表现可与慢性肾炎相似,但此类疾病大都同时伴有全身或其他系统症状,如发热、皮疹、关节痛、肝大、脾大,化验检查可以发现特征性指标异常(例如,对狼疮性肾炎患者的血液进行化验,可见抗核抗体呈阳性,血液细胞学检查可以发现狼疮细胞),血清补体水平明显下降。狼疮性肾炎患者的肾脏组织学检查可见在肾小球各部位广泛沉着免疫复合物,复合物中 IgG 免疫荧光染色呈强阳性,即"满堂亮"表现。

3. 高血压肾损害

临床上很难区别原发性高血压性肾损害和肾性高血压,应详细询问病史。患者多有高血压家族史,先有较长期高血压,其后再出现肾损害,远曲小管功能损伤(如尿浓缩功能减退、夜尿增多)多较肾小球功能损伤早,尿改变轻微(有微量至轻度蛋白尿,可有镜下血尿及管型),常有高血压的其他靶器官(心、脑、视网膜)的并发症。发病年龄在 40 岁以后,尿蛋白的量常较少,持续性血尿和红细胞管型罕见,有助于原发性高血压继发肾损害的诊断。如果患者为青壮年,血尿、蛋白尿先出现而高血压后出现,则支持肾性高血压。如果患者对病史叙述不清,应做肾脏穿刺活检以明确诊断。

4.其他原发性肾小球疾病

①隐匿性肾小球肾炎:临床上应鉴别轻型慢性肾炎与隐匿型肾小球肾炎,后者主要表现为无症状性血尿和/或蛋白尿,无水肿、高血压和肾功能减退。②感染后急性肾炎:应鉴别有前驱感染并以急性发作起病的慢性肾炎与此病。两者的潜伏期不同,血清补体 C_3 的动态变化有助于鉴别;此外,疾病的转归不同,慢性肾炎无自愈倾向,呈慢性进展。

5.其他系统性疾病肾损害

过敏性紫癜肾炎、糖尿病肾病、多发性骨髓瘤肾损害、淀粉样变累及肾脏等,以上疾病各有特点,诊断慢性肾炎时应排除之。

6.奥尔波特综合征

此综合征有阳性家族史(多为性连锁显性遗传),常见于青少年,起病多在 10 岁之前。患者有肾脏病变的临床表现(血尿,轻度、中度蛋白尿及进行性肾功能损害)。病变常累及眼(球形晶体等)、耳(神经性耳聋)。详细询问家族病史,必要时做皮肤活检和肾活检,可以将其作为鉴别诊断的依据。

七、治疗

早期应针对慢性肾小球肾炎的病理类型给予相应的治疗,抑制免疫介导炎症、抑制细胞增生、减轻肾硬化。并应以防止或延缓肾功能进行性恶化、改善或缓解临床症状以及防治并发症为主要目的。

(一)积极控制高血压

1.治疗原则

①力争达到目标值:尿蛋白<1 g/d 患者的血压应该控制在 17.3/10.7kPa(130/80 mmHg)以下;蛋白尿≥1 g/d,无心脑血管并发症的,血压应控制在 16.7/10.0kPa(125/75 mmHg)以下;②降压不能过低、过快,保持降压平稳;③从小剂量开始调整用药,必要时联合用药,直至血压控制满意;④优选具有肾保护作用、能延缓肾功能恶化的降压药物。

2.治疗方法

(1)非药物治疗:限制饮食中钠的摄入量,伴高血压患者应限钠(<3 g/d),调整饮食中蛋白质与含钾食物的摄入量;戒烟、限制饮酒;减肥;适当锻炼等。

(2)药物治疗:常用的降压药物有 ACEI、ARB、长效钙通道阻滞剂、利尿药、β 受体阻滞剂等。由于 ACEI 与 ARB 除具有降低血压作用外,还有减少尿蛋白和延缓肾功能恶化的作用,应优选。使用 ACEI 与 ARB 类药物应该定期检测血压、肾功能和血钾。部分患者首次应用 ACEI 与 ARB,2 周左右出现血肌酐水平升高,需要检查有无危险因素,如果心肌酐水平未超过基础水平的 30%,仍然可以继续应用。有双侧肾动脉狭窄者禁用 ACEI 和 ARB。肾功能不全患者应用 ACEI 与 ARB 时要慎重,尤其注意防止高血钾。少数患者应用 ACEI 有持续性干咳的不良反应,可以换用 ARB。

(二)减少尿蛋白并延缓肾功能的减退

蛋白尿与肾脏功能减退密切相关,因此应该严格控制尿蛋白。

1. ACEI 与 ARB

ACEI 与 ARB 具有降低尿蛋白的作用,其用药剂量常需要高于其降压所需剂量,但应预防低血压的发生。

2. 糖皮质激素和细胞毒药物

慢性肾炎是包括多种疾病在内的临床综合征,其病因、病理类型、临床表现和肾功能等差异较大,故是否应用这两类药物应根据病因及病理类型确定。

3. 限制食物中蛋白质及磷的摄入量

低蛋白与低磷饮食可以减轻肾小球高压、高灌注与高滤过状态,延缓肾小球硬化,根据肾功能的状况给予优质低蛋白饮食,保证进食优质蛋白质(以动物蛋白为主)。在低蛋白饮食时,应适当增加糖类的摄入以满足机体生理代谢所需要的热量,防止负氮平衡。限制蛋白质的摄入量同样可以达到低磷饮食的作用。

(三)避免加重肾损害的因素

感染,低血容量,脱水,劳累,水、电解质和酸碱平衡紊乱,妊娠及应用肾毒性药物(如氨基糖苷类抗生素、含有马兜铃酸的中药、非甾体抗炎药,均可能损伤肾脏,应避免使用或者慎用。

(四)其他

也可以使用抗血小板聚集药、抗凝血药、他汀类降脂药、中药。

(杨代芳)

第四节　急性肾小球肾炎

急性肾小球肾炎(acute glomerulonephritis,AGN)简称急性肾炎,为急性起病,以急性肾炎综合征为主要临床表现的一组疾病。多数发生于链球菌感染之后,少数由其他细菌、病毒及寄生虫感染引起。本节主要介绍链球菌感染后急性肾小球肾炎。

一、病因和发病机制

该病常由 B 溶血性链球菌"致肾炎菌株"(常见为 A 组 12 型、其他如 1 型、4 型、18 型、25 型、41 型、49 型等)感染所致,常见于上呼吸道感染(多为扁桃体炎)、猩红热、皮肤感染(多为脓疱疮)等链球菌感染后。该病主要由感染所诱发的免疫反应引起。以往研究者认为链球菌的致病抗原是其胞壁上的 M 蛋白,而现在多认为细菌胞体内的一种水溶性蛋白质可能为主要致病抗原。导致免疫反应后可通过循环免疫复合物沉积于肾小球致病,或抗原种植于肾小球后再与循环中的特异抗体结合,形成原位免疫复合物而致病。肾小球内的免疫复合物导致补体激活、中性粒细胞及单核细胞浸润,导致肾脏病变。

二、病理

肉眼见肾脏体积可较正常体积增大,灰白而光滑。病变主要在双侧肾小球,表现为弥散性、渗出性病变,病变类型为毛细血管内增生性肾小球肾炎。光镜下为弥散性肾小球病变,以毛细血管襻内皮细胞及系膜细胞增生为主要表现,急性期可伴有中性粒细胞和单核细胞浸润。病变严重时,增生和浸润的细胞可压迫毛细血管襻使管腔狭窄或闭塞。肾小管病变多不明显,但肾间质可有水肿及灶状炎症细胞浸润。免疫病理检查见 IgG 及 C_3 呈粗颗粒状沿毛细血管壁和/或系膜区沉积。上述病变严重者的毛细血管襻断裂、闭塞、红细胞渗出,成为坏死性炎症。电镜检查可见肾小球上皮细胞下有驼峰状大块电子致密物沉积。

急性肾小球肾炎的病理变化随病程及病变的轻重而有所不同,轻者肾活检仅见肾小球毛细血管充血,内皮细胞和系膜细胞轻度增生。典型病例在光镜下可见弥散性肾小球毛细血管内皮细胞和系膜细胞增生、肿胀伴中性及嗜酸性粒细胞、单核细胞浸润,纤维蛋白沉积,肾小球毛细血管内血流障碍,引起缺血,使肾小球滤过率降低。

三、临床表现

该病多见于儿童,男性的发病率高于女性的发病率,比例为(2～3)∶1。临床表现轻重不一,轻者的临床症状轻微,甚至仅有尿检查异常,重者可呈急进性过程,表现为少尿型急性肾衰竭。典型表现如下。

1.潜伏期

大部分患者在发病前 1～3 周有上呼吸道感染,有咽喉炎、扁桃体炎或皮肤感染等链球菌感染史,皮肤感染者的潜伏期较长,为 2～4 周,然后突然起病。潜伏期相当于致病抗原初次免疫后诱导机体产生免疫复合物所需的时间。感染过程中可出现一过性少量蛋白尿或镜下血尿,急性感染症状消退后才出现肾炎症状,肾炎的轻重与感染的严重程度无关。

2.全身症状

多数患者急性起病,常有疲乏无力、厌食、恶心、呕吐、头痛、头晕、视力模糊以及腰部钝痛,少数患者仅有轻微不适。

3.尿异常

(1)少尿或无尿:尿量在水肿时减少,每日尿量为在 400～700 mL,持续 1～2 周,然后逐渐增加,少数病例的尿量明显减少(<400 mL/d),甚至无尿,为严重表现。

(2)血尿:几乎每例病例都有肾小球源性血尿,但轻重不等,约 30% 的患者有肉眼血尿,血尿常为首发症状和患者就诊的原因。肉眼血尿可持续数日,甚至 1～2 周或转为镜下血尿,多数在 6 个月内消失,少数患者的镜下血尿持续存在,在 1～3 年完全消失。

(3)蛋白尿:常伴有轻度、中度蛋白尿,少数可呈肾病综合征范围的大量蛋白尿。蛋白尿的产生原因或为毛细血管壁阴离子层丢失,或肾小球毛细血管的孔径增大,而使血浆中大分子蛋白经肾小球滤过膜漏出。

(4)尿沉渣:早期除有多量红细胞外,白细胞和上皮细胞稍增多,并可出现颗粒管型及红细胞管型等。

4.水肿

80% 以上的患者有水肿,常为起病的初发表现,轻重不一,典型表现为晨起眼睑水肿或伴有下肢轻度可凹陷水肿。严重者可波及全身,有浆膜腔积液,以胸膜腔中积液较多。

5.高血压

高血压主要为水钠潴留,血容量增加引起,常与水肿程度一致,约 80% 的患者出现一过性轻度、中度高血压,利尿后血压可逐渐恢复正常,少数患者可出现严重高血压甚至高血压脑病。血压持续升高 2 周以上,且无下降趋势,表明肾损害严重。

6.肾功能异常

患者起病早期的尿量可因肾小球滤过率下降、水钠潴留而减少。少数患者甚至少尿,肾功能一过性受损,表现为轻度氮质血症,多于 1~2 周尿量渐增,肾功能于利尿后数日逐渐恢复正常。仅有极少数患者可表现为急性肾衰竭,须与急进性肾炎区别。

7.免疫学检查

异常起病初期血清 C_3 及总补体下降,8 周内逐渐恢复正常,对诊断该病具有重要意义。患者血清抗链球菌溶血素"O"(ASO)滴度可升高,提示近期内有过链球菌感染。部分患者起病早期循环免疫复合物及血清冷球蛋白可呈阳性。

四、并发症

(一)心力衰竭

心力衰竭以左心衰竭为主,见于半数以上有临床表现的急性肾炎患者,主要由水钠潴留、循环血量增加,心负荷过重引起。儿童及老年患者心力衰竭的发生率高。

(二)高血压脑病

高血压脑病指血压急剧升高时出现的以神经系统症状(如剧烈头痛、呕吐、嗜睡,重者发生抽搐乃至昏迷)为主要表现的综合征。此症多见于儿童患者,常掩盖急性肾炎本身的表现。此症的发生率较心力衰竭的发生率低。

(三)急性肾衰竭

少数患者可持续少尿甚至无尿,出现急性肾衰竭,血肌酐、尿素氮含量进行性升高,并可出现高血钾、水中毒及代谢性酸中毒。

五、诊断

典型病例于链球菌感染后 1~3 周出现血尿、蛋白尿、水肿和高血压,甚至少尿及氮质血症等急性肾炎综合征的表现,伴 C_3 血清浓度短暂下降(肾炎症状出现后 8 周内恢复正常),即可临床诊断为急性肾炎。对症状不典型者必须详细检查,特别应反复检查尿常规,方能确诊。如肾小球滤过率进行性下降或病情于 2 个月内未好转,应及时做肾活检,以明确诊断。

六、鉴别诊断

(一)以急性肾炎综合征起病的肾小球疾病

1.其他病原体感染后急性肾炎

已知多种病原体感染可引起肾炎,病原体可为细菌(葡萄球菌、肺炎球菌等)和病毒(乙肝病毒、流感病毒、EB 病毒、带状疱疹病毒等),也可为肺炎支原体及原虫。目前多种病毒感染较常见,急性期或感染后 3~5 d 发病,病毒感染后多数急性肾炎患者的临床表现较轻,一般不伴血清补体降低,少有水肿和高血压,肾功能一般正常,临床过程自限。

2.系膜毛细血管性肾小球肾炎

临床上除表现急性肾炎综合征外,常伴肾病综合征,病变无自愈倾向。50%~70%的患者有持续性低补体血症,8 周内不恢复。

3.慢性肾炎急性发作

病史隐匿且首次就诊时易与急性肾炎混淆。鉴别时应注意询问病史。感染后发作的潜伏期多为 3～5 d,贫血、低蛋白血症明显,肾功能持久性损害,B 超检查肾体积缩小等有助于慢性肾炎的诊断。

(二)急进性肾小球肾炎

该病病初与急性肾炎相似,但多于早期出现少尿或无尿,较短时间内即发展为肾衰竭。肾活检见大部分肾小球囊形成新月体。鉴别重症急性肾炎呈现急性肾衰竭与该病困难时,应及时做肾组织活检以明确诊断。

(三)全身性疾病肾损害

全身性疾病肾损害如系统性红斑狼疮与过敏性紫癜,前者有发热、皮疹及多系统损害,后者有皮疹、关节痛、腹痛等临床特点,鉴别不难。当临床诊断困难时,需要对急性肾炎综合征患者进行肾活检。肾活检的指征:①少尿 1 周以上或进行性尿量减少伴肾功能恶化;②病程超过两个月而无好转趋势;③急性肾炎综合征伴肾病综合征。

七、治疗

急性肾炎为自限性疾病。以休息和对症治疗为主。治疗原则是清除链球菌感染,防治并发症。对少数并发急性肾衰竭者可用透析疗法。不宜应用糖皮质激素和细胞毒药物。

(一)一般治疗

患者在急性期应卧床休息,肉眼血尿消失、血压正常及水肿消退后可逐渐增加活动量。在急性期应给予低盐(食盐量<3 g/d)饮食,肾功能正常时可不需要限制蛋白质的摄入量,可为 1 g/(kg·d),但有氮质血症时应限制蛋白质的摄入量,可为 0.5 g/(kg·d),并以优质蛋白为主。对明显少尿的急性肾衰竭患者应限制液体摄入量。

(二)治疗感染灶

对体内存在的感染灶应彻底去除。有时病灶隐蔽,不易被发现,故主张病初常规使用青霉素,肌内注射或静脉注射 10～14 d,对过敏者可选用大环内酯类抗生素。对反复发作的扁桃体炎,待病情稳定后(尿蛋白少于 1 个"＋",尿沉渣红细胞少于每高倍视野 10 个,可考虑做扁桃体摘除,术前、术后两周需注射青霉素。

(三)对症治疗

1.利尿

对轻者不用利尿药,经限制水、盐的摄入水肿仍明显,可给氢氯噻嗪,25～50 mg,口服,2～3 次/天,疗效差时可应用呋塞米,20～100 mg/d,分次口服或静脉注射。一般不用保钾利尿剂和渗透性利尿剂。

2.降低血压

对限制水、盐的摄入及利尿后血压仍高者,可应用降血压药物,如阿替洛尔 12.5～25 mg,口服,2～3 次/天,可配合口服钙离子拮抗剂。对无少尿及血钾不高者可使用 ACEI,如卡托普利 12.5～25 mg,口服,2～3 次/天,或贝那普利 5～10 mg,口服,1 次/天。若发生高血压脑病,应用快速降压药——硝普钠及其他对症治疗方法(如镇静、止痉)。

3.控制心力衰竭

水钠潴留为主要诱发因素,产生高输出量性心力衰竭,治疗以减少循环血容量为主。利尿与降压均对心力衰竭有治疗作用,效果差时可用毛花苷 C 0.2～0.4 mg,静脉注射。对严重心力衰竭、一般治疗措施无效者,可考虑单纯超滤疗法。

4.急性肾衰竭的治疗

急性肾炎早期可发生暂时性少尿和氮质血症,经一般治疗及利尿降压等对症治疗,大多数患者的肾功能逐渐恢复。少数患者发生急性肾衰竭而有透析指征,应及时给予透析治疗。

(杨代芳)

第五节　急进性肾小球肾炎

急进性肾小球肾炎是病情急骤进展的一组肾小球疾病。临床上,肾功能急剧恶化(3 个月内肾小球滤过率降 50％以上),伴有贫血,早期出现少尿(尿量≤400 mL/d)或无尿(尿量≤100 mL/d)。未经治疗者常于数周或数月内发展至肾衰竭终末期。由于肺与肾小球基膜具有共同的抗原,部分患者除有肾炎表现外,还有肺间质炎症和咯血症状,临床上称为肺出血、肾炎综合征。

发病以青壮年男性为多,男患者与女患者之比为 2：1,发病率约占原发性肾小球疾病的 3％～5％,是临床较为少见的疾病。

一、病因

急进性肾炎有多种病因。一般将有肾外表现或明确原发病者称为继发性急进性肾炎,如继发于过敏性紫癜、系统性红斑狼疮。偶尔有继发于某些原发性肾小球疾病(如系膜毛细血管性肾炎、膜型肾病、IgA 肾病)的则称为原发性急进性肾炎,分为3 型。

第Ⅰ型:抗肾小球基底膜抗体型(不伴肺出血);第Ⅱ型:免疫复合物型;第Ⅲ型:微量免疫球蛋白沉积型(其中 70％～80％为小血管炎肾炎)。

二、发病机制

发病机制不详,凡可引起急性肾炎综合征的大多数情况的可产生急进性肾炎。70％～80％的待发性新月体肾小球肾炎可以测到抗中性粒细胞胞质抗体,中性粒细胞产生的蛋白酶及活化氧分子均对肾脏造成严重损伤。

1.抗肾小球基底膜抗体型肾炎(Ⅰ型)

Ⅰ型占该病的 10％～30％,免疫荧光检查可见肾小球基底膜上有弥散性细线状沉积,主要成分为 IgG,偶为 IgA,常伴 C_1。

2.免疫复合物型肾炎(Ⅱ型)

Ⅱ型约占该病的 30％。在我国该病主要为Ⅱ型。患者的血清免疫复合物可呈阳性,免疫荧光证实肾小球基底膜及系膜区呈弥散性颗粒状沉积,主要成分为 IgG、IgM、IgA,伴有 C_3,提示Ⅱ型与抗原(感染性或自身抗原)抗体形成的循环免疫复合物和/或原位免疫复合物有关。

3.微量免疫球蛋白沉积型(Ⅲ型)

Ⅲ型约占该病的 50％,患者肾组织的免疫荧光及电镜检查均未发现免疫沉积物或仅有微量免疫沉积物,循环抗肾小球基底膜抗体及免疫复合物呈阴性,可能为非免疫机制或细胞介导免疫致病,也可能在发病早期有免疫球蛋白沉着,继而被浸润的中性粒细胞及单核细胞所吞噬或消化而转为阴性或仅有微量。

新月体形成的基本机制与肾小球基底膜穿破有关,从而使得血浆成分及血管中的单核巨噬细胞大量逸出至肾球囊,一方细胞增生、分化。现已证实肾小球囊壁层断裂的程度与新月体纤维化程度成正比。

三、临床表现

1.起病

部分患者发病前有感冒、流感或链球菌感染症状,发热、全身不适、食欲缺乏、肌肉和关节酸痛、消瘦等非特异性症状,或有碳氢化合物接触史。急骤发病,进展迅速。

2.症状与体征

(1)急性肾炎综合征:可出现肉眼血尿或镜下血尿、蛋白尿、管型尿和水肿,血压轻度、中度升高。

(2)全身情况:常有发热、周身酸痛、腹痛、恶心、厌食、贫血、皮下瘀斑等症。

(3)肾功能:可呈急性肾衰竭,病情发展迅速,在数月或数周内出现进行性少尿、无尿,终至肾衰竭,患者常于半年左右死亡。伴随肾衰竭可出现胃肠道症状,如恶心、呕吐、腹胀、厌食,可出现上消化道出血、中度贫血、肺水肿、酸中毒、高血钾、电解质紊乱、心包炎、心律失常、脑水肿等严重并发症。

3.转归

(1)在数周内迅速发展至尿毒症,呈急性肾衰竭表现。

(2)肾功能损害的进行速度较慢,在几个月或1年内发展至尿毒症。

(3)少数患者治疗后病情稳定,甚至痊愈或残留不同程度的肾功能损害。

四、实验室检查

(1)血常规:可见中度至重度贫血,有时可见血细胞及血小板增多。

(2)尿常规:尿蛋白一般呈少量或中等量,尿沉渣可见大量红细胞,常见红细胞管型。白细胞亦可增多。尿比重一般不降低。尿纤维蛋白降解产物增多。

(3)血生化检查:血尿素氮和肌酐含量均进行性升高,有时可有血清钾含量升高。

(4)免疫学检查:Ⅰ型患者的血清抗肾小球基底膜抗体呈阳性;Ⅱ型患者的血循环免疫复合物及冷球蛋白常呈阳性,伴血清补体水平降低;Ⅲ型由微血管炎引起者的血清抗中性粒细胞质抗体呈阳性。

(5)B超及腹部X线片:初起双肾体积的增大,但之后逐渐缩小。

(6)肾活检:50％以上的肾小球有新月体形成,新月体占据大部分囊腔。

五、鉴别诊断

1.与急性间质性肾炎鉴别

急性间质性肾炎以急性肾衰竭起病,当出现血尿时,易与急进性肾炎混淆。但急性间质性肾炎常有发热、皮疹、嗜酸性粒细胞增多等过敏表现。故过敏史、白细胞尿,特别是尿沉渣中存在大量嗜酸性粒细胞,均支持急性间质性肾炎的诊断,并且多数患者可找出药物过敏等原因。对部分病例需要做肾组织活检加以鉴别。

2.与血栓性微血管病鉴别

血栓性微血管病包括溶血性尿毒症、血栓性血小板减少性紫癜、急性产后肾衰竭、进行性系统硬化、恶性高血压等,这组疾病的共同特点是具有急性肾功能不全、微循环溶血的表现,因而通常伴有血小板减少、破碎红细胞和其他溶血性贫血的特征。肾活检呈特殊性的血管病理改变。

3.与急性肾小管坏死鉴别

急性肾小管坏死有3个特征:①常有明确的发病原因,如中毒因素、休克、严重抗压伤、异型输血;②病变主要在肾小管,故尿少,尿比重<1.010,肾小管对钠的重吸收功能受损,尿钠常为20~30 mmol/L(发生急进性肾炎时尿钠排出减少,尿比重正常);③尿中可见特征性的大量肾小管上皮细胞(急进性肾炎则以血尿、变形红细胞尿、管型尿、蛋白尿为主)。

4.与肾后性尿毒症鉴别

肾后性尿毒症主要是尿路梗阻所引起的肾衰竭,常见于肾盂或双侧输尿管结石,或一侧为无功能肾伴另一侧结石梗阻等,如原来尿量正常而骤减以至无尿,无发热、水肿、蛋白尿等急性肾炎的表现,则梗阻的可能性大。肾后性尿毒症患者多有肾绞痛或剧烈腰痛史,B超检查可见膀胱或肾盂积水以及前列腺增生、肿瘤病变,X线片可见结石和肾脏增大,同位素肾图可见排泄段障碍的梗阻图形,膀胱镜或逆行肾盂造影可发现梗阻的程度和部位。

5.与肾髓质坏死鉴别

肾髓质坏死又称坏死性肾乳头炎,多见于糖尿病患者、长期服用镇痛剂而发生泌尿系感染的患者。在少尿、无尿或尿毒症出现前,常有肾盂肾炎和菌血症的表现,如高热、寒战、腰痛、脓尿,尿沉渣中可见脱落的坏死组织片块。静脉肾盂造影有鉴别诊断意义。

6.与慢性肾炎急性发作鉴别

感染、劳累、水和电解质紊乱等诱因导致慢性肾炎患者的肾功能迅速恶化而出现肾功能不全,可因缺乏正规的病史记录而难以鉴别诊断。应用B超检查双肾有重要意义,慢性肾炎出现功能衰竭时肾脏都会有不同程度的缩小,不可能增大;而急进性肾炎的肾脏正常或轻度增大,一般不会缩小。慢性肾炎呈弥散性改变,而急进性肾炎无此特征。鉴别诊断实在有困难时可做肾活检以明确诊断。

六、治疗

1.一般治疗

让患者安静地卧床休息,选择低盐、低蛋白饮食,维持水与电解质平衡,纠正代谢性酸中毒,控制血压平稳。少尿早期可用利尿剂。在使用抗生素和强心剂等药物时,要根据肾功能状况调整用量。

2.皮质激素冲击疗法

甲泼尼龙500~1 000 mg溶于250 mL 5%的葡萄糖注射液中,每日或隔日1次静脉滴注,3~5次为一个疗程,间歇3~5 d,可以重复2~3个疗程。继以口服泼尼松40~60 mg/d或1 mg/(k·d)及环磷酰胺100~150 mg/d,口服或静脉注射,共3~6个月,然后逐渐撤药。此疗法可以抑制炎症反应,减少抗体产生,大多数患者在冲击疗法后6周内症状改善。其不良反应主要为明显加重水钠潴留,升高血压、血糖和血钾水平,致溃疡活动和感染扩散,产生精神症状等,应采取相应的预防和治疗措施。

3.四联疗法

四联疗法所用药物包括肾上腺皮质激素(泼尼松)、细胞毒药物(环磷酰胺或硫唑嘌呤)、抗凝药(肝素或华法林)及抗血小板凝集药物(双嘧达莫)。

泼尼松 40～60 mg/d,清晨 1 次口服或分 3 次口服,氮质血症消失,病情稳定后,每周递减泼尼松 5～10 mg,最后停服。环磷酰胺 2～3 mg(kg・d),加入 5%的葡萄糖注射液中,静脉注射,氮质血症消失后,改为隔日顿服。或用硫唑嘌呤 2 mg/(kg・d)、肝素全日总量5 000～20 000 U,静脉滴注或皮下注射,使用 10～14 d,改用华法林,二者的剂量各以试管法凝血时间、凝血酶原时间为正常时的 2 倍为宜。成人双嘧达莫用量为225～300 mg/d,分 3 次服。四联疗法用药约 1 年。

4.血浆置换疗法

该疗法能去除血中抗原、抗体、免疫复合物及炎症介质,增强网状内皮系统的吞噬功能,改善机体内环境的稳定性,用于治疗免疫性疾病。每次置换的容量为 50 mL/kg 或 2～4 L,每日或隔日应用,直到循环中抗体呈阴性,疾病的进展控制。一般需治疗数周。同时使用泼尼松1 mg/(kg・d)和环磷酰胺 2～3 mg/(kg・d)。但是患者已少尿或血清肌酐水平>530.4 μmol/L(6 mg/dL),则对治疗反应很差。

5.透析疗法和肾移植

在急性期无尿及血肌酐水平>560.4 μmol/L(6 mL/dL)时,应尽早开始血液透析治疗,并同时进行上述免疫抑制治疗,一些患者对冲击疗法仍能产生良好反应。如肾功能不能恢复,则须依赖透析治疗维持生命。对年龄大、心血管功能差,有出血倾向者,以选用腹膜透析为宜。

肾移植应在病情稳定半年至一年再进行。Ⅰ型患者应监测血抗肾小球基底膜抗体滴度,Ⅲ型患者应监测血 ANCA 水平,该水平降至正常后再继续用药数月,可降低肾移植后该病复发率。

(杨代芳)

第六节　狼疮肾炎

一、概述

狼疮肾炎(lupus nephritis,LN)是系统性红斑狼疮(systemic lupus erythematosus,SLE)最常见和最严重的内脏并发症。我国狼疮肾炎的发病率高,有不断上升的趋势。狼疮肾炎是我国常见的继发性肾小球疾病之一,也是导致系统性红斑狼疮患者死亡的主要原因。近年来,免疫抑制药物的研究和使用进展使其对狼疮肾炎的疗效不断提高,预后改善,多种情况下病情能够得到控制。

二、病因和发病机制

SLE 好发于育龄期女性,发病受个体遗传背景、自身免疫状态等先天性因素影响,环境因素、性腺功能等也在其中起重要作用。不同种族中发病率存在显著差异。具有一定遗传趋向的个体,在某些触发因素作用下,发生以自身组织为靶目标的异常免疫反应。其最终免疫损伤的机制是 T 细胞功能紊乱,B 细胞多克隆活化,自身抗体与自身组织抗原结合后发生免疫复合物性疾病。LN 具有免疫复合物性炎症的明显特征。

1.LN 是典型的自身免疫复合物肾炎的证据

(1)血浆中球蛋白、γ-球蛋白及 IgG 水平升高。

(2)体内有大量的自身抗体,包括核内的抗单链 DNA 抗体、抗双链 DNA 抗体、抗 SM 抗体、抗 RNP 抗体等;细胞的抗淋巴细胞抗体、抗血小板抗体、抗内皮细胞抗体等以及细胞外基质的某些成分蛋白,如基底膜上的Ⅳ型胶原;其中 DNA-抗 DNA 抗体是引起肾脏损害的主要免疫复合物之一。

(3)患者循环中免疫复合物阳性。免疫荧光检查证实肾组织有 DNA-抗 DNA 免疫复合物沉积。

(4)存在低补体血症。

(5)组织学改变呈免疫反应特征,包括淋巴细胞及浆细胞浸润。

(6)使用皮质激素及细胞毒药物治疗有效。

2.免疫复合物的形成与沉着是 LN 引起肾损害的主要机制

(1)循环免疫复合物在肾脏沉积:一些外来抗原(如病毒)和内源性抗原(如 DNA、免疫球蛋白、淋巴细胞表面抗原)作用于免疫调节功能异常的患者,使 B 淋巴细胞高度活跃增生,产生大量自身抗体并与相应抗原结合形成免疫复合物沉积于肾脏,并引起肾小球损伤,这是主要发病机制。循环免疫复合物的大小、电荷性、亲和性及肾小球系膜对其清除能力,局部健康搜索的血流动力学等影响该过程。该过程主要导致系膜增生及毛细血管内皮增生型病理改变。

(2)种植抗原:核抗原或其他抗原预先在肾小球上皮下结合形成种植抗原,再与相应循环中的抗体相结合,形成原位免疫复合物。

(3)原位免疫复合物形成:循环抗体和肾小球、肾小管或血管壁基底膜内源性抗原相结合,形成原位免疫复合物。

上述沉着于肾单位的免疫复合物激活补体系统,引起一系列的免疫损伤反应,如血管内凝血因子激活,毛细血管通透性增加,中性粒细胞、单核细胞等炎症细胞浸润,局部组织细胞坏死,裂解酶大量释放或蛋白溶解,一系列调节肾小球细胞增生、基质增生的细胞因子释放,从而导致肾组织损伤。参与肾脏损害的尚有其他体液因子,例如,血小板激活及凝血系统激活也参与肾损伤过程。与原发性肾小球肾炎发病机制不同的是,免疫损伤中补体激活既可通过传统途径,又可通过旁路途径。

除体液免疫外,也有 T 细胞免疫功能异常(抑制性 T 细胞数与辅助性 T 细胞数的比值异常)也参与该病的免疫发病机制。细胞因子与 LN 关系密切,LN 存在多种细胞因子的异常表达,如 IL-2 受体、IL-6、IL-1、IL-4、TNF、TCAM-1、IFN 在 LN 中表达均升高,说明细胞因子参与 LN 的发病。

近年来研究认为在 SLE 患者中可能存在各种类型的细胞凋亡增多,导致核小体等核抗原过度释放,刺激体内免疫系统,激活淋巴细胞,而被激活的 T 淋巴细胞、B 淋巴细胞由于可能激活诱导细胞死亡途径异常,凋亡减少,从而使体内处于过度活化状态的 T 淋巴细胞、B 淋巴细胞的数目明显增多,产生各种自身抗体,引起 SLE 的发病。

此外,LN 的发病机制也可能与其他多种因素有关,如免疫调节障碍,多克隆 B 细胞活化产生众多自身抗体,形成自身免疫反应;存在内分泌激素失调、遗传因素、环境因素。总之,该病实为多元性疾病。

三、病理改变

LN的发病机制十分复杂,因此其肾脏病理改变也呈多样化及多变化,每一位患者的肾小球、肾小管间质及小血管均可能出现不同的改变。LN的主要组织学改变在肾小球,但是肾小管间质及小血管的改变也决定患者的预后。肾组织病理的损伤在很大程度上取决于抗体沉积的数量和所诱发的炎症反应强度。持续的抗体沉积并不断引发炎症,最终导致不可逆的损害。LN的病理特点如下。

1.肾小球病变

肾小球病变为LN最为常见而重要的病变。基该病变如下。①细胞增生:主要为系膜细胞及内皮细胞增生,可有新月体形成。②免疫复合物沉积:可广泛沉积于系膜区、基底膜内、上皮下和内皮下。以IgG为主,常伴IgM、IgA、C_3、C_4和C_{1q}沉积,如IgG、IgM、IgA均呈阳性,称"满堂亮影"现象。大量免疫复合物如沉积在内皮下使毛细血管壁增厚,称"白金耳环"现象;如沉积在毛细血管腔,则形成透明血栓。③毛细血管襻纤维蛋白样坏死:可见坏死的细胞核,称为核碎片。④炎症细胞浸润:主要为单核-巨噬细胞和T淋巴细胞。

2.肾小管-间质病变

肾小管-间质病变可见于50%以上的LN,尤其是Ⅵ型LN,表现为肾小管和间质的炎症细胞浸润;肾小管萎缩和间质纤维化。免疫复合物在肾小管基底膜呈颗粒样沉积。

3.肾内小血管病变

肾内小血管病变表现为免疫复合物沉积在血管壁、透明样血栓、非炎症性坏死和血管炎。

4.2003年狼疮肾炎病理学分型(ISN/RPS)

Ⅰ型:系膜轻微病变型LN。光镜下肾小球正常,但免疫荧光和电镜检查系膜区有免疫复合物沉积。

Ⅱ型:系膜增生型LN。光镜下可见任何程度的单纯系膜细胞增生或系膜基质增宽伴系膜区免疫复合物沉积,免疫荧光或电镜下可见少量孤立的上皮下或内皮下沉积物。

Ⅲ型:局灶型LN。不足50%的肾小球有活动性、局灶性、节段性或半球性、毛细血管内或外增生性肾炎。特别是局灶内皮下免疫复合物沉积,伴或不伴系膜改变。根据活动性(A)与慢性(C)不同可进一步分型:Ⅲ型(A),局灶增生型LN;Ⅲ型(A/C),局灶增生硬化型LN;Ⅲ型(C),局灶硬化型LN。

Ⅳ型:弥散型LN。不少于50%的肾小球有弥散性活动性或非活动性、节段性或球性毛细血管内外增生,特别是弥散性内皮下免疫复合物沉积,伴或不伴系膜改变。根据活动性(A)、慢性(C)、节段性(S)和球性(G),可再分型:①Ⅳ型S(A),弥散节段增生性LN;②Ⅳ型G(A),弥散球性增生性LN;③Ⅳ型S(A/C),弥散节段增生硬化性LN;④Ⅳ型G(A/C),弥散球性增生硬化性LN;⑤Ⅳ型S(C),弥散节段硬化性LN;⑥Ⅳ型G(C),弥散球性硬化性LN。

Ⅴ型:膜性狼疮肾炎。光镜、免疫荧光或电镜下可见球性或节段性上皮下免疫复合物沉积或所致的形态学改变伴或不伴系膜改变,Ⅴ型LN可以联合发生Ⅲ型或Ⅳ型改变或进行性硬化。

Ⅵ型:进行性硬化型LN。不少于90%的肾小球有球性硬化,其余无活动病变。应对肾小管萎缩、间质炎症反应和纤维化病变程度进行简要描述并分级。

5.肾组织病变指标

（1）肾组织病变活动性指标：①毛细血管内增生，伴或不伴白细胞浸润和管腔缩窄；②核破裂；③纤维蛋白样坏死；④肾小球基底膜断裂；⑤有细胞或细胞纤维性新月体；⑥有透明血栓（光镜下可见内皮下沉积——"白金耳"）；⑦有间质炎症。

（2）肾组织慢性病变指标：①肾小球硬化（节段性、球性）；②纤维性粘连；③有纤维性新月体。

四、临床表现

90%以上的 SLE 见于生育期女性，男患者与女患者的比例为 1∶（7～9.5）。临床肾脏受累可见于 2/3 狼疮患者。大部分肾损害发生于皮疹、关节炎等全身受累之后，但约 1/4 的患者以肾脏症状为首发表现。临床上肾受累表现可与肾外器官受累不一致，有些患者的肾外表现明显，而肾受累轻；有些患者有明显的肾病综合征或肾功能损害，却无明显的系统受累。

1.肾脏表现

LN 的临床表现差异很大，可有无症状蛋白尿和/或血尿型、高血压，也可表现为肾病综合征、急性肾炎综合征或急进性肾炎综合征等。

（1）无症状蛋白尿和/或血尿型：此型较常见。主要表现为轻度至中度蛋白尿（尿蛋白含量＜2.5 g/d）和/或血尿。

（2）急性肾炎综合征型：较少见，临床表现酷似链球菌感染后的急性肾炎。

（3）急进性肾炎综合征型：较少见，在临床上酷似急进性肾小球肾炎。其特征为在 3 个月内，血肌酐值至少上升至原来的 2 倍。在几周到几个月内发生尿毒症。

（4）肾病综合征型：本型常见，约占 2/3，但不一定有高脂血症。如不及时治疗，多数病例可在2～3 年发展至尿毒症。本型常与原发性肾病综合征相混淆，值得注意。

（5）慢性肾炎综合征型：表现为持续蛋白尿、血尿、管型尿和不同程度的水肿、高血压、贫血及肾功能不全。病程漫长，迁延不愈，进而发生尿毒症。

（6）少数患者可表现为慢性肾小管间质性肾炎的临床表现，即患者有尿比重和/或渗透压降低，夜尿，高钾血症或低钾血症等电解质紊乱的临床表现。LN 的终末期可发生尿毒症，此时患者的临床活动表现（包括血清学检查）可消失或变得不典型。

2.肾外表现

LN 的全身表现以不明原因的发热、关节炎及皮肤黏膜损害常见。伴随受累的有肝脏、心脏、中枢神经系统及造血器官，1/3 以上的患者有多发性浆膜炎等。

（1）一般症状：多数患者表现全身乏力、体重下降，90%的患者有发热，部分患者的体温可超过 39 ℃。

（2）皮肤、黏膜损害：多数患者于皮肤暴露处有皮肤损害，约半数患者出现面部蝶形红斑或脱发。部分患者可见荨麻疹，盘状红斑，手掌、指、指甲周红斑，紫癜等。有些患者有口腔溃疡。其中脱发为 SLE 活动的主要指标。

（3）关节和肌肉：90%的患者有关节痛。关节痛常见于四肢小关节。约 30%的患者有肌痛。长期大量、不规则地使用激素可导致一些患者发生无菌性股骨头坏死。

（4）心血管：部分患者可发生心包炎，一般为短暂而轻度，少数患者可有心肌炎的表现。约 1/4 的患者可出现雷诺现象。

(5)肺和胸膜:部分患者可有胸膜炎或狼疮性肺炎。但临床上常见 SLE 并发感染而引起肺炎,而并非狼疮性肺炎,应予注意。

(6)血液系统:①50%～75%的患者呈正细胞正色素性贫血;②60%的患者的白细胞计数 $<4.5 \times 10^9/L$,特别是淋巴细胞计数下降更为明显;③血小板一般轻度降低,少数患者的血小板可严重减少。约 50%的患者有淋巴结肿大。

(7)胃肠道:可有腹痛,可能与血管炎引起的腹腔脏器病变有关。肝大、脾大分别见于 30%、20%的患者。少数患者可有腹腔积液。

(8)神经系统:临床表现复杂多样,轻重不一。常表现精神异常,如抑郁、精神错乱,注意与激素引起的精神异常区别。最引人注意的是癫痫(15%～50%),偶见偏头痛、外周神经炎等。

(9)辅助检查:①抗核抗体是 SLE 的特征性抗体,阳性率高达 98%;抗双链 DNA 抗体的阳性率为 40%～90%,高滴度抗双链 DNA 抗体是 SLE 活动的标志。抗 Sm 抗体的阳性率为 20%～76%,对 SLE 的诊断也具有较高特异性。②低补体血症,C_3 和 C_4 同等程度下降,或 C_4 下降更显著;其他自身抗体(如抗 SSA 抗体、抗 SSB 抗体、抗组蛋白抗体、抗磷脂抗体、抗红细胞抗体、抗淋巴细胞抗体)可呈阳性,同时伴有球蛋白水平升高、C 反应蛋白含量升高、血沉增快等。

五、诊断与鉴别诊断

1.诊断标准

LN 属于 SLE 的肾脏损害,因此 LN 首先必须符合 SLE 的诊断。目前采用的 SLE 的诊断标准是由美国风湿病学会修订的,在 11 条诊断条件中如符合 4 条以上就能诊断为 SLE。

2.SLE 疾病活动评价

评价指标较多,国内多采用系统性红斑狼疮疾病活动性指数(systemic lupus erythematosus disease activity index,SLEDAI)。

3.鉴别诊断

LN 的诊断并不困难,但有时由于患者的临床表现不典型或临床医师对病史调查及病情分析不够,易将 LN 与原发性肾小球肾炎及其他继发性肾小球肾炎相混淆。因此,注意掌握 LN 的鉴别诊断要点对正确进行诊断,防止误诊、误治非常重要。

(1)原发性肾小球肾炎:通常没有多器官受损的表现,没有关节疼痛和关节炎的表现,无皮肤损害,血清中自身抗体尤其是抗 dsDNA 抗体为阴性。

(2)伴有皮肤紫癜的肾炎:应该鉴别其为过敏性紫癜肾炎或是血栓性血小板减少性紫癜引起的肾脏损害,还是 LN 因血小板减少而导致的皮下出血。一般而言,过敏性紫癜所致的皮肤损害和分布形式具有较明确的特征样改变,即紫癜通常累及四肢的伸侧面,呈对称性分布,血小板数一般在正常范围内或增多;血栓性血小板减少性紫癜常有精神症状、肾脏损害及血小板减少,容易与伴有血小板减少的 LN 混淆,但血栓性血小板减少性紫癜通常没有明显的皮肤损害,血清自身抗体为阴性,血中可见畸形和破碎的红细胞。

(3)部分乙肝病毒相关性肾炎:在肝炎活动时,也可以出现多发性关节炎、浆膜炎、抗核抗体呈阳性及全血细胞的降低,此时在临床上容易与 LN 相混淆。但慢性活动性肝炎通常有肝炎面容、蜘蛛痣等改变,而缺少狼疮典型的皮肤损害,抗 dsDNA 抗体通常为阳性。

(4)感染性心内膜炎:通常也可以表现为发热、贫血、关节痛、补体水平下降及肾炎等,需与

LN 进行鉴别。感染性心内膜炎的患者通常有心功能的损害,出现心脏杂音,但较少累及全身其他脏器,自身抗体通常为阴性,反复血培养可检测到有细菌生长。

六、治疗原则和策略

1.一般治疗

患者在急性活动期应卧床休息,避免使用诱发或加重病情的药物,如青霉素类药物、普鲁卡因胺。

2.药物治疗

治疗包括诱导缓解和维持治疗。诱导缓解的目的在于迅速控制病情,力求疾病完全缓解。维持治疗以小剂量免疫抑制剂控制病情,防治疾病复发和较小的药物不良反应。

(1)糖皮质激素:是治疗的主要药物,能明显改善患者的临床和预后,但具体用药应根据是否有 SLE 活动及病理类型,遵循分级治疗和个体化原则。①泼尼松:成人的用药剂量为 $0.8\sim1$ mg/(kg·d),共 $8\sim12$ 周,病情稳定后进入减量治疗阶段,至维持量(隔日 0.4 mg/kg),总疗程 $1\sim2$ 年,甚至更长。②甲泼尼龙冲击疗法:适于 SLE 活动及 LN 病理改变严重的病例,如Ⅳ型 LN 合并新月体形成。常用方案:甲泼尼龙每次 1 g,静脉滴注,每日或隔日 1 次,3 次为一个疗程,必要时于 3 d 后重复治疗,共 $1\sim3$ 个疗程。但要注意感染及水钠潴留等并发症。

(2)细胞毒药物:对于弥散增生型 LN 或激素疗效不佳者,应加用细胞毒药物。

环磷酰胺(cyclophosphamide,CTX):常规方法是口服 CTX $2\sim4$ mg/(kg·d),但目前研究者认为 NIH 方案优于常规方法,即用 CTX $0.5\sim1.0$ g/m²,将 CTX 加入 250 mL 0.9%的氯化钠注射液内,静脉滴注,滴注时间不少于 1 h,每个月冲击 1 次,共 6 次;然后每 3 个月冲击 1 次至活动静止后 1 年停止冲击,总量少于 12 g。治疗时要注意充分水化以碱化尿液,并监测血常规的变化。不良反应有可逆性骨髓抑制、感染、恶心、呕吐、脱发、性腺抑制、出血性膀胱炎、致癌、致畸等。欧洲方案:CTX 500 mg,静脉滴注,每 2 周 1 次,共 6 次,随后给予硫唑嘌呤 2 mg/kg,共用 2.5 年。NIH 方案和欧洲方案均配合激素联合治疗。

硫唑嘌呤:用量为 $1\sim2$ mg/(kg·d),通常联合糖皮质激素治疗,或作为维持治疗药物。

吗替麦考酚酯:为一种新的免疫抑制剂,能选择性地抑制 T 淋巴细胞和 B 淋巴细胞增生,适于难治性 LN 的治疗。其疗效产生较慢,多与激素联用。起始量为 $1.5\sim2.0$ g/d,达到临床缓解后减至 1.0 g/d,持续半年后,减至 0.75 g/d,维持量通常不低于 0.5 g/d,总疗程 $1.5\sim2$ 年。不良反应为胃肠道反应、感染、骨髓抑制。

雷公藤总苷:60 mg/d,分次口服。它与激素合用对 LN 有一定的疗效,对轻症或激素、免疫抑制剂撤减后维持治疗更适宜。主要不良反应为骨髓抑制、性腺抑制,肝毒性、月经异常及胃肠道症状。

环孢素:用法为开始 $3\sim5$ mg/(kg·d),服用 $2\sim3$ 个月,每个月减 1 mg/kg,减至 2.5 mg/kg,维持治疗。主要不良反应为肝毒性、胃肠道症状、牙龈增生和多毛。

他克莫司:可抑制 T 淋巴细胞的活性及炎症细胞因子的反应。有学者建议将他克莫司用于Ⅴ型 LN 的治疗。初始量为 $0.08\sim0.1$ mg/(kg·d),分两次口服,血药谷浓度为 $5\sim15$ ng/mL。应根据血药浓度及血肌酐调整剂量,病情缓解后可减为 0.05 mg/(kg·d),持续半年。不良反应有肌肉震颤、血糖含量升高、一过性血肌酐含量升高、肝功能损害。

来氟米特:作用机制主要是抑制二氢乳酸脱氢酶的活性,从而影响活化淋巴细胞的嘧啶合成。用法为每日 1 次,每次 2 片。最初 3 d 给予负荷剂量(50 mg/d),之后给予维持剂量(20 mg/d)。不良反应有腹泻、出皮疹、骨髓抑制、性腺抑制、肝毒性,少数患者有肺纤维化。

(3)正在研究的治疗方法:①全身淋巴结 X 线照射(20 Gy),1～4 次;②体外免疫吸附治疗,一般 3～7 次;③抗 CD⁴ 单克隆抗体治疗,按 0.3 mg/kg 静脉给予;④免疫重建疗法:采用大剂量 CTX 配合造血干细胞移植,消除骨髓中的致病源性免疫细胞。

(余晓星)

第七节　紫癜肾炎

一、概述

紫癜肾炎,又称过敏性紫癜肾炎,是过敏性紫癜(以坏死性小血管炎为主要病理改变的全身性疾病,可累及全身多个器官)出现肾脏损害时的表现。临床表现除有皮肤紫癜、关节肿痛、腹痛、便血外,主要为血尿和蛋白尿。该病多发生于皮肤紫癜后1 个月内,有的患者可以同时见皮肤紫癜、腹痛,有的患者仅有无症状性的尿异常。

二、发病原因与发病机制

紫癜肾炎的病因可为细菌、病毒及寄生虫等感染所引起的变态反应,或为某些药物、食物等过敏,或为植物花粉、虫咬、寒冷刺激等。

1. 感染

有 1/3 的病例起病前 1～4 周有上呼吸道感染史,常见病原体包括如下所列。①病毒:柯萨奇病毒、EB 病毒、腺病毒、水痘病毒、风疹病毒、乙肝病毒等;②细菌:沙门菌、军团菌、溶血性链球菌等;③其他:支原体、阿米巴原虫、蛔虫。

2. 药物

药物有抗生素、磺胺、异烟肼、卡托普利等。

3. 其他病因

其他病因有食用鱼、冷刺激、植物花粉、虫卵、疫苗接种、动物羽毛、油漆等。

过敏性紫癜是一种由免疫复合物介导的系统性小血管炎,紫癜肾炎也属于免疫复合物性肾炎,其发病主要通过体液免疫,但也涉及细胞免疫,一些细胞因子和炎症介质、凝血机制参与该病发病。该病发病有种族倾向,有一些研究提示该病与遗传也有一定关系。

三、病理改变

病理改变以肾小球系膜增生性病变为主,常伴节段性肾小球毛细血管襻坏死、新月体形成等血管炎表现。免疫病理以 IgA 在系膜区、系膜旁区呈弥散性或节段性分布为主,除 IgA 沉积外,多数病例可伴有其他免疫球蛋白和补体成分的沉积,IgG 和 IgM 分布与 IgA 分布相类似。部分毛细血管壁可有 IgA 沉积,经常合并 C_3 沉积,而 C_{1q} 和 C_4 则较少或缺如。紫癜肾炎病理分级方法有国际儿童肾脏病研究会病理分类法、世界卫生组织病理分级法。

四、临床表现

1.肾脏表现

过敏性紫癜患者的肾脏受累情况不一,尿常规检查发现 40%～60% 的过敏性紫癜患者发生紫癜肾炎。表现为镜下血尿和蛋白尿,少数患者有肾功能不全的表现。

2.肾外症状

①皮疹:为该病首发症状和主要临床表现,表现发生在四肢远端、臀部及下腹部,多对称性分布。皮疹稍高于皮肤表面,可有痒感,经 1～2 周逐渐消退,常可分批出现。从紫癜到肾脏损害间隔时间少于 2 周。②关节症状:是该病的常见症状,特点为多发性、非游走性,有多发于踝关节的关节痛。③胃肠道症状:常可见到,主要表现为腹痛、腹部不适及腹泻。常见的症状发生部位为脐和下腹部。腹痛有时可表现为阵发性肠绞痛。④其他:淋巴结肿大,肝、脾大及神经系统受累(如头痛、抽搐和行为异常)。

五、诊断与鉴别诊断

1.诊断标准

紫癜肾炎的诊断标准必须符合下述 3 个条件:第一,有过敏性紫癜的皮肤紫癜等肾外表现;第二,有肾损害的临床表现,如血尿、蛋白尿、高血压、肾功能不全;第三,肾活检表现为系膜增生、IgA 在系膜区沉积。

2.鉴别诊断

①SLE:好发于育龄期女性,是一种弥散性结缔组织病,常可累及肾脏,以非侵蚀性关节炎、肾小球大量免疫复合物沉积、血清抗核抗体、抗双链 DNA 及抗 Sm 抗体呈阳性为特征,可与紫癜肾炎区别;②系统性血管炎:是一种多系统、多器官受累的血管炎症性疾病,其血清抗中性粒细胞胞质抗体常为阳性,临床常表现为急进性肾炎,病理表现为Ⅲ型(寡免疫复合物性)新月体肾炎;③原发性 IgA 肾病:少数紫癜肾炎患者早期仅有肾脏损害而无皮疹及肾外器官受累,类似原发性 IgA 肾病,但紫癜肾炎肾小球毛细血管节段襻坏死、新月体形成等血管炎表现更为突出;④特发性血小板减少性紫癜:是一类由自身抗体介导的血小板破坏增多性疾病,以血小板减少,皮肤、黏膜出血倾向,血小板寿命缩短,骨髓巨核细胞代偿性增生及抗血小板抗体呈阳性为特点。

六、治疗原则

应根据紫癜肾炎患者的年龄、临床表现和肾损害程度选择治疗方案。积极控制免疫性炎症反应,抑制肾小球系膜增生性病变,预防和延缓肾脏慢性纤维化病变形成。

1.一般治疗

患者在疾病活动期,应注意休息和维持水、电解质平衡。水肿、有大量蛋白尿者应限水、低盐饮食、避免摄入高蛋白食物。为预防紫癜复发而加重肾脏损害,应注意预防上呼吸道感染、清除慢性感染病灶(如慢性扁桃体炎、咽炎),积极寻找可能的过敏原,避免再次接触。

2.药物治疗

(1)孤立性血尿或病理Ⅰ级:仅对过敏性紫癜进行相应治疗,目前未见对镜下血尿有确切疗效的文献报道。应密切监测病情变化,建议随访 3～5 年。

(2)孤立性蛋白尿、血尿和蛋白尿或病理Ⅱa级:血管紧张素转化酶抑制药(ACEI)和/或血管紧张素受体拮抗剂(ARB)有降蛋白尿的作用。雷公藤总苷 1 mg/(kg·d),分 3 次口服,每日剂量不超过 60 mg,疗程为 3 个月。但应注意胃肠道反应、肝功能损伤、骨髓抑制及可能的性腺损伤等不良反应。

(3)非肾病水平蛋白尿或病理Ⅱb、Ⅲa级:用雷公藤总苷 1 mg/(kg·d),分 3 次口服,每日最大量不超过 60 mg,疗程为 3～6 个月。或激素联合免疫抑制剂治疗,如激素联合 CTX,联合环孢素或他克莫司。

(4)肾病综合征或病理Ⅲb、Ⅳ级:该组临床症状及病理损伤均较重,现多倾向于采用激素联合免疫抑制剂治疗,其中疗效最为肯定的是糖皮质激素联合 CTX 治疗。若临床症状较重、病理呈弥散性病变或伴有新月体形成,可选用甲泼尼龙冲击治疗,15～30 mg/(kg·d)或 1 000 mg/(1.73m^2·d),每日最大量不超过 1 g,每天或隔天冲击治疗,3 次为一个疗程。CTX 的剂量为 0.75～1.0 g/m^2,静脉滴注,每个月 1 次,连续用 6 个月后,改为每3 个月静脉滴注 1 次,总量一般不超过 8 g。肾功能不全时,CTX 的剂量应减半。其他治疗方案有激素联合他克莫司,激素联合吗替麦考酚酯,激素联合硫唑嘌呤等。

(5)急进性肾炎或病理Ⅳ、Ⅴ级:临床症状严重、病情进展较快,现多采用三至四联疗法,常用方案:甲泼尼龙冲击治疗 1～2 个疗程后,口服泼尼松＋环磷酰胺(或其他免疫抑制剂)＋肝素＋双嘧达莫。亦有甲泼尼龙联合尿激酶冲击治疗＋口服泼尼松＋环磷酰胺＋华法林＋双嘧达莫的文献报道。

3.血浆置换

临床表现为急进性肾炎、肾活检显示有大量新月体形成的紫癜肾炎,进展至终末期肾衰竭的风险极大。对这类重型病例应采取积极的治疗措施,如血浆置换。临床研究显示,在使用激素和细胞毒药物基础上联合血浆置换,或单独应用血浆置换,可减轻肾损害,延缓肾衰竭的进展速度。

(余晓星)

第八节　系统性血管炎肾损害

一、概述

原发性系统性血管炎是指以血管壁的炎症和纤维蛋白样坏死为病理特征的一组系统性疾病。按照受累血管的大小分为大血管炎、中血管炎和小血管炎。其中部分小血管炎与抗中性粒细胞胞质抗体(antineutrophil cytoplasmic antibody,ANCA)相关,又称为 ANCA 相关小血管炎(ANCA-associated vasculitis,AASV)。

该类疾病主要包括韦格纳肉芽肿病(Wegner granulomatosis,WG)、显微镜下型多血管炎(microscopic polyangiitis,MPA)和变应性肉芽肿性血管炎(allergic granulomatosis with polyangiitis,AGPA;又称为Churg-Strauss综合征,Churg-Strauss syndrome,CSS)。该类疾病临床上可累及多个脏器,肾脏受累多表现为少免疫沉积性坏死性新月体肾炎。临床上肺、肾可同时或先后受累,多进展迅速,严重者可危及生命,但早期诊断,及时、合理地治疗往往可逆转病情,挽救患者的生命。

AASV 是西方国家常见的自身免疫性疾病之一。我国尚无确切的流行病学资料,其发病率尚不清楚。随着 ANCA 在我国的推广应用,我国对该类疾病日益重视,认识得以大幅度提高。

二、病因和发病机制

系统性血管炎的病因相当复杂,由感染引致的感染性血管炎的病因比较明确,如某些致病微生物、细菌、病毒、立克次体、螺旋体、真菌;又如某些化学物质、药物、其他致敏原、烟草。这些致病抗原或有毒物质或其代谢产物,可直接损害血管内皮细胞,引发血管炎症改变或介导免疫异常反应。例如,发生感染性血管炎时,病原体在血管壁内大量增生,在启动免疫反应之前或同时即可引致炎症细胞聚集和血管炎症反应。另一类血管炎是由免疫异常介导的血管炎反应,其病因则不甚明了。从免疫发病机制的不同,可大致分为以下几种情况。

1.免疫复合物介导

免疫复合物在血管壁沉积,招引和激活补体、激肽、纤溶酶、中性粒细胞、单核-巨噬细胞、血管内皮细胞、血小板等,使其释放炎症介质,引致血管炎症、血管内血栓形成甚至血管坏死或破裂。这些致病性免疫复合物有些是在血管外形成的,游离于血液中,再沉积于某些特定部位的血管壁上,有些是在血管壁原位形成的原位免疫复合物。

2.抗体直接介导

某些自身抗体对血管内皮细胞或血管的其他成分有较强的亲和力并可与之紧密结合,直接形成抗原-抗体复合物,直接招致已被激活的 T 淋巴细胞或吞噬细胞的攻击,导致血管炎症,例如,发生肺出血-肾炎综合征时,抗肺泡隔膜的抗体直接攻击肾基底膜,形成 II 型免疫反应损伤。

3.抗中性粒细胞胞质抗体介导

ANCA 是针对中性粒细胞胞质颗粒及单核细胞中溶酶体成分的抗体总称。此种抗体可直接激活此两种细胞释放炎症介质而导致血管炎症,WG、CSS 的发病都与此相关。

4.T 淋巴细胞介导

T 淋巴细胞能识别变异的自身抗原和移植抗原,对突变的细胞或移植物进行攻击,导致组织损伤或肉芽肿性炎症,如巨细胞动脉炎及急性移植物排斥反应。

在临床系统性血管炎疾病中,上述免疫发病机制可单独存在,但大多数情况是复杂存在的或以某一种机制为主,而兼有其他机制,因而给系统性血管炎病因的分类带来很大困难。有些血管炎的病因至今未明。例如,动脉炎、巨细胞(颗)动脉炎的病因及致病机制至今仍不甚清楚。而且目前关于血管炎的发病机制及病因的知识仍然很不完善。

一般认为系统性血管炎的主要发病机制与感染原对血管的直接损害和免疫异常介导的炎症反应这两方面因素有关。许多病原体感染可导致血管壁的炎症反应及对血管壁的直接损害,或由病原体的代谢产物触发血管炎。发生得更多的情况是病原体的抗原与抗体形成免疫复合物,在血管壁中沉积,启动免疫反应,导致炎症细胞在血管壁浸润、聚集和坏死。免疫异常介导的炎症反应包括多种形式,如免疫复合物介导、抗体直接介导、血管内皮细胞损伤激活的中介物和抗中性粒细胞胞质抗体介导,造成免疫复合物在血管壁沉积,激活补体,导致血管炎症、坏死。或是在炎症介质作用下,中性粒细胞胞质抗体与中性粒细胞内的靶抗原成分结合,导致中性粒细胞活化,产生氧自由基和脱颗粒,引起呼吸爆炸,形成血管内皮细胞损害,产生血管壁炎症、坏死。

三、病理改变

系统性血管炎以血管的炎症与坏死为主要病理改变,临床表现因受累血管的类型、部位、大小及病期各异,但基本的病理改变为中小动脉局灶性全层坏死性炎症改变。病变可呈节段性,病变部位可有血栓形成或动脉瘤样扩张,愈合的病变可出现纤维组织和内皮细胞增生,可导致管腔狭窄。

四、临床表现

1.肾脏表现

活动期血尿常见,多为镜下血尿,可见红细胞管型,多伴有蛋白尿。缓解期患者的血尿可消失。肾功能受累常见,半数以上患者表现为急进性肾小球肾炎,少数患者可以有少尿和高血压。

患者起病呈急性或隐匿性,通常从局部开始发病,WG 多首先累及上呼吸道,逐渐进展成伴有肾受累的系统性疾病,肾脏病变可轻重不等。相比较而言,MPA 的肾脏受累发生率较高,而且肾脏可以为唯一受累器官。不经治疗,肾脏病变可急剧恶化。CSS 在我国的发病率低,只有个例报道,常于哮喘后 3 年内发生,相隔时间短则提示预后不良,CSS 伴高滴度ANCA者的肾损害程度可与 WG、MPA 等相仿。

2.肾外表现

该病几乎可以累及任何一个系统器官。不同的患者表现不同,往往造成早期诊断的困难。

(1)肺受累的表现:肾外表现中最值得注意的是肺部病变,肺出血占原发性小血管炎的 $0 \sim 50\%$。临床症状有哮喘、咳嗽、痰中带血甚至咯血,严重者因肺泡广泛出血发生呼吸衰竭而危及生命。MPA 患者的高分辨 CT 常可见肺间质纤维化征象,严重者可表现为"蜂窝肺"。WG 常累及上呼吸道、下呼吸道,肺部可见非特异性炎症浸润、中心空洞或多发性空洞。

(2)眼、耳、鼻、咽喉受累:约 20% 的患者眼受累,可发生葡萄膜炎、结膜炎和巩膜炎等。临床上多表现为红眼病、畏光、流泪和视力下降。严重的 WG 患者可发生球后视神经炎等,表现为眼痛或眼眶痛,甚至眼球突出,造成复视。约 1/4 的患者发生咽鼓管炎或中耳炎,表现为耳鸣、听力下降和外耳道溢液。鼻受累则多表现为鼻塞、流涕、鼻出血和鼻痂形成。喉部受累可表现为声音嘶哑,严重的 WG 可发生声门下狭窄。

(3)其他脏器受累:近半数患者可有消化道受累,可发生反流性食管炎、胃炎、胃十二指肠溃疡和肠出血;表现为食欲缺乏、恶心、呕吐、腹痛和便血。外周神经受累多为多发性单神经炎,表现为麻木、感觉减退或亢进。中枢神经受累可表现为癫痫、嗜睡。肌肉受累则表现为肌肉痛、萎缩和行动受限。皮肤受累多表现为各类皮疹、溃疡和坏疽。

五、诊断与鉴别诊断

(一)诊断

系统性血管炎肾损害的诊断要点如下。

1.多系统受累

有非特异性症状,如发热、乏力和体重下降,肺、肾等多系统受累时应高度怀疑该病。

2.组织活检

典型的少免疫沉积性小血管炎病变有助于确诊,例如,以小血管为中心的肉芽肿形成,小血管局灶节段性纤维蛋白样坏死。肾活检典型的免疫病理表现为肾小球无或微量免疫球蛋白和补体沉积;光镜可见肾小球毛细血管襻纤维蛋白样坏死和/或新月体形成,为肾小球病变轻重不等。肾间质小动脉的纤维蛋白样坏死较为少见。

3.分类诊断标准

目前应用较为广泛的两个诊断标准分别是美国风湿病学学院(ACR)1990年制定的分类诊断标准和1994年美国Chapel Hill会议制定的分类诊断标准。但ACR分类诊断标准把MPA和经典的结节性多动脉炎混为一谈,对WG的诊断标准过于宽松,尚未得到广泛认同。

4.辅助检查

(1)ANCA:血清ANCA是诊断AASV、监测病情活动和预测复发的重要指标,特异性、敏感性均较好。ANCA的检测方法包括间接免疫荧光(IIF)和酶联免疫吸附法(ELISA)。应用乙醇固定的正常人中性粒细胞可产生两种荧光形态:在胞质内呈粗大颗粒状、不均匀分布者称为胞质型ANCA(cANCA),荧光沿细胞核周围呈线条状分布者称为核周型ANCA(pAN-CA)。cANCA的主要靶抗原是PR3,pANCA的主要靶抗原是MPO。cANCA/抗PR3抗体与WG密切相关,pANCA/抗MPO抗体与MPA密切相关。ANCA目前已经成为国际上通用的原发性小血管炎的特异性血清学诊断工具。cANCA合并抗PR3抗体呈阳性和pANCA合并抗MPO抗体呈阳性用于诊断AASV的特异性可达99%。近年来的研究发现,在诱导缓解期ANCA滴度的上升还可以用于预测患者血管炎的复发。

(2)血常规:血常规常有白细胞计数增大和血小板计数增大,部分患者,特别是过敏性肉芽肿血管炎患者的嗜酸性粒细胞可增多,多有正细胞正色素性贫血。

(3)其他指标:AASV患者在急性期常有红细胞沉降率快(不小于100 mm/h),C反应蛋白呈阳性,甚至强阳性。红细胞沉降率和C反应蛋白与病情活动相关,对诊断而言,虽不如ANCA特异、敏感,但仍对判断病情活动、预测复发有较为重要的价值。

(二)诊断

诊断AASV时应注意排除以下疾病。

1.结节性多动脉炎

该病主要累及中型和/或小型动脉,不累及毛细血管、小静脉及微动脉。结节性多动脉炎是一种坏死性血管炎,极少有肉芽肿,肾损害为肾血管炎、肾梗死和微动脉瘤,无急进性肾炎,无肺出血。周围神经疾病多见,20%~30%的患者有皮肤损害,表现为痛性红斑性皮下结节,沿动脉成群出现。ANCA较少呈阳性,血管造影见微血管瘤、血管狭窄,中小动脉壁活检有炎症细胞浸润。

2.变应性肉芽肿性血管炎

该病是累及小型、中型血管的系统性血管炎,有血管外肉芽肿形成及高嗜酸性粒细胞血症,患者常表现为变应性鼻炎、鼻息肉及哮喘,可侵犯肺及肾,出现相应症状,可有ANCA呈阳性,但pANCA呈阳性的情况多。

3.WG

该病为坏死性肉芽肿性血管炎,病变累及小动脉、静脉及毛细血管,偶可累及大动脉,临床表现为上呼吸道、下呼吸道的坏死性肉芽肿、全身坏死性血管炎和肾小球肾炎,严重者发生肺肾综合征,cANCA 呈阳性(活动期阳性率达 88%～96%)。

4.肺出血-肾炎综合征

肺出血-肾炎综合征以肺出血和急进性肾炎为特征,抗肾小球基底膜抗体呈阳性,肾病理可见基底膜有明显免疫复合物沉积。

5.LN

LN 具有典型 SLE 的表现,加上蛋白尿即可诊断,肾活检见大量各种免疫复合物沉着,借以与 MPA 鉴别。

六、治疗原则与策略

治疗可分三个阶段:诱导期、维持缓解期和复发期。

1.诱导期和维持缓解期的治疗

(1)糖皮质激素:泼尼松(龙)1 mg/(kg·d),早晨顿服或分次服用,一般服用 4～8 周,然后减量,病情缓解后以维持量治疗,维持量有个体差异。建议少量泼尼松(龙)(10～20 mg/d)维持 2 年或更长时间。对于重症患者和肾功能进行性恶化患者,可采用甲泼尼松(龙)冲击治疗,每次 0.5～1.0g,静脉滴注,每日或隔日 1 次,3 次为一个疗程,1 周后视病情需要可重复。激素治疗期间注意防治不良反应。不宜单用泼尼松治疗,因缓解率下降,复发率升高。

(2)环磷酰胺(CTX):可采用口服,剂量一般为 2～3 mg/(kg·d),持续 12 周。可采用CTX 静脉冲击疗法,剂量为 0.5～1g/m²,每个月 1 次,连续用 6 个月,严重者用药间隔可缩短为2～3 周,之后每 3 个月 1 次,病情稳定 1～2 年(或更长时间)可停药观察。口服的不良反应高于冲击治疗。用药期间需监测血常规和肝功能、肾功能。

(3)硫唑嘌呤:由于 CTX 使用长期不良反应多,诱导治疗一旦达到缓解(通常 4～6 个月)也可以改用硫唑嘌呤,1～2 mg/(kg·d),口服,至少维持 1 年,应注意不良反应。

(4)吗替麦考酚酯:剂量为 1.0～1.5 g/d,用于维持缓解期和治疗复发的 MPA,有一定疗效,但资料较少,且停药可能引起复发。

(5)甲氨蝶呤(methotrexate,MTX):有报道 MTX 的剂量为每次 5～25 mg,每周 1 次,口服或静脉注射有效,应注意不良反应。

(6)丙种球蛋白:采用大剂量静脉丙种球蛋白,0.4g/(kg·d),3～5 d 为一个疗程,对部分患者有效,但价格昂贵。在合并感染、体弱、病重等原因导致无法使用糖皮质激素和细胞毒药物时,可单用或合用。

(7)特异性免疫吸附:即应用特异性抗原结合树脂,吸附患者血清中相应的 ANCA,少量报道证实该治疗方法有效,但该治疗方法尚在探索中。

2.暴发性 MPA 的治疗

此时可出现肺-肾衰竭,常有肺泡大量出血和肾功能急骤恶化,可予以泼尼松(龙)和 CTX联合冲击治疗,在治疗的同时采用血浆置换疗法。每次置换血浆 2～4 L,每天 1 次,连续数日后依情况改为隔日或数日 1 次。该疗法对部分患者有效,但价格昂贵,不良反应有出血、感染等。

血浆置换对肌酐、尿素氮等小分子毒素的清除效果差,如患者血肌酐含量明显升高,宜联合血液透析治疗。但对已进入尿毒症期的患者是否继续使用免疫抑制剂和细胞毒药物还有争议,因这类患者对药物的反应差,不良反应明显增多。

3.复发的治疗

大多数患者在停用免疫抑制剂后可能复发。典型的复发发生于起病最初受累的器官,复发一般比初次发病温和,但也可能引起主要器官受损,导致进一步的功能障碍。CTX 不能阻止复发。如果患者在初次治疗期间出现较温和的复发,可暂时增加泼尼松的剂量以控制病情,如果治疗无效,则可进行血浆置换。

4.透析和肾移植

少数进入终末期肾衰竭者需要依赖维持性透析或进行肾移植。肾移植后仍有很少数患者会复发,复发后仍可用糖皮质激素和免疫抑制剂治疗。

5.其他

对有肾损害的患者应严格控制血压,使血压在正常范围内,推荐使用 ACEI 或 ARB。

(余晓星)

第九节　干燥综合征肾脏损害

一、概述

干燥综合征(Sjögren syndrome,SS)是一种以外分泌腺受累为主的自身免疫性疾病,以口、眼干燥为特征,可累及全身各系统,其中肾脏损害常见,占 40%~50%。干燥综合征肾脏损害以肾小管间质损害为主,临床表现为低钾血症和肾小管性酸中毒。肾脏损害起病隐匿,有时需借助于肾小管功能检查或肾活检,因此早期易被漏诊。临床上出现远端肾小管性酸中毒、低钾血症或慢性间质性肾炎,均应排除干燥综合征。

二、病因和发病机制

干燥综合征肾损害的病因迄今未明,可能与病毒(如 EB 病毒、巨细胞病毒、HIV 病毒)感染,免疫因素和遗传因素有关。研究表明,SS 可在家族中出现,HLAB8、DR3 及 HLA-DR2 抗原携带者罹患该病的概率相对较高。目前研究者认为 SS 是自身免疫性疾病,肾脏损害亦由自身免疫机制所引起,由细胞免疫及抗原-抗体免疫复合物共同介导所致。

三、病理改变

1.泪腺及唾液腺

光镜下见腺体间质大量淋巴细胞浸润,导管管腔扩张狭窄,上皮细胞破坏、萎缩。

2.肾脏

(1)光镜:可见中度到重度间质性肾炎,有弥散性或多灶状淋巴细胞和浆细胞浸润、肾小管萎缩、肾小球继发性节段性系膜增生及纤维化等。

(2)电镜:无特异性改变。

(3)免疫荧光:无特异性改变,在肾间质内有 IgG 沉积,肾小管基膜可出现灶性 IgG、IgM 及 C_3 沉积。

四、临床表现

1. 肾脏表现

干燥综合征患者的肾损害常很隐匿,临床症状不突出,约 4.2% 的患者有明显肾损害的临床表现。采用敏感的检查方法(如禁水试验)检测尿渗透压和酸负荷试验等,发现 1/3 以上的患者有肾小管功能损害。肾活检发现间质性肾炎的比例高。因此,对干燥综合征患者应加强肾小管功能的检查,并定期随访检测。

干燥综合征肾损害的临床表现多变,与病理改变有关。典型者表现为间质性肾炎,临床以肾小管功能障碍(尤其是肾小管酸中毒和浓缩功能障碍)为特征,少数病例可为免疫复合物介导的肾小球肾炎或淀粉样变性、肾血管炎。

若发生间质性肾炎时,临床主要表现为肾小管性酸中毒和尿浓缩功能减退,少数表现为范可尼综合征、肾功能不全。65%～75% 的患者表现有肾小管性酸中毒,绝大部分为远端(Ⅰ型),少数为近端(Ⅱ型)或伴范可尼综合征。75% 的肾小管性酸中毒往往与干燥综合征同时确诊,少部分患者可先有远端肾小管性酸中毒,数年后才出现干燥综合征的其他临床表现。远端肾小管浓缩功能减退导致夜尿增多,是干燥综合征肾损害常见的症状之一。部分患者可仅有尿浓缩功能减退,少数可出现多尿或肾性尿崩。远端肾小管性酸中毒造成尿中枸橼酸钠浓度下降、钙浓度增加,导致肾钙化和肾结石,可引起肾绞痛及高钙尿。干燥综合征导致的肾小球肾炎少见,多发生于病程后期,常伴有皮肤紫癜、周围神经病变、B 细胞淋巴瘤或伴有其他自身免疫性疾病。因此,干燥综合征患者存在肾小球病变,应首先排除 SLE、类风湿关节炎、混合性冷球蛋白血症等导致的肾小球肾炎。

2. 实验室检查

①血常规轻度贫血,多为正细胞正色素性贫血,有不同程度的白细胞减少,嗜酸性粒细胞或淋巴细胞增多,轻度血小板降低;②血生化检查:红细胞沉降率增快;清蛋白及球蛋白增高,主要为 γ-球蛋白,少数患者有巨球蛋白或冷球蛋白血症;肾小球滤过功能轻度损害;③肾小管功能检查:尿液不能酸化,尿 $pH \geqslant 6$;尿钾排泄增多,出现低血钾;部分患者呈高氯血症性酸中毒,对可疑肾小管性酸中毒者可行氯化铵负荷实验;尿比重降低;血、尿 β_2-微球蛋白含量升高;④免疫学检查:75% 的患者抗 SSA 抗体呈阳性,60% 的患者抗 SSB 抗体呈阳性;IgG、IgM、IgA 含量均升高,以 IgG 为明显;75%～90% 的患者的类风湿因子呈阳性;50%～80% 的患者的抗核抗体呈阳性;C_3 及 CH_{50} 下降。

3. 辅助检查

①组织活检:唇腺活检可见特征性的淋巴细胞浸润,肾组织活检见肾间质淋巴细胞和浆细胞浸润;②其他检查:包括涎蛋白检查、唾液流量测定、Schirmer 泪流量测定、腮腺造影、腮腺闪烁扫描和放射性核素测定。上述检查有助于该病的早期诊断。

五、诊断与鉴别诊断

对于成年人不明原因的肾小管性酸中毒、肾性尿崩症及进行性肾功能损害,应注意有无该病存在。2002 年制定的国际诊断标准如下。

Ⅰ口腔症状:以下 3 项中有 1 项或 1 项以上。①每日感到口干的情况持续 3 个月以上;②成年后腮腺持续或反复肿大;③吞咽干性食物时需要用水帮助。

Ⅱ眼部症状:以下 3 项中有 1 项或 1 项以上。①每日感到不能忍受的眼干的情况持续

3 个月以上；②有反复的砂子进眼的感觉或有异物感；③每日需要用人工泪液 3 次或 3 次以上。

Ⅲ 眼部体征：下述检查任意 1 项或 1 项以上呈阳性。①Schirmer 试验呈阳性；②角膜染色呈阳性。

Ⅳ 组织学检查：下唇腺病理显示淋巴细胞灶＞1（4 mm² 组织内至少有 50 个淋巴细胞聚集于唇腺间质者为一灶）。

Ⅴ 唾液腺受损：下述检查任意 1 项或 1 项以上呈阳性：①唾液流率呈阳性（唾液流率＜1.5 mL/min）；②腮腺造影呈阳性；③唾液腺放射性核素检查呈阳性。

Ⅵ 自身抗体：抗 SSA 抗体或抗 SSB 抗体呈阳性。

原发性干燥综合征的诊断：无任何潜在疾病的情况下，符合下述两条即可诊断。

(1)符合上述 4 条或 4 条以上，但必须包含Ⅳ和Ⅵ。

(2)符合上述Ⅲ、Ⅳ、Ⅴ、Ⅵ中任意 3 条，即可诊断为原发性干燥综合征。

继发性干燥综合征的诊断：患者有潜在的疾病（如任意一种结缔组织病），另外，符合上述Ⅰ和Ⅱ中的任何 1 条，同时符合Ⅲ、Ⅳ、Ⅴ中的任何 2 条。

但是，无论是原发性干燥综合征还是继发性干燥综合征，应当排除丙肝病毒感染、淋巴瘤、获得性免疫缺陷综合征、结节病、抗乙酰胆碱药的应用、头颈部放疗史、移植物抗宿主病等。

该病有时易被漏诊或误诊为其他结缔组织病，应注意鉴别该病与 SLE、类风湿关节炎及其他非免疫性疾病引起的口干。

六、治疗原则与策略

原发性干燥综合征的治疗原则主要是对症处理，亦可使用免疫抑制剂治疗。当存在系统性疾病时，应首先治疗原发病，干燥综合征合并 SLE、类风湿关节炎或存在血管炎、内脏器官受累时必须使用免疫抑制剂。

(1)外分泌腺受累，以对症治疗为主。对干眼症状主要用替代疗法，经常保持眼部湿润，增加周围环境的湿度，采用含甲基纤维素的标准人工泪液或不含防腐剂的泪液制品，避免眼部产生"灼烧感"。口干者可多饮水，注意口腔卫生，保护牙齿，预防真菌感染，避免使用减少唾液分泌的药物；夜间可使用有润湿作用的牙膏和凝胶。如替代治疗无效，可采用刺激腺体分泌的毒蕈碱，如毛果芸香碱。

(2)对干燥综合征肾损害导致的肾小管性酸中毒和低钾血症，也以对症治疗为主，关键是纠正酸中毒和低钾血症，可用枸橼酸合剂治疗，同时避免肾结石形成，不宜单独使用碳酸氢钠或氯化钾，以免加重低钾血症或高氯血症。

(3)对干燥综合征伴间质性肾炎，除对症治疗外，可根据间质病变的程度决定是否加用免疫抑制剂。对轻度间质性肾炎一般无须特别处理，仍以对症治疗为主；发生严重间质性肾炎伴急性肾衰竭或伴肾血管病变时，应采用大剂量激素冲击，并联合细胞毒药物治疗，如使用环磷酰胺、雷公藤总苷或硫唑嘌呤。同时使用冬虫夏草改善肾小管的浓缩功能，减少夜尿次数；使用大黄制剂抑制间质纤维化，用促红细胞生成素纠正贫血，并避免使用加重肾小管间质损害的药物。

(4)对干燥综合征导致的肾小球病变，应根据病理类型及蛋白尿程度来决定治疗方案。

(5)当有严重腺体分泌功能障碍，有严重的肾功能损害或肾小球炎症改变时，可试用以下治疗方案。①环孢素：5 mg/(kg·d)，疗程为半年，可能有一定疗效；②泼尼松：30～40 mg/d，最大用量为 50 mg/d，之后逐步减量；③环磷酰胺：2～4 mg/(kg·d)，病情缓解后需维持治疗。

（6）有报道称血浆置换可清除血浆中的类风湿因子、循环免疫复合物和 IgG，从而改善临床症状，但需要进一步观察远期效果。

（余晓星）

第十节　类风湿关节炎肾脏损害

一、概述

类风湿关节炎肾损害是由类风湿关节炎引起急慢性间质性肾炎、肾淀粉样变、肾脏坏死性血管炎及免疫复合物性肾炎，并伴有相应临床表现的一组疾病。死于肾衰竭的该病患者占20%。类风湿关节炎伴有肾脏损害的确切发生率还不清楚，据估计约 50% 的患者尿常规异常和/或肾小球滤过率下降。类风湿关节炎患者中可见多种肾脏损害，肾脏损害既可以是疾病本身所引起的，也可以是治疗疾病的药物所引起的。

二、病因和发病机制

该病的病因尚未明确。由于类风湿关节炎患者可由不同原因引起多种类型不同的肾损害，各型肾损害的发病机制也不相同，多数机制不明了。可能与感染因子（如 EB 病毒、支原体）和遗传易感性有关。人类白细胞抗原（human leukocyte antigen，HLA）-DR4 呈阳性者的发病率较正常人高。HLA-DR4 部分氨基酸排列与病原体（EB 病毒）有相似基因片段，所以HLA 可作为病原体的受体或自身抗体的受体，受到免疫损伤，刺激 B 淋巴细胞产生类风湿因子（IgG Fc 段的抗体）。IgG 类风湿因子与自身抗原结合形成原位或循环免疫复合物，激活细胞免疫，释放大量细胞因子（如IL-1、IL-6、肿瘤坏死因子），引起关节滑膜炎，逐渐破坏关节软骨，致骨质疏松，骨质破坏，韧带硬化，最终关节畸形、失用。类风湿关节炎合并血管炎者的血中可查到ANCA，主要为核周型 pANCA，推测类风湿关节炎发病与免疫复合物及 pANCA 有关，pANCA 可以引起细胞免疫损伤。多数研究者认为血中循环复合物增加，类风湿因子升高者易发生血管炎，可侵犯大、中、小血管，主要累及中动脉、中静脉、小动脉、小静脉及毛细血管，引起全层动脉炎。肾的系膜细胞可能有清除循环免疫复合物的功能，从而激发系膜损伤，引起肾小球肾炎。

三、病理改变

类风湿关节炎最常见的肾脏损害可以有以下几种病理类型。

1. 免疫复合物性肾炎

由于类风湿关节炎是一种免疫复合物介导的炎症，可引起免疫性肾小球损害。免疫复合物性肾炎主要分为以下几类。①系膜增生性肾炎：较常见，常表现为 RA 伴轻度血尿和/或蛋白尿，肾活检可见系膜损伤和增生性肾炎，系膜区有 IgM、IgA、IgG、C_3 沉积；②膜性肾炎：可由治疗药物引起，但也有类风湿关节炎患者在接受治疗前已有膜性肾炎的临床、病理损害；

③弥散增生性肾炎：不常见；④坏死性新月体肾炎：此型肾炎可发现 IgG、IgA 和 C_3 仅在坏死部位沉积或全部呈阴性，但可见新月体形成，临床表现有血尿、蛋白尿、肾功能迅速减退。

2.坏死性血管炎

系统性坏死性血管炎系类风湿关节炎严重并发症，多见于有明显关节畸形、皮下结节、血清 C_3 下降及类风湿因子高滴度的患者。其中 15％患者伴有肾损害。临床表现有血尿、蛋白尿、严重的高血压和进行性肾衰竭。

病理检查可见中、小动脉有坏死，血栓和单核细胞浸润。肾脏损伤主要有肾小球坏死、新月体形成和免疫复合物沉积。

3.肾淀粉样变

长期、严重的类风湿关节炎患者中伴发淀粉样变性病的占 20％～60％。临床表现可有蛋白尿、肾病综合征和慢性肾衰竭，以肾小管受累为主者可出现肾小管性酸中毒、肾性尿崩症。

4.治疗药物引起肾损害

①金制剂和青霉胺在治疗 HLA-DR3 阳性的类风湿关节炎患者时易引起肾损害，较常见的肾损害为膜性肾炎。此外，金制剂尚可引起微小病变型肾病及急性肾小管坏死；青霉胺可引起微小病变型肾病及新月体肾炎；②非甾体抗炎药可引起急性肾小管坏死、急性间质性肾炎、微小病变型肾病，长期、大剂量使用可致慢性间质性肾炎和肾乳头坏死。

四、临床表现

1.肾脏表现

肾脏的表现为镜下血尿、蛋白尿、严重的高血压和进行性肾衰竭。类风湿关节炎肾淀粉样变可表现有蛋白尿、肾病综合征和慢性肾衰竭，以肾小管受累为主者可出现肾小管性酸中毒、肾性尿崩症。

2.肾外表现

类风湿关节炎起病多样，可隐匿起病，也可急性发作，多呈慢性波动经过，且为多脏器受累。常见关节损害的主要表现为对称性侵犯性关节滑膜炎。患者常有关节肿胀、疼痛、僵直、关节活动障碍，以近端指间关节、掌指关节、腕关节受累为主，其次是膝、肩、踝、髋关节。血清中类风湿因子呈阳性者易在起病 2 年内发展至关节破坏。65％～70％的患者呈进展性关节变形、功能障碍，15％～20％的患者为发作性，10％的患者可长期缓解。关节外症状主要由血管炎及血管周围炎引起。15％～25％的患者在关节隆凸位出现大小不等的皮下结节，常对称出现。

皮下结节可持续存在数月或数年；皮肤可出现水疱、紫癜、多发性丘疹等。眼部表现主要为眼干燥、巩膜炎、葡萄膜炎、视网膜炎等。少数患者有周围神经病变或肌肉组织活检显示坏死性血管炎，患者常出现感觉减退和运动障碍，中枢神经受累时可引起急性或慢性脑梗死或出现偏瘫。

3.实验室检查

①尿液检查有镜下血尿和/或蛋白尿；②血液检查：50％～80％血清类风湿因子在活动期呈阳性，缓解期阳性率低。活动期 C 反应蛋白呈阳性，血沉增快。部分类风湿关节炎患者可有 pANCA 阳性，靶抗原为 MPO 或其他抗原；③ 关 节 液 检 查：细 胞 计 数 为 $(2.0～75.0)×10^9/L$，以中性粒细胞为主，黏度低，糖含量可下降。

4.辅助检查

①关节 X 线片：Ⅰ期，骨质疏松；Ⅱ期，关节间隙狭窄；Ⅲ期，骨质齿样破坏；Ⅳ期，关节半脱位，纤维性和骨性强直；②组织活检：皮肤肌肉神经活检显示坏死性全层血管炎伴单核细胞浸润，管腔狭窄、阻塞；③动脉造影：可显示狭窄或阻塞的血管，但无特异性；④肾穿刺病理：局灶节段坏死性肾小球肾炎伴新月体形成，可有免疫复合物 IgG、IgM、IgA 沉着。此外，可有与类风湿免疫反应有关的微小病变、系膜增生、膜性肾病以及炎症相关淀粉样变。应排除药物相关间质性肾炎。

五、诊断与鉴别诊断

1.诊断

①有类风湿关节炎表现；②出现更严重的系统性损害，如皮下结节、皮肤溃疡、溃疡性角膜炎、心包炎、心肌炎、胸膜炎、肺炎、小肠梗死、多发性单神经炎、肾损害等；③皮肤活检显示坏死性全层血管炎伴单核细胞浸润；④肾病理显示局灶节段坏死性肾小球肾炎伴新月体形成，免疫荧光可有 IgG、IgM、IgA 沉着。

2.鉴别诊断

①原发性血管炎（结节性多动脉炎、微型多动脉炎、WG）：临床表现及肾病理与类风湿关节炎相似，但肾病理免疫荧光呈阴性。ANCA 阳性率高，WG 为 cANCA，抗 PR3 呈阳性，微型多动脉炎为 pANCA，抗 MPO 呈阳性；②SLE：除有多系统损害之外，还有血清免疫学异常：C_3 下降，抗核抗体呈阳性，抗双链 DNA、抗 Sm 抗体呈阳性，鉴别不难。

3.痛风

痛风可有关节肿痛，多侵犯跖趾关节，高蛋白饮食后易发作，呈自限性。侵犯肾脏，早期为间质性肾炎，晚期为肾硬化，可表现蛋白尿、血尿、尿毒症。可伴痛风石、肾结石。但无多系统损害。

六、治疗方案

主要是针对类风湿关节炎本身治疗。对用药前有肾损害者，应及时、合理地应用抗风湿药物；用药后导致肾损害，应及早停药，调整治疗方案；对严重肾损害者，则行血液净化治疗。

1.关于类风湿关节炎的治疗药物

(1)非甾体抗炎药(NSAIDs)：为一线药物，通过抑制环氧化酶、减少前列腺素合成来减轻关节肿痛，但不能抑制病程的进展。常用的一线药物如下。①阿司匹林：2～6 g/d，每隔4～6 h 1 次，饭后服用；②吲哚美辛：每次 25 mg，每日 3 次，口服；③布洛芬：每次 0.8 g，每日3 次，口服；④萘普生：每次 0.2～0.3 g，每日 2～3 次，口服；⑤吡罗昔康：每次 20 mg，每日1 次，口服。

(2)慢作用抗风湿药：为二线药物，能抑制病程的进展，但作用较缓慢。

改变病情药：①金制剂：有口服药和注射药两种，最常见的口服金制剂为金诺芬。用法：初始剂量为 3 mg/d，于早饭后服，2 周后增至 6 mg/d。如服用 6 个月后疗效不明显，可增至9 mg/d，分 3 次口服，若按此剂量连服 3 个月效果仍不明显，应停用。金诺芬起效后可以长期使用。②青霉胺：一般开始时每天 1 次，每次 125～250 mg，口服；然后每个月增加 125 mg，直至500～750 mg/d，甚至 1 000 mg/d。多数用药 3 个月左右见效，症状改善后，用小剂量维持。③柳氮磺吡啶：初始每天 1 次，每次 0.5 g，口服；每周加量 0.5 g，逐渐加至 1.5～3.0 g/d，分

3 次口服。一般用药后 1～2 个月即可起效,若连续 6 个月无效,则停用。④抗疟药:最常用的抗疟药有两种,即氯喹和羟氯喹。常用剂量:羟氯喹 6 mg/(kg·d),氯喹 4 mg/(kg·d)。若服用 4～6 个月无效,应停用。

免疫抑制剂:①甲氨蝶呤:是当今治疗类风湿关节炎疗效最满意的慢作用药,尤其是在与另一种慢作用药物联合应用时。常用剂量:5～10 mg,每周 1 次,口服或注射。一般在用药 1～3 个月可起效,可持续应用 5～6 年。②环磷酰胺:常用剂量为每日口服 100～150 mg,每日 1 次,或静脉注射,每周 2 次,每次 200 mg。一般用药累积总量为 8～12g。③硫唑嘌呤:初始1～1.5 mg/(kg·d),口服;之后增至 2～2.5 mg/(kg·d)。一般 3～6 个月起效。④环孢素:初始剂量为 2.5 mg/(kg·d),渐渐增至 5 mg/(kg·d)。

中药:雷公藤总苷片每次 20 mg,每天 3 次。

(3)糖皮质激素:为三线药物,具有抗炎、控制症状的作用,但不能阻断类风湿关节炎的病程进展和破坏。值得指出的是,所有的抗类风湿药物都有一定的不良反应,长期应用会出现较严重的不良反应。

目前主张一旦确诊类风湿关节炎,应立即使用慢作用抗风湿药。对用药前有肾损害者,可考虑开始即用联合疗法,具体联合方案的设计必须合理,其原则是选择作用机制不同的药物使其疗效相同或相加,而不良反应无相加或放大。

目前国内使用较多、效果较满意的药物组合是甲氨蝶呤＋金诺芬、甲氨蝶呤＋柳氮磺吡啶、甲氨蝶呤＋雷公藤总苷、甲氨蝶呤＋羟氯喹。对关节肿痛较明显者,可加用非甾体抗炎药(NSAIDs),症状控制、慢作用药物起效后停用。要避免并用两种NSAIDs。有下列情况者避免使用 NSAIDs:①年龄大于 60 岁;②应用利尿药、β 受体阻滞剂、氨基糖苷类抗生素;③动脉硬化;④肾脏呈低灌注状态。症状明显、NSAIDs 无效而慢作用药未显效时,可短期(2～3 个月)、小剂量(泼尼松7～10 mg/d)使用糖皮质激素,慢作用药一旦起效即减少激素用量并逐渐撤除。对有大量蛋白尿者、肾病综合征者,用环磷酰胺和中等剂量泼尼松 0.5～1 mg/(kg·d)来治疗,可获得较好的疗效。

2.继发肾淀粉样变的治疗

对于继发肾淀粉样变患者应积极治疗原发病。细胞毒药物(如甲氨蝶呤、环磷酰胺、环孢素)对类风湿关节炎合并肾淀粉样变有效,秋水仙碱、抗疟药也有一定效果。有报道称用二甲基亚砜治疗(口服或静脉注射 5 g,每日 3 次)部分类风湿关节炎所引起的继发性淀粉样变时可明显减轻关节肿痛,使关节活动好转,血中 SAA 及 C 反应蛋白浓度降低;研究还显示可减轻肾间质炎症反应,改善肾功能。在上述药物治疗的同时,亦可进行血浆置换治疗。糖皮质激素对肾淀粉样变疗效不佳,要慎用。

3.药物性肾损害的治疗

(1)用金制剂治疗时,一旦出现蛋白尿,伴或不伴血尿,应立即停药,大部分患者的症状可以缓解。金制剂诱导的膜性肾炎病程不一,有可能停药数个月后,蛋白尿才消失。有肾病综合征者,可以用糖皮质激素治疗。

(2)继发于青霉胺治疗的蛋白尿常出现在开始治疗后的 4～18 个月,当其用量＞500 mg/d时易出现蛋白尿。

及时停药,蛋白尿可以消失。少数患者的蛋白尿可以持续1年以上。出现肾病综合征,用糖皮质激素治疗。

（3）对长期、大量使用 NSAIDs 者，应定期检查尿常规和肾功能，并注意询问夜尿情况，以便早期发现肾损害，及时停药，纠正水、电解质、酸碱失衡，病情可望得到改善。

4.严重肾功能不全的治疗

对严重肾功能不全可以行血浆置换、血液透析、肾移植，但肾移植的成功率低于其他原因引起的肾衰竭，感染率高，移植 1 年后，移植肾又可再发淀粉样变性，故临床上需慎重考虑。

（余晓星）

第十一节　糖尿病肾病

一、概述

糖尿病是由不同原因引起的体内胰岛素分泌绝对或相对不足而导致糖、蛋白质、脂肪代谢障碍，以慢性高血糖为主要临床表现的全身性疾病。糖尿病可由不同的途径和机制引起肾脏损害，从肾小球、肾小管、肾血管到间质都可能发生不同的病理改变。这些病理改变包括与糖尿病代谢异常有关的肾小球硬化症、小动脉性肾硬化、感染性肾盂肾炎和肾乳头坏死等。但与糖尿病有直接关系的只有肾小球硬化症，称为糖尿病肾病（diabetic nephropathy，DN），其余的均不是糖尿病患者所特有的。糖尿病肾病是糖尿病微血管并发症之一，是糖尿病的严重并发症，糖尿病患者一旦发生肾脏损害，出现持续蛋白尿，那么病情就不可逆转，终末期发展为肾衰竭。糖尿病肾病是糖尿病患者的重要死亡原因。

随着糖尿病治疗方法的不断改进，死于糖尿病急性并发症者已大为减少，患者的寿命明显延长，然而糖尿病的各种慢性并发症包括糖尿病肾病的发生率明显升高。1 型糖尿病患者中发生糖尿病肾病的比例较高，达到 35％～50％；2 型糖尿病患者中发生糖尿病肾病的约为 20％，但因为 2 型糖尿病患者数远超过 1 型糖尿病患者数，所以糖尿病肾病患者中由 2 型糖尿病引起的占多数，达到 70％～80％。

二、病因、发病机制

（一）病因

糖尿病是导致糖尿病肾病的直接病因，10 年以上的糖尿病患者均有发展为糖尿病肾病的风险。其发病机制十分复杂，尚未完全阐明。研究表明，糖尿病肾病的发病是多因素的，目前已知的危险因素主要有遗传和高血糖，其中环境因素还包括高血压和高血脂，但高血糖更加重要。

1.遗传易感性

循证医学证明，糖尿病肾病有家族聚集现象，无论是 1 型糖尿病还是 2 型糖尿病，家族中先行出现糖尿病肾病病例，其兄弟姐妹出现糖尿病后发生糖尿病肾病的概率明显增高；有原发性高血压家族史的糖尿病患者发生肾病的危险性高于其他人，而有的患者的糖尿病病程很长，也不出现糖尿病肾病，这也提示糖尿病肾病与遗传有一定关系。

另外，研究发现，1 型糖尿病患者即使血糖控制得很差，患糖尿病肾病的概率也仅有 35％。

有证据表明即使血糖控制后接近正常,可以明显改善或预防糖尿病肾病,但仍然不能完全防止糖尿病肾病发生。以上情况表明,糖尿病肾病具有一定的遗传易感性。

2.高血糖

糖尿病肾病除了与遗传有关外,还与高血糖有密切的关系。血糖控制不佳可加速糖尿病肾病的发生与发展。高血糖及糖基化终产物生成增多可引起系膜细胞增生、细胞外基质增多、系膜扩张、肾小球基底膜增厚等系列病变。

(二)发病机制

该病的发病机制是在遗传学的基础上,由多系统、多因素相互作用的结果,其中,高血糖是关键因素。肾血流动力学障碍、脂代谢紊乱、血管活性因子、生长因子、细胞因子、反应氧中间产物等可能也参与其中。

三、病理改变

糖尿病肾病最典型的病理改变是结节型或弥散型肾小球硬化症。

糖尿病早期,肾脏形态改变为肾脏体积增大,肾小球和肾小管也有不同程度的代偿性增大。功能性改变主要为肾小球滤过率增大,肾血浆流量和滤过分数也增加。在糖尿病控制不佳时尿清蛋白排出量增多。

一般患病 2～5 年后肾小球毛细管基底膜可以增厚,系膜区有基底膜基质沉积,毛细管出现襻折叠或融合,毛细血管阻塞。血糖控制不良是发生糖尿病肾脏损害和临床蛋白尿的重要原因,血糖控制良好后,这些早期改变可以防止或逆转。

糖尿病晚期,在肾小球基底膜不断增厚的前提下,肾小球出现透明变,肾小球硬化,一部分有功能的肾小球出现代偿性增大,逐渐出现肾功能不全。显微镜下可见肾小球出现结节性硬化,结节呈现圆形、椭圆形或锥形,直径为 20～200 nm,内含透明物质,PAS 染色呈现阳性。结节能累及多个肾小球。有时在一些肾小球内可以见到多个结节,肾小球塌陷。结节型肾小球硬化约见于 48% 的糖尿病患者。

弥散性肾小球硬化的程度一般比较轻,出现得比较早,也比较常见,90% 以上糖尿病病程超过 10 年的患者可出现该病变。病变范围广泛,肾小球系膜弥散性增宽,血管系膜、整个肾小球基底膜增厚,PAS 染色呈阳性,但细胞增生不明显。电镜下可发现血管系膜中有基膜样物质,有的与结节性硬化同时存在,属于非特征性改变。

渗出性肾小球硬化表现为两种,一种为囊内小滴,一般球蛋白、黏多糖和清蛋白等物质积蓄在肾小球毛细血管的外周,形成新月体,同时也能积蓄在球囊内,使囊腔呈现纺锤状,毛细血管襻陷闭。另一种为纤维蛋白样帽,一般发生在肾小球血管襻的外周,多为半月状或团块状。

四、临床表现

从糖尿病到糖尿病肾病一般分为 5 个阶段,因此丹麦学者 Mogensen 将糖尿病肾病分为5期。

Ⅰ期(功能改变期):又称肾小球功能亢进期或滤过率增大期。此期的特点是肾血流量逐渐增大,肾小球滤过率增加,血清肌酐和尿素氮含量比正常人低。这个时期,肾脏的体积增大约 20%,肾脏血浆流量增加,内生肌酐清除率增加约 40%,肾脏没有组织学改变。肾小球滤过率增大和肾脏的体积、重量增加,肾小球和肾小管的体积增大有关。

Ⅱ期（早期肾小球病变期）：又称为静息期或正常清蛋白尿期。此期表现为肾小球结构损害，此期超滤依然存在。此期唯一的临床证据是运动后尿微量清蛋白排泄率升高。

Ⅲ期（隐性肾病期）：又称早期糖尿病肾病，一般出现在 1 型糖尿病发病后 5～15 年。此期的主要损害为肾小球基底膜电荷屏障，导致构成肾小球基膜成分的硫酸肝素和唾液酸减少，进一步导致负电荷减少，则电荷屏障受到破坏，清蛋白排出随即增加。临床表现为蛋白尿有所加重，肾功能开始减退。此期肾小球滤过率仍高于正常值，随着病情的发展逐渐固定在 20～200 $\mu g/min$，此期后阶段可出现血压升高。

Ⅳ期（糖尿病肾病期）：又称持续性蛋白尿期或临床糖尿病肾病。有 20%～40% 的 1 型糖尿病患者在发病后 15～20 年发展到该期。临床表现为大量蛋白尿，24h 尿蛋白＞0.5 g。可伴有低蛋白血症、水肿和高脂蛋白血症。此期如果不采取措施，肾小球滤过率迅速下降。

Ⅴ期（尿毒症期）：又称终末期肾病。30%～40% 的 1 型糖尿病患者在患病后 20～30 年能够发展到终末期肾病。临床表现为尿毒症和相应的组织学改变。

糖尿病肾病的主要临床表现如下。

1. 肾小球滤过率增大

肾小球滤过率增大为最早出现的功能性改变。

2. 蛋白尿

蛋白尿为糖尿病肾病最主要的表现。

3. 高血压

明显高血压是糖尿病肾病晚期的表现。

4. 肾功能不全

肾功能不全是糖尿病肾病晚期的表现。

5. 贫血

有明显氮质血症的患者可有轻度到中度贫血。原因为红细胞合成障碍，用铁剂治疗无效。

五、诊断与鉴别诊断

（一）实验室检查

1. 血糖的测定

血糖的测定是诊断糖尿病的主要依据，检查空腹血糖、餐后血糖和糖耐量试验。如果两次空腹血糖≥7.0 mmol/L 或随机血糖≥11.1 mmol/L，可诊断为糖尿病。

血糖为7.8～11.1 mmol/L，为糖耐量降低。

2. 糖化血红蛋白测定

糖化血红蛋白 A1 的量与血糖浓度呈正相关，是监测糖尿病病情的重要指标，其正常值为 4.8%～6.0%。

3. 尿清蛋白的测定

尿中清蛋白定量是诊断糖尿病肾病的重要指标，也是糖尿病肾病最早和最敏感的指标。测得尿中清蛋白排泄量为 20～200 $\mu g/min$，定义为微量清蛋白尿。尿清蛋白持续大于 200 $\mu g/min$ 或常规检查尿蛋白呈阳性，即可诊断为糖尿病肾病。

4. 尿酶的测定

糖尿病肾病患者的亮氨酸氨基肽酶和乳酸脱氢酶活性明显升高。

5. 血生化的测定

该病患者有低肾素血症、低醛固酮症,持续性高钾血症和轻微的血氯性代谢性酸中毒。测定 α_1-球蛋白、β_2-微球蛋白和内皮素等有助于糖尿病肾病的早期诊断。

(二)其他辅助性检查

1. 肾脏影像学检查

肾脏影像学检查可见肾的大小正常或稍微增大,发生尿毒症时也是如此或只有部分肾脏缩小。

2. 眼底病检查

必要时做眼底荧光造影,可见明显眼底改变,表明已有肾小球病变。

3. 肾活检

肾活检适用于糖尿病合并肾病,但不能明确肾病是否由糖尿病引起,这对于决定治疗有价值。

(三)诊断和临床诊断

1. 诊断

(1)病理诊断:①结节性肾小球硬化;②出球小动脉和入球小动脉透明变性;③肾小球囊滴状改变。

(2)临床诊断:①有糖尿病病史,该病多发生于病程较长(10～15 年)并且未能有效控制的糖尿病患者;②眼底检查可见微血管瘤;③尿蛋白质测定可帮助临床诊断。

糖尿病肾病的诊断主要根据糖尿病病史和尿蛋白的增加。尿蛋白的检测是目前诊断糖尿病肾病的主要手段,特别对是微量蛋白尿的检测,可以采用放射免疫分析法,可以较早地发现肾脏损害。尿蛋白的排泄和肾小球的损害密切相关。

(1)早期糖尿病肾病的诊断:诊断早期糖尿病肾病的常规操作是进行是尿清蛋白排泄率的测定,早期患者尿清蛋白排泄率增大。诊断方法是在 6 个月内进行 3 次检查,每次间隔 1 个月以上,如果 2 次尿清蛋白排泄率为 $20\sim200\mu g/min$,则可初步诊断为早期糖尿病肾病。

(2)临床糖尿病肾病:诊断的主要依据是有较长的糖尿病病史,尿常规检查有明显的尿蛋白阳性,基本上可以确定为糖尿病肾病,如果合并糖尿病视网膜病变,可确立诊断。

2. 鉴别诊断

糖尿病肾病诊断的主要依据是糖尿病病史和蛋白尿。应鉴别糖尿病肾病与其他原因(如尿路感染、肾小球肾炎、酮症酸中毒、肾病综合征、心力衰竭)引起的肾小球疾病。

六、治疗原则与策略

对糖尿病肾病没有特殊疗法,应当采取综合疗法,早期预防和治疗具有重要的临床意义。当出现糖尿病时,在控制血糖的同时,要强调糖尿病肾病的早期预防。在采取有效的手段积极治疗糖尿病的同时,定期检查清蛋白排泄率,控制血压,减少蛋白的排泄。

1. 控制血糖

良好的血糖控制可以明显减少糖尿病肾病的发生率,控制血糖是糖尿病肾病的基础疗法。可以采取糖尿病教育、控制饮食、适当运动、药物治疗等手段,尽可能将血糖控制在正常水平。如果能使糖基化血红蛋白水平$<7\%$,空腹血糖水平<6.0 mmol/L,餐后 2 h 血糖水平<8.0 mmol/L,同时注意低血钾的发生,可有效地预防糖尿病肾病。

（1）糖尿病肾病的饮食治疗：该病的饮食治疗具有特殊性，总热量的摄入应当根据患者的身高、体重和活动量来决定。应特别注意蛋白质的摄入量。主张在糖尿病肾病早期即控制蛋白质的摄入量以减轻肾小球滤过负荷。适宜的蛋白质摄入量为 0.8 g/（kg·d）。而进入临床期的患者则应根据内生肌酐清除率来摄入蛋白质，应以氨基酸含量高的动物蛋白质为主。

（2）药物控制血糖：选择药物时应考虑其代谢途径、肾功能损害，应尽量不选用经肾排泄的降糖药，以免加重肾脏损害，以免使肾排泄率降低而引起低血糖。例如，格列本脲、格列齐特的活性代谢产物由肾排泄，因此肾功能损害时易引起低血糖，不宜选用。格列喹酮主要在肝脏代谢，经肾排泄较少，故肾功能不全时使用安全性较高，可作为糖尿病肾病的首选药物；另外格列吡嗪也较安全。双胍类降糖药因从肾脏排泄，故不宜使用。对于饮食和口服降糖药不能有效控制血糖的糖尿病肾病患者，应尽早选用胰岛素。在用药期间应注意血糖的监测，避免出现低血糖。近年来，噻唑烷二嗪类药物（如罗格列酮）可降低血浆葡萄糖和胰岛素水平，改善糖耐量，也可用于糖尿病肾病的治疗。

2.控制高血压

肾病患者肾功能损害、发展的主要因素是高血压，而高血压是可控制的，控制高血压对控制糖尿病肾病的发展有重要意义。控制高血压的基础是控制钠盐的摄入量、适当运动、戒烟、戒酒、减轻体重等。选择降压药物以血管紧张素转化酶抑制剂为首选，常用的药物有卡托普利、依那普利、贝那普利、福辛普利，该类药物能够减少尿蛋白的排出，减少肾衰竭的速度。其机制如下。

（1）降低肾小球毛细血管的压力，纠正高滤过状态，减少蛋白尿。

（2）抑制细胞生长因子的活性，增加骨骼肌胰岛素的敏感性，改善对血糖的控制。

（3）能够抑制系膜细胞对大分子物质的吞噬作用，减少蛋白尿导致的系膜细胞的增生和肾小管间质的纤维化。

（4）促进基质金属蛋白酶降解，使部分已形成的细胞基质得以降解。另外，以缬沙坦为代表的血管紧张素受体拮抗剂在糖尿病肾病中也开始使用。而钙通道阻滞剂因为可以降低平均动脉压，可以缓解心绞痛，降低细胞内钙浓度，有利于改善胰岛素抵抗，常用于糖尿病肾病高血压的治疗。其他的降压药物也可用于糖尿病肾病高血压的治疗。

（余晓星）

第十二节　微小病变性肾病及局灶节段性肾小球硬化

一、概述

微小病变性肾病和局灶节段性肾小球硬化（focal segmental glomerulosclerosis，FSGS）是两种常见的肾小球疾病，在临床上都突出地表现为大量蛋白尿。这两种疾病均以其肾脏病理形态学特征来命名。近年来对肾小球足细胞的研究发现足细胞是微小病变性肾病和 FSGS 病变形成的主要受损靶细胞，并将它们列为最有代表性的足细胞病。当然，微小病变性肾病和FSGS 在发病机制、临床表现、对治疗的反应和预后方面存在明显不同，在临床和肾脏病理诊断方面有必要对两者进行鉴别。

二、病因和发病机制

免疫性损伤、足细胞相关分子基因突变、感染、药物和毒物、代谢因素、血流动力学改变等是常见的足细胞损伤的原因。它们的作用方式不同,引发的病变性质也不一样。

1. 免疫功能异常

微小病变性肾病的发生与机体的免疫功能异常有关,细胞免疫可能起重要的作用。T 淋巴细胞(简称 T 细胞)功能异常,释放细胞因子(循环因子),导致足细胞损伤,与患者蛋白尿的形成有关。

其中,以 Th2 细胞产生的白细胞介素(IL-4、IL-8、IL-13)更为重要。儿童发生微小病变性肾病时 T 细胞功能改变可能与胸腺功能异常导致 T 细胞成熟障碍有关。

2. 足细胞病变的形成

足细胞不仅参与肾小球的机械屏障和电荷屏障,还维持毛细血管襻的正常开放,在合成肾小球基底膜的基质以及维护基底膜的代谢平衡中起重要作用。它还可以分泌血管内皮细胞生长因子(vascular endothelial growth factor,VEGF),调控内皮细胞功能。所以,足细胞的病变导致肾小球结构破坏和肾小球硬化的发生。足细胞损伤的表现形式有 3 种:①足细胞退行性变,数目减少,导致硬化性病变;②壁层上皮细胞反应性增生;③足细胞去分化/细胞增生,导致塌陷型 FSGS 的发生。

3. 循环因子

目前对其来源和性质还不很清楚。可能 IL-3、IL-4 是两个比较重要的细胞因子。

三、病理改变

(一)微小病变性肾病

1. 大体标本

肾脏增大,表面苍白,被膜光滑,横切面可见组织肿胀和充填其中的黄色脂质,故亦称类脂质性肾病。

2. 光镜检查

肾小球正常或轻度异常,无足细胞病理改变。肾小管上皮细胞可见空泡变性。可见间质水肿,萎缩和灶性纤维化。亦可见间质炎症细胞浸润。

3. 免疫荧光检查

无免疫球蛋白和补体的沉积。少数患者可有部分 IgG、IgM、补体(C_3)的沉积,仅限于肾小球系膜区。

4. 电镜

电镜是微小病变性肾病唯一的特征性病理改变,可见广泛的足突融合。

(二)局灶节段性肾小球硬化

1. 光镜检查

FSGS 表现为肾小球硬化性病变仅累及部分(局灶)肾小球,或受累的肾小球只有部分毛细血管襻(节段)发生病变。硬化是指肾小球毛细血管襻闭塞和细胞外基质增多。不同程度地伴有球囊粘连,足细胞增生、肥大、空泡变性、玻璃样变,节段性内皮细胞及系膜细胞增生,肾小管上皮细胞损伤,灶状肾小管萎缩,肾间质纤维化,泡沫细胞形成,肾间质淋巴、单核细胞浸润。

2.免疫荧光检查

节段性 IgM 和/或补体 C_3 呈颗粒状,团块状在毛细血管襻(硬化部位)和系膜区沉积,可伴有相对较弱的 IgG、IgA 沉积;也可全部呈阴性。

3.电镜检查

足突融合是 FSGS 最常见的超微结构特点。FSGS 节段硬化区毛细血管襻闭锁、塌陷,可见泡沫性巨噬细胞、细胞碎屑、脂滴、颗粒样基质等。病变后期,硬化处无细胞结构,与包曼囊壁粘连,进展为非特异性瘢痕。

四、临床表现

(一)微小病变性肾病

微小病变性肾病是儿童肾病综合征最常见的病因。患者以男性更为常见,男性患者与女性患者的比例为 2:1。发病高峰年龄为 2~4 岁,80% 的患儿的发病年龄 <6 岁。大部分患者突然起病,也有患者存在感染。

水肿是最常见的症状。水肿开始以晨起颜面及晚间踝周凹陷性水肿为特点。随着水肿加重,出现胸腔积液和腹腔积液,其性质为漏出液。胸腔积液往往为双侧性,偶尔为单侧性。迅速发生腹腔积液者可出现腹痛,此时应注意排除伴发腹膜炎、深静脉血栓和胰腺炎等的可能性。有大量腹腔积液者还可能出现脐疝和腹股沟疝。外阴部水肿使患者十分痛苦。重度水肿可致皮下组织断裂,出现紫纹,甚至渗液。

一般无肉眼血尿,镜下血尿的发生率约为 13%。起病时大多血压正常,无氮质血症。患者有大量蛋白尿,低蛋白血症和高脂血症非常明显。

(二)局灶节段性肾小球硬化

FSGS 占我国成人原发性肾小球肾炎的 7%。男性患者多见,男性患者与女性患者的比例为 2.2:1。患者多以大量蛋白尿起病,尤其是儿童患者,表现为肾病综合征。常常伴镜下血尿,肾小管功能受损,有高血压和肾功能不全。成人患者的临床表现与儿童患者的临床表现有所不同。另外,患者蛋白尿的程度还与 FSGS 的病理类型有关。

五、诊断与鉴别诊断

病理诊断之后需要鉴别诊断。

(一)FSGS 与微小病变性肾病的鉴别

1.临床表现

①FSGS 患者中起病时即伴高血压和肾功能损害者较微小病变性肾病患者更多见。这一点在成年患者中更为突出,反映出肾小球节段硬化性病变使肾小球滤过率下降。②FSGS 患者镜下血尿的发生率也比微小病变性肾病患者高,反映肾小球存在系膜增生性病变。③尿蛋白的选择性:微小病变性肾病患者以非选择性蛋白尿多见,而 FSGS 患者多有选择性蛋白尿。④肾小管功能:FSGS 患者常伴有肾小管间质损伤,表现为尿 N-乙酰-β-葡萄糖苷酶、维生素 A 结合蛋白、尿溶菌酶水平升高,尿渗量下降。一些伴严重肾间质损伤的患者经肾小管排泄的肌酐增加,使血清肌酐水平不能如实地反映肾小球滤过率。此时,同时检测血清胱抑素 C 水平有助于对肾功能做出正确的评价。⑤血清 IgG 水平:FSGS 患者的血清 IgG 水平明显降低,其

下降幅度超过尿中 IgG 的丢失量。该变化被认为是 FSGS 患者体液免疫异常的表现之一。⑥FSGS患者对激素治疗的反应比微小病变性肾病患者差。

2.病理方面

以下几点有助于鉴别:①肾小球体积。FSGS 的患者肾小球体积较微小病变性肾病患者大。②肾小管间质病变。片状肾小管萎缩多见于节段硬化性病变。③取材部位。FSGS 病变往往首先发生于皮-髓交界处,如肾活检标本未取到皮-髓交界处有可能使一些早期病变漏诊,用连续切片进行观察可以弥补。④分子标志物。微小病变性肾病患者的肾小球中分子标志物的表达明显减少,但是其在 FSGS 患者肾小球中的表达无显著变化。

(二)微小病变性肾病与 IgM 肾病的鉴别

IgM 肾病的诊断离不开免疫病理,最突出的特点是免疫病理显示系膜区弥散 IgM 沉积。电镜下可在系膜区观察到细小的均质电子致密物沉积,偶见其在毛细血管壁沉积。伴足细胞足突融合和微绒毛化。患者的镜下血尿、高血压较微小病变性肾病患者多见,对激素的治疗反应也较微小病变性肾病患者差。

(三)微小病变性肾病、FSGS 与 C1q 肾病的鉴别

C1q 肾病临床以大量蛋白尿为主要表现,对激素治疗大多不敏感。该病的光镜下病理改变可以表现为微小病变,轻度系膜增生和 FSGS 样病变。

免疫病理表现为 C1q 呈颗粒状弥散分布于系膜区或毛细血管襻。电镜下可在系膜区见电子致密物沉积。

六、治疗原则与策略

(一)微小病变性肾病

1.糖皮质激素

目前在治疗上以激素为首选药物。使用原则为起始要足量,缓慢减量,长期维持。用法一般为糖皮质激素 1 mg/(kg·d)。

2.其他药物

对于反复复发、激素依赖、激素抵抗者,需选择二线免疫抑制剂。环磷酰胺、环孢素、他克莫司、吗替麦考酚酯的使用都有相应的报道,但其确切疗效尚需在长期临床应用中证实。

(二)局灶节段性肾小球硬化

1.糖皮质激素

早期对成人 FSGS 患者使用糖皮质激素的完全缓解率低于 20%,对成人 FSGS 患者是否应给予激素治疗受到了质疑。

2.其他药物

有报道称使用他克莫司、吗替麦考酚酯有效,但其确切疗效及不良反应尚需在长期临床应用中证实。

3.血浆置换和免疫吸附

有报道用葡萄球菌蛋白 A 免疫吸附柱进行免疫吸附治疗难治性 FSGS,并取得成功。

(余晓星)

第十三节　膜性肾病

一、概述

膜性肾病(membranous nephropathy,MN)是导致成人肾病综合征的一个常见病因。其特征性的病理学改变是肾小球基底膜的上皮下有免疫复合物沉积伴基底膜增厚,一般不伴肾小球固有细胞增生和局部炎症反应。

膜性肾病占原发性肾小球肾炎的10％。在西方国家,膜性肾病在原发性肾小球肾炎中所占的比例要比中国高得多,约为30％。儿童膜性肾病的发生率低(＜5％),而且大多为继发性膜性肾病。

二、病因和发病机制

(一)病因分类

1.特发性膜性肾病

特发性膜性肾病的病因不清。

2.家族性膜性肾病

关于家族性膜性肾病仅有很少的报道,并未明确致病基因。

3.继发性膜性肾病

继发性膜性肾病约占膜性肾病的30％。病因如下。

(1)感染:乙型肝炎病毒、丙型肝炎病毒、梅毒、血吸虫、HIV、幽门螺杆菌等感染。

(2)自身免疫性疾病:系统性红斑狼疮、类风湿关节炎、结节病、干燥综合征等。

(3)肿瘤:各种实体瘤和淋巴瘤。

(4)药物及重金属:青霉胺、硫普罗宁、金、汞,较少见病因还有锂、甲醛、非甾体消炎药及卡托普利等。

(二)发病机制

膜性肾病的发病机制尚未完全阐明,但研究者已认识到针对肾小球上皮细胞膜上某些抗原的自身抗体与该抗原结合后,脱落并沉着于上皮细胞下,再激活补体而引起损害。首先发生功能改变的是肾小球足细胞,继而肾小球滤过屏障的通透性发生变化,出现蛋白尿。该状态的持续存在又会累及肾小管间质。

三、病理改变

1.光镜检查

早期光镜下肾小球毛细血管襻基本正常,与微小病变难以区别,较易漏诊,必须借助免疫荧光和电镜来明确诊断。随着病程的进展,肾小球的体积增大,基底膜弥漫性增厚,钉突形成,可见嗜复红蛋白沉积。晚期则表现为基底膜明显增厚,挤压毛细血管襻,使之闭塞,系膜基质增多,肾小球硬化。

2.免疫荧光检查

可见以 IgG、C_3 为主的沿毛细血管壁颗粒样沉积。可伴有其他免疫球蛋白沉积,但强度较弱。

3.电镜检查

根据电镜可将膜性肾病进行分期。

Ⅰ期:肾小球基底膜无明显增厚,足突广泛融合,肾小球基底膜外侧上皮下有小块的电子致密物沉积。

Ⅱ期:疾病持续发展,上皮侧电子致密物更加明显,基底膜成分插入其中,形成光镜下可见的钉突样结构。

Ⅲ期:除上皮侧电子致密物沉积外,基底膜内亦可见被基底膜样物质包绕的电子致密物,基底膜明显增厚,出现不规则分层。

Ⅳ期:基底膜内电子致密物被逐渐吸收,出现电子透亮区。基底膜显著增厚,钉突反而不明显。

四、临床表现

发病年龄以 40 岁以上多见,男性患者与女性患者的比例为 2:1。大多数患者以肾病综合征起病,亦可表现为无症状、非肾病范围的蛋白尿。膜性肾病患者的尿蛋白定量很少超过 15 g/24 h,如果尿蛋白定量>15 g/24 h,要注意微小病变性肾病或局灶节段性肾小球硬化的存在。约 50%的患者有镜下血尿。但大量镜下血尿绝不是膜性肾病的特征,临床上要注意寻找继发性病因。20%~40%的患者起病时伴高血压。若起病时就有高血压和肾功能损害,预后通常较差。肾病综合征的各种并发症均可在该病中见到,但比较突出的是血栓、栓塞的并发症。常见下肢静脉血栓、肾静脉血栓及肺栓塞。

五、诊断与鉴别诊断

病理诊断为膜性肾病应排除继发因素,才可诊断为特发性膜性肾病。需与以下疾病区别。

1.狼疮肾炎

狼疮肾炎常见于年轻女性,有多系统损害的表现,病理表现具有增生性病变的非典型膜性肾病的特点,免疫荧光显示"满堂亮"现象,一般 C1q 呈阳性比较突出。

2.乙型肝炎病毒相关性肾炎

大多数儿童及青少年的膜性肾病继发于乙型肝炎病毒感染。可有乙型肝炎的临床表现或乙型肝炎病毒的血清学异常,病理表现为具有增生性病变的非典型膜性肾病,免疫荧光多显示"满堂亮",肾组织中能够检出乙型肝炎病毒抗原。

3.肿瘤相关性膜性肾病

肿瘤相关性膜性肾病多发生于老年人,占 60 岁以上膜性肾病患者的 20%。少数患者在膜性肾病诊断后 3~4 年才发现肿瘤。该病在病理上与特发性膜性肾病无区别。

4.药物或毒物导致的膜性肾病

药物或毒物导致的膜性肾病患者有药物或毒物接触史,停药后多数患者可自发缓解。这类膜性肾病在病理上与特发性膜性肾病无区别,所以,要详细了解病史。

六、治疗原则与策略

关于膜性肾病的治疗一直存在很大的争议。有学者认为,膜性肾病有较高的自发缓解率,故反对采用免疫抑制剂治疗。另一种观点则认为,该病仍有部分患者逐渐进展至终末期肾衰竭,应积极给予免疫抑制剂治疗。达成的共识是对于初发的、表现为非肾病范围蛋白尿的肾功能正常的患者可以暂不给予免疫抑制剂治疗，在进行非特异性治疗的同时，密切观察病情进展。对于临床表现为大量蛋白尿者，早期进行免疫抑制剂治疗可能是必要的，希望达到减少蛋白尿、减少并发症、延缓肾功能恶化的目的。

需要强调的是，能引起肾小球膜性病变的病因很多，有些病因尚未被认识，应时刻关注对其病因的搜寻。一旦发现致病原因，则应积极消除和给予治疗。下述治疗方案针对的是特发性膜性肾病患者。

（一）非免疫治疗

对于尿蛋白定量<3.5 g/24 h，血浆清蛋白正常或轻度降低，肾功能正常，尤其是年轻患者，不主张一开始就给予免疫抑制治疗。多采用控制血压、纠正脂质代谢紊乱和预防静脉血栓形成，以减少蛋白尿、延缓肾功能不全的发生，降低心血管并发症，同时避免免疫抑制剂治疗带来的严重不良反应。

患者的血压应控制在 16.7/10.0kPa（125/75 mmHg）以下，首选药物为血管紧张素转化酶抑制剂或血管紧张素 II 受体拮抗剂。控制高脂血症，可选用他汀类药物，同时辅以中医药调理。血脂控制在胆固醇浓度<2.6 mmol/L（100 mg/dL），三酰甘油浓度<2.3 mmol/L（200 mg/dL）。对于有大量蛋白尿的患者，建议蛋白质的摄入量为 0.8 g/(kg·d)，减少尿蛋白的排出，以达到保护肾功能的目的。为了有效利用摄入的蛋白质，应给予充分的热量，总热量一般为146.5kJ/(kg·d)。针对膜性肾病患者静脉血栓的高发生率，如果患者的尿蛋白持续高于 8 g/24 h，血浆清蛋白低于 20 g/L，同时又在应用利尿药和长期卧床，可预防性地给予抗凝治疗。如果大量蛋白尿持续存在并出现肾功能损害，则应积极地给予免疫抑制剂治疗。

（二）免疫治疗

一般认为尿蛋白多于 3.5 g/24 h 伴肾功能损伤，或尿蛋白多于 8 g/24 h，属于高危，应施以免疫抑制剂治疗。此外，判断膜性肾病患者的疗效，不一定要达到完全缓解（尿蛋白量≤0.3 g/24 h）。治疗达到部分缓解同样能有效地改善患者的预后。

总体来说，单独应用糖皮质激素无效，糖皮质激素＋环磷酰胺或环孢素，能使部分患者达到临床缓解。

1.糖皮质激素联合细胞毒药物

Ponticelli 的方案：甲泼尼龙和苯丁酸氮芥（MP＋CH）6 个月周期性治疗，在疗程的第 1、3、5 个月的前 3 d 静脉滴注甲泼尼龙，1 g/d，连续 3 d，然后继续口服泼尼松0.4 mg/(kg·d)，在第 2、4、6 个月口服苯丁酸氮芥 0.2 mg/(kg·d)，总疗程为半年，最终观察结果为治疗组在蛋白尿的控制及肾功能的保护方面都优于非治疗组。

Ponticelli 又对比了甲泼尼龙联合环磷酰胺（MP＋CTX）与 MP＋CH 治疗的疗效。MP＋CTX 的给药方法为甲泼尼龙 1 g/d，静脉滴注 3 d，接着口服，0.4 mg/(kg·d)，27 d 后，改为口服环磷酰胺，2.5 mg/(kg·d)，用 30 d，上述治疗循环 3 次，总疗程为半年。结果 3 年内两组蛋白尿的完全缓解率和部分缓解率分别为 93％及 82％。两组患者的血清肌酐水平都稳定在正常范围内，但后者有 14％的患者不能完成全程治疗，MP＋CTX 的疗效优于 MP＋CH 的疗效。临床表现为对肾病综合征的膜性肾病患者给予激素和免疫抑制剂，可以减少尿蛋白，保护肾功能，但其不良反应不容忽视。

2.环孢素

环孢素的用量为每天 3～4 mg/kg，分 2 次服用，合用小剂量泼尼松，每天

0.15 mg/（kg・d），至少使用半年。环孢素造成肾毒性常见于每天剂量大于 5 mg/kg 和/或存在广泛肾间质纤维化的患者。对复发的膜性肾病患者再次给予免疫抑制治疗，患者的蛋白尿仍能达到缓解，并使肾功能保持稳定。

（三）治疗新进展

1.雷公藤

雷公藤甲素对足细胞病变有很好的保护作用，雷公藤总苷片能有效地减少膜性肾病患者的蛋白尿。应用 Heymann 肾炎模型，发现雷公藤甲素在显著减少蛋白尿的同时，使足细胞病变得以逆转。雷公藤甲素能稳定足细胞骨架蛋白，保护足细胞相关分子的表达。

2.吗替麦考酚酯

其活性代谢产物霉酚酸可选择性抑制 T 细胞、B 细胞的增生，使淋巴细胞及血管壁上的黏附分子减少，防止淋巴细胞向炎症部位浸润，并抑制炎症活动性病变；抑制单核-巨噬细胞和淋巴细胞的增生。

此外，该药还可阻断血管平滑肌细胞和系膜细胞的增生，选择性抑制可诱导的一氧化氮合酶，诱导活化的 T 细胞凋亡。

Miller 使用吗替麦考酚酯治疗膜性肾病的一项临床研究显示其较好的疗效。对激素、环孢素或其他细胞毒药物治疗无效的膜性肾病患者，使用吗替麦考酚酯（0.5～2 g/24 h）治疗6～16 个月，结果6 例患者蛋白尿的减少超过 50%。对于吗替麦考酚酯治疗膜性肾病的疗效，仍然需要用更大样本、更长期的前瞻性对照研究来验证。

3.他克莫司

他克莫司与环孢素属于神经钙蛋白抑制剂，其免疫抑制作用是环孢素的10～100 倍。其作用机制是能干扰钙依赖性信号传导途径，阻断早期 T 细胞淋巴因子转录，抑制 T 细胞活化和增生。

另一方面，通过抑制 T 细胞生长因子，影响 B 细胞生长和抗体产生，最终引起免疫抑制，达到治疗肾小球疾病的目的。该药是一种特异性高、不良反应少、有着良好前景的新型免疫抑制剂。

4.抑制 B 细胞增生及其活性

肾小球上皮侧免疫复合物的形成是抗原-抗体反应的结果。该过程与 B 细胞的功能有关。特异性阻断 B 细胞，从理论上来讲有治疗效果。因此，抑制 B 细胞增生及其活性成为治疗膜性肾病一个新的靶向性措施。

（余晓星）

第十四节　新月体肾炎

一、概述

新月体肾炎是指由多种病因造成的、累及 50% 以上的肾小球，以包曼囊内大量新月体形成为特征的病理诊断名称，临床多表现为急进性肾炎综合征。根据免疫病理和发病机制不同，可分为Ⅰ型(线状免疫复合物沉积,由抗肾小球基底膜抗体介导),Ⅱ型(免疫复合物型)和Ⅲ型(无免疫型或寡免疫型,由 ANCA)介导)。部分病因不明者,称为特发性新月体肾炎。

本组疾病并不少见,如处理不及时,肾功能常难以恢复而很快进入终末期肾衰竭。病因不同,其治疗方法和预后亦不尽相同。

二、病因和发病机制

(一)病因

新月体肾炎并非单一疾病,而是一组由不同病因导致的病理改变相同的疾病。其病因有 ANCA 相关性血管炎、狼疮肾炎、IgA 肾病、感染后肾小球肾炎、Ⅰ型膜增生性肾小球肾炎、致密物沉积病等。其中抗肾小球基底膜疾病患者的新月体肾炎比例最高,可达85%以上。

(二)发病机制

1. Ⅰ型

由抗肾小球基底膜抗体与 GBM 抗原结合,激活补体而致病。

2. Ⅱ型

肾小球内循环免疫复合物沉积或原位免疫复合物形成,激活补体而致病。

3. Ⅲ型

50%～80%的该型患者有肾微血管炎,肾可为唯一受累器官或其他系统损害并存。原发性小血管炎患者的血清 ANCA 常呈阳性。

三、病理改变

主要病理特征为包曼囊新月体形成。从形态上,新月体可分为两大类。①细胞性新月体:主要由细胞构成,包曼囊腔中极少有或无胶原沉积。②伴不同程度纤维化的新月体:包括纤维细胞性和纤维性新月体两种。通常首先形成细胞性新月体,随后由于成纤维细胞增生和原有的纤维素不断沉积而逐渐发展为纤维细胞性和纤维性新月体,新月体内的细胞成分(如巨噬细胞、T 细胞和成纤维细胞)则可能通过细胞凋亡而逐渐消失。

(一)光镜检查

1. 肾小球

Ⅰ型新月体肾炎患者的新月体几乎在同一阶段形成,Ⅱ型新月体肾炎患者的新月体的比例低于Ⅰ型和Ⅲ型新月体肾炎患者,Ⅲ型新月体肾炎患者的新月体往往处于多个不同的阶段,活动性病变和慢性病变常常并存。

2. 肾间质和肾小管

Ⅱ型新月体肾炎患者的肾小球周间质的炎症细胞浸润程度相对较轻;Ⅰ型和Ⅲ型新月体肾炎患者的肾小球周炎症细胞浸润更明显,特别是在包曼囊壁断裂的部位。当患者伴有慢性病变时,常有间质纤维化和肾小管萎缩(常见于微型多血管炎),某些患者也可伴有肾小管急性损伤和再生现象。

(二)免疫病理

1. 线状沉积型

特征为免疫球蛋白沿肾小球毛细血管襻呈线性沉积,常伴有颗粒状或非连续性补体 C_3 沉积。抗体沉积的种类以 IgG 最为常见,但有时也可伴 IgA、IgM 沉积。

2. 颗粒性免疫复合物

其特征为肾小球内颗粒样免疫球蛋白和补体沉积。

3. 寡(少)免疫复合物型

免疫荧光检查病变肾小球,除了纤维素沉积外,通常无其他免疫球蛋白和补体沉积,大多数为 ANCA 相关性血管炎。

(三)电镜检查

Ⅰ型和Ⅲ型新月体肾炎很少有电子致密物沉积。其他类型新月体肾炎因为性质不同,电子致密物沉积部位也不同。其他常见病变包括 GBM 断裂、毛细血管襻塌陷伴 GBM 皱缩、局灶系膜溶解。纤维样坏死和纤维细胞性新月体中,可见致密的纤维素沉积,但Ⅱ型新月体肾炎纤维素样坏死区域的纤维素沉积不如其他类型明显。

四、临床表现

1. 肾脏损害

绝大多数新月体肾炎发病迅速,病情进展急骤。其肾脏损害的特点:①血尿表现突出,发生率高,可呈持续肉眼血尿,尤其是Ⅲ型新月体肾炎;②少尿的发生率高;③肾功能急骤恶化,可在数天至数周进展为终末期肾衰竭,需要肾脏替代治疗。

2. 肾外损害

肾外损害的特点取决于原发疾病。90％以上的新月体肾炎患者伴有贫血,22.1％的新月体肾炎患者伴有上呼吸道疾病,13.3％的新月体肾炎伴有咯血。

五、诊断与鉴别诊断

新月体肾炎的诊断依赖于肾活检。肾活检显示 50％以上的肾小球有细胞性或细胞纤维性新月体时,即可诊断为新月体肾炎。还应根据肾活检病理、免疫病理及血清学特征,确定新月体肾炎的类型和病因,疾病的可逆程度等,选择合理的治疗方法和判断预后。

1. 抗肾小球基底膜疾病

免疫病理表现为 IgG 呈线状或水袖状沉积在肾小球毛细血管襻,抗肾小球基底膜抗体呈阳性即可诊断。伴有肺出血应考虑肺出血-肾病综合征。

2. 免疫复合物性肾炎

免疫病理表现为免疫复合物呈颗粒状沉积在毛细血管襻和/或系膜区,支持Ⅱ型新月体肾炎的诊断。免疫复合物性疾病新月体形成的比例最低。结合血清抗核抗体、抗双链 DNA 抗体、肝炎标志物以及补体水平,可有助于鉴别其病因。Ⅱ型新月体肾炎可见于各个年龄层次,但罕见于老年人,好发于儿童和青少年患者。

3. ANCA 相关性血管炎

免疫病理检查无免疫复合物沉积或仅有少量免疫复合物沉积,ELISA 法检查血清 MPO-ANCA或PR3-ANCA的阳性率为 80％,肾脏损害通常为系统性血管炎的一部分。

在我国最常见的是微型多血管炎和韦格纳肉芽肿病,查格-施特劳斯综合征少见,少部分患者有局限于肾脏的血管炎。Ⅲ型新月体肾炎多见于老年女性患者,90％的患者有新月体形成,50％的患者的新月体比例＞50％。

六、治疗原则与策略

如果诊断延迟、治疗不及时,新月体肾炎的肾脏预后非常差。治疗原则:①尽可能早期治疗,以提高疗效,改善预后;②根据免疫病理确定治疗方案;③抑制急性炎症反应;④抑制肾小球硬化和间质纤维化进展。

1.一般治疗

一般治疗包括卧床休息,给予无盐或低盐饮食,保持电解质平衡,纠正代谢性酸中毒,严格控制高血压等。病情需要时,可应用利尿药和血管扩张药。对肾功能损害明显者,进行早期连续性血液净化治疗。

2.血浆置换/免疫吸附

血浆置换/免疫吸附主要用于迅速清除新月体肾炎患者体内的特殊致病因子,其疗效取决于新月体肾炎的类型和病程。对伴有肺出血的患者,必须行血浆置换/免疫吸附,方可有效缓解肺出血,提高患者存活率。

3.药物治疗

(1)糖皮质激素:静脉滴注甲泼尼龙可显著改善肾功能,减少巨噬细胞浸润引起的肾小球损伤。常用甲泼尼龙 0.5 g,静脉滴注,每日 1 次,3 次为 1 个疗程。必要时,可追加 1 个疗程。冲击治疗比长期大剂量口服激素治疗的疗效好,并且不良反应更少。甲泼尼龙冲击治疗后,改为口服泼尼松 1 mg/(kg·d)(最大剂量为 60 mg/d),治疗 6~8 周,然后逐渐减量。其疗程与原发疾病有关,自身免疫性疾病(如狼疮肾炎)患者需要长期服用,而抗肾小球基底膜疾病和 ANCA 相关性血管炎,在 6 个月后可逐渐停用激素。目前,甲泼尼龙冲击治疗联合使用细胞毒药物是治疗各类新月体肾炎的标准方法。

(2)所用细胞毒药物如下。

环磷酰胺:大剂量激素联合环磷酰胺是活动性新月体肾炎的经典诱导治疗方案。

吗替麦考酚酯:通过抑制鸟嘌呤核苷酸的生物合成,阻断核酸合成,从而选择性地抑制 T 细胞和 B 细胞增生及其细胞因子和抗体的产生,并诱导淋巴细胞凋亡、抑制内皮细胞增生,进一步抑制内皮细胞产生黏附分子和炎症介质。吗替麦考酚酯对淋巴细胞的抑制作用具有较高的选择性,不良反应较环磷酰胺少,应用相对安全,对血管炎症病变具有较好的治疗作用。

硫唑嘌呤:常用于新月体肾炎的维持治疗。

来氟米特:对治疗类风湿关节炎及预防和治疗器官移植中移植物的排斥反应,已经显示出良好疗效。近年来,有学者将其用于血管炎的维持期的治疗,亦取得理想效果。

(3)静脉注射大剂量免疫球蛋白:通过阻断细胞表面 Fc 受体来抑制效应淋巴细胞的活性,达到抑制血管炎活动的效果。由于该疗法的不良反应较大(急性肾衰竭常见),目前尚未在临床常规使用。

(4)抗凝治疗:研究发现新月体肾炎中有明显的纤维素沉积,肯定了凝血的致病作用,预防性抗凝治疗可减少新月体的数量,减轻肾小球损伤的程度。华法林也能减轻新月体的比例和体积。

(5)抗血小板制剂:双嘧达莫和磺吡酮等抗血小板制剂作为四联疗法的辅助治疗,疗效并不肯定。

(6)治疗进展如下。

抗胸腺细胞球蛋白或抗 T 淋巴细胞的单克隆抗体（如抗 CD52 抗体）：可导致淋巴细胞耗竭而阻遏血管炎活动。

特异性免疫调节因子：目前，研究得较多的两种方法是 TNF 免疫调节治疗和选择性抗 B 细胞治疗。抗 TNF-α 单克隆抗体 Infliximab 已应用于临床。

此外，应用 IL-1 受体拮抗剂、CTLA4-Ig 融合蛋白、抗黏附分子抗体（如 CD11b 和 VLA-4）、脱氧精胍菌素等的新疗法，均有待临床进一步验证。

4. 对不同类型新月体肾炎的治疗策略

对抗肾小球基底膜疾病，应用血浆置换/免疫吸附联合甲泼尼龙冲击治疗和用环磷酰胺或吗替麦考酚酯 12 个月，然后可终止治疗。疾病复发罕见。

对 Ⅱ 型新月体肾炎（狼疮肾炎、IgA 肾病、紫癜肾炎等），根据原发病进行免疫抑制治疗。对 Ⅲ 型新月体肾炎（ANCA 相关性血管炎）的治疗应用血浆置换/免疫吸附联合甲泼尼龙冲击治疗和用环磷酰胺或吗替麦考酚酯诱导缓解，此后用硫唑嘌呤或吗替麦考酚酯维持治疗，维持治疗至少 2 年。

（余晓星）

第十五节　内皮系膜增生性肾炎

一、概述

内皮系膜增生性肾炎是指病理上表现为肾小球毛细血管内细胞（内皮细胞、系膜细胞）增生，并常伴有白细胞浸润的肾小球肾炎。该病常表现为急性肾炎综合征，即急性起病，以血尿、不同程度的蛋白尿、水肿、高血压、肾小球滤过率下降为特点。最典型的疾病为急性链球菌感染后肾小球肾炎；也可见其他病原体所致感染后的肾小球肾炎及某些原发肾小球疾病。本节主要叙述与细菌感染相关的内皮系膜增生性肾炎。

二、病因、发病机制

该病常由 β-溶血性链球菌致肾炎菌株（常见为 A 组 12 型等）感染所致，常见于上呼吸道感染（多为扁桃体炎）、猩红热、皮肤感染（多为脓疱疮）等链球菌感染后。感染的严重程度与急性肾炎的发生和病变轻重并不一致。

该病主要是由感染所诱发的免疫反应引起。以往研究者认为链球菌的致病抗原是胞壁上的 M 蛋白，而现在多认为胞质或分泌蛋白的某些成分可能为主要致病抗原，导致免疫反应后循环免疫复合物沉积于肾小球而致病，或抗原种植于肾小球后再结合循环中的特异抗体，形成原位免疫复合物而致病。肾小球内的免疫复合物导致补体激活、中性粒细胞及单核细胞浸润，导致肾脏病变。

三、临床表现

该病一般为散发性，偶见于链球菌感染流行期，也可呈局部流行，可聚集性发病。该病好发于小儿及青少年，2 岁以下及 60 岁以上的患者约占 15%。发病前患者多有呼吸道或皮肤的链球菌前驱感染,然后经 1~3 周潜伏期发病。潜伏期的长短与前驱感染的部位有关;呼吸道感染者的潜伏期为 6~12 d,皮肤感染者的潜伏期为 14~28 d。

(一)典型表现

急性起病,主要表现为血尿、水肿、高血压和不同程度的肾功能受累。50%~70%的患者有肉眼血尿,尿液呈洗肉水样或浓茶色,持续 1~2 周,转为镜下血尿。蛋白尿的程度不一,仅少数达肾病综合征范围[成人尿蛋白水平不低于 3.5 g/24 h,小儿尿蛋白水平高于 50 mg/(kg·24 h)]。

70%的患者有水肿,源于肾小球滤过率下降、水钠潴留。水肿为非可凹性,通常仅累及眼睑、颜面,偶尔累及全身。由于水钠潴留、血容量过多,常有血压升高,偶见重度高血压,甚至发生高血压脑病。尿量减少,但少尿者尿量减少得不多。

大部分患者在起病 2~4 周经利尿消肿,血压也多同时恢复正常。蛋白尿可持续数周,血尿完全恢复正常需要数月甚至 1 年。急性期还可伴有全身非特异症状,如乏力、头痛、食欲减退、腰痛,小儿还可诉腹痛。

(二)非典型表现

1.亚临床表现

亚临床表现多见于链球菌致肾炎菌株感染者的密切接触者,临床可能并无肾炎的表现。肾组织学检查呈典型病变或轻度内皮系膜增生病变,极少的报道患者可无尿液异常。

2.肾病综合征

临床表现为大量尿蛋白,明显水肿,血浆中清蛋白水平下降。恢复过程较典型患者延缓,少数病例演变为慢性肾小球肾炎。

3.急进性肾炎综合征

起病后病情迅速恶化,表现为尿量减少、肾功能急剧进行性恶化,短期内(数日或数周)即可发展至尿毒症。病理改变除有显著的内皮及系膜细胞增生、毛细血管腔闭塞外,还常有新月体形成。应鉴别该病与其他临床表现为急进性肾炎综合征的肾小球疾病。此类患者虽临床表现严重,但近期及远期预后仍较其他病因造成的急进性肾炎综合征的预后好。积极治疗(包括透析),渡过急性期后,肾功能多可逐步恢复,仅少数病例演变为慢性肾小球肾炎或慢性肾功能不全。

4.老年患者

前驱感染症状不明显,临床表现不典型,起病后血尿、水肿、血压高,虽与中青年患者相似,但常有循环负荷过多的表现,如呼吸困难、肺淤血、循环淤血,发生心血管并发症及氮质血症者较多。

(三)实验室检查

1.尿液检查

所有患者均有血尿。急性期多为肉眼血尿,之后转为镜下血尿。尿沉渣中大多为严重变形的红细胞。60%~80%的新鲜尿可检测出红细胞管型。病程早期还可检测出较多白细胞、白细胞管型、肾小管上皮细胞管型及颗粒管型。一般常伴程度不一的蛋白尿,少数患者的蛋白尿程度可达肾病综合征范围。蛋白尿属于非选择性,并常含有纤维蛋白降解产物。

2.血常规

常见轻度贫血,主要与血容量增加、血液稀释有关。白细胞计数可正常或升高,此与原发感染灶是否持续存在有关。血沉大多增快。

3.肾功能和血生化

肾小球滤过率降低，一般 <50 mL/(min·1.73 m²)。部分患者有一过性的血尿素氮、血肌酐含量升高。可有轻度高氯血症性酸血症和轻度高钾血症。血浆清蛋白含量一般在正常范围，但有大量蛋白尿者可有低清蛋白血症。

4.细菌学、免疫学检查

肾炎起病时大多数患者已经接受抗生素治疗，故病灶局部细菌培养的阳性率不高。链球菌感染后机体产生抗体，其检测有助于证实感染并了解机体的免疫情况。感染后 $3\sim5$ 周抗链球菌溶血素 O(ASO)滴度最高，半数患者于半年内恢复正常。在评价其结果时应注意：①阳性仅提示之前有链球菌感染；②前驱感染早期有效的抗生素治疗常影响滴度；③某些致肾炎菌株可能不产生溶血素，故 ASO 可为阴性；④高脂血症能影响检测结果；⑤前驱感染部位影响结果，脓皮病患者的 ASO 常不升高，但抗 DNA 酶 B 和抗透明质酸酶滴度升高。近年国外同时检测多种抗链球菌抗原-抗体，可更好地确定近期内是否有链球菌感染。

5.血清补体

病程早期 90% 患者血清总补体 CH_{50} 及 C_3、C_4 显著下降，其后首先 C_4 开始恢复，继之总补体及 C_3 也于 1 个月后上升，$6\sim8$ 周恢复正常。补体的下降程度与病情的严重性及最终预后无关，但持续低下，$6\sim8$ 周尚未恢复提示为非链球菌感染后肾小球肾炎，应探求其他致补体低下的原因，尤应注意是否为膜增生性肾小球肾炎。

四、诊断、鉴别诊断

链球菌感染后 $1\sim3$ 周出现血尿、水肿、血压高，尿检查(肾小球性血尿和不同程度的蛋白尿)、血清学检查有链球菌感染的免疫学改变及血清补体的动态变化(早期下降，$6\sim8$ 周恢复)，即可做出临床诊断。对典型患者诊断并不困难。应注意排除下列情况。

(一)以急性肾炎综合征起病的肾小球疾病

1.其他病原体感染后急性肾炎

许多细菌、病毒及寄生虫感染均可引起急性肾炎。病毒感染后急性肾炎多数临床表现较轻，常不伴血清补体水平降低，少有水肿和高血压，肾功能一般正常，临床过程自限。

2.系膜毛细血管性肾小球肾炎

系膜毛细血管性肾小球肾炎又称膜增生性肾小球肾炎，临床上除表现为急性肾炎综合征外，经常伴肾病综合征，病变持续，无自愈倾向。$50\%\sim70\%$ 的患者有持续性低补体血症，8 周内不恢复。

3.系膜增生性肾小球肾炎

部分患者有前驱感染，可呈现急性肾炎综合征，患者的血清 C_3 正常，病情无自愈倾向。IgA 肾病患者的潜伏期短，可在感染后数小时至数日出现肉眼血尿，血尿可反复发作，部分患者的血清 IgA 水平升高。

(二)急进性肾小球肾炎

起病过程与急性肾炎相似，但除急性肾炎综合征外，常以早期出现少尿、无尿及肾功能急剧恶化为特征。重症急性肾炎呈现急性肾衰竭，与该病鉴别困难时，应及时做肾活检以明确诊断。

（三）全身系统性疾病肾脏受累

系统性红斑狼疮肾炎及紫癜肾炎等可呈现急性肾炎综合征,但伴有其他系统受累的典型临床表现,结合实验室检查,可以鉴别。当临床诊断困难时,需要考虑进行肾活检以明确诊断、指导治疗。下列情况为肾活检指征:①不典型表现如大量蛋白尿、显著的氮质血症、持续少尿、缺乏链球菌感染的血清学证据、血中补体正常;②显著的血压升高和肉眼血尿持续2～3周,或持续蛋白尿,伴或不伴血尿持续6个月以上;③有持续的低补体血症,超过4～6周。

五、治疗原则与策略

急性期重点为对症治疗,纠正病理生理改变、防治并发症、保护肾功能,以利于恢复。

1. 急性期

患者宜卧床休息2～3周,至肉眼血尿消失、水肿减退、血压恢复。有水肿、血压升高者应限盐(食盐量<3 g/d),有氮质血症者限制蛋白质的摄入量(少于0.5 g/kg),有少尿、循环充血者适度限水。

2. 清除感染灶

常选用青霉素,对过敏者改用红霉素、克林霉素或头孢类抗生素。疗程为7～10 d。抗生素的应用除可清除感染灶外,还有助于防止致肾炎菌株的扩散。

3. 利尿药

经控制水、盐的摄入量,仍有水肿、血压高、尿少,应给予利尿药。可选用氢氯噻嗪,每次25 mg,每日2～3次,小儿1～2 mg/(kg·d),分2～3次口服。

当肾小球滤过率<25 mL/(min·1.73 m²)或急需要迅速利尿时应用襻利尿药,呋塞米20～40 mg,口服或注射。禁用保钾利尿药。

4. 控制血压

对经休息、限盐、用利尿药治疗而血压仍高者应给予降压药。可选用血管扩张剂(如肼屈嗪)、α_1受体阻滞药(如哌唑嗪)或钙通道阻滞剂。儿科有时采用利血平,首剂量为0.07 mg/kg(每次<2 mg),口服或肌内注射,继之以0.03 mg/(kg·d),分次口服,也可同时合用肼屈嗪。

5. 高血压脑病的治疗

常需要迅速降压。可以静脉输注硝普钠,对小儿以1 μg/(kg·min)的速度开始,对成人自15 μg/min开始,根据血压情况调整滴速。应用该药的过程中必须密切监测血压、滴速,必须使输液瓶避光。

此外,还可应用拉贝洛尔,不良反应为眩晕及直立性低血压。对高血压脑病除降压外,还需要止痉、吸氧、应用襻利尿药以减轻水钠潴留、降压和减轻脑水肿。

6. 心力衰竭

由于出现水钠潴留、高血容量及高血压,应给予利尿、降压及减轻心脏前后负荷的措施。临床上常用襻利尿药,再配合酚妥拉明或硝普钠。急性肾小球肾炎的心力衰竭不是源于心肌收缩力下降,一般不用洋地黄类强心剂。如药物治疗无效,则可应用透析或血液超滤脱水。

7. 急性肾衰竭

一般治疗与其他原因导致的急性肾衰竭的治疗相同。对合并新月体形成的肾功能减退者可给予糖皮质激素(包括静脉冲击治疗)和细胞毒类药物及血浆置换治疗。当出现下列情况时应给予透析或血液超滤:①少尿或无尿持续2d;②血肌酐水平>442 μmol/L(5 mg/dL),尿素氮水平＞21 mmol/L(60 mg/dL)；③血钾水平＞6.5 mmol/L；④高血容量，左侧心力衰竭，肺水肿；⑤严重代谢性酸中毒，内科治疗难以纠正；⑥有严重尿毒症。

（余晓星）

第十六节　IgA 肾病

IgA 肾病是一组以系膜区 IgA 沉积为特征的系膜增生性肾小球肾炎，在 1968 年由法国病理学家 Berger 和 Hinglais 最先报道。临床表现为血尿和/或蛋白尿，但不伴有系统性损伤。目前 IgA 肾病已成为全球范围内最常见的原发性肾小球疾病的表现形式。随着人们对这组疾病的不断研究和了解，现在将其定义为原发性免疫球蛋白 A 肾病，简称 IgA 肾病。

IgA 肾病是常见的肾小球疾病，在原发性肾小球疾病中所占比例可高达 50％。我国的资料显示 IgA 肾病可占肾活检病例中原发性疾病的 37.8％～45.3％，是全球范围内非常常见的一种原发性肾小球肾炎，在很多地区甚至成为占居首位的原发性肾小球疾病，是目前导致终末期肾病(end-stage renal disease，ESRD)的主要原因之一。

IgA 肾病的发病率具有的明显地区和种族差异。IgA 肾病是中国、日本、新加坡和澳大利亚最常见的原发性肾小球肾炎，同时 IgA 肾病可发生于任何年龄，但以 20～40 岁最多见。

一、病因、发病机制

IgA 肾病的病因尚不明确，其与多种因素有关，目前尚未发现与 IgA 抗体反应的稳定抗原。IgA 肾病通常呈散发性，一般研究者不认为它是一种家族性疾病，但见家族性聚集的报道，说明免疫遗传因素可能在 IgA 肾病的发病中起一定作用。有报道称 IgA 肾病的发病可能与某些 HLA 抗原有关。IgA 肾病虽然主要表现于肾脏，但有报道提示其可能是一种全身性疾病。近年来对 IgA 肾病发病机制的研究有了不少进展，免疫因素和遗传因素可能与 IgA 肾病的发生有关。

二、临床表现

IgA 肾病是一组具有共同免疫病理特征的临床综合征，常见于青壮年，临床表现轻重不一，预后也各不相同。大量的临床及实验研究证明，IgA 肾病的各种临床综合征之间有着本质的差别。不同的临床综合征在发病机制、病理改变及转归等方面都有明显差别，临床上应区别对待。

从临床角度可以将 IgA 肾病分为反复肉眼血尿型、大量蛋白尿型、无症状尿检异常型、血管炎型、高血压型及终末期 IgA 肾病。

1.反复肉眼血尿型

特征是肉眼血尿反复发作，血尿发作有明显的诱因，多数是各种感染，如上呼吸道感染、扁桃体炎、胆囊炎。通常在感染数小时后出现肉眼血尿(可为新鲜血尿，也可为陈旧性血尿)。发病期间有腰酸胀痛感，血尿间歇期间不伴大量蛋白尿和高血压。病理改变以系膜增生性病变为主，在疾病发作 2 周内进行肾活检，肾小球内可见少量(＜10％)阶段性细胞性新月体，无襻坏死。肾小管间质病变轻，无其他血管性病变。

2.大量蛋白尿型

临床突出表现持续性蛋白尿,通常无肉眼血尿及高血压病史。根据是否合并其他症状将其分为经典型(A 型)和非肾病型(B 型)两种亚型。A 型:具有"三高一低"典型肾病综合征体征。

病理改变以单纯轻度系膜增生为主,无肾小球硬化性及明显的间质改变。B 型:有大量蛋白尿,但水肿不明显,常常有夜尿增多现象,临床俗称干性肾病。肾病病理检查可见肾组织中有广泛肾小球硬化及间质纤维化等慢性化改变。此类型患者的病程往往迁延较长,预后不良。

3.无症状尿检异常型

多数患者起病隐匿,根据是否合并蛋白尿分为两个亚型。A 型:仅表现持续性镜下血尿,无蛋白尿,亦无高血压及肾功能不全等临床表现。病理改变以系膜增生性病变为主,间质及血管病变不明显。B 型:表现为持续性镜下血尿伴轻度至中度蛋白尿(尿蛋白含量 <2.0 g/24 h),不伴高血压及肾功能减退。病理改变变异较大,从肾小球系膜增生性病变至肾小球硬化,间质病变轻重不一,往往与临床表现难以联系。

4.血管炎型

普遍起病较急,病情进展较快。临床上血尿症状较突出,可合并有高血压及肾功能损害。部分患者血液中 ANCA 呈阳性。肾组织学病理改变除系膜病变外,有明显的血管襻坏死及间质血管炎等病变,新月体可多于 30%。

5.高血压型

突出表现为血压持续升高,需要用降压药物控制。可伴有不同程度的肾功能不全,除尿检异常外,可有不同程度的肾功能不全及孤立性肉眼血尿。病理检查显示肾组织中有较多的废弃性病变(如局灶节段性肾小球硬化或全肾小球硬化以及广泛的间质纤维化)。

6.终末期 IgA 肾病

终末期 IgA 肾病除表现蛋白尿、镜下血尿及高血压外,还合并尿毒症等其他症状,血肌酐水平>5 mg/dL(442 μmol/L)。B 超显示肾脏缩小,双肾皮质变薄,反光增强。

三、诊断与鉴别诊断

(一)诊断

IgA 肾病的临床表现多种多样。该病多见于青壮年。通常在上呼吸道或其他部位感染后 72 h 内出现不同程度的血尿和/或蛋白尿,应考虑 IgA 肾病的可能。诊断的确立有赖于发现肾活检在系膜区有明显的 IgA 沉积。

(二)鉴别诊断

1.链球菌感染后急性肾小球肾炎

典型表现为上呼吸道感染(或急性扁桃体炎)后出现血尿,感染潜伏期为 1～2 周,可有蛋白尿、水肿、高血压,甚至一过性氮质血症等急性肾炎综合征表现,初期血清补体 C_3 下降并随病情好转而恢复,部分患者 ASO 水平升高,病程为良性过程,多数患者经休息和一般支持治疗,数周或数个月可痊愈。

对少数以急性肾炎综合征起病的 IgA 肾病患者,临床上从感染潜伏期、血清补体 C_3、ASO、IgA 水平可以找到诊断线索。若患者病情迁延,血尿和/或蛋白尿反复发作,有时需要依靠活检加以鉴别。

2.非 IgA 系膜增生性肾小球肾炎

非 IgA 系膜增生性肾小球肾炎在我国的发生率高,约 1/3 的患者表现为肉眼血尿。临床上与 IgA 肾病难以区别,须借助免疫病理检查来区别。

3.遗传性肾小球疾病

以血尿为主要表现的单基因遗传性肾小球疾病主要有薄基膜肾病和 Alport 综合征。前者主要临床表现为持续性镜下血尿(变形红细胞尿),肾脏是唯一受累器官,通常血压正常,肾功能长期维持在正常范围,病程为良性过程。后者是以血尿、进行性肾功能减退直至终末期肾脏病、感音神经性耳聋及眼部病变为临床特点的遗传性疾病综合征。除肾脏受累外,还有多个器官系统受累。两者的遗传方式不同。若儿童和年轻患者以血尿为主要表现,应详细询问家族史,进行眼、耳等方面的检查以排除遗传性肾小球疾病。

关于家族性 IgA 肾病,必须强调同一家系中两个以上的家族成员经肾活检证实为 IgA 肾病。另外,有研究显示 IgA 肾病患者中约 6％经电镜检查证实合并薄基底膜肾病。因此,诊断家族性 IgA 肾病应同时进行电镜检查以排除薄基底膜肾病和早期 Alport 综合征。

肾活检是明确和鉴别家族性 IgA 肾病、薄基膜肾病和 Alport 综合征的主要手段,电镜检查尤为重要。此外,肾组织及皮肤Ⅳ型胶原 α 链检测乃至家系的连锁分析对于这 3 种疾病具有重要意义。

4.紫癜肾炎

该病与 IgA 肾病的病理、免疫组织学特征完全相同。临床上 IgA 肾病患者的病情演变缓慢,而紫癜肾炎起病多为急性。除肾脏表现外,还可有典型的皮肤紫癜、黑便、腹痛、关节痛、全身血管炎改变等。

5.肾小球系膜区继发性 IgA 沉积的疾病

慢性酒精性肝病、血清学阴性脊椎关节病、强直型脊柱炎、Reiter 综合征、银屑病关节炎的肾脏免疫病理可显示肾小球系膜区有 IgA 沉积,但肾脏临床表现不常见,部分疾病表现为 HLAB-27 升高,血清和唾液中 IgA 浓度升高,而且均有相应的肾外改变,不难与 IgA 肾病区别。此外,狼疮肾炎、乙肝病毒相关肾炎患者虽然肾脏受累,但肾脏免疫病理除有 IgA 沉积外,伴有多种免疫复合物沉积,同时临床多系统受累和具有免疫血清学指标,易与 IgA 肾病区别。

四、治疗

目前尚无特效治疗方法。应密切观察病情,根据不同的病理改变和临床表现,抓住主要矛盾,给予合理治疗。注意积极控制高血压;如有感染,应及时治疗和控制;监测肾功能,避免用损肾药物。

(一)一般治疗

1.控制感染

IgA 肾病的肉眼血尿常和上呼吸道感染同时发生,提示感染刺激可诱发 IgA 肾病。因此,积极治疗和消除口咽部、上颌窦感染灶,对减少肉眼血尿反复发作可能有益。有研究建议切除扁桃体,这可使患者的肉眼血尿发作减少,尿蛋白及镜下血尿减少,但其确切疗效尚未肯定。对 IgA 肾病患者合并呼吸道或其他黏膜感染,可进行常规抗生素治疗 1~2 周,注意避免使用肾毒性药物。

2.控制高血压

IgA 肾病中高血压随患者肾脏损害的程度逐渐进展，并可加速 IgA 肾病的肾功能恶化。控制高血压是长期治疗 IgA 肾病的基础。对有高血压的 IgA 肾病患者，应该积极控制血压，若尿蛋白量<1 g/24 h，目标血压应控制在 17.3/10.7 kPa(130/80 mmHg)以下；若尿蛋白量>1 g/24 h，目标血压应控制在 16.7/10.0 kPa(125/75 mmHg)以下。血管紧张素转化酶抑制剂(ACEI)或血管紧张素 I 型受体拮抗剂(ARB)为首选降压药物。对少数患者用 ACEI/ARB 不能控制至目标血压时，亦可使用钙离子拮抗剂、利尿药或 β 受体阻滞剂及中枢性降压药物等联合治疗。应用降压药的同时，适当限制钠盐的摄入量，可增强抗高血压药物的作用。

(二)分型治疗

(1)有单纯血尿和/或轻度蛋白尿的患者多数病理表现较轻，常为局灶增生性肾炎或轻度系膜增生性肾炎，不伴高血压，无肾功能受损，当尿蛋白量<0.5 g/d 时无须特殊治疗，定期复查即可；当尿蛋白量为 0.5~1.0 g/d，肾脏病理呈轻至中度进行性改变时，对治疗方法尚无定论。多数学者主张给予 ACEI 或 ARB，长期使用以保护肾功能，另有学者主张服用雷公藤总苷片。对有慢性扁桃体炎者，择期摘除扁桃体可能对减少血尿、蛋白尿发作和保护肾功能有好处。

(2)伴中度至重度蛋白尿(尿蛋白量为 1~3 g/24 h)的患者若病理改变轻微、无肾功能受损(内生肌酐清除率>70 mL/min)，可给予泼尼松 40 mg/d，治疗 4 周，对伴有小新月体形成的患者也可静脉滴注甲泼尼龙，0.5~1.0 g/d，做冲击治疗，3 d 后改为泼尼松 30~40 mg/d，治疗 4 周后逐渐减量，每次减 5 mg/d，4 周减 1 次，后以 10~15 mg/d 维持，总疗程为 1~2 年；对于病理改变较重、内生肌酐清除率<70 mL/min、不适合单用糖皮质激素者，需要联合其他免疫抑制剂，如 CTX、来氟米特、环孢素，其可减少糖皮质激素的用量，不良反应少，可单独用或和糖皮质激素联合应用。

(3)大量蛋白尿或肾病综合征患者的病理表现为轻微病变或轻度系膜增生性肾炎时，初始可单用糖皮质激素，复发则需要用糖皮质激素与其他免疫抑制剂联合治疗；病理表现为重度系膜增生性肾炎、局灶节段性系膜毛细血管性肾炎，需加细胞毒类药物联合治疗，这类患者常不能获得完全缓解。治疗过程中应注意长期应用免疫抑制剂带来的不良反应，只要能使尿蛋白减少，肾功能损害进展延缓即可。病理表现为新月体肾炎，一旦确诊，应及早给予甲泼尼龙冲击治疗，并配合应用糖皮质激素及其他免疫抑制剂。疗效很大程度上取决于治疗是否及时，及时治疗能使部分病例得到不同程度的缓解。

(4)对于慢性肾功能不全患者，当肾功能异常(肌酐水平<250 μmol/L)时，联合用激素与细胞毒药物；当肌酐水平>250 μmol/L，或者肾小球滤过率减少 50% 以上时，应该按照慢性肾衰竭的治法，以非透析治疗为主，积极控制血压，延缓肾功能恶化。

(5)基于目前循证医学研究的成果，对于 IgA 肾病治疗中常用的有关激素、免疫抑制和 ACEI/ARB 的治疗原则如下：①对于低危组患者，即尿蛋白量<1 g/d、肾功能正常时，ACEI/ARB 可以作为 IgA 肾病的首选治疗药；当 ACEI 不能控制蛋白尿或出现肾功能进展时，则考虑加用激素或细胞毒药物，但是目前尚缺乏足够的证据证明激素治疗可使患者获得额外的好处；②相对高危组患者，即尿蛋白定量 1~3.5 g/d、肾功能正常、病理分级轻度到中度的患者，接受 6 个月激素治疗能减少尿蛋白，保护肾功能；而 ACEI 亦可起到同样的作用，目前也缺乏足够的证据证明激素治疗优于 ACEI；对于肾病综合征、病理类型轻的患者首选激素治疗，其

临床缓解率较高;③对于进展性 IgA 肾病、以活动性病变为主、血肌酐水平不超过 250 μmol/L 的患者,激素联合细胞毒药物能明显防止终末肾衰竭的发生;而对于进展性 IgA 肾病、病理以慢性病变为主的患者,细胞毒药物和/或激素可延缓肾功能进展的速度,但是药物有毒副作用;④对于血管炎和新月体 IgA 肾病,激素联合细胞毒药物可改善病理、稳定肾功能。

（余晓星）

第十七节　急性间质性肾炎

一、概述

急性间质性肾炎(acute interstitial nephritis,AIN)也称急性小管间质性肾炎,是一组由多种病因引起的以短时间内发生肾间质炎症细胞浸润、间质水肿、肾小管不同程度受损伴肾功能不全为特点的临床病理综合征。该病是急性肾衰竭的原因中较为常见的一种。药物和感染是该病常见的病因,较少见的病因为自身免疫相关的特发性急性间质性肾炎。此外,自身免疫性疾病(如系统性红斑狼疮和干燥综合征)及移植排斥、恶性肿瘤、代谢、遗传、理化等因素也可引起该病。该病的临床表现可轻可重,大多数病例均有明确的病因,消除病因、及时治疗,疾病可痊愈或使病情得到不同程度的逆转。

二、病因、发病机制

(一)病因

导致急性间质性肾炎的主要原因如下。①药物:抗生素、非甾体抗炎药、造影剂、免疫抑制剂、抗惊厥药、利尿药及脱水剂、质子泵抑制剂等;②感染:包括各种病原体,如细菌、病毒、寄生虫、支原体及衣原体;③自身免疫性疾病:系统性红斑狼疮、结节病、混合性冷球蛋白血症、抗中性粒细胞胞质抗体相关性血管炎等;④恶性肿瘤:淋巴瘤、白血病、多发性骨髓瘤;⑤代谢性疾病:糖尿病、高尿酸血症;⑥特发性急性间质性肾炎。

(二)发病机制

免疫因素在急性间质性肾炎的发病中起重要作用。导致人类间质性肾炎的相关靶抗原尚不清楚,目前认为肾小管基底膜(tubular basement membrane,TBM)成分(如糖蛋白 3M-1),肾小管分泌的蛋白(如 Tamm-Horsfall 蛋白),肾外抗原可能参与急性间质性肾炎的发病过程。大多数急性间质性肾炎是由肾外抗原导致的,如药物或某些病原微生物,其具体机制如下:①作为半抗原与 TBM 结合,改变肾脏自身蛋白的免疫原性,触发机体免疫反应,常见于药物引起的急性间质性肾炎;②肾外抗原与 TBM 具有相似的抗原性,通过分子模拟机制引发针对 TBM 成分的免疫反应,常见于致病微生物感染引起的急性间质性肾炎;③外来抗原直接种植于肾间质内或与 TBM 结合;④循环免疫复合物在肾间质的沉积,常见于自身免疫性疾病和感染引起的急性间质性肾炎。细胞免疫和体液免疫均参与急性间质性肾炎的发病过程。细胞免疫主要涉及巨噬细胞及 T 细胞;体液免疫主要导致中性粒细胞及嗜酸性粒细胞浸润及局部补体活化。肾间质炎症细胞浸润或免疫复合物形成可触发一系列免疫反应,包括补体活化、细胞因子释放等。如果不能及时控制肾间质炎症反应,可出现肾间质成纤维细胞及细胞外基质增生,引起肾脏纤维化和慢性肾衰竭。

三、病理改变

病理学检查为急性间质性肾炎诊断的"金标准"。除急性肾盂肾炎感染所致急性间质性肾炎外,对其余类型均应积极行肾穿刺,以区别肾间质浸润细胞的类型及纤维化的程度,从而有助于治疗方案的制定和预后判断。急性间质性肾炎的特征性表现是间质炎症细胞浸润,可伴有局灶分布的肾小管上皮细胞损伤、间质水肿及纤维化。急性间质性肾炎患者的肾小球及血管病变大多轻微。

(1)光镜下主要表现为肾间质水肿,灶性或弥散性炎症细胞浸润。药物引起及全身感染相关性急性间质性肾炎以淋巴细胞和浆细胞为主,还可见较多嗜酸性粒细胞;特发性间质性肾炎主要是单核细胞、淋巴细胞,偶见嗜酸性粒细胞等浸润;细菌直接感染时以中性粒细胞浸润为主,病毒感染时则以单核细胞浸润为主。肾小管可有上皮细胞变性、灶性坏死及再生,肾小球及肾血管正常或病变较轻。

(2)免疫荧光检查多呈阴性,有时可见 IgG、C_3 沿肾小管基底膜呈线样或颗粒状沉积。

(3)电镜下,可见 TBM 不连续,部分增厚,基底膜分层。非甾体抗炎药引起的肾炎,电镜下可出现脏层上皮细胞足突广泛融合,类似微小病变的病理改变。

四、临床表现

急性间质性肾炎因其病因不同,临床表现各异,无特异性。主要突出表现为少尿性急性肾功能不全或非少尿性急性肾功能不全,可伴有疲乏、无力、发热及关节痛等非特异性表现。肾小管功能损伤可出现低比重尿及低渗透压尿,肾小管性蛋白尿及水、电解质和酸碱平衡紊乱,部分患者表现为范可尼综合征。

1.药物相关的急性间质性肾炎

药物相关的急性间质性肾炎常有较为典型的病程。在使用致病药物数日或数周后出现肾功能损伤,尿量可减少或无变化,尿检异常,部分患者伴有肉眼血尿、无菌性白细胞尿、腰痛,一般无高血压和水肿,常伴有全身过敏症状,如发热、皮疹、关节痛三联征;其发生与药物剂量无直接相关性;再次暴露于相同药物或类似药物中可出现相同症状。多数患者伴有恶心、呕吐等消化道症状。不同药物导致的急性间质性肾炎的临床表现不完全一样。

2.感染相关性急性间质性肾炎

感染相关性急性间质性肾炎患者多伴有感染征象,如发热、打寒战、头痛、恶心、呕吐,甚至有败血症的表现,严重者可伴有其他器官系统症状,如肺炎、心肌炎、肝损害。急性肾盂肾炎并发肾实质感染最为常见。大多数肾实质感染继发于尿道及膀胱的细菌感染,其临床表现多样,从轻度不适到脓毒症症状均可出现。患者多急骤起病,常有畏寒、高热、肋脊角压痛、尿路刺激症状等。

3.特发性急性间质性肾炎

特发性急性间质性肾炎常见于儿童、青少年或成年女性,但最多见于青年女性,临床表现为乏力、发热、皮疹、肌肉疼痛、眼葡萄膜炎,部分患者伴淋巴结肿大。约 1/3 的患者可合并眼部症状,眼部症状可在肾脏病出现之前数周、同时或之后数个月内出现。常见的眼部症状有眼痛、畏光、流泪、视力损害等,80%的眼部症状主要局限于前眼球血管膜。体检可发现睫状充血或混合性充血、房水混浊、出现角膜后沉积物及虹膜粘连。

4.其他系统性疾病所致的急性间质性肾炎

其他系统性疾病所致的急性间质性肾炎可同时出现该系统疾病所特有的临床表现,例如,系统性红斑狼疮患者可有面部红斑、关节痛,出现光过敏、脱发,频发口腔溃疡等,干燥综合征患者可出现口干、眼干、多发龋齿等。

五、诊断与鉴别诊断

出现不明原因的急性肾功能不全时要考虑急性间质性肾炎的可能。感染或药物应用史、临床表现、一些实验室及影像学检查有助于诊断,但肾脏病理仍然是诊断急性间质性肾炎的"金标准"。

主要与急性肾小球肾炎、急进性肾小球肾炎、其他原因的急性肾衰竭相鉴别。相应疾病的特殊临床表现、实验室检查、影像学检查有助于提供诊断线索,但鉴别困难时应及时考虑肾活检。

1.急性肾小球肾炎

于上呼吸道感染后 1～3 周发生血尿、蛋白尿、水肿、高血压,甚至少尿及氮质血症等急性肾炎综合征表现,伴血清 C_3 下降并随病情好转而恢复。

2.急进性肾小球肾炎

凡急性肾炎综合征伴肾功能急剧恶化,无论是否已达到少尿性肾衰竭,应疑及该病并及时行肾活检。

六、治疗原则与策略

大多数急性间质性肾炎的患者预后较好,若病理损害较严重或治疗不及时、治疗方法不当,可遗留肾功能不全而造成永久性肾功能损害。

(一)病因治疗

1.药物引起的急性间质性肾炎

药物引起的急性间质性肾炎的病因治疗包括两方面:消除诱发因素(停用有关药物)及合理使用糖皮质激素和细胞毒药物。糖皮质激素可以促进药物导致急性间质性肾炎患者的肾功能恢复,预防或减轻肾脏结构和功能进一步受损,但目前研究者对其应用指征及疗效仍有争议。小样本的回顾性分析表明:服用糖皮质激素治疗的急性间质性肾炎患者的远期预后优于未服用者,而且应尽可能早用药,能加速肾功能的恢复。对于那些在停用致敏药物1周后肾功能仍不能恢复的患者,应用激素能使肾功能迅速改善。目前建议在以下情况下短期应用激素治疗:①明确诊断为药物引起的急性间质性肾炎,停用致敏药物1周后,肾功能仍不能恢复;②起病时即依赖血液透析、肾功能损害持续2～3周;③肾活检见间质水肿,弥散炎症细胞浸润尤其是伴大量嗜酸性粒细胞浸润。一般而言,泼尼松的起始剂量为 1 mg/kg,在 1 个月内逐渐减量并停药。重症患者可使用甲泼尼龙,0.5 g/d,冲击治疗 2～4 d 后,以口服泼尼松维持。治疗急性间质性肾炎一般无须使用细胞毒药物。但若糖皮质激素治疗 2 周无效或肾功能进行性恶化,并且肾活检显示并无或仅有轻度纤维化,可考虑加用细胞毒药物。若用药 6 周肾功能无改善,提示其病变可能已经慢性化,应停用糖皮质激素或细胞毒药物,以针对慢性肾脏病的治疗为主。

2.感染导致的急性间质性肾炎

对感染导致的急性间质性肾炎的主要治疗原则是积极控制感染和处理肾功能不全等并发症。关于是否应用小剂量激素仍有争议。多数患者在及时、积极的抗感染及支持治疗后，肾间质炎症病变可消散，肾功能可得到完全恢复或部分恢复。

3.特发性急性间质性肾炎

特发性急性间质性肾炎为免疫反应所致，故多数情况下激素治疗有效，治疗后肾功能可在1～2个月完全恢复正常，遗留肾功能不全患者的比例约为10%。但如激素减量过快，易复发，因此激素疗程应适当延长。

4.系统性疾病导致急性间质性肾炎

大剂量激素能迅速改善自身免疫疾病相关的急性间质性肾炎患者的肾功能，但多需长期维持，以避免复发。

5.肿瘤导致的急性间质性肾炎

需要积极治疗原发病。原发肿瘤的成功治疗、化疗或放疗使患者的肾脏损害得到缓解。

（二）支持治疗

1.一般治疗

观察尿量、体重和血压的变化，保持容量平衡；积极纠正水、电解质紊乱；维持酸碱平衡；加强营养支持；避免感染。

2.血液透析治疗

血液透析治疗急性肾衰竭的目的：①清除体内过多的水分及毒素；②维持酸碱平衡；③为临床用药及营养治疗创造条件；④避免出现多器官功能障碍综合征等并发症。需要指出的是，血液净化应早期进行，尤其是对于病情复杂、合并多器官功能衰竭和少尿型急性肾衰竭的患者更应尽早进行。

3.促进肾小管上皮细胞再生

冬虫夏草可通过以下机制促进肾小管上皮细胞再生和修复，防治肾毒性药物所致的急性肾损伤。尤其是对缺血-中毒性肾小管坏死者，作用更为突出。其作用机制：①刺激肾小管上皮细胞表皮生长因子的表达，促进肾小管上皮细胞再生修复；②减轻溶酶体损伤。实验研究表明，冬虫夏草不能完全防止溶酶体破裂，但可以稳定溶酶体膜，延缓或减少溶酶体破裂，从而保护肾小管细胞；③保护肾小管上皮细胞 Na^+-K^+-ATP 酶的活性，改善细胞内线粒体呼吸功能，使其产生的能量增加，维持细胞内外正常的离子梯度，加速病损细胞的修复；④减少脂质过氧化损伤，清除氧自由基，稳定小管上皮细胞膜；⑤促进肾小管细胞的 DNA、RNA 合成。

近年的研究显示，促红细胞生成素（erythropoietin，EPO）在治疗急性肾衰竭中有重要作用。1999 年，有学者报道近端肾小管上皮细胞表达有功能的 EPO 受体，随后的体内外研究均表明，肾小球、系膜区及肾小管上皮细胞表面表达 EPO 及 EPO 受体。EPO 能够减少肾小管上皮细胞凋亡，促进肾小管上皮细胞再生；能维持血管内皮的完整性，直接刺激内皮细胞有丝分裂与血管形成，减轻急性肾衰竭肾损伤，促进肾脏损伤修复。因此，EPO 可作为急性肾功能不全的新型保护剂应用于临床，但应用中应采用何种剂量，尚需要进一步探索。

（余晓星）

第十八节　慢性间质性肾炎

一、概述

慢性间质性肾炎（chronic interstitial nephritis，CIN），又称慢性肾小管间质性肾炎，是以慢性肾小管-间质性损害为主的肾间质疾病。病理表现以肾小管萎缩、肾间质炎症细胞浸润和纤维化病变为主要特征。起病初期可无肾小球和血管受累，晚期则有不同程度的肾小球硬化。临床以肾小管功能障碍为主，表现为尿浓缩功能障碍、肾小管性酸中毒或范尼可综合征、低钾血症等，水肿、大量蛋白尿和高血压罕见，晚期表现为慢性肾功能不全。慢性间质性肾炎可由急性间质性肾炎演变而来，也可无急性炎症过程。

二、病因、发病机制

（一）病因

慢性间质性肾炎可由多种病因所致，病因如下。①遗传性疾病，如家族性间质性肾炎、多囊肾、髓质囊性肾病及遗传性肾炎；②药物性肾病，如非甾体抗炎药、马兜铃酸类药物、环孢素及顺铂引起的肾损伤；③尿路疾病，如梗阻性肾病、反流性肾病；④感染性疾病，如各种病原体所致的慢性肾盂肾炎；⑤重金属中毒，如铅、镉或锂中毒；⑥物理性损害，如放射性肾病；⑦系统性疾病，免疫性疾病（如系统性红斑狼疮、干燥综合征、冷球蛋白血症、慢性移植排斥反应），代谢性疾病（如尿酸性肾病、高钙血症肾病、低钾性肾病）或血液病（如多发性骨髓瘤、轻链沉积病）等均可引起慢性间质性肾炎。

（二）发病机制

发病机制可能是肾小管结构丧失、肾间质慢性缺血以及免疫异常等因素共同作用，导致肾间质纤维化发生。

1. 肾小管间质损伤机制

肾小管上皮细胞损伤是介导间质纤维化的主要始动机制，因病因不同，肾小管间质损伤的机制也不同。

（1）免疫损伤：免疫复合物沉积、抗肾小管基底膜抗体和细胞介导的免疫反应均参与肾小管间质的损伤。

（2）药物或毒物直接损伤：绝大多数毒物可直接损伤肾小管上皮细胞，尤其是近端肾小管上皮细胞。

（3）感染：肾脏局部或全身细菌或病毒感染可释放细胞因子，引起肾间质中性粒细胞、淋巴细胞和其他免疫细胞的趋化反应，导致局部炎症反应，释放活性氧和蛋白酶，损伤肾小管上皮细胞。

（4）代谢产物沉积：轻链蛋白和淀粉样物质可直接沉积于肾小管基底膜和血管，引起肾小管萎缩和肾间质纤维化。

（5）梗阻或反流：尿路梗阻时尿液排出受阻，使集合系统扩张、肾小管压力增大，导致肾间质水肿和炎症细胞浸润。

（6）缺血缺氧：肾动脉狭窄以及放射性肾病等均可引起肾脏局部缺血或低灌注。

2.细胞外基质产生过多

炎症细胞浸润、肌成纤维细胞活化,导致细胞外基质(extracellular matrix,ECM)过度堆积,最终取代正常肾脏结构。

3.细胞外基质降解减少

肾间质 ECM 堆积,不仅与 ECM 合成增加有关,还与 ECM 降解减少有关。慢性间质性肾炎的始动因素很多,但最终均导致间质纤维化和肾小管损伤。间质成纤维细胞活化、肾小管上皮细胞转分化和间质炎症细胞浸润是间质纤维化发生、发展的主要环节;慢性肾小管损伤,释放趋化因子和细胞因子,促进 CD^{4+} 和 CD^{8+} T 细胞、巨噬细胞在间质的浸润;生长因子和细胞因子促使间质成纤维细胞增生,细胞外基质沉积增加,形成间质纤维化;间质纤维化导致球后毛细血管损伤,继发肾小球缺血和肾功能进行性减退。

三、病理改变

病理检查对确诊有重要意义。慢性间质性肾炎基本的病理表现为光镜下间质呈多灶性或大片状纤维化,可伴淋巴细胞及单核细胞浸润,肾小管萎缩、变性、肾小管基膜肥厚,早期肾小球和肾血管不受累或受累相对轻微,晚期肾小球出现缺血性皱缩或硬化,小动脉和细动脉内膜可有不同程度的增厚、硬化、管腔狭窄或闭锁,但无血管炎表现。免疫荧光呈阴性。电镜检查对诊断慢性间质性肾炎的意义不大。电镜下再生的肾小管可见新生、基底膜样物质,导致 TBM 分层。在电镜下可见免疫性疾病所致的慢性间质性肾炎的致密物沉积,可见轻链沉积病的 TBM 有成簇的针尖样致密物沉积。

四、临床表现

慢性间质性肾炎常为隐匿、慢性或急性起病。

(1)患者常表现为逐渐出现的多尿或夜尿增多,并伴有不同程度的食欲缺乏、乏力、消瘦等非特异症状,一般无水肿,一些病例可无任何临床症状,只在体检或因其他疾病就诊时发现轻度尿改变、肾功能减退、贫血、肾性骨病而怀疑该病。询问病史,可发现部分患者的用药史或理化因素接触史。部分由系统性疾病所致者可有原发病的表现。

(2)尿常规通常表现为轻度蛋白尿,可发现尿蛋白为小分子的肾小管性蛋白尿。尿沉渣中可有少量白细胞,一般无红细胞和管型。实验室检查可出现低比重尿、糖尿、氨基酸尿、磷酸盐尿、碱性尿及低磷血症、高钙血症、低钠血症、高钾血症或低钾血症、肾小管性酸中毒。

(3)若伴有肾乳头坏死,可在病程中出现高热、腰痛、肉眼血尿及尿路刺激征等,常见原因为糖尿病、肾盂肾炎、止痛剂肾病、尿道梗阻或血管炎。急性肾乳头坏死可出现急性肾衰竭,尿沉渣中可找到坏死的组织碎片,肾盂造影可见环状阴影或充盈缺损,慢性者可见肾髓质及肾乳头部钙化阴影,临床尿浓缩功能减退。

(4)慢性间质性肾炎可波及肾小球和血管,导致相应功能受损,早期内生肌酐清除率下降,其后血清肌酐含量可升高。晚期肾小球和血管受累严重时,可出现慢性肾功能不全的症状,如恶心、呕吐、厌食,贫血常很严重,并且与肾功能减退的程度不成比例。约 50% 的患者发生高血压,但程度往往不及肾小球肾炎引起的高血压严重。

五、诊断与鉴别诊断

该病起病隐匿,症状无特异性,需进行全面肾小管功能检查才能明确肾小管间质损害。如为弥散性肾实质损害,应通过肾活检明确诊断。具有下列临床特征者应考虑慢性间质性肾炎:①存在导致慢性间质性肾炎的诱因,如长期服用止痛剂、慢性尿路梗阻,或有慢性间质性肾炎家族史;②临床表现有小管功能障碍,如烦渴、多尿、夜尿增多、肾小管酸中毒等,或肾功能不全但无高血压、高尿酸血症;③尿液检查表现为严重小管功能受损。少量小分子蛋白尿(<2.0 g/24 h)、尿视黄醇结合蛋白、溶菌酶、尿 β_2-微球蛋白、N-乙酰-β-D-葡萄糖苷酶含量升高,可有糖尿、氨基酸尿。

慢性间质性肾炎还须根据病史和临床病理特征进一步明确病因。应鉴别慢性间质性肾炎与以下疾病(鉴别困难时可以行肾穿刺)。①高血压肾损害:临床表现类似慢性间质性肾炎,但有长期高血压病史,伴有心脏、眼底等靶器官损害有助于鉴别;②慢性肾小球肾炎:常有显著的蛋白尿、血尿、水肿及高血压,肾小球功能损害先于肾小管功能损害。

六、治疗原则与策略

治疗的主要目标在于促进轻度受损的肾功能恢复、延缓肾功能恶化和保护残存肾功能。关键在于控制或消除原发病因,治疗诱发因素、加重因素以及并发症。

1. 控制和祛除病因

及时解除尿路梗阻及反流,停用有关药物(非甾体抗炎药、马兜铃酸类药物等),积极控制感染,治疗相关的系统性疾病。

2. 纠正水、电解质和酸碱平衡紊乱

对以肾小管功能障碍为主者,应及时纠正水、电解质和酸碱平衡紊乱,防止脱水、低血压等使肾功能进一步减退。

3. 延缓肾衰竭的进展

对已发展成慢性肾衰竭者,按慢性肾衰竭处理,包括控制高血压、纠正贫血、纠正钙与磷代谢紊乱、采用综合措施延缓肾衰竭的进展。

4. 促进肾小管再生

冬虫夏草有促进肾小管上皮细胞的生长、提高细胞膜的稳定性、增强肾小管上皮细胞对缺氧的耐受性等作用,对肾小管间质性肾炎有一定治疗作用。

5. 血液净化治疗

对出现明显尿毒症症状、有血液净化治疗指征者,应实施血液净化治疗,可选择持续性肾脏替代、血液透析、腹膜透析等,条件允许时也可行肾移植。对于肾间质纤维化明显者,没有临床证据表明应用糖皮质激素治疗有益。

(余晓星)

第十九节　肾小管性酸中毒

一、概述

肾小管性酸中毒(renal tubular acidosis,RTA)是一组由肾脏泌氢或重吸收碳酸氢盐的能力下降的代谢性酸中毒。

根据肾小管损伤部位及发病机制不同，临床将 RTA 分为Ⅰ、Ⅱ、Ⅲ、Ⅳ型，即远端肾小管酸化功能障碍（Ⅰ型）、近端肾小管碳酸氢根（HCO_3^-）重吸收障碍（Ⅱ型）、同时具有近端或远端肾小管性酸中毒特点的Ⅲ型、远端肾小管功能异常导致肾脏排泄氢离子（H^+）和钾离子（K^+）的能力均降低而引起的酸中毒（Ⅳ型）。

二、病因、发病机制

（一）病因

肾小管性酸中毒的病因多种多样，不同的原发或继发因素可导致各种不同的 RTA。

Ⅰ型 RTA 的病因包括原发性和继发性两大类。原发性病因引起的Ⅰ型 RTA 患者的肾小管功能多有先天性缺陷，大多呈常染色体隐性遗传。继发性病因引起的Ⅰ型 RTA 常见于自身免疫性疾病、药物毒素、肾钙质沉着症、遗传系统疾病等。Ⅱ型 RTA 的病因比较复杂，凡是累及肾小管功能的各种原发病均能导致。

部分Ⅱ型 RTA 可伴有范尼可综合征，绝大部分继发于其他疾病。原发性Ⅱ型 RTA 多为常染色体显性遗传或散发性，如肾脏中 Na^+-HCO_3^- 协同转运蛋白的编码基因 SLC4A4 突变，可引起永久性伴眼病的单纯性近端 RTA。继发性Ⅱ型 RTA 常见于药物、重金属中毒、遗传性疾病、多发性骨髓瘤及肾小管间质性疾病等。

Ⅲ型 RTA 可由碳酸酐酶缺陷导致，为常染色体隐性遗传。

Ⅳ型 RTA 与醛固酮分泌过少或远端肾小管病变使其对醛固酮的作用减弱，从而导致远端肾小管泌氢减少有关。

（二）发病机制

1. Ⅰ型 RTA

此型是由远端肾小管泌氢功能障碍所致，近端肾小管重吸收 HCO_3^- 的功能正常。由于肾小管细胞 H^+ 泵衰竭和非分泌缺陷性酸化功能障碍，在全身酸血症的刺激下，不能最大限度地将尿 pH 降至 5.5 以下。

2. Ⅱ型 RTA

此型近端肾小管重吸收 HCO_3^- 存在障碍，远端酸化功能则完好无损。由于近端肾小管需要重吸收肾小球滤过 HCO_3^- 的 $85\%\sim90\%$，在近端肾小管性酸中毒时大量的 HCO_3^- 排出，由于远端酸化功能正常，出现酸血症时，尿液 pH 可降到 5.5 以下。

3. Ⅲ型 RTA

此型 RTA 在发病机制、临床表现上兼有Ⅰ型 RTA 和Ⅱ型 RTA 的特点，但也有人认为并不存在这样一个独立类型，应将其视为Ⅰ型 RTA 或Ⅱ型 RTA 的一个亚型。发病机制为近端及远端肾小管均有障碍，近端小管主要表现为 HCO_3^- 转运入血障碍，远端小管泌氢减慢，因此出现混合型肾小管性酸中毒。

4. Ⅳ型 RTA

Ⅳ型 RTA 与前三型合并低血钾不同，通常合并高血钾，又称为高血钾型肾小管性酸中毒。通常研究者认为与肾上腺皮质功能不全致醛固酮分泌不足和远端小管对醛固酮作用减弱有关，导致钠的重吸收减少，钾的排出减少，影响氢的排泌和氨的生成，因而导致酸中毒和高钾血症。

三、临床表现

1. Ⅰ型 RTA

(1)慢性高氯性代谢性酸中毒,尿 pH 通常高于 5.5。

(2)电解质紊乱:部分患者以低钾血症引起的肌无力、心律失常等为首发症状。

(3)骨病表现:钙、磷代谢障碍,患者呈现高尿钙、低血钙,进而引发甲状旁腺功能亢进,出现高尿磷、低血磷。严重的钙、磷代谢障碍常引起骨病、肾结石和肾钙化,易继发感染或梗阻性肾病。严重代谢性骨病可出现病理性骨折、骨盆畸形等。儿童期发病者可有发育不良,小儿乳牙脱落后恒牙滞生。

2. Ⅱ型 RTA

与Ⅰ型 RTA 患者相似,但多数伴范可尼综合征,表现为近端小管存在重吸收葡萄糖、磷酸盐、尿酸、氨基酸和小分子量蛋白质障碍。由于肾排磷增加而出现低磷血症,会引起骨软化症。维生素 D 在近端小管的 1α-羟化障碍导致活性维生素 D_3 生成减少是患者骨病发生的另一个原因。该型 RTA 患者的尿枸橼酸排出大多正常,而尿中该成分有抑制结石形成的作用,因此其尿路结石的发生率比Ⅰ型 RTA 少得多。

3. Ⅲ型 RTA

临床表现与Ⅰ型 RTA 相同,但其远端小管酸化障碍较Ⅰ型 RTA 重,尿中排出的 HCO_3^- 也多(达滤过量的 5%~10%),故酸中毒程度比前两型重,并发症也较多。

4. Ⅳ型 RTA

表现为高氯性酸中毒及血钾含量升高,但因肾脏 H^+ 的排泌还受其他诸多重要因素影响,故其酸中毒程度一般不如Ⅰ型 RTA、Ⅱ型 RTA 严重,尿 pH 常低于 5.5,但尿总的酸排泄量较正常人明显减少。根据肾小管的损害程度及钠盐的摄入状况,可出现不同的失盐及相关症状。

四、诊断与鉴别诊断

RTA 的临床表现隐匿,缺乏特异性症状,故极易漏诊。当患者存在无法解释的正常阴离子间隙的代谢性酸中毒时,均要考虑 RTA。通过测定尿 pH、尿氨和碳酸氢钠的排泄分数($FEHCO_3^-$)等诊断 RTA。

低钾血症和稳定状态下尿 pH<5.5 时,应疑似Ⅱ型 RTA。其他有助于诊断的证据包括近端肾小管功能异常(如在血清葡萄糖浓度正常时,出现糖尿、低磷血症、低尿酸血症和少量蛋白尿)和尿中阴离子间隙正常。如果诊断还不能确立,可行碳酸氢钠注射试验。当血清中 HCO_3^- 浓度超过肾小管重吸收阈值时,尿 pH 将迅速升高至 7.5 以上,同时 $FEHCO_3^-$ 将从正常时的 5% 增加至 15%~20%(在血浆 HCO_3^- 浓度接近正常时)。当患者出现阴离子间隙正常的高氯性酸中毒、低钾血症和不能最大限度地降低尿 pH 时,应拟诊为远端 RTA。

Ⅰ型 RTA 患者在酸血症时尿 pH>5.5,尿中阴离子间隙正常。酸血症比近端 RTA 更为严重,血清 HCO_3^- 水平可低于 10 mmol/L,血钾水平也明显降低,患者出现肌肉、骨骼无力和肾性尿崩症,腹平片可见肾钙质沉着。

当患者出现阴离子间隙正常的高氯性代谢性酸中毒伴高钾血症时,应考虑Ⅳ型 RTA。典型病例是 50~70 岁起病的长期糖尿病患者,肾小球滤过率中度降低,血浆 HCO_3^- 浓度为

$18\sim22$ mmol/L,血钾浓度为 $5.5\sim6.5$ mmol/L。绝大多数患者没有症状,少数患者会出现严重高钾血症导致肌肉无力和/或心律失常。原发病为盐皮质激素活性降低的患者尿的 pH 低于 5.5,提示氨产生减少比氢离子分泌减少更严重。集合管结构损伤患者的尿呈碱性,提示肾小管有分泌 H^+ 功能障碍和尿 $NH4^+$ 排泄减少。Ⅳ型 RTA 的鉴别诊断要点包括伴循环醛固酮水平降低和皮质集合管功能损害两方面。成人Ⅳ型 RTA 最常见的伴发疾病是 1 型糖尿病。

五、治疗原则与策略

肾小管性酸中毒的治疗首先应该纠正病因,包括纠正酸中毒,纠正电解质紊乱,同时治疗和预防并发症。治疗各类型 RTA 的基本原则相同,但是治疗方法有不同之处。

针对Ⅰ型 RTA 所致的代谢性酸中毒,可补充与机体每天产酸量相等的碱〔通常为 $1\sim2$ mmol/(kg·d)〕予以纠正。但需注意,应用碳酸氢钠纠正酸中毒能在短期内降低血钾浓度,因此需要同时补钾。对于持续低钾血症或肾结石患者,最好的碱性药物是枸橼酸盐,枸橼酸代谢可产生碳酸氢根,因此可给予枸橼酸钾。

Ⅱ型 RTA 治疗困难,应用大剂量 HCO_3^-〔$3\sim5$ mmol/(kg·d)〕不能纠正酸中毒,补充的碱迅速从尿液中排出,同时加速钾的丢失,所以禁用碳酸氢钠。噻嗪类利尿药(氢氯噻嗪)可通过降低血容量使肾小球滤过率下降而减少 HCO_3^- 滤过,从而增强补碱治疗的效果;保钾利尿药可减少肾性失钾,但治疗过程中应严密监测电解质,防止出现新的电解质紊乱。

绝大多数Ⅳ型 RTA 患者不需要治疗,除非合并可加重高钾血症和酸中毒的疾病。治疗的目的是纠正高钾血症,许多情况下降低血钾可同时纠正酸中毒。停用干扰醛固酮合成或活性的药物。对于并发高血压患者,应用噻嗪类利尿药(氢氯噻嗪)。对于血清肌酐含量低于 177μmol/L(2.0 mg/dL)的患者应用襻利尿药(呋塞米、布美他尼等)。碱剂(碳酸氢钠)也用于治疗酸中毒和高钾血症,但要严密监测患者的容量状况,因为碱剂会加重容量负荷。当肾功能不全患者的血浆 HCO_3^- 少于 18 mmol/L 时,需要用碳酸氢钠〔$0.5\sim1.5$ mmol/(kg·d)〕治疗代谢性酸中毒。

(余晓星)

第二十节　血液透析

一、定义和原理

血液透析是利用透析原理,将患者的血液与透析液通过体外循环同时引入透析器,借助透析膜两侧溶质的浓度梯度、渗透梯度和水压梯度,通过扩散、对流转运和吸附清除体内毒素;通过超滤和渗透清除体内潴留的水分;同时可补充机体需要的物质,纠正电解质和酸碱平衡紊乱。

血液透析的原理涉及患者与透析过程中的各个要素(主要是透析器与透析液)之间复杂的相互作用。

（一）扩散

在扩散过程中，尿毒症积聚的小分子量物质（如尿素）顺化学浓度梯度经半透膜自浓度高的血液一侧向浓度低的透析液一侧移动而得以清除；另一方面，机体所需要的某些物质如（Ca^{2+} 及缓冲碱）自浓度高的透析液一侧经透析膜扩散进入血液。溶质的扩散是半透膜两侧溶质分子随机运动的结果，扩散的驱动力是跨膜的浓度梯度。溶质的扩散清除主要与下列因素有关。

（1）溶质的浓度梯度：溶质在半透膜两侧从高浓度梯度向低浓度梯度转运。

（2）溶质的分子量：溶质的分子量越大，其通过半透膜的转运速度越慢。

（3）透析膜阻力：透析膜对溶质转运的阻力与膜的厚度、膜孔数目、膜孔径大小有关。膜越厚或膜孔数越少或膜孔径越小，则透析膜对溶质转运的阻力越大。

小分子溶质主要通过扩散清除。

（二）对流

在血液透析过程中，溶质转运的另一个物理过程是对流。血液透析过程中患者体内液体去除过程称为超滤，超滤有 2 种：一种是渗透压超滤，另一种是静水压超滤。当水通过透析膜大量移动时会拖曳溶质一起移动，这种溶剂拖曳溶质的作用称为对流转运。对流转运过程中溶质通量与膜对该物质的筛系数（SC）有关，与分子量大小无关。与溶质的扩散清除依赖于其分子量，在对流清除过程中，对于能够通过膜孔的中、小溶质分子以几乎相等的速度清除，对流能更好地清除中分子溶质。

中、大分子物质主要通过对流清除。

（三）吸附

在血液透析过程中，血液中某些蛋白质、毒物和药物等被选择性地吸附于透析器膜表面，从而被清除。吸附是通过正、负电荷分子之间的吸引力和透析膜的亲水性原理实现的。吸附虽然可清除某些致病物质，但透析膜吸附蛋白质后亦使溶质扩散清除效率降低。

二、血液透析系统

血液透析系统是由透析器、水处理系统、透析液和血液透析机组成。

（一）透析器

透析器由透析膜及其支撑结构组成。血液透析过程中血液和透析液在膜的两侧呈反方向流动，水和溶质在透析器内通过膜进行移动。

1.透析器的类型

透析器分为管型、平板型和空心纤维型，目前使用最多的是空心纤维型透析器。空心纤维透析器有圆柱形的聚氨酯壳体，壳体内装有 8 000～15 000 根薄壁空心纤维，空心纤维为半透膜，纤维内径为 200 μm，壁厚 10 μm 左右。血液在空心纤维内流过，透析液在纤维外与血液呈相反方向流动。

2.透析膜

分为 3 类：①再生的纤维素膜，如铜仿膜或铜氨膜，生物相容性较差，超滤系数小；②改良的纤维素膜，如醋酸纤维素膜、双醋酸纤维素膜和三醋酸纤维素膜，生物相容性较再生的纤维素膜好；③合成膜，包括聚丙烯腈、聚甲基丙烯酸甲酯、聚砜、聚碳酸酯、聚乙烯醇、聚酰胺等，生物相容性好，转运系数和超滤系数均较大。

（二）水处理系统

经处理的透析用水清除了所有对人体有害的物质，影响透析液电解质浓度的物质和对透析机造成损坏的物质。水处理系统将自来水中的微粒、离子、细菌和微生物清除，提供高纯度的透析用水。常用水处理的方法和步骤包括以下内容。

1.砂滤

滤过可见的杂质及悬浮在水中的胶体物质。滤过功能的好坏取决于进水量的大小和砂的质量、数量，使用寿命则取决于进水的水质和反冲的频度、时间。

2.软化

用钠型阳离子交换树脂，通过钠离子与水中阳离子交换，吸附钙、镁离子、释放钠离子。软化水功能与树脂的质和量有关。树脂吸附饱和后可再生。

3.活性炭吸附

活性炭主要吸附游离氯、氯胺和部分分子量小于 $200\sim300$ Da 的非离子有机溶解物。常用颗粒状的活性炭作为吸附剂，其吸附能力与它的面积有关，饱和后无法再生，冲洗并不能明显提高其吸附能力。

4.砂芯滤过

通常在活性炭滤过装置之后安装砂芯滤过装置。不同的水处理系统使用的砂芯的规格不同，但一般能滤过 $5\ \mu m$ 以上颗粒，保护反渗膜。

5.反渗装置

反渗机利用高压将水分从供水侧通过反渗膜逆渗透，供水中的各种离子无法通过反渗膜，从废水管道排出。反渗膜能清除 98% 以上的无机溶质、分子量 >300 Da 的有机溶质和细菌 99%。

（三）透析液

透析液的基本成分与人体内细胞外液的成分相似，主要有钠、钾、钙、镁离子，氨和碱基，透析液组成中可含或不含葡萄糖。根据透析液中所含碱基的不同，将透析液分为醋酸盐和碳酸氢盐。

醋酸盐透析液进入体内后通过肝脏代谢生成碳酸氢盐来纠正酸中毒，其浓缩液不易生长细菌，化学稳定性好，不形成钙镁沉淀，制备、贮存、使用方便。但因常会引起醋酸盐不耐受现象及许多相关并发症，如低血压、低氧血症、心律失常、恶心、呕吐，现已趋淘汰。

碳酸氢盐透析液更符合患者的生理状态，纠正酸中毒的作用迅速，避免低氧血症，心血管稳定性好，透析时不适症状少。但配制浓缩液时，必须把酸性浓缩液与碱性浓缩液分开，避免形成碳酸钙和碳酸镁沉淀，因此要有酸性浓缩液（A 液）和碱性浓缩液（B 液），供透析时使用。非专业厂生产的高浓度的碳酸氢盐不稳定且易生长细菌，故 B 液需在使用前现配。

为避免细菌在碳酸氢盐液中生长、减少运输及包装费用，可以使用市售碳酸氢盐浓缩液以及干粉制剂，在透析开始之前用透析用水进行配制。

（四）血液透析机

血液透析机由血泵、透析液输送系统和监测装置等组成。

1.血泵

血泵是驱动血液在体外循环的动力，保证患者的血液通过透析器后再回到患者体内。通过血泵调节血流量的大小。

2.透析液输送系统

从反渗水进入透析机开始到透析液进入透析器之前的水路,称为透析液供给系统。透析液供给系统一般由三部分构成:①比例泵,自动将浓缩透析液与透析用水按1:34混合;②透析液加热系统;③透析液转运管路和动力装置。

3.监测装置

为了保证患者在透析过程中安全,透析机配置电子监测器来监测血液循环和透析液循环,一旦超出设定范围或出现故障,监测器发出警报,甚至自动停机。

(1)血液循环系统监测:压力监测器常位于血泵近端(监测动脉压力)、血泵远端(监测透析器流入压力)和透析器远端(监测静脉压力)。静脉空气收集器和空气检测器位于与静脉压力监测器紧连的透析器远端。目的是防止进入血液循环系统中的空气进入患者体内。

(2)透析液循环系统监测:透析液循环系统监测包括透析液浓度(电导监测器)、透析液温度监测器、旁路阀、漏血监测器和透析液流出压力监测器等。

三、血液透析的血管通路

进行血液透析要建立血管通路。血液透析时通过血管通路,将患者的血液从体内引出,进入透析器,经透析净化了的血液再由静脉端回入患者体内。可供反复使用并保持通畅的血管通路是顺利进行血液透析的重要条件之一。血液透析的血管通路可分为临时性血管通路和永久性血管通路。

1.临时性血管通路

临时性血管通路是指能迅速建立、立即使用的血管通路。常常经皮穿刺中心静脉置管而建立临时性血管通路,导管包括单腔或双腔导管。常见的临时性血管通路的置管部位为颈内静脉和股静脉,通常应避免锁骨下静脉插管,因为在此部位插管易并发相关并发症,如气胸、血胸、锁骨下动脉穿孔、支气管胸膜损伤,而且可导致迟发的中心静脉狭窄。

临时性血管通路的主要适应证:①急性肾衰竭;②药物中毒需行血液透析或血液灌流;③发生终末期肾衰竭,血管通路尚未成熟而急需行血液透析;④维持性血液透析患者的永久性通路失败,常需建立临时性血管通路,直至再次建立永久性血管通路;⑤为腹膜透析患者放置导管后,为有利于切口愈合,暂缓腹膜透析,需暂行血液透析;⑥肾移植患者发生严重排斥,需行临时血液透析。

2.永久性血管通路

理想的永久性血管通路应具有下列特征:①血流量至少为200mL/min;②有足够的血管口径,以便于静脉尽快动脉化,有利于穿刺;③可供穿刺的血管长度足够,以保证长期应用;④手术操作简单;⑤感染和血栓等并发症少;⑥易护理,有尽可能长的使用寿命。目前常用的永久性血管通路有自体动静脉内瘘和移植血管动静脉内瘘。在某些情况下,也可在颈内静脉放置带袖套的硅胶双腔管或一对带袖套的单腔插管作为永久性通路。永久性通路主要适用于慢性肾衰竭需长期血液透析治疗患者。

四、血液透析抗凝

在血液透析过程中,患者的血液与静脉插管、透析管路、动脉壶、静脉壶以及透析膜等相接触,可以触发机体的凝血系统,引起血液凝固,导致体外循环堵塞和功能不良。因此,血液透析时,必须应用抗凝方法以防止血液在体外循环时发生凝固。抗凝是血液透析顺利进行的必要保证。血液透析时一方面应充分抗凝,以保证体外循环的血液不发生凝固,并阻止纤维蛋白原等附着于透析膜及透析清除率下降;另一方面应避免过度抗凝,以免引起或加重出血。

肝素是最常用的抗凝剂,在血液透析过程中根据肝素的药代动力学变化,检测全血部分凝血活酶时间(whole blood partial thromboplastin time,WBPTT),激活全血凝固时间(activated clotting time of whole blood,ACT)和试管法凝血时间(Lee-White coagulation time,LWCT)凝血时间,以调整肝素的用量,确保血液透析安全地进行。

(一)常规肝素抗凝

(1)持续注入法:透析开始前先给予首剂肝素 2 000 U。血液透析开始后每小时通过肝素泵由动脉端持续追加肝素 1 000~2 000 U。血液透析结束前 1 h 停止使用肝素。

(2)间歇注入法:血液透析前给予首剂肝素 4 000 U,之后每小时监测 ACT,当 ACT 下降至正常的 150% 时,追加肝素 1 000~2 000 U,并在 30 min 后复查 ACT,并根据检测结果调整肝素的追加次数和剂量。通常在一次 4~5 h 的血液透析中追加肝素 2~3 次。对于一般情况好、病情相对稳定的患者,可每隔 0.5~1 h 推注肝素 500~1 500 U。间歇注入法除用于常规的血液净化治疗模式外,还可用于血液灌流、血浆置换、免疫吸附等特殊治疗模式。

(二)边缘肝素化法

肝素的首次注入量为 500~1 500 U,检测 WBPTT、ACT 及 LWCT,当 WBPTT、ACT 较基础值延长到 40%,或 LWCT 达到 9~16 min 时,需再追加 500 U。其适应证为具有中度出血危险的患者。

(三)体外肝素化法

肝素由血液透析管路的动脉端连续注入,而在静脉端不断使用鱼精蛋白将肝素充分中和,使凝血时间维持在正常范围内,肝素的抗凝作用仅局限在体外的透析器和透析管路中,对体内的凝血机制无影响,能明显减少出血的危险性。

(四)低分子量肝素抗凝法

低分子量肝素(low molecular weight heparin,LMWH)的分子量为 4 000~7 000 Da,作用机制是抑制 Ⅹa 因子的活性,维持抗 Ⅹa 因子的抗凝作用,对凝血时间的影响较小。其半衰期较长,是普通肝素的 2 倍,其不容易被血液透析所清除。由于不同 LMWH 产品的分子量、组分的纯度不同,故药效学和药动学特性存在较大差异。目前临床应用的 LMWH 分子量均在 4 000~6 000 Da。对于 4 h 血液净化治疗,采用单一剂量 10 000 U 或 5 000 U,或调整剂量为 125~250 U/kg,能给整个治疗过程提供抗凝作用。该方法主要用于有高度、中度出血危险者。

(五)无肝素法

无肝素法即在血液透析过程中不采用肝素等抗凝剂的透析方法。为避免透析器凝血,增加血流量;透析开始后定期(如每 30 min)以 100~200mL 生理盐水冲洗透析器一次,维持透析而不使用肝素。采用这种方法约有 5% 患者会发生透析器凝血。

(六)枸橼酸盐局部抗凝

在血液透析治疗中由动脉端输入枸橼酸钠,使之与血中的钙离子结合生成枸橼酸钙,从而降低血中的钙离子浓度,抑制凝血酶原转化为凝血酶而发挥抗凝作用,同时采用无钙透析液来降低体外循环中的钙离子,以加强抗凝作用。为避免患者发生低钙血症,要从静脉端回补被结合的钙离子。输入的枸橼酸钠中的30%～40%被血液透析所清除,60%～70%则很快被机体代谢清除。枸橼酸盐局部抗凝属于体外抗凝方法,主要适用于具有高危出血倾向(如活动性出血)的患者。

五、血液透析适应证

血液透析是治疗急性肾衰竭、慢性肾衰竭和其他一些严重疾病的重要方法之一。

1. 慢性肾衰竭

对终末期肾衰竭患者透析时机的选择一般根据患者的原发病临床表现、生化检查结果以及经济条件等因素。

近年来,美国肾脏基金会制定的肾脏病(透析)预后质量倡议(kidney disease outcome quality initiative,K/DOQI),对于终末期肾衰竭患者,无论是否伴发糖尿病,当患者每周的 Kt/Vurea 值<2.0 时可以考虑开始透析治疗,这相当于尿素清除率为 7 mL/min,或肌酐清除率为 9～14 mL/(min·1.73 m^2)或估算的肾小球滤过率<15 mL/(min·1.73 m^2)。

K/DOQI 指出,当达到上述指标时如仍能维持正常尿量,无水肿,体重稳定甚至增加,营养状况稳定或好转,血浆白蛋白正常或逐渐增加,没有明显尿毒症症状或体征,则可暂不开始肾脏替代治疗。

当终末期肾衰竭患者出现下列情况时需紧急透析:①有药物不能纠正的高钾血症;②有严重代谢性酸中毒;③有严重水钠潴留、少尿、无尿、高度水肿伴心力衰竭、肺水肿、严重高血压;④并发尿毒症性心包炎、尿毒症性脑病、尿毒症性神经病变、消化道出血等。

2. 急性肾衰竭

对急性肾衰竭患者适时地透析治疗可有效地纠正尿毒症综合征所引起的一系列病理生理改变,有利于一些严重并发症的预防、原发病的治疗和肾功能的恢复。

急性肾衰竭患者与终末期肾衰竭患者不同,特别是 ICU 中急性肾衰竭伴有多器官功能障碍综合征、感染或脓毒血症时,严重的内环境紊乱而引起机体生理功能异常,可加剧肾功能和其他脏器功能的衰竭,不像终末期肾衰竭患者对其病理过程会有许多适应性反应。在 ICU 中,患者一旦需要肾脏替代治疗,则病死率显著增加,因此终末期肾衰竭的肾脏替代治疗指征并不完全适合急性肾衰竭患者,特别是在 ICU 中,急性肾衰竭患者的肾脏替代治疗开始指征应该比终末期肾衰竭患者更宽。

近年来,急性肾衰竭质量倡议建议,伴急性肾衰竭的重症患者在出现肺水肿、高钾血症、代谢性酸中毒和尿毒症并发症之前,通常需开始肾脏替代治疗。Mehta 则将 ICU 患者的肾脏替代治疗指征分为"肾脏替代"和"肾脏支持"。肾脏替代治疗的指征与终末期肾衰竭患者开始规律性透析的指征相似,目的是改善尿毒症及其并发症;肾脏支持治疗是对其他器官功能衰竭产生的并发症的支持治疗,其目标是延长患者的生存时间,恢复多脏器功能。

3. 其他疾病

(1)急性中毒:血液透析和血液灌流是治疗许多特殊药物或毒物急性中毒的有效的辅助手段。急性药物或毒物中毒时可采用血液透析,也可采用血液灌流,可采用透析和灌流串联(血液先通过灌流器,再通过透析器)治疗。一般血液灌流优于血液透析。透析或灌流清除的常见药物和毒物如下。

镇静、安眠和麻醉药:巴比妥类、水合氯醛、地西泮等。

醇类:甲醇、乙醇、乙烯、乙二醇等。

解热镇痛药:阿司匹林、水杨酸类、非那西丁等。

抗生素:氨基糖苷类、四环素类、青霉素类、利福平、异烟肼、磺胺类、万古霉素等。

内源性毒素:氨、尿素、胆红素等。

其他:造影剂、卤化物、汞、金、铝、地高辛、有机磷等。

(2)其他:药物难以纠正的严重水、电解质和酸碱平衡紊乱,急性重症胰腺炎,肝性脑病,高胆红素血症,银屑病等。

六、血液透析相对禁忌证

①休克或收缩压<10.7kPa(80 mmHg);②有严重出血或出血倾向;③有严重心肺功能不全或严重冠心病;④有严重感染,如脓毒血症,或有血源性传染病;⑤患者不合作。

七、血液透析急性并发症

(一)低血压

1.常见原因

(1)血容量减少:主要由超滤速度过快、目标干体重设置过低和透析液钠浓度偏低导致。

(2)血管收缩不良:与使用醋酸盐透析液、透析液温度过高、透析时进食、服用降压药物等因素有关。

(3)心源性:与心脏舒张功能障碍和左心室流出道梗阻,导致心室充盈量减少以及外周阻力下降,而心脏代偿机制受损有关。

2.少见原因

极少数情况下,透析过程中发生低血压提示有潜在的、严重的并发症,如心包填塞、心肌梗死、隐匿性出血、脓毒血症、心律失常、透析器反应、溶血、空气栓塞。

3.透析过程中低血压的临床表现

大部分患者主诉头晕或恶心,一些患者表现为肌肉抽搐,一些患者的症状很隐匿,还有一些患者直到血压降至极低水平之前都没有任何症状。

4.处理

血液透析时急性低血压发作,若病情允许,帮助患者取头低仰卧位,停止超滤,同时通过静脉管路快速输注 100 mL 生理盐水或根据病情需要静脉推注 50％的生理盐水。密切观察病情,一旦生命体征稳定,可恢复超滤,但开始超滤速度要慢。

(二)透析器反应

1. A 型(过敏反应型)

(1)临床表现:过敏反应多发生在透析开始后 30 min 内,可有灼热、呼吸困难、濒死感觉,偶有心脏骤停甚至死亡。轻者表现为瘙痒、荨麻疹、咳嗽、流泪、腹部绞痛、腹泻等。

(2)处理:发现此反应时应立即停止透析,不回血,将管路和透析器内的血液丢弃;同时按抗过敏反应处理,应用肾上腺素、抗组胺药或激素。

(3)预防:根据病因来预防,透析前将透析器充分冲洗。不同的透析器有不同的冲洗要求,使用新品种透析器前应仔细阅读操作说明书,注意透析器的消毒日期。部分透析器反应与合并应用 ACEI 有关,则应停用 ACEI。

2.B型(非特异性型)

(1)临床表现:常发生于透析开始后几分钟至1 h,主要表现为胸痛和/或背痛,需注意鉴别其与心肌缺血及心绞痛。

(2)处理:主要是支持治疗,可继续血液透析,予以吸氧及对症治疗。

(3)预防:预防方法之一是使用复用透析器,但目前尚有争议。

(三)失衡综合征

失衡综合征是发生在透析中、透析结束后不久的一组以神经系统症状为主的综合征。轻者有头痛、恶心、呕吐、肌肉痉挛;重者可发生定向障碍、癫痫及昏迷,常伴脑电图改变。

1.治疗原则

轻者对症治疗,减慢血流速度以减少溶质转运和pH改变,并可考虑提前结束透析;有肌肉痉挛时可给予高渗盐水或高糖注射;重者停止透析,保持畅通气道及支持疗法,一般患者将在24 h内症状改善。

2.预防措施

对急性透析患者,在开始几次血液透析时采用诱导透析方法,逐步增加透析时间,避免过快地清除溶质。对慢性透析患者则适当增加透析液的钠浓度。

(四)心律失常

心律失常多见于冠心病、心力衰竭、电解质紊乱、尿毒症心肌病、贫血、低氧血症,应针对病因治疗,并予以相应抗心律失常药物。

(五)发热

1.原因

(1)感染性:由透析器具、透析液被病原体污染引起。

(2)非感染性:较常见。多为残余消毒液(甲醛)或变性蛋白残留等引起,少数由透析温度过高、输血反应、超滤过多引起。

2.临床表现

感染性表现为畏寒、发热症状重,持续时间长,一般发生于透析开始后1 h。非感染性表现一般出现于透析开始后1 h内,经处理后缓解较快。

3.防治

复用透析器及管路前严格消毒,按程序进行,使用前充分冲洗。严格无菌操作,恰当设定透析液温度。要先明确原因,若为非感染性热源反应,发热后可予糖皮质激素/抗过敏药物;若为感染性发热,给予抗感染治疗。

(六)头痛

其原因不明,可能与轻度失衡有关。透析过程中发生头痛,可给予对乙酰氨基酚治疗。

(七)恶心、呕吐

恶心、呕吐的原因较多,对于稳定的血液透析患者来说恶心、呕吐多由低血压引起,也可以是失衡综合征的早期表现。首先应治疗相关的低血压,若恶心、呕吐持续存在,可给予止吐药。

(八)肌肉痉挛

肌肉痉挛多由低血压、超滤过多或低钠透析引起。应根据原因防治。

八、血液透析意外的预防和处理

1.血液透析管路脱落

接管松脱会发生血液透析管路脱落,引起失血甚至休克。较易发生松脱的地方是管路接头处。

预防:固定管路时,应留有患者活动的余地,稍加注意即能预防。

2.空气栓塞

(1)常见原因:①泵管破裂,空气注入静脉管道。患者出现胸痛、咳嗽、呼吸困难,甚至死亡。②透析过程中输液,液体输入完毕,空气注入。③透析完毕回血时,空气注入。

(2)处理原则:一旦发生空气栓塞,应立即急救。夹闭静脉管路并立即停止血泵,及时排除气泡,立即将患者置于左侧卧、头低脚高位。必要时进行高压氧治疗。

(3)透析器破膜:透析膜一旦破裂,透析器漏血,需立即停止血液透析并更换新透析器。严格遵守透析器加压试验常规操作,密切注意透析管道的通畅度,常可防止或减少透析中透析膜破裂发生。

3.透析器或透析管路内凝血

患者低血压时间过长、血流缓慢或肝素化不足时,静脉端驱气器中纤维素析出,渐渐发生血液凝固。有时凝血是因为动静脉瘘的阻塞等。发生凝血后要仔细分析原因,如遇到有高凝倾向的患者,要去除其诱因,增加肝素的用量。

(杨代芳)

第二十一节　血液滤过

血液滤过简称血滤,是血液净化的一门新技术。血液滤过在控制顽固性高血压、纠正心功能不全、清除过多的液体、改变尿毒症引起的神经病变等方面均优于血液透析。目前研究者认为血液滤过是一种安全、有效的肾替代疗法。

一、原理

正常肾的尿液生成主要是通过肾小球的滤过和肾小管的重吸收、排泌功能来实现的。肾小球的滤过率取决于肾血流量、滤过压力和滤过膜面积、通透性等因素。在正常情况下,肾小球的滤过率为 120 mL/min,24 h 原尿量约为 180 L,原尿流经肾小管后,绝大部分的水和有用物质被重吸收,最后排出的平均尿液量为 1 500 mL,只占原尿量的 1‰ 左右。血液滤过就是模仿肾单位的这种滤过重吸收原理设计的,将患者的动脉血液引入具有良好通透性并与肾小球滤过膜面积相当的半透膜滤器中,由于血区和膜外间有跨膜压梯度,当血液通过滤过器时,血浆内除蛋白质及细胞等有形成分外,水分和大部分中小分子溶质均被滤出(类似肾小球滤过),以达到清除潴留于血中过多的水分和溶质的目的。流经滤器的血流量为 200~300 mL/min,仅单纯依靠动脉血压不能在短时间内滤出足够的液量,因此需要在动脉端用血泵加压。在滤膜对侧由负压泵造成一定的跨膜压,使流过滤器的血液有 35%~45% 被滤出,滤过率达到 60~90 mL/min。滤过率的高低取决于滤过膜的面积、跨膜压、滤过系数和血流量。每一次治疗总的滤液量要达到 30 L 左右,才能达到较好的效果。为了补偿被滤出的液体和电解质,保持机体内环境的平衡,需要在滤器后(前)补回相应的液量和电解质。

血液滤过与血液透析的主要区别在于血液透析主要依靠半透膜两侧的溶质浓度差所产生的弥散作用清除溶质,其清除率与分子量成反比,对尿素、肌酐等小分子物质有较高的清除率,而对中分子物质的清除效能则较差。正常人的肾小球对不同分子量的物质(如肌酐和菊粉)的清除率几乎都一样。血液滤过与正常肾小球清除溶质的原理相仿,对小分子量物质的清除能力相等,对肌酐、尿素、菊粉的清除率均为 100~120 mL/min,故血液滤过在清除中分子物质方面优于血液透析。

二、适应证

血液滤过的适应证基本上与血液透析相同,适用于急性、慢性肾衰竭患者的治疗。但对下列情况血液滤过优于血液透析,优先考虑使用血液滤过。

1.高血容量所致的心力衰竭

由于血液滤过能迅速清除过多的水分,可以减轻心脏的前负荷;脱水过程中,保持血压稳定;血浆中溶质浓度变动小,血浆渗透压基本不变,清除大量水分后,血浆蛋白质浓度相对升高,有利于周围组织水分进入血管内,从而减轻水肿。所以对利尿剂无反应的心功能不全患者,血液滤过是一个有效的治疗方法。

2.顽固性高血压

有学者报道在血液透析期间发生顽固性高血压的患者改做血液滤过后,血压可明显下降。血压下降除因有效清除过量水、钠外,可能还有其他因素存在,如血液滤过能清除血浆中的某些加压物质;血液滤过时心血管系统及细胞外液容量均比较稳定,明显减少对肾素-血管紧张素系统的刺激。

3.低血压和严重水钠潴留

接受血液滤过治疗的患者的心血管功能的稳定性明显优于使用血液透析时的情况。原因可能是血液滤过时能较好地保留钠,在细胞外液中保持较高水平的钠,以维持细胞外液的高渗状态,使细胞内液向细胞外间隙转移,即使在总体液明显减少的情况下,仍能保持细胞外液容量稳定;血液滤过时血容量减少,血浆中的去甲肾上腺素浓度升高,使外周血管阻力增加,保持血压稳定,而血液透析无此现象;血液滤过时低氧血症不如血液透析时严重;血液滤过时血浆溶质浓度变动小,血浆渗透压较血液透析稳定;血液滤过时,回血温度为 35 ℃,冷刺激自主神经,血管收缩,而血液透析时透析液温度为 38 ℃,使外周血管扩张,阻力降低。另外血液滤过膜的生物相容性比常用透析膜好,故血液滤过能在短时间内去除体内大量水分,很少发生低血压。

4.尿毒症性心包炎

在做维持性血液透析的患者中,尿毒症心包炎的发生率较高,如改做血液滤过,心包炎消退的时间较血液透析短,可能是因为血液滤过的脱水性能好,清除中分子毒性物质的效果较好。

5.急性肾衰竭

持续或间歇的血液滤过是治疗急性肾衰竭的有效措施,特别是对心血管功能不稳定、多脏器功能衰竭、病情危重的老年患者有独特的优点。

6. 肝性脑病

许多学者认为血液滤过对肝性脑病的治疗效果比血液透析的治疗效果好,但比血浆置换、血液灌流的治疗效果差。

7. 其他宜进行血液滤过的情况

患者有慢性肾衰竭合并周围神经病变及肾性骨病,对血液透析的耐受性差;患者经常出现恶心、呕吐、头痛、腓肠肌痉挛等失衡症状;患者年老,有冠心病或其他器质性心脏病;患者不能耐受醋酸盐透析及合并高脂血症。

三、操作要点

(一)滤器

血液滤过的滤器的基本结构和透析器相似,有平板型和空心纤维型。滤过膜是用高分子聚合材料制成的非对称膜,即由微孔基础所支持的超薄膜。膜上各孔径的大小和长度都相等,中、小分子的溶质清除率相差不大。滤过膜应具备以下特点:①由无毒、无致热原、与血液生物相容性好的材料制成,物理性能高度稳定,能耐受压力;②通透性高,滤过率高,截留分子量明确,使代谢产物(包括中分子物质)顺利通过,而使大分子物质(如蛋白质)仍留在血液内;③不易黏合蛋白,以避免形成覆盖膜,影响滤过率。

(二)血滤机

血滤机主要由血泵、负压泵、输液泵组成。机器上的肝素泵、空气探测器、漏血探测器和各种压力监护器、加温装置与血液透析机的相似。为了降低血液滤过成本、减少污染、预防铝中毒,已经开发出一些新型的血液滤过系统,由反渗、滤过监测、血液监测等组件组成。

(三)置换液

血液滤过时大量血浆中的溶质被滤出,故必须补回相应量的置换液。置换液有多种,其溶质终浓度如下:钠 $135\sim145$ mmol/L,钾 $0\sim2$ mmol/L,钙 $1.5\sim1.75$ mmol/L,镁 $0.5\sim1.0$ mmol/L,氯 $105\sim110$ mmol/L,碳酸氢根(或乳酸根、醋酸根)$35\sim40$ mmol/L,葡萄糖 $0\sim11$ mmol/L。碳酸氢盐置换液的调配方法有两种,一种是自配,其中 Port 配方如下。置换液由 A、B 两部分组成,总共 4 250 mL 左右,各种溶质终浓度:钠143 mmol/L,钾4 mmol/L,钙 2.07 mmol/L,镁 1.56 mmol/L,氯 116 mmol/L,碳酸氢根 35 mmol/L,葡萄糖65 mmol/L。A 液:生理盐水 3 000 mL,5%的葡萄糖溶液 100 mL,10%的氯化钾溶液 12 mL,10%的氯化钙溶液 10 mL,50%的硫酸镁溶液 1.6 mL。B 液:5%的碳酸氢钠溶液 250 mL。将 A 液、B 液、同时输入患者的血路中。

第二种是联机配制,即利用一些能自动生成碳酸氢盐置换液的透析机,将其产生的置换液灌入无菌包袋中,现配现用。若在血滤器前(即动脉端)输入置换液为前稀释法,若在血滤器后(静脉端)输入置换液为后稀释法。前稀释法的优点是血液进入滤器前即经稀释,血流阻力小,滤过量稳定,不易在滤过膜上形成蛋白覆盖层;但由于血液稀释后清除率低,要消耗较大量的置换液($50\sim70$ L/次),目前已不使用。后稀释法是在滤器后输入置换液,减少了置换液的用量($20\sim50$ L/次),提高了清除率,目前普遍采用此法。由于血滤清除小分子物质(如尿素氮、肌酐)的效果比血液透析差,需要相当交换量才能达到治疗目的,但究竟每次需要多少,尚有争论。一般情况下,可以采用标准固定量,即每周3次,每次 20L,便可达到治疗目的。也可以用尿素动力学计算法,此法可使蛋白质的摄入量不同患者的尿素氮在每次治疗前维持理想水平,其计算法为每周交换量(L)＝[每日蛋白质摄入量(g)×0.12×7]/0.7(g/L)。其中 0.12 为摄入每克蛋白质代谢所产生的尿素氮的质量,7 为每周天数,0.7 为滤过液中平均尿素氮浓度。公式中未包括患者自身蛋白分解率、残肾功能。

临床上也可以采用残肾功能计算法来确定血滤治疗的交换量。要使患者总的清除率维持在 5 mL/min 以上,因 1 mL 的置换液相当于 1 mL 滤过液的尿素清除率,如果患者残肾功能是 0,那么每天需要 7.2 L 的置换量才能维持患者的清除率为 5 mL/min,即交换量(L)＝5 mL/min×60×24＝7 200 mL/d＝7.2 L/d。通常血滤治疗的每周交换量为 60～90 L,相当于6～9 mL/min 的清除率,如果患者的残.肾功能是 5 mL/min,则血滤的清除率可超过10 mL/min。为减少大量输液带来的并发症,最近有学者提出采用溶水线输液系统,在血滤时直接将自来水软化、炭滤、加热、反渗后制成清洁水,经比例泵与浓缩的置换液混合,再经双重过滤后直接用管道输入体内。其优点是不需要用容器,减少污染,降低费用。

(四)血滤方法

1.间歇性血滤

间歇性血滤是每周血滤 3 次,每次 4 h。每次所需的置换液量约为 20 L。与常规血液透析比,间歇性血滤中分子的清除率更高,适用于中、大分子潴留引起的神经、骨骼、心包病变,顽固高肾素型高血压,血流动力学不稳定的血液透析患者。相对于血液透析,血滤的营养物质与各种内分泌激素丢失更明显,若不及时补充可造成营养不良、低蛋白血症、甲状腺功能低下等。

2.血液透析滤过

血液透析滤过结合血液透析与血液滤过技术,溶质可被弥散、对流清除,因而溶质清除率很高。

3.连续性血滤与血液透析滤过

连续性血滤依血管通路类型分为连续性动-静脉血滤、连续性静-静脉血滤。连续性血液透析滤过亦可分为连续性动-静脉血液透析滤过、连续性静-静脉血液透析滤过,均为连续性肾脏替代疗法。

四、并发症

1.置换液污染

由于置换液输入量大,污染机会多,有可能发生败血症。有报道称 800 人次血滤中有两例因液体污染发生败血症而死亡。

2.氨基酸与蛋白质丢失

氨基酸平均分子量为140,有文献报道每次血滤治疗平均丢失 5～6 g 氨基酸,蛋白质丢失量为 2～14 g。

3.激素丢失

滤液中发现有胃泌素、胰岛素、抑胃泌素多肽、生长激素刺激素 B 和甲状旁腺素,但对血浆浓度影响不大。可能是血滤时可清除激素降解产物,这些降解产物是干扰激素生物活性的物质。

4.血压下降

血压下降主要是液体平衡掌握得不好,脱水速度过快所致。

(杨代芳)

第二十二节　血液灌流

血液灌流（hemoperfusion,HP）是指将患者的血液引到体外,流经装有固态吸附剂的血液灌流器,以吸附的方法清除体内有害的代谢产物或外源性毒物,达到血液净化的目的。血液灌流吸附剂包括活性炭及吸附树脂。

活性炭是一种广谱吸附剂,能吸附多种化合物,特点是吸附速度快、吸附量大,但机械强度差,易有微粒脱落。树脂是具有网状立体结构的高分子聚合物,聚合物骨架上带有极性基团的树脂称为极性吸附树脂,易吸附极性大且溶于水的物质;而非极性吸附树脂易吸附脂溶性物质。吸附剂小孔的孔径和表面积是影响吸附树脂吸附性能的两个重要因素。血液灌流器一般为圆柱形,容量为 100～300 g 炭量体积。

一、方法

（一）灌流器装置

目前已有空心纤维型的灌流器等多种市售商品。可以将灌流器和超滤器相连接,而起到解毒、清除溶质和脱水的作用。

（二）消毒方式

不能使用化学消毒剂给吸附剂消毒,常用 γ 射线照射消毒。对清蛋白包裹的吸附材料也不能用高温消毒。应用明胶子母囊活性炭灌流器,则可用高压蒸汽消毒。

（三）灌流器的放置方法

建立临时血管通路后,将动脉血液引入灌流器,为避免空气进入体内,一般将动脉端置于下方,将静脉端置于上方,血液灌流后,血液从静脉端回输入体内。结束前,为减少罐内残存血量和空气进入体内,应将动脉端置于上方,将静脉端置于下方。

（四）灌流时间

每次灌流时间取决于所用吸附材料的吸附能力和饱和速度。活性炭吸附剂对大多数溶质的吸附在 2～3 h 接近饱和。

（五）肝素化剂量

首次剂量为 1.5～2.0 mg/kg,之后每半小时补加 5～6 mg。因吸附剂表面较透析膜粗糙,故肝素化剂量较血液透析时多。

（六）灌流开始时的注意事项

一般需用血泵,灌流开始时流量以不超过 100 mL/min 为宜,待灌流器及血管通道内预充液已为血液完全替代再逐渐增至并维持在 200 mL/min。减少血液灌流反应的方法有灌流前先用肝素液（10 mg/100 mL）预充灌流器并至少保留 30 min,室温低时可对灌流器和/或静脉回路管道加温。

（七）关于灌流后药物、毒物反跳现象

多数镇静催眠药物或有机磷等毒物为高度脂溶性,分布容积大,药物与毒药的清除动力学并非一室模型,所以一次血液灌流后药物或毒物的血浓度下降,患者的意识转为清醒,但在几小时或一天后,患者因血浓度又升高而再次昏迷。故对危重病例应严密观察,必要时留置股静脉导管,以备再次灌流。

二、吸附谱

吸附剂清除毒物的效能主要取决于吸附剂与毒物间亲和力的大小,血液灌流可清除一些与蛋白质或脂类相结合而为一般血液透析所不能清除的物质。不同吸附剂的吸附谱不同,临床上应按其特点选择。活性炭和大孔树脂的吸附谱如下。①安眠药:包括巴比妥类、格鲁米特、甲喹酮、地西泮、甲丙氨酯和水合氯醛等;②解热镇痛药:包括水杨酸类和对乙酰氨基酚等;③三环类抗抑郁剂:包括丙米嗪和阿米替林等;④洋地黄、某些抗癌药和异烟肼等;⑤有机磷和有机氯等;⑥毒蕈类;⑦尿毒症毒素和可能导致肝性脑病的代谢毒物等。

三、临床应用

目前血液灌流的适应证主要为急性药物和毒物中毒。对镇静催眠药和神经安定药引起的深昏迷,应首选血液灌流。如果已知药物或毒物可被有效清除,理应选择血液灌流,效果较血液透析更优;如果不知道物质能否被清除,可以从其理化特性推测血液灌流的清除能力,再加以选择。一般分子结构总体或大部分表现为亲脂性或带有较多芳香环及带有较长的烷基可适时试行血液灌流。如果药物的毒性低,中毒剂量不大,程度不深,或用其他疗法已有好转,则不必行血液灌流。微囊活性炭和中性树脂对有机磷、有机氯等农药中毒有较好的吸附作用,但对重危病例,特别是已发生急性肺水肿、呼吸抑制和休克者的疗效欠佳,故应早期治疗。此外,微囊活性炭对有机磷农药解毒剂(如解磷定、阿托品)亦有吸附作用,应注意补充这类药物的剂量,以免影响疗效。

四、不良反应和并发症

血液透析中的一切不良反应,(如发热、出血、凝血、空气栓塞、失血量过多)均可发生。此外,对下列不良反应应重视。

(一)血相容性和对血小板和凝血因子的影响

各种膜材料的血相容性均不相同,在各种灌流器材料使用中仍需注意出血倾向和血液有形成分的破坏。一般在灌流时血小板计数下降,血白细胞在前 30 min 下降最显著,然后逐渐回升。

(二)微粒脱落导致血管栓塞

需要严格检查使用的各种材料,灌流后液体中所含微粒等均应符合药典、法规要求。

(三)血容量波动

灌流开始时可发生血压下降等低血容量表现,在结束时,瞬间回血量高以及对冲洗装置使用盐水或糖水,可使血容量骤增,导致心力衰竭发生。

(四)由吸附材料引起的其他不良反应

例如,包膜致孔工艺中洗濯不良,残存醛过多,可引起溶血、头痛或产生其他毒性;烘干的吸附剂在灌流开始时可放出许多微小气泡,不能为空气捕捉器清除,宜在术前先用盐水与吸附剂充分灌流,予以清洗。

(五)对激素和氨基酸的影响

血液灌流吸附血中甲状腺激素、胰岛素以及生长激素等,使这些激素水平下降。

(杨代芳)

第六章　内分泌科疾病

第一节　甲状腺功能减退症

甲状腺功能减退症简称甲减,是指由多种原因引起的甲状腺激素合成、分泌或生物效应不足所致的一组内分泌疾病。该病多见于中年女性,男性患者与女性患者的比例为1:（5～10）。按起病年龄分为呆小病、幼年型甲减、成年型甲减。病情严重时各型均可表现为黏液性水肿。按病因分类有原发性甲减、垂体性甲减、下丘脑性甲减、甲状腺激素不敏感综合征。治疗要点为对症处理和甲状腺激素替代治疗。

一、护理评估

(一)健康史

对女性患者应询问有无产后大出血、休克、昏迷及产后无乳等病史。对男性患者应注意有无长期使用糖皮质激素史、放射治疗史、头颅手术史等。

(二)身心状况

1. 一般表现

(1)畏寒,少汗,乏力,少言,体温偏低,动作缓慢,食欲减退而体重无明显减轻。

(2)典型患者呈现表情淡漠,眼睑水肿,面色苍白,唇厚,舌大,皮肤干燥、增厚、粗糙,毛发脱落,眉毛稀疏。

(3)少数患者的指甲厚而脆,多裂纹,踝部呈非凹陷性水肿,手足掌面呈姜黄色。

2. 各系统表现

(1)精神神经表现:有记忆力减退、智力低下、反应迟钝、嗜睡、精神抑制等表现,严重者发展为精神分裂症;后期呈痴呆、幻觉、木僵、昏睡或惊厥,或因小脑功能障碍而出现共济失调、眼球震颤等。

(2)心血管系统表现:有窦性心动过缓、心浊音界扩大、心音减弱,超声检查可发现心包积液或腹腔积液,久病者易并发冠心病。

(3)消化系统表现:有畏食、腹胀、便秘等,严重者可出现麻痹性肠梗阻;胃酸缺乏可导致缺铁性贫血或恶性贫血。

(4)呼吸系统表现:肺泡通气量减少,有呼吸肌功能障碍,肺毛细血管活力减弱,影响气体交换,氧分压下降,呈缺氧状态。

(5)内分泌系统表现:女性常有月经过多、经期延长和不至。男性出现阳痿。

(6)肌肉与关节表现:肌肉软弱无力,寒冷时有暂时性肌强直、疼痛;关节病变致关节疼痛,偶尔有关节腔积液。

3. 黏液性水肿昏迷

黏液性水肿昏迷主要见于病情严重者,多由寒冷、感染、手术、严重躯体疾病、中断甲状腺激素替代治疗、使用麻醉剂和镇静剂等诱发。表现为嗜睡,低体温,呼吸减慢,心动过缓,血压下降,肌肉松弛,反射减弱或消失,甚至昏迷、休克而危及生命。

4.心理状况

患者常有郁郁寡欢、紧张、焦虑等心理反应。

(三)实验室检查及其他检查

1.血液检查

患者有轻度、中度贫血,血糖正常或偏低,血胆固醇、甘油三酯含量常升高。

2.甲状腺功能检查

血清促甲状腺激素水平升高,血清总甲状腺素、游离甲状腺水平降低,特别是游离甲状腺素水平降低对诊断该病具有重要意义。

3.判定病变部位的检查

促甲状腺激素释放激素兴奋实验、影像学检查有助于鉴定病变部位。甲状腺微粒体抗体、甲状腺球蛋白抗体增多,表明该病由自身免疫性甲状腺疾病所致。

二、护理诊断及合作性问题

1.活动无耐力

活动无耐力与甲状腺激素分泌不足有关。

2.体温过低

体温过低与甲状腺功能减退有关。

三、护理措施

(一)一般护理

(1)多与患者沟通、交流,安排安静及安全的环境。

(2)鼓励患者参与社交活动,结交朋友,减少社交障碍。

(3)给予高蛋白、高维生素、低钠、低脂饮食,同时鼓励患者多摄取足够的水分以防止脱水;桥本甲状腺炎所致的甲状腺功能减退者应避免摄取含碘的食物和药物,以免透发严重的黏液性水肿。

(4)加强皮肤护理,如果皮肤干燥、粗糙,可局部涂抹乳液和润肤油以保护皮肤;选澡时避免使用肥皂;按摩受压部位以预防压疮;调节室温使之保持 22 ℃～23 ℃。

(5)教育患者定时排便的习惯;指导患者进行适度的运动;嘱患者多食粗纤维食物,摄入足够的水分;必要时给予缓泻剂,并观察大便的次数、性质改变。

(二)病情观察

观察患者的神志、体温、脉搏、呼吸、血压的变化及全身黏液性水肿情况。

(三)用药护理

指导患者按时服用左甲状腺素,注意观察有无药物过量情况;对于有心脏病、高血压的患者,应注意按医嘱剂量准确给药,不可随意减量或增量。

(四)黏液性水肿昏迷的护理

(1)迅速建立静脉通道。

(2)按医嘱补充甲状腺素。

（3）注意保暖。

（4）保持呼吸道通畅，及时吸氧，必要时配合气管插管或气管切开术。

（5）监测生命体征、尿量，注意水、电解质及酸碱平衡情况，监测动脉血气分析的变化，记录液体的出入量等。

四、健康教育

指导患者学会自我护理、自我病情观察，注意保暖，预防感染和创伤。对需要终身替代治疗者，应解释终生服药的重要性和必要性。嘱患者不随意停药或变更剂量。

（杨瑞贤）

第二节　库欣综合征

库欣综合征（又称皮质醇增多症）是体内糖皮质激素及其类似物长期过多，导致患者在临床上出现"满月脸"、向心性肥胖、"水牛背"、多血质、紫纹等一系列症状和体征。自发性库欣综合征是一种罕见病，可由肾上腺、垂体、下丘脑甚至其他组织异常分泌引起，这些因素最终导致肾上腺分泌过多的皮质醇。接受糖皮质激素治疗的患者临床上也会出现库欣综合征的体征，但只有少数比较典型。

一、诊断

（一）确诊库欣综合征

临床表现是典型的，尤其是有紫纹、向心性肥胖的患者，结合其他临床表现，大多数患者的库欣综合征诊断可以确定。临床上约10%的库欣综合征患者的表现是非典型性的，尤其在疾病早期。对这些不典型的患者，确诊库欣综合征是完全需要实验室检查帮助的；临床较典型的患者需要了解病情的严重性，了解病因也需要实验室检查。

实验室检查的项目较多，主要的有血皮质醇昼夜节律、24 h 尿游离皮质醇、1 mg 地塞米松抑制试验、2 mg 地塞米松抑制试验，这些都是确诊库欣综合征的经典检查。少数情况下这些检查还不能进行较好的诊断，可能需要胰岛素低血糖试验和地塞米松结合促肾上腺皮质激素释放激素（corticotropin releasing hormone，CRH）兴奋试验。

正常人血液皮质醇的分泌有明显的昼夜节律，通常上午 8 点出现峰值，午夜出现最低值。由于日常活动的差别、一些应激因素的参与，上午 8 点皮质醇分泌可能会高于正常值，然而午夜皮质醇水平基本恢复至低下水平。排除这些因素，午夜皮质醇浓度＞49.7 nmol/L（1.8 μg/dL），说明体内皮质醇浓度升高，皮质醇浓度高于 138.0 nmol/L（5 μg/dL），需要高度怀疑是库欣综合征。24 h 尿游离皮质醇浓度应该超过正常值。导致 24 h 尿游离皮质醇浓度升高的原因很多，判断结果时需要排除导致垂体-肾上腺轴活性增加的因素；库欣综合征早期可有间歇期，此时的 24 h 尿游离皮质醇浓度可在正常范围，临床需要随访观察。

1 mg 地塞米松抑制试验是一种筛查试验，可在门诊进行。患者于晚上 11～12 点服用地塞米松 1 mg，第 2 d 上午 8 点血浆皮质醇浓度＜49.7 nmol/L（1.8 μg/dL）可排除库欣综合征,血浆皮质醇浓度>138.0 nmol/L(5 μg/dL)需高度怀疑,应进一步检查以明确诊断。

2 mg 地塞米松抑制试验可以说是库欣综合征的确诊试验,每日口服 2 mg 地塞米松(0.75 mg,每 8 h 1 次,用 2 d)后,第 3 d 上午 8 点血浆皮质醇浓度<49.7 nmol/L(1.8 μg/dL),可排除库欣综合征,血浆皮质醇浓度>138.0 nmol/L(5 μg/dL)可明确诊断为该病,后者仍需要排除导致垂体肾上腺轴活性增加的因素。

(二)库欣综合征的病因诊断

由于导致库欣综合征有多个病因,需要进一步明确。

1.促肾上腺皮质激素的测定

这个项目可以明确患者是否是促肾上腺皮质激素依赖性的。促肾上腺皮质激素浓度达到200 pg/mL,需要高度怀疑是否是异位促肾上腺皮质激素综合征。

2.8 mg 地塞米松抑制试验

如果每日口服 8 mg 地塞米松,服用 2 d,尿或血浆皮质醇浓度不能抑制到对照的 50%以下,则可以明确诊断该病是由垂体促肾上腺皮质激素瘤引起的。若不能被抑制,多是肾上腺自主分泌过多皮质醇或异位促肾上腺皮质激素综合征。

3.B 超、CT、MRI 的影像学检查

发现影像学异常,多能提示库欣综合征的病因所在。由于垂体瘤和肾上腺结节的发生率较高,不能排除合并与库欣综合征无关的占位病变。

4.一些功能试验

主要有促肾上腺皮质激素释放激素兴奋试验、促肾上腺皮质激素兴奋试验、甲吡酮试验,其对病因的诊断有一定的帮助。促肾上腺皮质激素释放激素兴奋试验对诊断异位促肾上腺皮质激素综合征的准确性较好。

5.岩窦下静脉取样检查

对库欣综合征患者进行岩窦下静脉取血,测定促肾上腺皮质激素水平,通过与外周血促肾上腺皮质激素比较,可以较确切地与异位促肾上腺皮质激素综合征进行鉴别。双侧岩窦下静脉插管还可以帮助确定垂体促肾上腺皮质激素瘤为偏左侧或偏右侧,指导外科手术起初的主要垂体部位。上述检查的某单一指标都不能完全反映临床实际情况,需要用多种方法综合分析。岩窦下静脉取样检查是一项有创伤性检查,只在临床药物试验支持库欣综合征,CT、MRI无明显发现时才考虑进行。

二、治疗

临床表现和激素、生化测定能明确支持库欣综合征,无论影像学是否发现垂体肿瘤,都应进行经蝶垂体腺瘤摘除。在手术切除肿瘤的同时,就应补充糖皮质激素。一般术中补100~200 mg琥珀酰氢化可的松,当天可补到 300 mg;手术后仍需要补充:一般术后第 1~2 d补 200 mg,第 2~4 d 补150 mg,第 4~7 d 补 100 mg,第 2 周减为每日 50 mg,第 3 周后可改为25 mg。手术后减量快慢可个体化,肾上腺明显增生,尤其伴结节的,可以减量稍快;以前肾上腺有过手术的,减量需要慢一些。患者多在 1~3 个月停止补充可的松。手术后患者可出现体重下降、蜕皮、皮肤瘙痒等症状,这是皮质醇减少的结果。手术需要评估垂体、肾上腺的功能,手术后 1 个月血、尿皮质醇浓度正常,促肾上腺皮质激素水平降低,对促肾上腺皮质激素释放激素反应性好,复发的可能性较小;如这些数据不能恢复正常,复发的可能性非常大。一般手术后 3～5 年的复发率为30％～40％。如经蝶垂体腺瘤摘除手术很成功,库欣综合征患者多能很好地恢复。应对经蝶垂体手术失败者再次经蝶手术;如果患者不能经蝶垂体再次手术,可做肾上腺次全切除,或进行垂体放射治疗。一般放射治疗的有效率为 15％～25％,其对大多数患者无效,放射治疗有效患者不久后复发或转为垂体前叶功能减退表现。库欣综合征的药物治疗主要是一种辅助性或姑息性治疗,也可以作为一种主要的治疗,也可以与手术、放射治疗合用。按药物作用机制,治疗药物主要分中枢功能抑制性和在肾上腺抑制合成类固醇激素的药物。中枢功能抑制性药物主要有赛庚啶,每日需要剂量较大,多大于每日 24 mg;溴隐亭,每日试用剂量远超过治疗垂体催乳素瘤的量,每日 10～20 mg;丙戊酸钠,每日300～600 mg;生长抑素,每日 300 μg。

目前市场上生长抑素类似物主要针对 1、2、3 型受体发挥作用,促肾上腺皮质激素瘤上没有生长抑素受体或仅有 5 型受体,需要新的生长抑素类似物。肾上腺抑制合成的药物主要有氨鲁米特,每日1 000～2 000 mg;甲吡酮,每日500～1 500 mg;酮康唑,每日 600～1 000 mg;米托坦,每日2 000～6 000 mg,临床上均有一定疗效,但药物的毒性反应均较大,长期用药需要注意药物的不良反应。

(吕义珍)

第三节 糖尿病

糖尿病(diabetes mellitus,DM)是一组以慢性血糖水平升高为特征的代谢性疾病,是由胰岛素分泌和/或作用缺陷所引起。长期碳水化合物、脂肪以及蛋白质代谢紊乱可引起多系统损害,导致眼、肾、神经、心脏、血管等组织器官的慢性进行性病变、功能减退及衰竭,病情严重或应激时可发生急性严重代谢紊乱,如糖尿病酮症酸中毒、高血糖高渗状态等。1997 年美国糖尿病学会将糖尿病分为 4 类,即 1 型糖尿病(T1DM)、2 型糖尿病(T2DM)、特殊类型糖尿病及妊娠糖尿病(GDM)。

一、临床表现

1.症状

"三多一少",即多尿、多饮、多食和体重减轻,是糖尿病的典型症状,可有皮肤瘙痒(尤其外阴瘙痒)、屈光改变致视力模糊、肢端麻木等症状。另外,可以出现其他并发症和/或伴发病的相应症状。

2.体征

糖尿病一般无明显阳性体征,但是可以出现并发症和/或伴发病的相应体征。

二、主要检查

(一)糖代谢指标检查

1.尿糖测定

尿糖呈阳性是诊断糖尿病的重要线索。尿糖呈阳性只是提示血糖值超过肾糖阈(大约为

10 mmol/L),因而尿糖呈阴性不能排除糖尿病可能,尿糖呈阳性也不一定就是糖尿病。

2. 血糖测定

血糖升高是诊断糖尿病的主要依据,又是判断糖尿病病情和控制情况的主要指标。诊断糖尿病时必须用静脉血浆测定血糖,治疗过程中随访血糖控制程度时可用便携式血糖计(毛细血管全血测定)。

3. 口服葡萄糖耐量试验

当血糖高于正常范围而又未达到诊断糖尿病标准时,须进行口服葡萄糖耐量试验(oral glucose tolerance test,OGTT)。OGTT 应在清晨空腹进行,成人口服 75 g 无水葡萄糖或将 82.5 g 含一分子水的葡萄糖溶于 250～300 mL 水中,5～10 min 饮完,口服后 2 h 测静脉血浆葡萄糖。按每千克体重 1.75 g 来计算儿童服糖量,总量不超过 75 g。

4. 糖化血红蛋白(GHbA1)和糖化血浆白蛋白的测定

GHbA1 是葡萄糖或其他糖与血红蛋白的氨基发生非酶催化反应(一种不可逆的蛋白糖化反应)的产物,其量与血糖浓度呈正相关。GHbA1 有 a、b、c 三种,以 GHbA1c(A1c)最为主要。正常人 A1c 占血红蛋白总量的 3%～6%,不同实验室之间其参考值有一定差异。血糖控制不良者 A1c 含量升高,并与血糖升高的程度相关。红细胞在血循环中的寿命约为120 d,因此 A1c 反映患者近 8～12 周总的血糖水平,为糖尿病控制情况的主要监测指标之一。血浆蛋白(主要为白蛋白)同样也可与葡萄糖发生非酶催化的糖化反应而形成果糖胺(fructosamine,FA),其形成的量与血糖浓度相关,正常值为 1.7～2.8 mmol/L。由于白蛋白在血中浓度稳定,其半衰期为 19 d,故 FA 反映患者近 2～3 周内总的血糖水平,为糖尿病患者近期病情监测的指标。

(二)胰岛 β 细胞功能检查

1. 胰岛素释放试验

正常人空腹基础血浆胰岛素浓度为 35～145 pmol/L(5～20 mU/L),口服 75 g 无水葡萄糖(或 100 g 标准面粉制作的馒头)后,血浆胰岛素在 30～60 min 上升至高峰,峰值为基础值的 5～10 倍,3～4 h 恢复到基础水平。本试验反映基础和葡萄糖介导的胰岛素释放功能,胰岛素测定受血清中胰岛素抗体和外源性胰岛素干扰。

2. C 肽释放试验

方法同上。基础值不小于 400 pmol/L,高峰时间同上,峰值为基础值的 5～6 倍,也反映基础值和葡萄糖介导的胰岛素释放功能,C 肽测定不受血清中的胰岛素抗体和外源性胰岛素影响。

(三)并发症检查

根据病情需要选用血脂、肝功能、肾功能等常规检查,急性严重代谢紊乱时的酮体、电解质、酸碱平衡检查,心、肝、肾、脑、眼科以及神经系统的各项辅助检查等。

(四)有关病因和发病机制的检查

做 GAD-65 抗体、IAA 及 IA-2 抗体的联合检测、胰岛素敏感性检查、基因分析等。

三、诊断依据

糖尿病的诊断基于空腹血糖值、任意时间或 OGTT 中 2 h 血糖值。目前国际上通用世界卫生组织糖尿病专家委员会提出的诊断标准(1999),有糖尿病典型症状,加任意时间血浆葡萄糖浓度≥11.1 mmol/L,或空腹血糖值≥7.0 mmol/L,或 OGTT 2 h 血糖值≥11.1 mmol/L。若无临床症状,需要重复一次确认,诊断才能成立。

四、治疗要点

强调治疗须早期进行和长期、积极而理性治疗以及治疗措施个体化的原则。治疗目标为纠正代谢紊乱,消除症状,防止或延缓并发症的发生,保障儿童生长发育,延长寿命,降低病死率,提高患者的生活质量。国际糖尿病联盟提出了糖尿病治疗的 5 个要点,分别为糖尿病健康教育、医学营养治疗、体育锻炼、自我监测、药物治疗。

药物治疗介绍如下。

1. 促胰岛素分泌剂

(1)磺酰脲类(sulfonylureas,SUs):第一代 SUs(如甲苯磺丁脲、氯磺丙脲)已很少应用,第二代SUs 有格列本脲、格列吡嗪、格列齐特、格列喹酮。适应证:SUs 作为单药治疗主要选择应用于新诊断的 T2DM 患者、非肥胖患者,用于以饮食和运动治疗控制血糖不理想时。禁忌证或不适应证:T1DM,有严重并发症或晚期 B 细胞功能很差的 T2DM,儿童糖尿病,患者为孕妇、哺乳期妇女,大手术围术期,全胰腺切除术后,患者对 SUs 过敏或有严重不良反应等。不良反应:①低血糖反应;②体重增加;③皮肤过敏反应:出皮疹、皮肤瘙痒等;④消化系统:上腹不适、食欲减退等,偶尔见肝功能损害、胆汁淤滞性黄疸。

(2)格列奈类:此类药物为快速作用的胰岛素促分泌剂,可改善早相胰岛素分泌,降血糖作用快而短,主要用于控制餐后高血糖,较适合于 T2DM 早期餐后高血糖阶段或以餐后高血糖为主的老年患者。禁忌证和不适应证与 SUs 相同。于餐前或进餐时口服该类药。有两种制剂:①瑞格列奈,为苯甲酸衍生物,常用剂量为每次 0.5～4 mg;②那格列奈,常用剂量为每次60～120 mg。

2. 双胍类

目前广泛应用的是二甲双胍。适应证:①T2DM,尤其是无明显消瘦的患者以及伴血脂异常、高血压或高胰岛素血症的患者,作为一线用药,可单用或联合应用其他药物;②T1DM,与胰岛素联合应用可能减少胰岛素的用量和血糖波动。禁忌证或不适应证:①肾、肝、心、肺功能减退以及高热患者禁忌,慢性胃肠病、慢性营养不良、消瘦者不宜使用该药;②T1DM 患者不宜单独使用该药;③T2DM 合并急性严重代谢紊乱、严重感染、有外伤、经历大手术,患者为孕妇或哺乳期妇女等;④患者对药物过敏或有严重不良反应者;⑤患者酗酒;⑥肌酐清除率<60 mL/min 时不宜应用该药。

3. 吡格列酮

用量为 15～30 mg/d,每天 1 次,口服。

4. α-葡萄糖苷酶抑制剂

α-葡萄糖苷酶抑制剂适用于空腹血糖正常(或不太高)而餐后血糖明显升高者。常见不良反应为胃肠反应,如腹胀、腹泻。现有两种制剂:①阿卡波糖:主要抑制 α-淀粉酶,每次50～100 mg,每天 3 次;②伏格列波糖:主要抑制麦芽糖酶和蔗糖酶,每次 0.2 mg,每天 3 次。

5. 胰岛素

(1)适应证:①T1DM;②糖尿病酮症酸中毒、高血糖高渗状态和乳酸性酸中毒伴高血糖;③各种严重的糖尿病急性或慢性并发症;④手术、妊娠和分娩;⑤T2DM 患者的 B 细胞功能明显减退；⑥某些特殊类型糖尿病。

（2）胰岛素制剂：按起效快慢和维持时间，胰岛素制剂可分为短（速）效、中效和长（慢）效三类。根据来源，目前胰岛素制剂有猪胰岛素、基因重组人胰岛素和胰岛素类似物。

（3）治疗原则和方法：胰岛素治疗应在综合治疗基础上进行。胰岛素的剂量决定于血糖水平、B细胞功能的缺陷程度、胰岛素抵抗程度、饮食和运动状况等。一般从小剂量开始，根据血糖水平逐渐调整。胰岛素的主要不良反应是低血糖反应、过敏反应、脂肪营养不良。

五、预防

一级预防：树立正确的饮食观并采取合理的生活方式，可以最大限度地降低糖尿病的发生率。低糖、低盐、低脂、高纤维、高维生素是预防糖尿病的最佳饮食方式。长期维持体重在正常水平是至关重要的。患者要坚持运动，戒烟和少饮酒，并杜绝一切不良生活习惯。

二级预防：定期检测血糖，以尽早发现无症状性糖尿病。

三级预防：目的是预防或延缓糖尿病慢性并发症的发生和发展，减少伤残率和病死率。要对糖尿病慢性并发症加强监测，做到早期发现、早期诊断和早期治疗。

（李小林）

第七章 风湿免疫科疾病

第一节 系统性红斑狼疮

红斑狼疮(lupus erythematosus,LE)是一种由机体自身免疫介导的慢性、反复迁延的自身免疫病。该病为一种谱性疾病,系统性红斑狼疮(systemic lupus erythematosus,SLE)和皮肤型红斑狼疮(cutaneous lupus erythematosus,CLE)分别位于病谱的两端。本节主要介绍系统性红斑狼疮。

一、病因与发病机制

SLE 的病因至今尚未肯定,大量研究显示 SLE 的发病与遗传、内分泌、环境因素(如紫外线)、表观遗传学及免疫异常有关。

二、临床表现

SLE 的临床表现复杂多样。多数呈隐匿起病,开始仅累及 $1\sim2$ 个系统,表现为轻度的关节炎、皮疹、隐匿性肾炎和/或血小板减少性紫癜等。随着疾病的进展,多数患者逐渐出现多系统损害,仅有少数患者长期稳定在亚临床或轻型狼疮状态。SLE 的自然病程多表现为病情的加重与缓解交替。

三、实验室检查

1.血常规

红细胞减少,可发生溶血性贫血,白细胞和血小板往往减少。

2.血沉

血沉增快。

3.血清蛋白

清蛋白含量降低,α_2 球蛋白和 γ 球蛋白含量升高,纤维蛋白原含量升高,冷球蛋白和冷凝集素含量可升高。

4.免疫球蛋白

活动期血 IgG、IgA、IgM 含量均升高,以 IgG 含量升高明显,非活动期患者的血 IgG、IgA、IgM 含量可正常或轻度升高。有大量蛋白尿的慢性患者的血中 IgG 含量可降低。

5.类风湿因子

$20\%\sim40\%$ 的类风湿因子呈阳性。

6.梅毒假阳性反应

有梅毒假阳性反应。

7.抗磷脂抗体

抗磷脂抗体是主要针对磷脂和磷脂结合蛋白的一组自身抗体。有抗磷脂抗体的 SLE 患者常有不典型的表现,抗核抗体常呈阴性,多有大小动静脉栓塞、狼疮性脑病、肺动脉高压、血小板减少、反复自发性流产等。

8.狼疮细胞

活动性 SLE 患者中 40%～70%患者的 LE 细胞检查呈阳性,其他疾病(如硬皮病、类风湿关节炎)中约 10%的病例可见该细胞。慢性活动性肝炎和普鲁卡因胺、肼苯达嗪所致药疹等亦可为阳性,因敏感性差,临床很少开展该项检查。

9.抗核抗体滴度

抗核抗体滴度≥1∶80,临床意义较大。抗核抗体滴度与疾病活动度并非完全平行,而取决于患者抗核抗体谱的组成。

10.狼疮带试验

皮肤直接免疫荧光显示表皮和真皮连接处局限性免疫球蛋白沉积带。慢性萎缩性或角化过度皮损的荧光带呈团块状,新发的 SLE 皮损呈颗粒状或细线状,而在 SLE 患者的正常皮肤上呈点彩状。此免疫荧光带为免疫球蛋白(主要为 IgG,其次为 IgM)与补体(C_3 和 C_4)在表皮和真皮连接处沉积所致,它存在于 76%～92%的 SLE 和 90%的盘状红斑狼疮患者的皮损中,也存在于 60%的 SLE 患者的正常皮肤中,但不见于盘状红斑狼疮正常皮肤中。

11.血清补体测定

75%～90%的 SLE 患者的血清补体减少,以 C_3、C_4 为主。活动期患者的这种变化更为显著。类风湿关节炎、皮肌炎和硬皮病一般不出现补体水平下降,可借此与 SLE 区别。

四、诊断

目前普遍采用美国风湿病学会 1997 年推荐的 SLE 分类标准。

2009 年美国风湿病学会年会上,发布了 SLE 分类标准的修订版。该分类标准包括以下临床标准:①有急性或亚急性皮肤狼疮;②有慢性皮肤狼疮;③口腔或鼻咽部溃疡;④有非瘢痕形成引起的脱发;⑤有炎性滑膜炎,医师观察到 2 个或 2 个以上肿胀关节或者伴有晨僵的压痛关节;⑥有浆膜炎;⑦尿蛋白/肌酐异常(或 24 h 尿蛋白＞500 mg)或有红细胞管型;⑧癫痫发作,精神异常,有多发性单神经炎、脊髓炎、外周或脑神经病及脑炎(急性精神错乱状态);⑨溶血性贫血;⑩白细胞减少($<4×10^9$/L,至少 1 次)或淋巴细胞减少($<1×10^9$/L,至少 1 次),血小板减少($<100×10^9$/L,至少 1 次)。

免疫学标准包括以下 6 条:①抗核抗体水平高于实验室正常参考值;②抗双链 DNA 抗体水平高于实验室正常参考值;③抗磷脂抗体包括狼疮抗凝物,梅毒试验呈假阳性,抗心磷脂抗体至少 2 次异常;④低补体水平包括低 C_3、低 C_4、低 CH_{50} 水平;⑤直接 Coombs 试验呈阳性(非溶血性贫血状态)。

肾活检证实为 LE 且抗核抗体阳性或抗双链 DNA 抗体呈阳性;或满足 4 条标准,包括至少 1 条临床标准和至少 1 条免疫学标准,可以确诊 SLE。

五、治疗

(一)患者宣教

鼓励患者树立乐观情绪,正确认识疾病,消除恐惧心理,建立战胜疾病的信心;生活规律,注意劳逸结合,适当休息,预防感染;教育患者理解规则用药和长期随访的意义和必要性,学会认识疾病活动的征象,遵从医嘱,配合治疗;嘱咐患者避免各类诱因刺激,如急慢性感染,紫外线暴露,肼苯达嗪、普鲁卡因胺、青霉胺、抗生素和磺胺类药物等口服药物和刺激性外用药等,坚持使用防晒霜和遮光衣物,女性患者还应注意避孕。

(二)药物治疗

目前对 SLE 没有根治的办法,但合理、有效的治疗方案可使大多数患者达到病情缓解。早期诊断和早期治疗可以避免或延缓组织器官发生不可逆性损害,有助于改善预后。强调个体化,同时权衡风险效果比。

1. 轻型 SLE 的药物治疗

患者病情活动,但无明显内脏损害,仅有发热、皮疹、光过敏、关节炎或轻度浆膜炎等,可选用以下药物。

(1)局部用药:对于少量局限性皮损,可使用中效至超强效的糖皮质激素软膏和钙神经素抑制剂(如 0.1% 他克莫司软膏和 1% 吡美莫司霜剂)。对面部皮疹应尽量避免使用强效激素类外用药,一旦使用,疗程不应超过 1 周。

(2)抗疟药:可控制皮疹和减轻光敏感,可用羟氯喹 200 mg,每日 2 次;维持剂量为每次100 mg,每日 2 次。

(3)沙利度胺:对抗疟药不敏感的顽固性皮损可选择该药,常用量为 50～300 mg/d。用药期间患者应注意避孕,1 年内有生育意向的患者禁用,应注意该药对神经系统的毒副作用。

(4)非甾体抗炎药(NSAIDs):如布洛芬缓释胶囊、双氯芬酸钠和美洛昔康,并可根据需要选用选择性 COX-2 抑制剂,该药可用于控制关节炎。应注意消化道溃疡,出血,肾、肝功能等方面的不良反应。

(5)小剂量激素:泼尼松(≤10 mg/d)有助于控制病情。

(6)免疫抑制剂:硫唑嘌呤、甲氨蝶呤和吗替麦考酚酯等免疫抑制剂对大量浆膜腔积液有效,可权衡利弊后使用。

2. 中度活动型 SLE 的治疗

(1)糖皮质激素:个体化糖皮质激素治疗可显著抑制炎症反应,对淋巴细胞有直接细胞毒作用,抑制抗原抗体反应。通常泼尼松的剂量为 0.5～1 mg/(kg·d)。必须用足初始剂量。

(2)免疫抑制剂:若激素效果不好,可考虑联用免疫抑制剂。①甲氨蝶呤:剂量为每次7.5～15 mg,每周 1 次。其主要用于关节炎、肌炎、浆膜炎和皮肤损害为主的 SLE。其主要不良反应包括胃肠道反应、口腔黏膜糜烂、肝功能损害和骨髓抑制,偶见药物性肺炎和药物性肺纤维化,可致肝纤维化。②硫唑嘌呤:是嘌呤类似物,通过抑制 DNA 合成抑制淋巴细胞的增生,具有抗炎和免疫抑制双重作用。起效缓慢,多在 3 个月后起效,但作用持久,可阻止 SLE病情进展。使用剂量为 1～2.5 mg/(kg·d),常用剂量为50～100 mg/d。主要不良反应包括骨髓抑制、胃肠道反应、肝和肾功能损害等。少数对药物特别敏感的患者可在用药初期即出现严重脱发和骨髓抑制,甚至发生严重的粒细胞缺乏和血小板缺乏症。多数患者的血象可在停药后 2～3 周恢复正常。对少数病情严重者需按粒细胞缺乏或急性再生障碍性贫血来处理,这类患者应终生禁用该药。

3. 重型 SLE 的治疗

对于重型 SLE 患者的治疗可分为两个阶段。首先,在急性期需迅速控制病情,防止或延缓内脏损害,此即诱导缓解阶段;其次,在病情完全缓解后需继续治疗,以巩固疗效,防止病情反跳,即巩固治疗阶段。在诱导缓解阶段,临床医师需谨慎地评估治疗的风险和效果,在追求疗效的同时,还应注意免疫抑制剂的毒副反应,特别是要注意预防感染。常用的治疗药物如下。

(1)糖皮质激素:是目前治疗重型 SLE 的首选药物。泼尼松的剂量为 $1 \sim 1.5$ mg/(kg·d)。病情稳定后可减量,以每 $1 \sim 2$ 周减 10% 为宜,减至 0.5 mg/(kg·d)后应按病情适当延长减量间隔时间,维持量应尽可能小于 10 mg。减量前需确认患者的病情持续稳定,对于病情不稳定者,可暂时维持原剂量不变或酌情增加剂量,也可考虑加用环磷酰胺、硫唑嘌呤、甲氨蝶呤等。联合用药不仅能提高疗效,还可减少激素用量及其不良反应。应避免使用地塞米松等长效和超长效激素,因其对下丘脑-垂体-肾上腺轴的影响较大。

对于长期激素治疗的患者,需积极预防感染,此外,还应密切监测血压、血糖、血脂、血钾和骨密度等。

上述剂量糖皮质激素的效果不明显或发生狼疮危象时,可改用脉冲疗法。

(2)免疫抑制剂适用情况包括单独用糖皮质激素无效,患者不能耐受长期大量糖皮质激素治疗,有狼疮性肾炎,有狼疮危象(与甲泼尼龙冲击疗法合用),急性症状控制后需进一步减少激素维持量或更顺利地逐渐递减激素。主要药物有环磷酰胺、环孢素、吗替麦考酚酯、硫唑嘌呤、甲氨蝶呤、来氟米特。

(3)大剂量静脉输注免疫球蛋白(IVIG):适用于狼疮危象、激素或免疫抑制剂治疗无效、合并全身严重感染和 SLE 患者妊娠伴有抗磷脂综合征等情况。方法为 400 mg/(kg·d),静脉滴注,连续 $3 \sim 5$ d 为 1 个疗程。

4.生物制剂治疗

生物制剂的靶向位点包括靶向 B 细胞、抑制 T-B 细胞间相互作用、抑制炎性细胞因子等。靶向 B 细胞的生物制剂有抗 CD20 单抗和抗 CD22 单抗、抗 BAFF 单抗等,抑制 T-B 细胞相互作用的生物制剂包括杀伤 T 细胞相关因子 4(cytotoxic T lymphocyte-associated factor 4,CTLA4-IgG)和抗 CD40L 单抗。抑制炎性细胞因子的生物制剂包括 TNFα、IFNα/γ、IL-1、IL-6 的拮抗剂。疗效较为肯定的有抗 BAFF 单抗和抗 CD20 单抗。

(三)辅助治疗

1.血浆置换

血浆置换的原理是除去机体特异性自身抗体、免疫复合物及参与组织损伤的非特异性炎症介质(如补体、C 反应性蛋白和纤维蛋白原),一般用于多脏器损害、激素疗效不明显的情况下和有器质性脑病综合征、全血细胞减少及急进性肾炎等重症病例进行。一般每次置换 $1 \sim 1.5$ L,每周 $2 \sim 6$ L,分 $2 \sim 3$ 次,持续 $2 \sim 3$ 周。该法对急重症 SLE 患者效果显著,但疗效持续时间短,且价格昂贵。

2.自体干细胞移植

自体干细胞移植的选择对象为难治性患者,部分重症患者或难治性患者经自体干细胞移植病情获得缓解或减轻。目前不推荐其为常规治疗方案,有条件时可视患者的具体情况选择应用。

3.透析疗法与肾移植

晚期肾损害病例伴肾衰竭者,如一般情况尚好,可进行血液透析或腹膜透析,以改善氮质血症等情况。肾移植需在肾外损害静止时进行,用亲属的肾做移植,2 年存活率为

60%～65%,用尸体肾移植,2年存活率为40%～45%。

4.缺血性骨坏死的治疗

早期患者应尽量减少糖皮质激素的用量,并可试用骨髓减压术。股骨头坏死的晚期病例需要手术治疗。

5.中医中药

该病可分为热毒炽盛、阴虚血虚、毒邪攻心、肝郁血瘀等,临床辨证后施治。此外,雷公藤制剂、红藤制剂以及复方金荞麦片均可应用。雷公藤对关节痛、血管炎性皮损及狼疮性肾炎的疗效较好,但不良反应包括闭经、月经减少、月经周期紊乱、子宫和卵巢萎缩、胃肠道症状、肝功能损害、白细胞低下等,育龄期妇女需慎用。

6.内分泌疗法

有试用环丙孕酮、溴隐亭、达那唑及三苯氧胺治疗的先例,具有一定疗效。

(王宪斌)

第二节　类风湿关节炎

类风湿关节炎(rheumatoid arthritis,RA)是常见的以关节慢性炎症性病变为主要表现的全身性自身免疫性疾病。RA主要侵犯外周关节,肺、心、神经系统、血液、眼等其他器官或组织亦可受累。主要病理变化为滑膜细胞增生,炎症细胞浸润,血管翳形成并侵蚀入软骨及骨组织,滑膜持续炎症导致关节结构破坏、畸形和功能丧失。

一、病因

RA的病因尚未完全阐明。遗传、激素、环境等因素参与RA的发病。

(一)遗传因素

RA患者的一级亲属的年发病率为10%。同卵双生子皆患病的概率为21%～32%,高于异卵双生子皆患病的概率(9%),提示遗传因素在RA发病中的作用。与RA易感性相关的DR4亚型有DRB1 * 0401、DRB1 * 0404、DRB1 * 0405、DRB1 * 0408和DRB1 * 0410。不同种族的HLA-DRB1亚型存在差异。我国学者报道,汉族人RA患者HLA-DR4的阳性率为43%～54%,HLA-DR4阳性者患RA的相对危险性是阴性者的5～7倍。目前学者认为与RA相关的DR4亚型β链第三高变区70～74位点氨基酸序列具有高度的保守型,称之为"易感基因"或"共同表位",其参与致病抗原肽的递呈。DR4阳性者的关节破坏发生得早,关节外表现多,预后较差。

DQ等位基因的某些亚型增加了RA危险,且独立于DR;另一方面,与DR连锁增强RA易感性。国内研究提示RA的DR4/DQA1 * 0301、DR4/DQB1 * 0401基因型是汉族人易感基因。

(二)感染因素

支原体、EB病毒、细小病毒B19、风疹病毒、结核杆菌、逆转录病毒等病原体都可能是RA的病因,但是迄今未能在滑膜组织或关节积液中获得单一的微生物或没有发现微生物。近期流行病学调查提示牙周炎与 RA 相关,牙龈卟啉单胞菌是牙周炎的常见致病菌,具有精氨酸脱亚胺酶活性,精氨酸脱亚胺酶可以催化蛋白质分子中精氨酸残基脱亚氨基产生含瓜氨酸的蛋白质,而瓜氨酸化 α 烯醇化酶多肽 1(CEP-1)又是 RA 的抗原表位,因此,推测龈卟啉单胞菌感染触发 RA 发病。

(三)性激素

RA 的患病率存在性别差异,绝经期前妇女的发病率显著高于同龄期的男性;75％的女患者妊娠期间病情缓解,尤其在妊娠最后三个月症状改善明显。上述征象说明了性激素在 RA 发病中的作用。

(四)吸烟

吸烟引发肺部慢性炎症,与抗瓜氨酸肽自身抗体的产生、RA 疾病进展有关。

二、临床表现

60％～70％的 RA 患者缓慢起病,在数周或数月内逐渐出现掌指关节、腕关节等四肢小关节肿痛、僵硬,发病时常伴乏力、食欲减退、体重减轻等全身不适,有些患者可伴有低热。除关节表现外,还可见肺、心、神经系统、血液、眼等受累的表现。

(一)关节表现

典型患者表现为对称性关节炎、多关节炎和外周关节炎症。大、小关节均可受到侵犯,但以近端指间关节、掌指关节、腕关节及跖趾关节受侵犯常见。病初可为单一关节肿痛或呈游走性多关节肿痛。受累关节因炎症而充血、水肿和渗液,呈梭形肿胀。当活动减少时,水肿液蓄积在炎症部位,故晨起或休息后关节僵硬和疼痛更为明显,此现象为晨僵。晨僵是 RA 突出的临床表现,往往持续时间较长,超过 1 h,活动后可减轻,晨僵时间的长短是反映关节滑膜炎症严重程度的一个指标。常见关节畸形有尺侧腕伸肌萎缩,致手腕向桡侧旋转、偏移,手指向尺侧代偿性移位,形成指掌尺侧偏移;近端指间关节严重屈曲,远端指间关节过伸呈"纽扣花"样畸形;近端指间关节过伸,远端指关节屈曲畸形,形成鹅颈样畸形;掌指关节脱位;肘、膝、踝关节强直畸形等。

(二)关节外表现

当病情严重或关节症状突出时易见。受累的脏器可以是某一器官,也可同时伴有多个内脏受累,受累程度也不同,故其临床表现不一致。

1. 皮下结节

15％～25％的患者伴有类风湿结节。结节多见于病程晚期,类风湿因子持续呈阳性,有严重的全身症状者。结节易发生在关节隆突部以及经常受压部位,如肘关节鹰嘴突附近、足跟腱鞘、手掌屈肌腱鞘、膝关节周围。结节直径为 0.2～3 cm,呈圆形或卵圆形,触之有坚韧感,按之无压痛。结节还常见于心包、胸膜、心、肺、脑等。类风湿结节与病情发展和关节表现不一致。

2. 肺部表现

肺部表现包括间质性肺炎、肺间质纤维化、胸膜炎和类风湿尘肺等。胸膜炎常见于疾病活动期,广泛的胸膜病变可引起小量至中等量胸腔积液,常为渗出液,类风湿因子常呈阳性,补体水平降低,白细胞、蛋白质、胆固醇和乳酸脱氢酶水平均可升高,但糖含量明显低下,应用糖皮质激素治疗可使疾病好转。并发间质性肺炎时,可表现为干咳、乏力、呼吸困难,严重者可出现弥散性肺间质纤维化,致低氧血症和呼吸衰竭。类风湿尘肺发生于矿工。

3.心脏表现

RA可伴心包炎、心肌炎、心内膜炎和心瓣膜炎。临床上有明显表现的心包炎很少,大多发生在RA病情活动时。心包积液量往往较少,渗出液特点与类风湿胸膜炎相同。3%～5%患者的心瓣膜上可见类风湿结节,超声心动图可以发现临床上无症状和体征的患者。冠状动脉病变是全身广泛血管炎的一部分,但冠状动脉炎并发心绞痛或急性心肌梗死罕见。

4.神经系统表现

神经系统损害临床表现多样。周围神经纤维病变可致感觉异常或减退,肌肉无力和萎缩,腕、足下垂,腕管综合征。脊髓病变主要是类风湿结节、血管炎、椎体半脱位等导致的脊髓和脊神经根受压表现。寰枢椎半脱位病变最常见,约占36%,可见颈背部疼痛、四肢无力、瘫痪甚至突然死亡。椎基底动脉受压可引起眩晕、一过性脑缺血、四肢无力等不适。

5.其他

眼部损害常表现为干燥性角膜炎、巩膜炎、巩膜外层炎等;消化系统出现食管炎、胃炎、溃疡等,多与治疗药物有关。16%～65%的患者可出现轻度至中度贫血,与疾病持续活动所致慢性消耗、体内蛋白和铁的代谢障碍、治疗药物致食欲缺乏、消化道失血等有关。

三、实验室检查

(一)血常规

病情较重或病程长者的红细胞和血红蛋白含量有轻度至中度降低,贫血大多属于正常细胞、正常色素型,约25%为缺铁性贫血。费尔蒂综合征患者可见全血细胞减少。

(二)血沉和C反应蛋白

血沉和C反应蛋白可作为判断疾病活动程度和病情缓解的指标。

(三)自身抗体

自身抗体包括类风湿因子,抗核周因子抗体(antiperinuclear factor,APF),抗角蛋白抗体(antikeratin,antibody,AKA),抗聚角蛋白微丝蛋白抗体,抗Sa抗体,抗RA33抗体,抗Ⅱ型胶原抗体、抗钙蛋白酶抑素抗体等,新的抗体发现为研究RA的发病、预测预后和早期诊断提供了便捷。

(四)滑膜液检查

滑膜液检查主要是大关节积液的检查,在鉴别诊断RA与感染等疾病,单一关节病变诊断不清时采用。RA患者的滑膜液的常规检查和生化检查表现为炎性,但非化脓性特征、病原学检查为阴性。

(五)关节X线片

RA患者以双手腕、足跗受累最常见,故临床X线检查时首选双手(包括腕)或双手相加双足相进行检查。美国风湿病学会根据X线所见将RA分为4期:Ⅰ期,软组织肿胀,可见骨质疏松,但尚无骨质破坏。Ⅱ期,关节端骨质疏松,偶有关节软骨下囊样破坏或骨侵蚀改变。Ⅲ期有明显的关节软骨下囊性破坏,关节间隙狭窄,关节半脱位等畸形。Ⅳ期,除Ⅱ、Ⅲ期改变外,还有纤维性或骨性强直。

(六)CT和MRI

对X线片难以显示的病变可选用CT或MRI。CT有助于发现平片不宜显示的早期骨关节侵蚀、关节脱位,如齿状突骨侵蚀、脊柱受压、股骨头脱位。MRI 能清晰地显示关节内透明软骨、肌腱、韧带、滑膜、骨髓等结构,能早期发现滑膜炎、骨髓水肿、骨侵蚀、血管翳、肌腱炎和肌腱断裂、关节腔积液、关节软骨破坏等改变,具有较常规 X 线早期发现病变的优势。上述改变不是 RA 特有的,但如果 MRI 在多个手关节发现明显炎性改变,结合新的 RA 分类标准,有助于早期诊断。

(七)超声检查

近年来,关节超声检查在风湿性疾病中逐渐推广,关节超声可以清晰地显示关节软组织与骨质解剖结构并能够显示炎症与血流,可用于 RA 的诊断、疾病活动度评价。根据 2009 年新 RA 诊断分类标准,超声发现的关节炎症可用于诊断和病情随访。

四、诊断和鉴别诊断

(一)分类标准

1987 年美国风湿病学会提出 RA 的修订标准,要求 7 项中符合 4 项则可诊断 RA。在国外该标准的敏感度为 $91\% \sim 94\%$,特异度为 89%。我国的临床试验证实其敏感度为 91%,特异度为 88%。美国风湿病学会修订的 RA 分类标准(1987 年)如下。

(1)晨僵至少 1 h(≥6 周)。

(2)3 个或 3 个以上关节肿(≥6 周)。

(3)腕、掌指关节或近端指间关节肿(≥6 周)。

(4)对称性关节肿(≥6 周)。

(5)皮下结节。

(6)手 X 线片改变(至少有骨质疏松和关节间隙的狭窄)。

(7)类风湿因子呈阳性(滴度>1:32)。

符合以上 4 项者可诊断。2009 年美国风湿病学会和欧洲抗风湿病联盟提出了新的 RA 分类标准。得分 6 分以上可诊断 RA。

(二)判断病期

判断病期以 X 线分期为准。

(三)RA 功能分级标准

Ⅰ级:胜任日常生活中的各项活动(包括生活自理、职业和非职业活动)。Ⅱ级:生活自理,可以工作,非职业活动受限。Ⅲ级:生活自理,可以工作,职业和非职业活动受限。Ⅳ级:生活不能自理,且丧失工作能力。

(四)鉴别诊断

在临床上需要鉴别 RA 与其他弥散性结缔组织病、血清阴性脊柱关节病、骨性关节炎、风湿热、痛风性关节炎、成人斯蒂尔病。

五、治疗

RA 治疗强调早期诊断、早期治疗、达标治疗和严密监测。治疗目的是获得临床缓解或低临床活动度,延缓病情进展,减少残疾发生,尽可能维护关节功能,以改善患者的生活质量。达标治疗强调早期强化治疗、密切随访,并以疾病活动度为依据及时调整治疗方案,以低疾病活动度或疾病缓解为目标,更有利于疾病控制及最大限度地减慢关节破坏进展和功能丧失。强调个体化治疗。

(一)一般治疗

急性期全身症状严重，关节肿痛明显，此时应以卧床休息为主，并保持关节于功能位。缓解期应尽早开始关节功能锻炼，运动量适量，循序渐进，避免长期卧床导致的肌肉萎缩、关节强直。应适当补充营养，增加优质蛋白和高纤维素食物。

(二)药物治疗

1. 非甾体抗炎药（NSAIDs）

NSAIDs 通过抑制环氧化酶（cyclooxygenase，COX）而抑制花生四烯酸代谢产生前列腺素，从而具有抗炎镇痛等作用。NSAIDs 的品种很多，RA 常用的 NSAIDs 如下。①吲哚衍生物：吲哚美辛每次 25 mg，2～3 次/日；②丙酸衍生物：布洛芬每次 0.3～0.6 g，3～4 次/日；洛索洛芬每次 60 mg，3 次/日；③苯乙酸类：双氯芬酸每次25～50 mg，3 次/日；④昔康类：吡罗昔康每次 20 mg，1 次/日；美洛昔康每次7.5 mg，1～2 次/日；⑤昔布类：塞来昔布每次100～200 mg，1～2 次/日；⑥非酸类：奈丁美酮每次500 mg，1～2 次/日；⑦磺酰苯胺类：尼美舒利每次100～200 mg，2 次/日。

应个体化选择药物，根据治疗目的选择用量。该类药物不能改变病程及关节破坏，应与改变病情药物（disease-modifying arthritis drugs，DMARDs）联合使用。不应联合口服两种及以上 NSAIDs。NSAIDs 的外用制剂（如双氯芬酸二乙胺乳胶剂、吡罗昔康贴剂）对缓解关节肿痛有一定作用，不良反应较少。

2. 糖皮质激素

糖皮质激素可迅速减轻临床症状，但是长时间使用可引起水钠代谢和糖、脂肪、蛋白质代谢紊乱，严重感染、骨质疏松、白内障等不良反应。如处于活动期，应用 NSAIDs 无效，伴有严重关节外表现（如血管炎、心包炎、胸膜炎、神经系统病变、重度巩膜炎、费尔蒂综合征）可考虑用糖皮质激素。激素的用量可依据疾病的严重程度和病程而定。对于难以控制的 RA，宜用小剂量维持，一般泼尼松为 5～10 mg/d。对病情严重者短时间内可给予中等剂量或大剂量，取得疗效后再调整剂量至最小。对全身症状已控制，仅留 1～2 个关节症状较重者，可行关节腔内注射治疗，常用制剂如曲安奈德，每次 2.5～10 mg 或乙酸倍他米松，每次1.5～6.0 mg。一年内关节内用药一般不得超过 5 次。建议全身用药者每天服用钙剂 1 500 mg，维生素 D 400～800 IU 以预防骨质疏松。低剂量糖皮质激素可作为初始治疗的一部分，与一种或多种 DMARDs 联用，应小剂量和短时间应用。

3. 化学合成类 DMARDs

这类药物起效时间较晚，需 3～6 个月。及早使用 DMARDs 能延缓关节骨的破坏，因此 RA 确诊后应尽快加用 DMARDs。

(1)甲氨蝶呤（methotrexate，MTX）：为二氢叶酸还原酶抑制剂，抑制淋巴细胞增生和炎症反应。在 RA 的治疗中，首选 MTX，可与其他多种 DMARDs 联用。常用剂量为每次 7.5～25 mg，每周 1 次，口服或注射。MTX 常见的不良反应包括恶心、食欲缺乏、口炎、脱发、骨髓抑制等，联合叶酸的补充疗法有助于减轻上述不良反应，叶酸的剂量为 5 mg，每周 1 次。MTX 严重的不良反应包括肝脏损害和肺部病变。因此有慢性活动性乙型病毒性肝炎、酒精性肝病等肝脏疾病者应慎用 MTX，对 MTX 的用药总剂量超过 2.0 g 后，应注意监测肝功能。肺部病变的发生率很低，与使用剂量无关，一旦出现呼吸困难、低氧血症，应立即停药，对症处理和应用糖皮质激素。

（2）柳氮磺胺吡啶（sulfasalazine，SSZ）：能抑制白细胞移动，降低蛋白溶解酶活性；抑制多种细胞因子，如 IL-6、IL-1α、IL-β、TNF，被证实可缓解 RA 患者的症状并延缓骨侵蚀进展。推荐剂量为 1.5～3.0 g/d。常见的不良反应为胃肠道和神经系统，如恶心、呕吐、腹泻、头痛、眩晕，其他还有皮疹、男性精子数减少和骨髓抑制等。

（3）抗疟药：通过改变细胞内酸性微环境稳定溶酶体的功能；抑制 TNF-α、IFN-γ 的合成，减少自身抗体的形成和淋巴细胞的增生，可减少炎症渗出，减轻关节症状，提高 MTX 的血药浓度，对早期和轻度 RA 有良好疗效。常联用 MTX 或 SSZ 与该类药。常用的抗疟药有硫酸羟基氯喹，常用剂量为 200～400 mg/d。常见不良反应有恶心、呕吐、血细胞减少、神经肌肉症状、心脏毒性，长期使用可造成角膜损害、视网膜炎，严重的可引起视力减退甚至失明。因此，在服药期间，应定期进行眼科检查，一旦出现视网膜病变，应立即停药，并服用大量的维生素 C、硫酸软骨素、氯化铵等促进氯喹排泄的药物。

（4）来氟米特：为恶唑类衍生物。作用机制包括以下几个方面：①竞争抑制二氢乳清酸脱氢酶的活性，从而抑制嘧啶的生物合成；②抑制酪酸激酶的活性，从而抑制致炎细胞的信息传导；③抑制 NF-κβ 的激活，阻止 TNF-α、IL-1 的表达。常见的不良反应包括腹泻、皮疹、白细胞减少、肝功能异常、高血压等。

（5）环孢素：作用于 CD4+ 早期活化过程，抑制 IL-2 和其他细胞因子的分泌，阻止细胞免疫在 RA 的致病作用；还可抑制细胞因子诱发的 B 细胞活化。最突出的是肾毒性，常致血清肌酐含量升高和近端肾小管分泌功能障碍。还可造成肝损害、胃肠道不适、皮疹、高血压等。

（6）青霉胺：可使 RF 所含的二硫键解聚，抑制胶原纤维的交联，抑制中性粒细胞及 T 细胞功能，从而发挥免疫抑制和阻止关节破坏作用。宜从小剂量开始治疗，缓慢加量至 0.25～0.5 g/d。不良反应有恶心、呕吐、口腔溃疡、味觉异常、血细胞下降、蛋白尿、血尿，重症肌无力，偶尔出现肺出血-肾炎综合征。

（7）托法替尼：新型口服小分子 JAK 激酶抑制剂目前已被用于 DMARDs 和 TNF-α 抑制剂疗效不佳或不能耐受的中度至重度活动性 RA。托法替尼可有效抑制 JAK1 和 JAK3 的活性，阻断多种炎性细胞因子的信号传导。推荐剂量为 10 mg/d。

（8）雷公藤：在体外能减少外周血单核细胞产生 IgM 和 IgM-RF。对病情为轻度、中度的患者治疗效果较好。雷公藤总苷的治疗剂量为每次 10～20 mg，3 次/天。主要不良反应包括皮疹、口炎、血细胞减少、腹泻、肝功能异常等，经减量或对症处理可消失。

（9）其他植物药：青藤碱、白芍总苷等可单用或联合其他 DMARDs 使用。青藤碱可引起皮疹，皮肤瘙痒，血细胞减少等不良反应，有哮喘史、再生障碍性贫血者慎用。

4.生物类改变病情药物

对于化学合成类 DMARDs 疗效不佳的患者，生物制剂联合 MTX 是重要的治疗选择。此外，早期 RA 患者如病情活动度高，并具有预后不良的特征，也可在起始治疗时使用 MTX 和生物制剂联合治疗。生物制剂包括肿瘤坏死因子拮抗剂和白介素-6 受体拮抗剂。

（三）辅助治疗

应用理疗、按摩、体疗、日常生活活动训练和职业技能培训等，改善血液循环，使肌肉放松，肿、痛消退，促进关节肌肉功能恢复。

（王宪斌）

第三节 风湿热

风湿热是一种常见的反复发作的急性或慢性全身性结缔组织免疫炎性疾病,主要累及心脏、关节、中枢神经系统、皮肤和皮下组织。临床表现以心肌炎和关节炎为主,可伴有发热、毒血症、皮疹、皮下小结、舞蹈病等。

急性发作常以关节炎较为常见,严重的风湿性心肌炎可造成患者死亡。不典型病例和隐匿发病逐渐增加,常表现为轻重不等的心脏损害,尤以瓣膜病变最为显著,可形成慢性风湿性心脏病或风湿性瓣膜病。

一、病因

A组链球菌与该病发病密切相关。来自风湿性心脏病患者的单克隆抗体研究证据表明,A组链球菌的主要抗原(如A组链球菌糖类抗原)能够与人体心肌细胞中的肌球蛋白和脑细胞中的微管蛋白结合,而心肌细胞中的肌球蛋白和脑细胞中的微管蛋白分别与瓣膜表面内皮细胞的黏蛋白、脑细胞表面的神经节苷脂和多巴胺受体在分子结构上高度相似,因此,自身抗体可与人心脏瓣膜内皮细胞、黏蛋白以及黏性基底膜发生交叉反应;同时,外周血及心脏瓣膜病灶中的T细胞与链球菌M蛋白及心肌细胞肌球蛋白存在交叉反应。

在风湿热起病时,一方面,自身抗体攻击瓣膜内皮细胞,导致T细胞活化内皮细胞渗入瓣膜组织中,形成肉芽肿病灶和阿绍夫小体;另一方面自身抗体与A组链球菌糖类抗原、心肌细胞肌球蛋白发生交叉反应,引起心肌炎症,并进一步与风湿性心脏病进展过程中出现的相关多肽发生反应。

A组链球菌糖类抗原与心脏瓣膜表面与基底膜上黏蛋白及脑细胞的神经节苷脂及多巴胺受体结合导致的相关症状。

二、临床表现

多数患者发病前1～5周先有咽炎或扁桃体炎等上呼吸道感染。起病时发热伴咽痛、颌下淋巴结肿大、咳嗽、周身疲乏、食欲减退、烦躁等症状。

(一)发热

大部分患者有不规则的轻度或中度发热,亦有呈弛张热或持续低热者。脉率加快,大量出汗。少数患者发热轻微而未被注意。

(二)关节炎

典型的表现是游走性多关节炎,常对称累及膝、踝、肩、腕、肘、髋等大关节;局部呈红、肿、热、痛等炎症表现。部分患者的数个关节同时发病,手、足小关节或脊柱关节等也可累及。通常在链球菌感染后1个月内发作,因而抗链球菌抗体滴度常升高。急性炎症消退后,关节功能完全恢复,不遗留关节强直和畸形,但常反复发作。典型者近年少见。关节炎局部炎症的程度与有无心肌炎或心瓣膜病变无明显关系。

(三)心肌炎

心肌炎为临床最重要的表现,儿童患者中65％～80％有心脏病变。急性风湿性心肌炎是儿童期充血性心力衰竭的最常见原因。

(四)皮肤表现

1.渗出型

渗出型可有荨麻疹、斑丘疹、多形红斑、结节性红斑及环形红斑,以环形红斑较多见,具有诊断意义。环形红斑常见于四肢内侧和躯干,为淡红色环状红晕,初出现时较小,然后迅速向周围扩大,边缘轻度隆起,环内皮肤的颜色正常,有时融合成花环状。红斑时隐时现,不痒不硬,压之褪色,历时可达数月之久。

2.增生型

增生型即皮下小结。结节如豌豆大小,数目不等,较硬,触之不痛。结节常位于肘、膝、腕、踝、指(趾)关节伸侧以及枕部、前额、棘突等骨质隆起或肌腱附着处,与皮肤无粘连。常数个以上聚集成群,对称性分布,通常2~4周自然消失,亦可持续数月或隐而复现。皮下小结多伴有严重的心肌炎,是风湿活动的表现之一。

(五)舞蹈症

舞蹈症常发生于5~12岁儿童,女性患者多于男性患者。该病多在链球菌感染后2~6个月发病,系风湿热炎症侵犯中枢神经系统(包括基底核、大脑皮质、小脑及纹状体)所致,起病缓慢。

(六)其他表现

除上述典型表现外,多汗几乎见于所有风湿热的活动期。可出现鼻出血、瘀斑。风湿热偶可引致风湿性胸膜炎、腹膜炎、脉管炎。腹膜炎引起腹痛,可能为肠系膜血管炎所致,有时被误诊为阑尾炎或急腹症。有肾损害时,尿中可出现红细胞。肺炎、胸膜炎、脑炎近年已少见。

三、实验室检查

主要从两方面协助诊断:①确立先前的链球菌感染;②判断风湿热活动过程的存在和持续。

(一)链球菌感染证据

1.咽拭子培养

溶血性链球菌培养阳性率为20%~25%,但不能确定是先前感染的还是病程中感染的。已用抗生素治疗者的咽拭子培养可呈假阴性。

2.血清溶血性链球菌抗体测定

溶血性链球菌能分泌多种具有抗原性的物质,使机体产生相应抗体。这些抗体的增加说明患者最近有溶血性链球菌感染。通常在链球菌感染后2~3周抗体明显增加,2个月后抗体逐渐减少,可维持6个月左右。

目前临床常用的为抗链球菌溶血素"O"(ASO),大于500 U为升高。ASO抗体的持续变化意义更大。

(二)风湿热炎症活动的证据

1.血常规

白细胞计数轻度至中度升高,中性粒细胞增多,核左移;常有轻度红细胞计数和血红蛋白含量降低,呈正细胞性正色素性贫血。

2.非特异性血清成分改变

某些血清成分在各种炎症或其他活动性疾病中可发生变化。在风湿热的急性期或活动期也呈阳性结果。血沉加快常见,但合并严重心力衰竭或经肾上腺皮质激素或水杨酸制剂治疗者,血沉可不加快;风湿热活动期,C反应蛋白水平升高,病情缓解时下降;蛋白电泳可见清蛋白水平降低,α_2和γ球蛋白水平常升高。

3. 免疫学指标检测

(1)循环免疫复合物检测呈阳性。

(2)风湿热活动时降血清总补体和补体C_3水平低。

(3)急性期免疫球蛋白IgG、IgM、IgA水平升高。

(4)B淋巴细胞数增多,T淋巴细胞总数减少;T抑制细胞明显减少,T辅助细胞与T抑制细胞的比值明显升高。T抑制细胞减少后,引起机体对抗原刺激的抑制减弱,破坏了免疫系统的自稳性。

(5)80%的患者的抗心肌抗体呈阳性,并且持续时间长,可达5年之久,复发时抗体水平又可升高。

(6)外周血淋巴细胞促凝血活性试验的阳性率超过80%,并且有较高的敏感性和特异性。

上列各项检查联合应用时,其诊断意义较大。若抗体和非特异性血清成分测定均为阳性,提示疾病处于活动期;若两者均为阴性,可排除活动期风湿热。抗体水平升高而非特异性血清成分测定呈阴性,表示在恢复期。

对于慢性咽部感染患者,应经常做心脏检查。对高度怀疑风湿热者可选择心电图和心脏超声检查。

四、诊断与鉴别诊断

(一)诊断

对风湿热尚无特异性的诊断标准。2002—2003年世界卫生组织制定了风湿热和风湿性心脏病诊断标准。主要依靠临床表现,辅以实验室检查。如具有两项主要表现,或一项主要表现加两项次要表现,并有先前链球菌感染的证据,可诊断为风湿热。

2015年美国心脏协会发布修订的Jones诊断标准,建议增加超声心动图检查。临床上应用上述标准时,对不典型的轻症或早期病例,容易漏诊和误诊。因此,具体诊断时必须全面考虑病情,综合分析,做好鉴别诊断。

(二)鉴别诊断

需要鉴别风湿热与关节炎、亚急性感染性心内膜炎、病毒性心肌炎、链球菌感染后状态(链球菌感染综合征)、系统性红斑狼疮等。

五、治疗

(一)一般治疗

患者在风湿热活动期必须卧床休息。若无明显心脏受损表现,在病情好转后,控制活动量,直至症状消失、血沉正常。若有心脏扩大、心包炎、持续性心动过速和明显心电图异常,在症状消失、血沉正常后仍需卧床休息3~4周。在恢复期亦应适当控制活动3~6个月。病程中宜进食易消化和富有营养的饮食。

(二)抗风湿治疗

常用的药物有水杨酸制剂和糖皮质激素。无心肌炎的患者不必使用糖皮质激素。

1. 水杨酸制剂

水杨酸制剂是治疗急性风湿热的最常用药物,对风湿热的退热、消除关节的炎症和血沉的恢复均有较好的效果。虽然该药有明显抑制炎症的作用,但不能去除病理改变,因而对防止心脏瓣膜病变无明显预防作用。常用阿司匹林,起始剂量:儿童每日 $80\sim100$ mg/kg,成人每日 $4\sim6$ g;分 $4\sim6$ 次口服。水杨酸钠每日 $6\sim8$ g,分 4 次服用。使用水杨酸制剂治疗风湿热应逐渐增加到预期剂量,直至取得满意的临床疗效。症状控制后剂量减半,维持 $6\sim12$ 周。使用水杨酸制剂,常有胃部刺激症状,如恶心、呕吐、食欲减退。此时可用氢氧化铝,不宜服用碳酸氢钠,因后者可减少水杨酸制剂在胃肠道的吸收,增加肾脏的排泄,并可促发或加重充血性心力衰竭。如患者不能耐受水杨酸制剂,可用其他非甾体抗炎药,如萘普生、吲哚美辛、双氯芬酸钠。

2. 糖皮质激素

临床研究表明,糖皮质激素与阿司匹林在对风湿热的疗效方面并无明显差别,且有停药后反跳现象和较多的不良反应。当急性风湿热患者出现心脏受累表现时,应及时加用糖皮质激素。激素治疗开始剂量宜足,可用泼尼松,成人每天 $60\sim80$ mg,儿童每天 2 mg/kg,分 $3\sim4$ 次口服。炎症控制、血沉恢复正常之后逐渐减量,以每天 $5\sim10$ mg 维持;总疗程需 $2\sim3$ 个月。病情严重者,可用氢化可的松,每天 $300\sim500$ mg 或地塞米松每天 $0.25\sim0.3$ mg/kg,静脉滴注。

(三)抗生素治疗

风湿热一旦确诊,即应给予一个疗程的青霉素治疗,以清除溶血性链球菌,即使咽培养呈阴性,亦应给予足疗程的治疗。溶血性链球菌感染持续存在或再感染均可使风湿热进行性恶化,因此根治链球菌感染是治疗风湿热必不可少的措施。一般应用普鲁卡因青霉素 40 万~80 万单位,每天 1 次,肌内注射,共 $10\sim14$ d;或长效青霉素(苯唑西林)120 万单位,肌内注射 1 次。对青霉素过敏者,可予口服红霉素,每天 4 次,每次 0.5 g,共 10 d。

(王宪斌)

第八章 血液内科疾病

第一节 缺铁性贫血

铁缺乏症(iron deficiency,ID)是体内长期铁负平衡的结果,最初引起体内贮存铁耗尽,继之红系细胞内发生缺铁,称为缺铁性红细胞生成(iron deficient erythropoiesis,IDE),最后才发生缺铁性贫血(iron deficiency anemia,IDA)。IDA 是体内贮存铁缺乏影响血红素合成所引起的贫血,其特点是骨髓、肝、脾等器官组织中贮存铁减少,血清铁、运铁蛋白饱和度和血清铁蛋白含量降低,呈典型的小细胞低色素性贫血。它是一种综合征,并非一种疾病。

一、病因

(一)营养因素

饮食中缺乏足够量的铁或食物结构不合理,导致铁的吸收和利用率降低。我国膳食中供铁量并不少,但铁来源的食物构成不合理,仅 20％的铁来源于动物食品。当生理性铁需要量增加时,就容易发生营养性 IDA。妇女一次月经平均失血量为 40～60 mL,相当于 20～30 mg铁,因此需铁量比男性多,为 2 mg/d;妊娠期为供应胎儿所需及分娩时失血所丢失的铁,估计一次正常妊娠要额外增加 960 mg 铁,妊娠中期、后期需铁量达 4～6 mg/d,单纯从饮食中难以获得。

(二)慢性失血

慢性失血是 IDA 常见的病因之一。如按每毫升血含铁 0.5 mg 计算,慢性长期失血,即使每天失血量为 3～4 mL,也足以引起缺铁。IDA 常是胃肠道肿瘤的首发表现,即使粪隐血试验呈阴性,也不能排除消化道出血。成年男性发生 IDA,一定要进行胃镜和肠镜检查。妇女缺铁的常见原因是月经量过多。在农村,钩虫感染是慢性消化道失血的原因。血尿、咯血、反复鼻出血、血红蛋白尿(如阵发性睡眠性血红蛋白尿)也是慢性失血的原因。

(三)吸收障碍

吸收障碍常见于胃全切除和胃次全切除后数年发生缺铁的情况。有消化性溃疡,长期服用 H_2 受体拮抗剂或质子泵抑制剂不致引起 IDA,但萎缩性胃炎可影响铁的吸收。慢性腹泻、累及十二指肠和近端空肠的小肠疾病引起铁吸收不良,并且随着大量肠上皮细胞脱落而失铁。幽门螺杆菌感染,幽门螺杆菌可能与宿主竞争可利用铁,减少铁的吸收;口服铁制剂常失效,根治该病后,口服铁剂疗效恢复。

(四)遗传性

遗传性 IDA 甚为罕见,近年有一种常染色体隐性遗传的铁难治性 IDA 被认识。由于 TMPRSS6(一种 Ⅱ 型跨膜丝氨酸蛋白酶,可抑制激活铁调素的信号通路)突变,导致铁调素高表达,阻断肠道铁吸收和铁再循环障碍,引起铁剂治疗无效的 IDA。

二、临床表现

IDA 的临床表现除了有贫血引起组织器官缺氧导致贫血的一般性表现外,还有组织缺铁导致的各种临床表现。因为许多影响细胞氧化还原过程的酶含有铁或为铁依赖酶,酶活力降低可产生多种临床表现:①可引起患儿的精神发育和行为改变,这可能和单胺氧化酶的活力降低、儿茶酚胺代谢紊乱有关;②劳动耐力降低,可能和细胞色素 C 及线粒体中 α-甘油磷酸氧化酶活力降低、肌红蛋白量减少、影响骨骼肌氧代谢有关;③细胞的免疫功能减弱,中性粒细胞的杀菌能力减低;④抗寒能力降低,三碘甲腺原氨酸(T_3)水平降低。严重 IDA 可导致黏膜组织变化和外胚叶营养障碍,出现口炎、舌炎、萎缩性胃炎和胃酸缺乏,皮肤干燥,毛发干枯、脱落,指甲扁平、脆薄易裂和出现反甲,甚至出现吞咽困难及异食癖。缺铁和感染的关系有待研究,缺铁患儿易发生感染,但过量补铁后感染反而增多。

三、实验室检查

(一)血常规

铁缺乏症早期无贫血。IDA 阶段贫血轻时呈正常红细胞性,严重时呈典型的低色素小细胞性贫血。成熟红细胞的大小不一,中心淡染区扩大。红细胞体积分布宽度(red cell volume distribution width,RDW)>0.14。网织红细胞计数大多正常,亦可降低或轻度升高。白细胞计数正常,如近期内有大量出血,中性粒细胞和血小板数可增多。

(二)骨髓象

幼红细胞轻度或中度增生,中幼红细胞比例增多。贫血严重的患者的幼红细胞体积偏小,核染色质致密,胞质减少,染色偏蓝,边缘不整齐,有血红蛋白形成不良的表现。骨髓铁染色显示骨髓小粒可染铁消失,铁粒幼红细胞低于 15%。富含骨髓小粒的涂片铁染色缺乏可染铁,是诊断缺铁的"金标准"。

(三)血清铁和总铁结合力测定

在 IDA 时,血清铁含量<8.95 μmol/L(50 μg/dL),总铁结合力(total iron-binding capacity,TIBC)>64.44 μmol/L(360 μg/dL),转铁蛋白饱和度(transferrin saturation,TS)<0.15。血清铁含量并非是缺铁的灵敏指标,且有昼夜变化,早晨高而夜间低,炎症性疾病、结缔组织病和恶性肿瘤都可使血清铁含量降低,肝细胞坏死可使血清铁含量升高。TIBC 的测定值较稳定。转铁蛋白饱和度<0.15 是 IDE 的指标。

(四)血清和红细胞内碱性铁蛋白的测定

常用放射免疫双抗体法测定红细胞铁蛋白,要先分离纯化红细胞,制备悬液。血清铁蛋白(serum ferritin,SF)和体内贮铁的相关性极好,1 μg/L 的 SF 相当于 8~21 mg 贮铁,可作为贮铁缺乏的指标。诊断单纯性缺铁,一般含量<20 μg/L 表示贮铁减少,SF 含量<12 μg/L 为贮铁耗尽;把红细胞碱性铁蛋白含量<6.5 μg/细胞作为缺铁指标。SF 含量是反映缺铁较敏感的指标,可用于早期诊断和人群的筛检,诊断 IDA 的敏感度为 92%,特异度为 83%。但 SF 含量易受感染、炎症、结缔组织病、肿瘤和肝病的影响而升高,而红细胞碱性铁蛋白则较少受上述因素的影响,更能正确地反映贮铁状态。

(五)红细胞游离原卟啉和血液锌原卟啉的测定

缺铁时锌原卟啉(zinc protoporphyrin,ZPP)和红细胞游离原卟啉(free erythrocyte

protoporphyrin，FEP)均可升高。FEP 和 ZPP 含量升高尚见于铅中毒、慢性感染、炎症、恶性肿瘤和铁粒幼细胞性贫血等。

(六)血清运铁蛋白受体(serum transferrin receptor，sTfR)测定

血清运铁蛋白受体是迄今反映 IDE 的最佳指标。sTfR 水平不受炎症、肝病和妊娠等因素的影响，可以较正确地反映缺铁，因此可用于妊娠期缺铁和慢性病贫血合并缺铁的诊断，其灵敏度和特异度均优于 SF。一般 sTfR 浓度>26.5 nmol/L(2.25 μg/mL)，可诊断缺铁。sTfR 的水平也可反映贫血患者骨髓幼红细胞的生成情况。有研究者认为可以采用复合参数，如 sTfR/SF 和 sTfR/logSF，后者更有助于慢性病贫血伴缺铁的诊断。

(七)网织红细胞血红蛋白量(reticulocyte hemoglobin content，CHr)的测定

诊断缺铁的标准为 CHr 低于 28pg。

四、诊断与鉴别诊断

1. IDA 的诊断

IDA 的诊断包括两个方面：确立是否是缺铁引起的贫血和明确引起缺铁的病因。对典型的 IDA 诊断不难，可根据病史、典型的低色素性贫血形态学改变以及缺铁指标阳性而获得诊断。国内诊断标准如下：①小细胞低色素性贫血，成年男性血红蛋白含量<120 g/L，女性血红蛋白含量<110 g/L，妊娠妇女血红蛋白含量<100 g/L；平均红细胞容积<80 fl，平均血红蛋白含量<27 pg，平均血红蛋白浓度<0.32；②血清铁蛋白含量<12 μg/L，血清铁含量<8.95 μmol/L，运铁蛋白饱和度<0.15，总铁结合力>64.44 μmol/L；③红细胞游离原卟啉含量>0.9 μmol/L 或血液锌原卟啉含量>0.96 μmol/L，或红细胞游离原卟啉含量/血红蛋白含量>4.5 μg/g；④sTfR>26.5 nmol/L；⑤骨髓铁染色提示骨髓小粒可染铁消失，铁粒幼红细胞比例$<15\%$。符合第 1 条和 2~5 条中的任何一条，可诊断为 IDA。

对早期缺铁的诊断需借助于实验室检查，常用的诊断标准为：单一 SF 含量$\leqslant 12$ μg/L 为贮铁缺乏，如加上下列三项指标，FEP 含量>1.78 μmol/L(100 μg/dL)全血，FEP 含量/血红蛋白含量>4.5 μg/g 和 TS<0.15 中两项异常，即可诊断为 IDE。铁剂治疗试验也是确定本症的方法之一。

2. 铁难治性 IDA

遗传性铁难治性 IDA 的诊断主要根据以下几条：①小细胞低色素性贫血，贫血往往呈轻度、中度，故有时在成人期才被发现。红细胞数量会有轻度增多，网织红细胞数减少；②铁代谢异常，血清铁含量和运铁蛋白饱和度下降，而多数患者的铁蛋白正常；③铁调素含量正常或升高；④口服铁剂无效，静脉补铁起效慢，贫血仅能部分纠正；⑤有家族遗传性，基因检测可发现 TMPRSS6 突变，存在多种基因突变类型，如 S304L、K225E、K253E、G228D、R446W、V736A；⑥排除营养性 IDA 及其他遗传性 IDA，如无运铁蛋白血症、二价金属转运蛋白Ⅰ(DMTⅠ)突变。

3. 鉴别诊断

低色素性贫血可见于珠蛋白生成障碍性贫血、血红蛋白病和铁粒幼细胞性贫血等。功能性缺铁指患者体内总铁量并不少，但铁被锁定在巨噬细胞，不能释放供幼红细胞合成血红蛋白，常见于慢性病贫血和肾衰长期血液透析患者，也可有小细胞低色素性贫血。珠蛋白生成障碍性贫血和血红蛋白病患者的血清铁、TS、SF 和骨髓可染铁均增多。铁粒幼细胞性贫血血清

铁含量升高而 TIBC 降低,骨髓涂片铁染色可见典型的环形铁粒幼细胞。慢性病贫血患者的血清铁含量降低,TIBC 正常或降低,SF 正常或增多,骨髓小粒可染铁增多,铁粒幼细胞减少。

五、治疗

(一)病因治疗

病因治疗相当重要,因为 IDA 是一种综合征,不能只顾补铁治疗而忽略其基础疾病的治疗,如果延误了胃肠道肿瘤的诊断和治疗,其后果不堪设想。

(二)口服铁剂

口服铁剂是治疗 IDA 的首选方法。口服铁剂的种类很多,可分三类:无机铁、有机铁及血红素铁。硫酸亚铁是口服铁剂中的标准制剂,但它是无机铁剂,故胃肠反应大,主要和含有的游离铁离子有关。有机铁剂的胃肠反应小,以多糖铁复合物的胃肠反应最小;琥珀酸亚铁不仅含铁量高且吸收好,生物利用度高,不良反应又小,较常用。成人治疗剂量以每天 150~200 mg 元素铁为宜,预防剂量为每天 10~20 mg 元素铁。为减少硫酸亚铁的胃部刺激反应,宜在餐后服用。较大剂量维生素 C(每 30 mg 铁剂至少口服 200 mg)或琥珀酸可增加铁剂的吸收,忌同时服用铁剂与茶,钙盐及镁盐亦可抑制铁的吸收,应避免同时服用。

口服铁剂有效者的网织红细胞在治疗后 3~4 d 即开始增多,第 10 d 达高峰,随后血红蛋白含量上升,一般需要治疗 2 个月左右,血红蛋白含量恢复正常。贫血纠正后至少需要继续治疗 3 个月或使 SF 恢复到 50 μg/L 以补足贮存铁,总疗程一般需要 3~6 个月,否则易复发。

口服铁剂的不良反应有恶心、上腹痛、便秘和腹泻。如治疗 3 周无反应,应检查诊断是否准确,患者是否按医嘱服药、有无活动性出血、有无铁吸收障碍、有否干扰铁吸收和利用的因素。

(三)注射铁剂

注射铁剂常用低分子右旋糖酐氢氧化铁复合物注射液、蔗糖铁注射液及葡萄糖酸铁钠注射液。注射铁剂推荐静脉注射。静脉注射过快(>100 mg/min)可致局部静脉疼痛、发红及有金属味,但时间很短,只要缓慢注射症状即可消失。全身反应包括即刻及延迟反应;即刻反应有低血压、头痛、恶心、荨麻疹,罕有过敏反应,但严重的可致命;延迟反应包括淋巴结肿大、肌痛、关节痛、发热等。严重过敏反应甚少见,主要见于右旋糖酐铁,发生率约 0.7%,使用葡萄糖酸铁钠后严重过敏反应的发生率为 0.04%,使用蔗糖铁后严重过敏反应的发生率则更低。长期过量应用会增加氧化应激和感染的风险。

注射铁剂应严格掌握指征:①不能耐受口服铁剂或口服无效者,如做过胃大部切除、小肠旁路手术的患者,乳糜泻、萎缩性胃炎、炎症性肠病等消化道疾病患者;②需要尽快补铁的患者;③长期血透,不能维持铁平衡或有功能性缺铁,同时应用红细胞生成素治疗者。

静脉补铁后,4~5 d 网织红细胞数上升,1 周后血红蛋白含量上升,6 周可达正常水平。如治疗目标为 SF 含量>50 μg/L,常需 4~6 个月。注射铁剂的具体用法如下:低分子右旋糖酐氢氧化铁复合物注射液(100 mg/支),可以肌内注射、静脉推注和静脉滴注。采用静脉滴注,首次使用前先做过敏试验,把 25 mg 该药溶于 50 mL 生理盐水中,静脉滴注 5 min 以上,如 60 min 后无不良反应,即可静脉滴注。右旋糖酐铁 100 mg(2 mL)用 0.9% 的氯化钠注射液稀释至 100 mL,30 min 内滴注完毕,开始要慢。1 周 2~3 次,可根据补铁总量决定。如采用一次性滴注的给药方法,应把右旋糖酐铁 500 mg(10 mL)稀释至 500 mL,静脉滴注 1~2 h。

也可不经稀释肌内注射,每次 100 mg。

对于蔗糖铁注射液(100 mg/支),可以静脉推注和静脉滴注,不建议肌内注射。静脉滴注时只能用生理盐水稀释,将 100 mg(5 mL)稀释于 100 mL 生理盐水中,静脉滴注。如为首次使用,可以做过敏试验(也可以不做,由医师决定),即将上述溶液的 25 mL 缓慢滴注,如无反应,即可将剩余剂量在 30 min 内输完。也可以不经稀释直接静脉推注,100 mg(5 mL)至少推注 5 min,每次最大推注剂量为 200 mg(10 mL)。将 125 mg(10 mL)葡萄糖酸铁钠(62.5 mg/支)用 0.9% 的生理盐水稀释,静脉滴注 1 h。

(安立才)

第二节 巨幼细胞贫血

巨幼细胞贫血是脱氧核糖核酸(DNA)合成障碍导致的贫血,主要由体内缺乏维生素 B_{12} 或叶酸所致,亦可由获得性 DNA 合成障碍而引起。特点是呈大红细胞性贫血,骨髓内出现巨幼红细胞,粒系、巨核系也可出现巨幼样变。巨幼细胞易在骨髓内破坏,出现无效性红细胞生成。缺乏维生素 B_{12} 或叶酸所致巨幼细胞贫血是一个逐渐发展的过程,最初是体内叶酸或维生素 B_{12} 储备减少,继之引起叶酸或维生素 B_{12} 缺乏症,最后才引起形态学呈典型表现的巨幼细胞贫血。

一、病因

(一)维生素 B_{12} 缺乏症

1. 摄入不足,需要量增加

摄入不足,需要量增加即营养性维生素 B_{12} 缺乏症。单纯由摄入维生素 B_{12} 不足引起的巨幼细胞性贫血罕见,仅见于长期严格素食者。摄入不足而需要量增加见于妊娠妇女,婴幼儿,溶血性贫血、感染、甲状腺功能亢进及恶性肿瘤患者等。妊娠期维生素 B_{12} 缺乏可致流产、早产、胎儿宫内发育延迟及神经管发育缺陷。

2. 食物蛋白中维生素 B_{12} 释放障碍

30%～50% 的老年人有维生素 B_{12} 储备不足,主要与萎缩性胃炎和胃酸缺乏导致食物蛋白中维生素 B_{12} 释放障碍有关。幽门螺杆菌感染及胃酸缺乏导致小肠细菌过度生长均可加重维生素 B_{12} 缺乏。长期服用剂量较大的 H_2 受体拮抗剂和质子泵抑制剂也能使胃酸分泌减少,引起维生素 B_{12} 吸收障碍。

3. 内因子缺乏

巨幼细胞贫血患者可因胃大部切除或全胃切除以及自身免疫性破坏(恶性贫血)而胃壁细胞数量减少、胃酸缺乏,导致内因子缺乏,影响维生素 B_{12} 的吸收。全胃切除术后发生巨幼细胞贫血的平均时间为 5 年(一般为 2～10 年),30%～40% 的次全胃切除者有内因子缺乏导致的维生素 B_{12} 吸收不良。罕见病例有先天性分泌无活性的内因子。恶性贫血是西方人群最常见的维生素 B_{12} 缺乏症,主要累及 60 岁以上人群。恶性贫血是自身免疫性胃炎发展到后期的表现,这种慢性胃炎仅累及胃体,称为 A 型萎缩性胃炎,引起大量胃壁细胞破坏,从自身免疫性胃炎发展到恶性贫血需要 20~30 年。自身免疫性胃炎患者的血清中存在抗胃壁细胞抗体,恶性贫血患者体内存在内因子抗体。内因子抗体有两型:Ⅰ型抗体能阻断维生素 B_{12} 与内因子相结合,故又称为阻断抗体;Ⅱ型抗体能阻止内因子-维生素 B_{12} 复合体与回肠末端 Cubam 受体相结合,从而阻止维生素 B_{12} 的吸收,故又称结合抗体。

4. 维生素 B_{12} 吸收障碍

小肠疾病引起维生素 B_{12} 吸收障碍包括胰蛋白酶分泌不足,导致 R 蛋白降解障碍;佐林格-埃利森综合征可灭活内源性胰蛋白酶;热带/非热带口炎性腹泻、克罗恩病、小肠淋巴瘤等引起吸收不良综合征,都可导致维生素 B_{12} 吸收障碍;末端回肠具有丰富的 Cubam 受体,如果回肠切除过多就会影响维生素 B_{12} 的吸收。

5. 药物诱发维生素 B_{12} 缺乏

二甲双胍可抑制内因子和胃酸的分泌,抑制转运维生素 B_{12} 进入肠黏膜细胞;考来烯胺、秋水仙碱和新霉素等均可抑制维生素 B_{12} 进入肠上皮。NO_2 可灭活维生素 B_{12},引起功能性细胞内维生素 B_{12} 缺乏。

6. 遗传性维生素 B_{12} 缺乏

遗传性维生素 B_{12} 缺乏见于 Cubam 受体遗传性缺陷引起维生素 B_{12} 选择性吸收障碍综合征和先天性转钴蛋白Ⅱ(TCⅡ)缺乏。

(二)叶酸缺乏症

叶酸缺乏症的主要病因:摄入量不足,需要量增加;酗酒和慢性酒精性肝硬化;肠道吸收不良;药物诱发;遗传因素引起叶酸代谢障碍。

(三)其他疾病

维生素 B_1 反应性巨幼细胞贫血是一种常染色体隐性遗传性疾病,主要特征是巨幼细胞贫血、糖尿病、感觉神经性耳聋、白细胞和血小板不同程度地减少、骨髓中可见环形铁粒幼细胞。主要是 SLC19A2 基因缺陷,该基因编码维生素 B_1 转运蛋白。大剂量维生素 B_1 治疗可能有效。

二、临床表现与类型

维生素 B_{12} 的临床表现和叶酸缺乏的临床表现基本相似,都可引起巨幼细胞贫血、白细胞和血小板减少以及消化道症状,如食欲减退、腹胀、腹泻及舌炎,以舌炎最为突出,舌质红,舌乳头萎缩,表面光滑,俗称"牛肉舌",伴疼痛。维生素 B_{12} 缺乏时常伴神经系统表现,如乏力、手足麻木、感觉障碍、行走困难、亚急性或慢性脊髓后侧索联合变性表现。叶酸缺乏可引起情感改变,补充叶酸后症状即可消失。维生素 B_{12} 缺乏尚可影响中性粒细胞的功能。巨幼细胞贫血的主要临床类型如下。

(一)营养性巨幼细胞贫血

营养性巨幼细胞贫血以叶酸缺乏为主,我国以西北地区较多见。患者常有营养缺乏病史,新鲜蔬菜的摄入量少又极少摄入荤食,加上饮食和烹调习惯不良,因此常伴有复合性营养不良表现,如缺铁,缺乏维生素 B_1、维生素 B_2、维生素 C 及蛋白质。该病好发于妊娠期和婴儿期。1/3 的妊娠妇女有叶酸缺乏,妊娠期营养不良性巨幼细胞贫血常发生于妊娠中末期和产后,感染、饮酒、妊娠高血压综合征以及合并溶血、缺铁及分娩时出血过多均可诱发该病。婴儿期营养不良性巨幼细胞贫血好发于 6 个月至 2 岁的婴幼儿,母亲有营养不良、患儿并发感染及维生素 C 缺乏易发生该病,维生素 C 有使叶酸免受破坏的作用。

(二)恶性贫血

恶性贫血系胃壁细胞自身免疫性(毒性 T 淋巴细胞)破坏,胃黏膜萎缩,导致内因子缺乏,发生维生素 B_{12} 吸收障碍。多数病例发生在 60 岁以上,发病率随年龄增长而增大,但也有少数幼年型恶性贫血,可能和内因子先天性缺乏或异常及回肠黏膜受体缺陷有关。90% 左右的患者血清中有抗胃壁细胞抗体,60% 的患者血清及胃液中有内因子抗体,有的可找到甲状腺抗体,恶性贫血可见于甲状腺功能亢进、慢性淋巴细胞性甲状腺炎、类风湿关节炎等,胃镜检查可见胃黏膜显著萎缩,有大量淋巴细胞、浆细胞的炎性浸润。该病和遗传也有一定关系,患者的家族中的患病率比一般人群高。脊髓后侧索联合变性和周围神经病变发生于 70%~95% 的病例,也可先于贫血出现。胃酸缺乏显著,注射组胺后仍无游离酸。

(三)药物性巨幼细胞贫血

引起该病的药物包括干扰叶酸或维生素 B_{12} 吸收和利用的药物以及抗代谢药等。药物性巨幼细胞贫血可分两大组:一组是用叶酸或维生素 B_{12} 治疗有效者,另一组是应用上述药物无效者。

三、诊断与鉴别诊断

(一)确定巨幼细胞贫血

主要依据血细胞的形态学特点结合临床表现进行诊断。血常规最突出的表现为大卵圆形红细胞增多,且中央苍白区缩小,中性粒细胞核分叶过多。平均红细胞体积常大于 110 fl,平均红细胞血红蛋白含量常大于32 pg。中性粒细胞核分叶过多具有特征性,血中 5 叶以上的中性粒细胞超过 5%,或找到6 叶以上的中性粒细胞,或 100 个中性粒细胞的核叶平均数超过 3.5,或 5 叶以上和 4 叶以下中性粒细胞的比值超过 0.17,均具有诊断价值。重症病例常呈全血细胞减少,网织红细胞减少。因无效造血,血清间接胆红素含量可轻度升高,血清乳酸脱氢酶含量升高。骨髓呈增生象,巨幼红细胞系列占骨髓细胞总数的30%~50%,其中巨原红细胞及巨早幼红细胞可达半数以上,需注意在维生素 B_{12} 或叶酸治疗开始后6~24 h找不到典型的巨幼红细胞。中性粒细胞分叶过多要早于巨幼红细胞的出现,粒系巨型变在治疗后的恢复要迟于巨幼红细胞。巨幼红细胞糖原染色呈阴性。该病细胞形态学的改变具有一定的特征性,但必须注意应鉴别该病和引起全血细胞减少、大细胞性贫血及骨髓有巨幼样改变的疾病,特别是骨髓增生异常综合征中的难治性贫血、急性髓系白血病中的红血病和红白血病、甲状腺功能减退、先天性红细胞生成异常性贫血等。诊断有困难时应做诊断性治疗,即肌内注射维生素 B_{12} 和让患者口服叶酸后观察患者是否有临床症状改善,网织红细胞是否增多,巨幼红细胞形态是否迅速消失以及血红蛋白含量是否上升,从而达到确诊目的。发生巨幼细胞贫血时,血清铁含量、运铁蛋白饱和度、血清和红细胞碱性铁蛋白含量均升高,如降低,则表示缺铁。

(二)确定维生素 B_{12} 或叶酸缺乏症的主要依据

主要依据是血清维生素 B_{12}、血清及红细胞叶酸、血清同型半胱氨酸及甲基丙二酸的测定等。

(三)确定维生素缺乏的原因

需要借助病史、体检、胃肠道检查及寄生虫检查分析维生素缺乏的病因。疑有恶性贫血,则需要测定血清内因子抗体和血清抗胃壁细胞抗体。

四、治疗

(一)补充治疗

根据缺什么补什么的原则,应补足应有的贮存量。维生素 B_{12} 缺乏,可肌内注射维生素 B_{12}。最常用的药为氰钴胺,每次剂量为 $500\sim1\,000\ \mu g$,开始每天 1 次,连续使用 1 周,然后改为每周 2 次,共用2 周,然后每周 1 次,共 4 周;维持量为每月 1 次,每次 $1\,000\ \mu g$,肌内注射,直到去除病因。凡恶性贫血者、胃切除者、维生素 B_{12} 选择性吸收障碍综合征患者及先天性内因子缺乏者,需终身维持治疗。对有神经系统症状的患者,治疗剂量比较大。也可选用维生素 B_{12} 的其他制剂,如羟钴胺、甲钴胺。羟钴胺在组织潴留时间比氰钴胺长,因此可每 $1\sim3$ 个月肌内注射 1 次。可口服晶体型维生素 B_{12},但需要较大剂量。因为只有 $1\%\sim2\%$ 的口服维生素 B_{12} 可通过肠道被动弥散吸收。氰钴胺每天 $1\sim2\ mg$,口服,连续 3 个月,维持量为每天 $500\ \mu g$,用于摄入量不足及对食物中钴胺吸收不良的患者,对恶性贫血患者需要每天口服 $1\sim2\ mg$ 来维持。用维生素 B_{12} 治疗 $1\sim2$ 个月,贫血被纠正,6 个月左右神经系统症状改善。对于维生素 B_{12} 缺乏不可单用叶酸治疗,因会加重神经系统损害。一般不需要输血,给予足量的药物 $2\sim3\ d$ 患者的状况就会有极大的改善。

缺乏叶酸者可口服叶酸,每日 3 次,每次 5 mg。对肠道吸收不良者可肌内注射亚叶酸钙(甲酰四氢叶酸钙) $3\sim6\ mg/d$,直至贫血和病因被纠正。如不能明确是缺乏维生素 B_{12} 还是缺乏叶酸,也可以联合应用维生素 B_{12} 和叶酸。有研究者认为对营养性巨幼细胞贫血,合用维生素 B_{12} 和叶酸比单用叶酸效果好。补充治疗开始后 1 周网织红细胞数升高达到高峰,2 周内白细胞和血小板恢复正常,$4\sim6$ 周贫血被纠正。

(二)其他原因导致的巨幼细胞贫血

巨幼细胞贫血如果是药物因素导致的,尽可能减量或停药。亚叶酸(5-甲酰基四氢叶酸)可以有效对抗叶酸拮抗剂抑制二氢叶酸还原酶的作用,剂量为 $100\sim200\ mg/d$。对铁粒幼细胞性贫血的巨幼变,可以试用维生素 B_6,剂量必须达到 $100\ mg/d$ 才有效。对维生素 B_1 反应性巨幼细胞贫血用维生素 B_1 治疗,剂量 25 mg/d,成人反应较差。

(三)病因治疗和其他辅助治疗

应积极去除病因,治疗原发疾病。上述治疗后如贫血改善不满意,要注意是否合并缺铁,重症病例因大量红细胞新生也可出现相对性缺铁,要及时补充铁剂。补充治疗后严重病例的血钾可突然降低,因为大量血钾进入新生的细胞内,所以要及时补钾,尤其对老年患者及原有心血管病者。对营养性巨幼细胞贫血患者可同时补充维生素 C、维生素 B_1 和维生素 B_6。

(安立才)

第三节　中性粒细胞减少症与粒细胞缺乏症

正常白细胞总数为 $(3.5\sim9.5)\times10^9/L$。白细胞计数 $<3.5\times10^9/L$ 称为白细胞减少症。因为中性粒细胞在白细胞中占大部分 $(50\%\sim70\%)$,所以白细胞减少在大多数情况下是中性粒细胞减少所致。中性粒细胞绝对计数 $<1.5\times10^9/L$ 称为中性粒细胞减少症,中性粒细胞绝

对计数$<0.5\times10^9$/L 称为粒细胞缺乏症,简称粒缺,为重症粒细胞减少症,极易发生严重的、难以控制的感染。

一、病因

(一)先天性中性粒细胞减少症

先天性中性粒细胞减少症为一组罕见的先天性遗传性疾病,多见于婴幼儿,有三种类型:①严重先天性中性粒细胞减少症(大多具有 ELANE 基因突变);②周期性中性粒细胞减少症:每间隔 21 d 发作粒缺 1 次,每次持续 3~5 d;③伴随其他先天性综合征,包括一些免疫缺陷和代谢异常综合征同时出现的中性粒细胞减少症。此外,尚有种族性和良性家族性中性粒细胞减少症。

(二)获得性继发性中性粒细胞减少症

获得性继发性中性粒细胞减少症主要包括药物诱发中性粒细胞减少症、骨髓损伤引起中性粒细胞减少、感染相关中性粒细胞减少症、免疫性中性粒细胞减少症、慢性特发性中性粒细胞减少症。中性粒细胞减少尚见于巨幼细胞贫血、阵发性睡眠性血红蛋白尿、脾功能亢进症、补体激活综合征(边缘池粒细胞增多)及假性粒细胞减少等。

二、临床表现与诊断

1.临床表现

中性粒细胞减少症患者除乏力外并无特殊临床表现。其临床表现主要与原发病和中性粒细胞减少引起的各种感染有关。中性粒细胞减少症患者发生感染的概率和中性粒细胞减少的程度和持续时间呈正相关;当中性粒细胞数小于 0.1×10^9/L、小于 0.5×10^9/L、小于 1.0×10^9/L、小于 1.5×10^9/L,发生感染的概率分别为 53%、36%、20%、9%~10%;随中性粒细胞减少的程度加重,感染严重度也加重。粒细胞缺乏持续 10 d,几乎 100%的患者有感染,超过 1 周真菌和特殊病原菌的感染概率就大大提高。严重粒缺患者常起病急骤,突然畏寒、高热、周身不适。肺、泌尿系统、口咽部、肛周和皮肤是常见的感染部位,黏膜可有坏死性溃疡。因为介导炎症反应的粒细胞缺乏,所以感染的局部表现可不明显。例如,严重的肺炎在胸片上仅见轻微浸润,亦无脓痰;严重的皮肤感染不形成脓液;肾盂肾炎不出现脓尿。感染极易迅速播散,发展为败血症,若不积极救治则病死率甚高。

2.临床特点

要注意中性粒细胞减少症的临床特点,中性粒细胞减少方式是否为暂时性、慢性或周期性。要注意中性粒细胞减少是单纯粒细胞减少还是同时伴贫血和血小板减少。分析患者的发病年龄对诊断也有帮助,如无原发病,新生儿粒细胞减少很可能是同种免疫性粒细胞减少症或先天性中性粒细胞减少症,婴幼儿期以原发性自身免疫性中性粒细胞减少症最为常见,成人慢性中性粒细胞减少以慢性肝病、继发性自身免疫性中性粒细胞减少症及慢性特发性中性粒细胞减少症为多见;以急性粒细胞缺乏起病,有药物暴露史,病情凶险最可能是特应性药物性粒细胞缺乏症。

3.急性中性粒细胞缺乏症

外周血粒细胞数低于 0.5×10^9/L,粒细胞只占 1%~2%,甚至更少,粒细胞核呈固缩,胞质中出现空泡及粗大颗粒,淋巴细胞及单核细胞相对增多。骨髓象有两型:①再生障碍型,骨髓增生极度低下,几乎不见各期粒细胞,浆细胞、淋巴细胞及网状细胞增多;②成熟停滞型,骨髓增生尚可,但粒细胞仅见于早幼粒细胞,中幼粒阶段以下几乎不见,而红细胞系及巨核细胞系正常。

再生障碍型的预后比成熟停滞型的预后更差。在恢复期,外周血粒细胞数增加,有时甚至出现类白血病反应。

三、诊断

下列实验室检查可明确粒细胞减少的原因。①骨髓粒细胞贮备功能检测:用肾上腺糖皮质激素可使骨髓粒细胞释放,以了解骨髓贮备粒细胞的量及释放功能。静脉滴注氢化可的松 200 mg 或口服泼尼松 40 mg,5 h 后白细胞计数较用药前增加 $2 \times 10^9/L$ 以上者为正常。②粒细胞边缘池功能检测:皮下注射肾上腺素 0.2 mg,20 min 后白细胞计数较注射前升高 $2 \times 10^9/L$ 或为注射前的 2 倍以上,提示粒细胞过多地聚集于血管壁或血窦的内皮细胞上(边缘池)。如无脾大,则可考虑为假性粒细胞减少。③白细胞凝集素或中性粒细胞抗体检测:免疫性粒细胞减少者的粒细胞表面和血清中可测得抗体,但多次输血者或经产妇亦可呈阳性;④体外骨髓细胞培养:观察粒细胞集落形成单位,可了解干细胞和骨髓基质有无缺陷。

四、治疗

中性粒细胞减少症的治疗原则和方法取决于其病因、中性粒细胞减少的严重度和是否合并有感染性发热。

1. 急性粒细胞缺乏症伴感染性发热

对急性粒细胞缺乏症伴感染性发热应按急重症处理,应立即抽取血、尿等有关标本进行病原微生物培养,按经验性治疗的"广覆盖"原则立即用抗生素来治疗,遇严重感染者应遵循"广谱、高效、足量"的原则,选用杀菌剂并静脉给药,不能有丝毫延误。立即选用人重组粒细胞(粒-单核细胞)集落刺激因子 rhG-CSF 和 rhGM-CSF,rhG-CSF 较 rhGM-CSF 作用强而快,常用剂量为 $5 \sim 10\ \mu g/(kg \cdot d)$,皮下注射,待粒细胞上升到 $0.5 \times 10^9/L$ 以上可停用。如合并严重感染而无法用抗生素控制,rhG-CSF 治疗无效,应选择输注粒细胞,每天输注 1 次,连续 $3 \sim 4\ d$,输注时应加过滤器。

2. 粒细胞缺乏症不伴感染性发热

对粒细胞缺乏症不伴感染性发热者应立即给予住院保护性隔离,最好将其收住于层流病房,用杀菌性漱口液做常规口腔护理,保持大便柔软而通畅,清洗肛门、外阴部位,保持皮肤清洁,当中性粒细胞数 $< 0.2 \times 10^9/L$ 应预防性使用抗生素和抗真菌药。同时及时选用 rhG-CSF。

3. 慢性良性中性粒细胞减少症

除积极寻找粒细胞减少的原因外,可选用口服的促进白细胞增生药(如利血生、脱氧核苷酸、碳酸锂),但均缺乏肯定疗效,可选用 $1 \sim 2$ 种,每 $4 \sim 6$ 周更换一组,直到有效,若连续数月无效,可不必继续使用。

4. 病因治疗

应立即停用可疑药物和避免与毒物接触,对免疫介导的中性粒细胞减少症应选用免疫抑制剂治疗,大颗粒淋巴细胞增多症可选用小剂量 MTX 和 CsA 治疗。只有积极治疗原发病,中性粒细胞减少才有可能恢复。

5.特殊治疗

异基因骨髓移植适用于先天性中性粒细胞减少症和先天性造血衰竭综合征的治疗。对费尔蒂综合征和脾功能亢进可选用脾切除治疗。

（安立才）

第四节　原发免疫性血小板减少症

原发免疫性血小板减少症是一种获得性免疫介导的血小板减少疾病。目前将该病定义为外周血小板少于 $100×10^9/L$，没有其他引起血小板减少的诱因或基础疾病。原发免疫性血小板减少症是较为常见的出血性疾病，年发病率为 $(5～10)/10^6$，育龄期女性发病率高于男性，其他年龄阶段，男性的原发免疫性血小板减少症发病率与女性无差别。成年人中的典型病例一般为隐匿发病，病前无明显的病毒感染或其他疾病史，病程为慢性过程。儿童的病程一般短暂，80%的患儿在 6 个月内自发缓解。

一、病因与发病机制

原发免疫性血小板减少症的经典发病机制是自身抗体致敏的血小板被单核-巨噬细胞系统过度破坏，近年来细胞免疫介导的血小板减少亦在原发免疫性血小板减少症的发病中起着重要作用。

该病的主要发病机制：患者对自身抗原的免疫失耐受，导致免疫介导的血小板破坏增多和免疫介导的巨核细胞产生血小板相对不足。

二、临床表现

新诊断的原发免疫性血小板减少症发病前1～3周，84%的儿童患者有急性上呼吸道或其他病毒感染史，部分发生在预防接种之后，起病急，血小板显著减少，可有轻度发热、畏寒，突然发生广泛而严重的皮肤黏膜紫癜，甚至出现大片瘀斑。黏膜出血多见于鼻腔、齿龈，口腔可有血疱。胃肠道及泌尿道出血并不少见，不到1%的患儿发生颅内出血而危及生命。如果患者头痛、呕吐，则要警惕颅内出血的可能。原发免疫性血小板减少症患者的出血表现在一定程度上与血小板计数有关，血小板数为 $(20～50)×10^9/L$，轻度外伤即可引起出血，少数为自发性出血，如产生瘀斑、瘀点，血小板数 $<20×10^9/L$，有严重出血的危险。皮肤紫癜、瘀斑、瘀点多见，静脉穿刺点周围可见瘀斑，一般无皮下或关节血肿。可有鼻、牙龈及口腔黏膜出血，口腔血疱见于严重血小板减少，女性月经过多有时是唯一症状，泌尿道及胃肠道出血分别表现为血尿及黑便，呕血少见。脾通常不大。

三、实验室检查

（一）外周血细胞计数

原发免疫性血小板减少症的特点是外周血只有血小板减少而其他各系血细胞数都在正常范围。部分患者失血导致缺铁，可有贫血存在。有单纯原发免疫性血小板减少症，网织红细胞计数基本正常。

（二）外周血涂片

需排除乙二胺四乙酸依赖性血小板凝集而导致的假性血小板减少；出现破碎红细胞应排除血栓性血小板减少性紫癜（thrombotic thrombocytopenic purpura，TTP）和溶血尿毒综合征（hemolyticuremic syndrome，HUS）；出现的巨血小板或微小血小板过多，需考虑遗传性血小板减少症。

（三）骨髓检查

原发免疫性血小板减少症患者的骨髓呈增生象，巨核细胞数可正常或增多，有成熟障碍，产血小板的巨核细胞数明显减少。

（四）HIV 和丙型肝炎病毒（HCV）检测

对疑似原发免疫性血小板减少症的成人患者均应进行 HIV 和 HCV 检查。有时很难鉴别 HIV 及 HCV 感染引起的血小板减少与原发免疫性血小板减少症。

（五）免疫球蛋白定量

常规测定血清 IgG、IgA、IgM 水平。低水平的免疫球蛋白常提示常见变异型免疫缺陷病或选择性 IgA 缺陷症。

（六）其他实验室检查

抗 GPⅡb/Ⅲa、GPⅠb/Ⅸ等抗血小板自身抗体的测定有助于鉴别免疫性和非免疫性血小板减少，目前采用 MAPIA 法检测。贫血伴有网织红细胞计数升高时应做直接抗人球蛋白试验。通常原发免疫性血小板减少症患者的血清血小板生成素水平正常，网织血小板计数增加。测定甲状腺功能、甲状腺球蛋白抗体和促甲状腺激素（TSH）对鉴别患者是否出现临床甲状腺疾病有意义。部分慢性感染也出现血小板减少。血清学或 ^{14}C 呼气试验可确定是否存在幽门螺杆菌感染。

四、诊断与鉴别诊断

（一）原发免疫性血小板减少症的诊断

诊断根据病史，家族史，皮肤、黏膜出血症状。其诊断要点如下：①至少 2 次检查结果为血小板计数减少，血细胞形态无异常；②脾一般不大；③骨髓中巨核细胞数正常或增多，伴有成熟障碍；④须排除其他继发性血小板减少症。

对由药物引起的血小板减少应仔细询问服药史；先天性血小板减少性紫癜与该病相似，应调查家族史，必要时检查其他家庭成员加以区别；结缔组织疾病早期的表现可能仅有血小板减少，对血小板减少患者应进行相关实验室检查；伴有血栓形成者注意抗磷脂综合征，应询问流产史及检测抗磷脂抗体加以鉴别；伴有溶血性贫血，应考虑为伊文思综合征；伴有中度以上脾大，应考虑脾功能亢进，除血小板减少外还有白细胞减少及贫血；血涂片中出现红细胞碎片提示血小板减少可能与血栓性微血管病有关；DIC 患者有多项凝血功能检查异常；获得性单纯无/低巨核细胞性血小板减少症患者可仅表现为血小板减少，但其骨髓中巨核细胞缺如或减少；白血病、淋巴系统增生性疾病、骨髓瘤及骨髓增生异常综合征等均可有血小板减少，骨髓检查可资鉴别；此外 HIV 感染者亦有血小板减少，可通过检测 HIV 抗体及 $CD4^+$ 细胞数值下降等加以鉴别；对幽门螺杆菌感染呈阳性者予以抗幽门螺杆菌治疗，若治疗有效，血小板计数上升则为幽门螺杆菌所致的继发性原发免疫性血小板减少症；血小板生成素有助于鉴别原发免疫性血小板减少症与不典型再生障碍性贫血或低增生性骨髓增生异常综合征。

（二）按疾病发生的时间及其治疗情况分期

1.新诊断的原发免疫性血小板减少症

新诊断的原发免疫性血小板减少症指确诊后 3 个月以内的原发免疫性血小板减少症。

2.持续性原发免疫性血小板减少症

持续性原发免疫性血小板减少症指确诊后 3～12 个月血小板持续减少的原发免疫性血小板减少症,包括没有自发缓解或停止治疗后不能维持完全缓解。

3.慢性原发免疫性血小板减少症

慢性原发免疫性血小板减少症指血小板减少持续超过 12 个月的原发免疫性血小板减少症。

4.重症原发免疫性血小板减少症

重症原发免疫性血小板减少症指血小板少于 $10×10^9/L$,且就诊时存在需要治疗的出血症状或常规治疗中发生新的出血症状,需要用其他升高血小板药物来治疗或增加现有治疗的药物剂量。

5.难治性原发免疫性血小板减少症

难治性原发免疫性血小板减少症满足以下 3 个条件:①脾切除后无效或者复发;②仍需要治疗以降低出血的危险;③排除其他原因引起的血小板减少症,确诊为原发免疫性血小板减少症。

五、治疗

原发免疫性血小板减少症的治疗应个体化。一般说来对血小板计数>$50×10^9/L$、无出血倾向者可观察并定期检查;血小板计数为$(20～50)×10^9/L$,则要视患者的临床表现、出血程度及风险而选择治疗方法;对血小板<$20×10^9/L$者应予治疗。出血倾向严重的患者应卧床休息,避免外伤,避免服用影响血小板功能的药物。该病治疗的目的是控制出血症状,减少血小板的破坏,但不强调将血小板计数提高至正常值,以确保患者不因出血发生危险,又不因过度治疗而出现严重不良反应。

（一）原发免疫性血小板减少症的初始治疗

1.肾上腺糖皮质激素治疗

使用糖皮质激素是标准的初始治疗方式,但应注意其不良反应。泼尼松的常用起始剂量为1 mg/(kg·d),亦可选用泼尼松龙或氢化可的松。有反应的患者一周内血小板开始上升,2～4 周内达峰值,稳定后逐渐减量至 5～10 mg/d 维持,3～6 个月后停药,维持用药不超过1 年。约 70%～90% 的患者有不同程度的缓解,15%～50% 的患者血小板恢复正常。治疗4 周后血小板仍低于 $30×10^9/L$ 且增加不到基础值的两倍者,表明激素无效。短程地塞米松治疗方法为 40 mg/d,共 4 d,对约 85% 的患者有效。若在 6 个月内血小板计数再次降至$20×10^9/L$以下,则可重复一次,然后以泼尼松 15 mg/d 维持,并渐渐减量。

2.大剂量丙种球蛋白(IVIG)

IVIG 通过封闭单核-巨噬细胞上的 Fc 受体,抑制抗体与血小板的结合。剂量为400 mg/(kg·d),静脉滴注,连续 5 d,或 1 000 mg/(kg·d),连用 2 d。24 h 内即可见效,1 周后血小板达到最高水平,有效率约 75%,但疗效短暂,血小板计数在 1 个月内便降至原来的水平。

(二)急诊治疗

对于出血风险高或需要急诊手术的血小板减少患者需要立即升高血小板。糖皮质激素加IVIG作为推荐疗法,大剂量甲泼尼龙(HDMP)(1 g/d,使用3 d)可与IVIG联合应用。其他快速有效的治疗包括输注血小板。应用氨甲环酸1 g,3次/日或氨基己酸1～4 g,每4～6 h 1次,最大剂量为24 g/d,可阻止严重血小板减少患者的反复出血。

(三)原发免疫性血小板减少症的二线治疗

1.脾切除

脾切除是治疗该病有效的方法之一。切除指征:①经糖皮质激素和其他内科治疗无效,病程超过6个月;②激素治疗虽然有效,但患者对激素产生依赖,停药或减量后复发,或需较大剂量(泼尼松30 mg/d以上)维持才能控制出血;③激素治疗有禁忌证;④有颅内出血倾向,经内科治疗无效。手术相对禁忌证:①原发免疫性血小板减少症首次发作;②患者患有心脏病等严重疾病,不能耐受手术;③妊娠妇女患原发免疫性血小板减少症;④儿童患者,尤其是5岁以下患儿切脾后可发生难以控制的感染。切脾有效者术后出血迅速停止,术后24～48 h血小板上升,10 d左右达高峰,70%～90%的患者可获得明显疗效,其中约60%的患者获得持续完全缓解。腹腔镜脾切除具有创伤小、切口小、恢复快等优点。术前、术中认真检查有无副脾,切脾无效或复发时可再用激素治疗。

2.可供选择的二线治疗药物

硫唑嘌呤1～3 mg/(kg·d),环孢素3～5 mg/(kg·d),分两次口服,血药浓度控制在100～200ng/mL,用药期间监测肝功能、肾功能;重组人血小板生成素的剂量为1.0 μg/(kg·d),使用14 d,血小板计数>100×10⁹/L时停药。达那唑,口服10～15 mg/(kg·d),反应率为60%～67%,老年女性和脾切除术后患者的反应率高。吗替麦考酚酯是一种抗增生性免疫抑制剂,逐渐增加剂量,从250 mg/d逐渐增加到1 000 mg/d,2次/周,至少3周。利妥昔单抗375 mg/m²,每周1次,共4次,一般在注射后4～8周起效。罗米司亭和艾曲波帕作为血小板生成素受体激动剂,其作用方式是刺激血小板生成,罗米司亭1～10 μg/kg,每周1次,皮下注射;艾曲波帕是一种口服的非肽类血小板生成素受体激动剂,每日给予25～75 mg。血小板生成素受体激动剂在脾切除术后患者中的总有效率接近79%。长春新碱总剂量6 mg,每周注射1～2 mg,共4次。

(四)一线和二线治疗失败原发免疫性血小板减少症患者的治疗

大约20%的患者的血小板数在应用一线和二线治疗或行脾切除术后不能达到可以止血的程度,另外,10%～20%脾切除术有效的患者最终复发。对慢性难治性原发免疫性血小板减少症可以选择环磷酰胺、联合化疗、吗替麦考酚酯及干细胞移植等治疗。

Campath-1H(阿仑单抗)可作为严重的难治性原发免疫性血小板减少症选择性治疗的一种方式。该药有导致严重的有可能危及患者生命的免疫抑制的可能,因此需要长期的抗真菌、抗细菌和抗病毒的预防性治疗。自体或异体造血干细胞移植只被应用于用其他治疗方式无效的严重的慢性难治性原发免疫性血小板减少症患者。

(韩 杰)

第九章　精神心理科疾病

第一节　精神分裂症

精神分裂症是一组病因未明的精神疾病,患者具有感知、思维、情感、行为等多方面的障碍,以精神活动与环境之间不协调为特征。该病多起病于青壮年,男性的发病率与女性的发病率相似,但男性平均起病年龄较小,常缓慢起病,病程迁延,呈现慢性化和衰退倾向。患病时通常意识清晰,无明显智能障碍。

一、临床表现

该病的临床症状十分复杂和多样,临床表现可有很大差别。该病具有特征性的思维和知觉障碍,情感、行为不协调和脱离现实环境。常见症状如下。

1. 思维障碍

思维障碍常为思维联想和思维内容障碍。

2. 情感障碍

情感障碍主要表现为情感反应与思维内容不协调。

3. 意志行为障碍

意志行为障碍多表现为意志活动减退或缺乏。对外界事物缺乏兴趣,缺乏主动性。

4. 其他症状

听幻觉见于半数以上患者,言语性幻觉最常见。

二、诊断

(一)起病

大多数精神分裂症患者初次发病的年龄在青春期至 30 岁之间。起病多较隐袭,急性起病者较少。

(二)前驱期症状

前驱期症状包括神经衰弱症状,如失眠、紧张性疼痛、敏感、孤僻、回避社交、胆怯、情绪不好、执拗、难于接近、对抗性增强、与亲人和好友的关系疏远,有些患者出现不可理解的行为特点和生活习惯的改变。

(三)病程

精神分裂症在初次发病缓解后可有不同的病程变化。大约 1/3 的患者可获得临床痊愈,即不再有精神病理症状。但是由于之前精神分裂症影响,患者会发现正常生活与之前有明显的不同。另一些患者可呈发作性病程,其发作期与间歇期长短不一,复发的次数也不尽相同,复发与社会心理因素有关。

与抑郁和躁狂发作有完全缓解期不同,精神分裂症的发作与中止无突然的转变与明显的界限。一些患者在反复发作后可出现人格改变,社会功能下降,临床上呈现为不同程度的精神残疾状态。

残疾状态较轻时,患者尚保留一定的社会适应能力和工作能力。有一部分患者的病程为渐进性发展,或每次发作都造成人格的进一步衰退和瓦解。病情的不断加重最终导致患者长期住院或反复入院治疗。通常女性患者的预后要好于男性患者。

三、鉴别诊断

1.脑器质性疾病或躯体疾病所致精神障碍

这类患者往往同时伴有意识障碍,症状有昼轻夜重的波动性,幻觉多为恐怖性幻视。更为关键的是,有确凿的临床及实验室证据证明患者的精神状态与脑器质性疾病或躯体疾病有密切的联系。一般情况是精神症状在躯体疾病的基础上发生,随着躯体疾病的恶化而加重,躯体疾病的改善会带来精神症状的好转。

2.心境障碍

无论是在躁狂状态还是在抑郁状态下,都可能伴有精神分裂症的症状。多数情况下,精神病症状是在情感高涨或抑制的背景下产生的,与患者的心境相协调。但有时也会出现一些与当前心境不协调的短暂幻觉、妄想症状,需要结合既往病史、病程、症状持续的时间及疾病转归等因素做出判断。

3.神经症

一些精神分裂症患者在早期可表现出神经症的某些表现。与神经症患者不同,精神分裂症患者对待自己的种种不适缺乏痛苦感,也缺乏求治的强烈愿望。有些貌似"神经衰弱"的精神分裂症患者存在显著的动机不足、意志减退。有些精神分裂症患者的强迫症状内容荒谬离奇,且"反强迫"意愿并不强烈。

四、治疗

(一)治疗原则

对精神分裂症需要尽早地实施有效的足剂量、足疗程的药物治疗。

(二)早期治疗

精神分裂症的第一次发病是治疗的关键期,这时抗精神病药的治疗反应最好,所需剂量也少。如能获得及时、正确及有效的治疗,患者复原的机会最大,长期预后也最好。影响精神分裂症预后的关键时期是在精神病前驱期至发病后的头 5 年,如果处理得当,通常不再进一步恶化。

(三)初发精神分裂症治疗

若患者能及早接受药物治疗,通常疗效较好。第一代抗精神病药主要有氯丙嗪、氟哌啶醇或奋乃静等,但使用中存在着患者对药物的耐受性和依从性问题。第二代抗精神病药物最大的特点是不良反应小。目前已将第二代抗精神病药物(如利培酮、奥氮平、喹硫平、齐拉西酮、阿立哌唑)作为治疗精神分裂症的一线药物。这些药物对阳性和阴性症状均有效,有利于精神分裂症伴有的情感症状和认知障碍的改善。不良反应较少,耐受性好,服药依从性好,有利于长期的药物治疗。这些药物有利于提高总体疗效,提高康复水平,降低复发率,减少社会性衰退。

(四)慢性精神分裂症治疗

该型病程多迁延,症状未能完全控制,常残留阳性症状及情感症状,包括抑郁及自杀倾向。阴性症状和认知功能受损可能是主要临床表现,且多伴有社会功能的缺陷。

治疗中应注意以下几点。

(1)进一步控制症状,提高疗效。可采用换药、加量、合并等方法。

(2)加强随访,以便随时掌握病情变化,调整治疗方法。

(3)进行家庭教育,强化患者及其家属对治疗的信心。

(4)加强社会功能训练。

(五)药物治疗策略

(1)一旦确定精神分裂症的诊断,应立即开始药物治疗。根据临床综合征的表现,对首发患者单一用药,选择一种第二代抗精神病药物(氯氮平除外)或第一代抗精神病药物。奋乃静、舒必利、三氟丙嗪在不少地区仍为治疗精神分裂症的首选,有报道称氟氮平有严重不良反应,因此最好不要把氟氮平作为首发精神分裂症患者的首选药。

(2)对急性复发患者,以单一治疗为主,适当调整剂量,必要时可换药。

(3)从小剂量开始,逐渐加到有效推荐量,加量速度视药物的特性及患者的特质而定,要足疗程治疗。在维持治疗期,药物用量可根据情况减小。

(4)积极、认真地定期评价疗效以调整治疗方法。认真观察和评定药物的不良反应,并处理。

(5)如疗效仍不满意,考虑合用两药,以化学结构不同、药理作用不尽相同的药物联用比较合适,达到预期治疗目标后再选择单一用药。

(六)药物治疗分期与措施

精神分裂症的药物治疗可分为急性期、巩固期、维持期治疗三个阶段。

1.急性期治疗

精神分裂症的急性期是指首发患者和急性恶化复发患者的精神症状非常突出和严重的时期。

(1)治疗目标:①尽快缓解精神分裂症的主要症状,包括阳性症状、阴性症状、激越兴奋、抑郁焦虑和认知功能减退,争取最佳预后;②预防自杀及防止危害自身或他人的冲动行为。

(2)治疗措施如下。

对早期患者的治疗措施:①早发现,早确诊,早干预,早治疗;②积极采用全病程治疗的概念;③根据精神症状的特点及经济状况,选用适当的抗精神病药;④积极进行家庭健康教育宣传,争取家属的重视,使其配合对患者的全程治疗。

对复发患者的治疗措施:在开始治疗前仔细了解过去的用药史,参考既往对患者疗效最好的药物和有效剂量,在此基础上可适当提高药物的剂量和适当延长疗程以观察药物的疗效,必要时考虑换药或合并用药。同时进行家庭敖育,宣传长期治疗的意义,以取得患者和家属的积极配合,提高服药依从性,有效预防复发。

2.巩固期治疗

巩固期治疗的目的如下。

(1)防止已缓解的症状再次出现或波动。

(2)巩固疗效。

(3)控制和预防精神分裂症后抑郁和强迫症状,预防自杀。

(4)促进社会功能的恢复,为患者回归社会做准备。

(5)控制和预防长期用药带来的常见药物不良反应。

巩固期治疗的药物剂量:原则上维持急性期的药物剂量,特殊情况下可以在不影响疗效的基础上适当调整剂量。巩固期治疗:一般持续3～6个月。除非患者因药物不良反应无法耐受或有其他原因,可以在不影响疗效的基础上适当缩短疗程。

3.维持期治疗

(1)维持期治疗的剂量调整:在疗效稳定的基础上可以减量。减量可以减轻患者的不良反应,增加服药的依从性以及改善医患哭系,有利于长期维持治疗。一旦患者的病情稳定,并且能够耐受药物的不良反应,则抗精神病药物的维持治疗最好是每天单次给药,增加对治疗的依从性。

另外,较低的剂量同样可以成功预防复发。但随着第二代抗精神病药物在精神分裂症急性期的广泛应用,急性期治疗的药物剂量和不良反应已远远小于第一代抗精神病药物,因此维持期的减药似乎也不再十分重要,适用于第一代药物的减药原则受到冲击和挑战。但是可以根据患者实际情况做适当处理。

(2)维持期治疗的疗程:对不同时期的患者采取不同的治疗方案。

首发患者:1989年的国际共识建议首发患者的维持期为1～2年。

复发患者:维持期至少5年。《中国精神分裂症防治指南》中规定维持期的长短根据患者的情况决定,一般不少于2年。

特殊患者:对有严重自杀倾向、暴力行为和攻击行为病史的患者,应适当延长维持期。

(七)难治性精神分裂症患者的治疗

1.难治性精神分裂症的概念

诊断明确的精神分裂症患者在接受了多种类型的、剂量充分的、途径不同的、疗程充分的抗精神病药治疗后,没有达到令人满意的疗效。特点包括以下几点。

(1)有持续的功能下降。

(2)全面的社会功能受损。

(3)精神症状未完全缓解。

(4)对药物疗效差。

2.难治性精神分裂症的治疗

氯氮平是目前公认的治疗难治性精神分裂症最有效的药物。常规治疗剂量为200～600 mg/d。特殊情况下可以用到900 mg/d。疗程一般超过3个月。如果单一服用氯氮平仍不能获得满意疗效,或者出现明显的、无法耐受的不良反应,应合并药物或换药。治疗初期使用氯氮平时,应每星期复查白细胞,4周后可适当延长检查的间隔。

(八)社会-心理干预及对预后

社会-心理干预是指应用心理学和社会学的方法、策略及技巧,减轻或消除患者在认知、心理和社会方面的功能损害以及疾病造成的残疾和功能障碍,促进患者重返社会。

1.家庭干预

家庭干预主要采用家属教育与解决问题训练相结合的方法,干预的内容有以下几方面。

(1)提供基本的疾病知识及管理该病的心理教育。

（2）与精神分裂症治疗小组及照料者合作。

（3）增加家庭成员参与和解决问题的能力。

（4）减少家庭成员愤怒与内疚情感的表达。

（5）减轻家庭成员的心理应激和负担。

2.社会技能训练

主要应用学习的理论，纠正患者在日常生活、就业、休闲、交往等方面问题，使其提高或重获社会技能。社会技能训练包括基本模式和社会问题解决模式。基本模式也叫运动技能模式，是把复杂的社会问题分解为几个简单的部分，治疗师反复讲解、演练以及让患者进行角色扮演。社会问题解决模式包括解决几方面问题，如药物管理、症状处理、娱乐、基本交流、自我照料。

3.职业康复训练

由于社会歧视和功能损害等，精神分裂症的竞争性就业率很小。竞争性就业指拥有稳定的社会工作，而不是就业于康复机构。基于此，精神卫生工作者与公共卫生决策者通过各种方法或项目培训，帮助精神分裂症患者发展他们需要的职业技能。这些技能包括学习一些与工作相关的正式或非正式制度（如休假与病假制度、如何认识自己的上级、为什么要按时上班），掌握完成特殊任务的技能。研究发现传统的职业康复模式（训练与安置模式）可以促进患者适应庇护工场的工作，但是对获得社会稳定工作的效果不明显。因此有学者发展了安置与训练模式，这种方法重点是尽最大可能支持竞争性就业。

4.认知行为治疗

认知行为治疗应用于治疗精神分裂症，特别是对于那些药物治疗后仍残留精神症状的患者。主要目标在于针对药物不能消除的症状，减轻幻觉与妄想症状及这些症状产生的困扰。对精神分裂症的认知行为治疗的大致步骤如下。

（1）建立并维持良好的治疗体系，形成治疗联盟，对患者进行评估。

（2）针对导致症状持续存在的因素，制定应对策略。

（3）应用"应激易感模式"帮助患者理解疾病及其症状。

（4）帮助患者应对幻听和妄想等症状，减轻症状带来的应激与困扰。

（5）识别患者的自动思维，处理患者的情感症状与对自我的负性评价。

（6）发展应对症状恶化的策略，降低复发的危险性，改善患者的社会功能。

另外，认知行为治疗分为个体治疗与小组治疗两种形式。以个体认知行为治疗为主，小组认知行为治疗需要有经验的治疗师才能完成。精神分裂的认知行为治疗有时间限定，对于难治性患者则需要更长的时间。

5.认知康复治疗

认知功能障碍是精神分裂症的核心症状，常见的是记忆、注意、问题解决与执行功能的障碍。认知功能的改善可以带来生活质量的改善，也可以增加其他社会-心理干预效果，产生更好的功能结局。可用于改善精神分裂症认知功能的措施包括使用新型抗精神病药和认知康复技术。精神分裂症的认知康复治疗包括几种不同的治疗模式，如认知增强治疗、神经认知增强治疗。个体执行功能训练包括对认知适应性、工作记忆及计划三方面的训练。

6.积极性社区治疗

积极性社区治疗是由精神病学护士、社会工作者和职业治疗师等组成多学科的团队，提供治疗、康复和支持性活动。

积极性社区治疗与一般精神卫生服务的不同在于以下几点。

(1)治疗在社区进行。

(2)强调团队服务。

(3)提供全面、整体服务。

在药物治疗的基础上进行有效的社会-心理干预可以进一步改善精神分裂症的不良结局。

(孙 芳)

第二节 偏执性精神障碍

偏执性精神障碍是指一组以系统妄想为主要临床表现的精神障碍,又称妄想性障碍,主要包括偏执狂、偏执性精神病、急性妄想发作。本组精神障碍的病因未明,与患者病前的个性缺陷、个人素质及生活处境有关。被害妄想、嫉妒妄想和夸大妄想等是偏执性精神障碍中占主导地位的症状,又称为偏执症状。其妄想内容与患者的生活环境有关。除了与妄想直接相关的行为和态度外,患者的情感、言语和行为无任何异常,极少有幻觉,人格保持完整。

一、临床表现

(一)偏执狂

该病的发病年龄多在中年,发病缓慢且以系统妄想为主要症状,并伴有相应的情感和意向活动,人格保持较完整。系统妄想建立在与患者人格缺陷有关的一些错误判断或病理思考的基础上,妄想的结构有层次,条理分明,其推理过程有一定的逻辑性,内容不荒谬,有的与患者的经历及处境有密切联系,并根据现实情况赋予一种新的解释,妄想不泛化,不伴有幻觉,患者坚信不疑。

患者病前个性有主观、以自我为中心、固执、自命不凡、敏感、多疑、爱好幻想、容易激动和自我评价过高等特点,因此,患者难以听从他人的分析与劝告。

临床上分为以下类型。

1.诉讼狂

这是偏执狂中较为常见的一个类型。患者认为受到人身迫害,名誉被玷污,权利被侵犯等,而诉诸法庭。患者思维良好,进行诉讼仔细而认真,考虑问题周到,即便遇到阻力也毫不后退,反而增强其必胜信心。请求社会上的声援可谓不屈不挠,为正义而斗争。

2.夸大狂

患者自命不凡,认为自己才华出众,自称有惊人的发明或创造,不久即可成为百万富翁,甚至能预测未来,是著名的预言家。

3.嫉妒狂

这也是常见的类型之一。患者对配偶不信任,认为配偶对自己不忠诚或有第三者介入。妄想常伴随强烈的情感和相应的行为,故而跟踪配偶,偷偷检查其提包或信件,限制其与异性交往,不许其一人外出,尤其在晚间。严重者可发生暴力行为。

4. 色情狂

这多发生于女性患者。患者坚信某一异性对自己流露爱慕之情,可是碍于客观情况,如双方均已婚配,或年龄相差较大,对方的社会地位较高,不敢公开表示,采取以眉目传情的方式来求爱。患者自称有超人的洞察能力,若有人劝阻,则认为其是破坏者。一旦遭到对方拒绝,可由迷恋转为怨恨,而设法采取报复手段,加害于对方。

(二)偏执性精神病

偏执性精神病与偏执状态是同义的,其临床表现与偏执狂有相似之处,但其不同点在于妄想结构没有偏执狂那样系统,亦不固定,可伴有幻觉。该病在中年多发。患者病前个性特征有一定缺陷,如以自我为中心、自卑、敏感、多疑或固执。

另外,症状的出现常与社会隔绝有关,在移民、流亡者和俘虏中并不少见。听力障碍也可能为促发因素之一。听力障碍者由于在人际交往中难以得到理解,往往感到被人冷落、轻视;特别是在人多的场合下,认为自己受到排斥,甚至感到被嘲笑,从而妄想出现。患者发病缓慢,妄想内容较固定,常见被迫害、夸大、嫉妒和关系妄想等。妄想结构欠严密,条理性较差。情感表现无明显异常,社会适应良好,人格保持相对完整,一般预后相对较好。

(三)急性妄想发作

急性妄想发作是一种发作性精神障碍,又称妄想阵发。急性妄想发作多急性起病,临床表现为一过性妄想体验,妄想多急骤出现,并快速、充分地发展,成为该病主要的临床表现。妄想的内容多样,如被迫害、夸大、嫉妒、被控制。妄想结构较为松散,且不持续、固定。有时两三种妄想同时存在,但有一种占优势。在妄想的背景上可出现各种较生动的幻觉,患者感到身临其境。情绪的多变性亦是该病的重要症状之一。另外,患者可有行为异常或大声喊叫,这多与妄想及情绪变动有关。意识方面未见明显障碍,但有时患者可出现错觉或幻觉、人格解体症状,并因此表现出活动增多或沉默少语,过后患者有一种似梦非梦的感受。有的患者出现近记忆受损,但大脑检查结果是阴性的。

该病多见于青壮年,一般持续数周,有的仅几天,最长者不超过 3 个月。病情一般完全恢复正常,预后良好,少数患者可能有复发倾向。

二、诊断

偏执狂和偏执性精神病均以系统而固定的妄想为主要表现,而情感无任何异常。两者的区别在于偏执狂的妄想内容系统而严密,接近现实和个人经历,不伴有幻觉,长期随访无人格变化,社会功能良好。病程至少持续 3 个月。急性妄想发作是以突然出现的结构松散、不固定的妄想为主要症状,可同时伴有情感异常。症状的出现和消失均快,一般不超过 3 个月。

三、鉴别诊断

1. 偏执性精神病与精神分裂症的鉴别

偏执性精神病与精神分裂症是较容易误诊的,尤其在疾病早期。精神分裂症有明显的思维过程、情感及行为多方面的异常,其妄想内容荒诞离奇,且不固定,常伴有幻觉。社会功能明显受损,长期随访可见精神衰退。

2. 偏执性精神与情感性精神病的鉴别

应鉴别偏执性精神病与情感性精神病,例如,严重抑郁症可出现疑病或罪恶妄想,躁狂症可出现夸大妄想。

还应鉴别偏执性精神病与脑器质性障碍和药源性引起的精神症状。详细询问病史,认真进行精神检查和躯体检查有助于鉴别。

3.急性妄想发作需要与急性应激障碍的鉴别

某些类型的急性应激障碍可急性发病,并有一过性妄想体验,预后良好。区别要点在于急性应激障碍患者发病前都遭遇明显而较强烈的精神创伤,其妄想内容多与创伤体验密切相关,因此较少变化。此外,患者一般无人格缺陷,尚可见不同程度的意识障碍。

四、治疗

(一)药物治疗

抗精神病药物可使症状缓解,对急性妄想发作的效果较好,疗程结束后根据具体情况给予短期维持治疗。但用抗精神病药物治疗对偏执狂和偏执性精神病可能无效,因患者拒绝治疗,也难以进行长期治疗。医师要随机应变,也可从某些非主要症状着手,如对情绪不好、睡眠障碍进行调理,打开局面。当出现兴奋、激动或影响社会治安行为时,可采用低剂量抗精神病药物治疗,必要时应注射长效针剂。如果患者因妄想引发攻击行为或很有可能出现此类行为,必须强制入院治疗。

(二)心理治疗

心理治疗对急性妄想发作的效果较好,但是对偏执狂和偏执性精神病治疗相当困难。建立良好的医患关系是进行治疗的前提,关键问题在于患者是否信任及合作,能否按要求定期与治疗者见面。即便能接受治疗,如果难以长期坚持,治疗效果也难估计,但是无论如何值得尝试。

(孙　芳)

第三节　麻痹性痴呆

麻痹性痴呆是神经系统梅毒中最常见的一类慢性脑膜脑炎,它是由梅毒螺旋体侵犯大脑而引起的。该病的主要病理变化在大脑实质,同时也可涉及神经系统的其他部位,并引起躯体机能的衰退,最后导致麻痹以及日益加重的智能减退和个性变化。因为该病往往是逐渐发展进行的,所以又称为全身性麻痹或进行性麻痹。

一、临床表现

(一)精神症状

一般情况下,精神症状最先引起人们的注意。由于疾病的逐渐发展以及症状的日益显著,精神症状可以划分为三个阶段。

1.早期阶段

该病常隐性起病,发展缓慢。开始精神症状较为轻微,不易早察觉。在此期患者常呈现类似神经衰弱的症状,如头痛、头晕、睡眠障碍、易兴奋、易激惹或发怒、注意力不集中、记忆减退、易疲劳,还可发现智能方面有所变化,特别是表现出工作能力逐渐减退。患者思维活动迟缓,思考问题非常费力,可出现言语零乱的现象。记忆力减退,尤以对近事回忆减退更为明显。理解、分析和判断能力也都发生障碍。情绪不稳,有时则低沉、抑郁。低级意向有所增强。患者的脾气和兴趣与过去不同,但一般不明显。此外,躯体方面也有异常,如瞳孔的变化。

2.发展阶段

精神障碍日益明显,最主要的是个性及智能方面的改变。患者对业务敷衍搪塞,情绪暴躁,缺乏责任感,又无信用。行为方面,患者一反常态,或表现轻浮、放荡不羁、不顾羞耻,或变得极端自私,对人非常吝啬,或挥霍无度,只图个人享受,对亲人的疾苦漠不关心。

患者的生活方式、行为举止及兴趣习惯,与过去截然不同,也与患者的身份不相称。此外,患者对个人卫生也漫不经心,不修边幅,衣冠不整,与过去判若两人。

在这个时期,智能障碍也越来越重,记忆力显著减退,从近记忆力减退逐渐到远记忆力减退。患者不能进行最简单的计算,在抽象、概括、理解、推理及判断方面明显受损。此时可以出现各种妄想,以夸大妄想最为常见。有时则表现为自责、自罪、疑病或迫害妄想等。在性机能衰退的背景上也可以出现嫉妒妄想。妄想的共同特征是内容既荒谬怪诞,而又愚蠢可笑。随着疾病的进展和痴呆的加重,妄想内容也逐渐变得更加支离破碎。患者的情绪多不稳定,极易激惹,有时可因一些微不足道的小事而引起强烈的情绪反应,或者哭笑无常。有时患者则表现为情感脆弱和强制性哭笑。

3.晚期阶段

主要表现有言语也零星片断,含糊不清,不知所云。对家人不能辨认,情感淡漠,而本能活动则相对亢进,甚至出现意向倒错。

(二)躯体及神经系统症状和体征

病理变化不仅侵犯大脑实质和脑膜,还侵犯颅神经及脊髓等。躯体方面也受到一些直接或间接的侵害。

1.感觉异常

在疾病早期,由于炎症病变的影响,患者常诉说头痛、头晕、感觉过敏或感觉异常等。如果病变涉及脊髓,在下肢还可以出现一种射箭样的刺痛感。

2.瞳孔变化

瞳孔变化是一个常见的早期症状,两侧瞳孔不等大,一般以缩小多见,形状、边缘也不整齐。重要的是,可有瞳孔对光反射完全消失或迟钝,而调节或聚合反应依然保存。

3.视力显著减退

有的病例可出现原发性视神经萎缩。还可表现有轻度的麻痹,尤其在卒中发作后更为明显。由于动眼神经麻痹,两侧的上睑下垂。眼轮匝肌不全麻痹以致眼裂变宽,患者好似瞪目而视。面肌的不全麻痹使患者面部毫无表情,显得非常呆板,口角下垂,鼻唇沟变浅,形成一种特殊的面具面容。舌下神经也可有不全麻痹,当患者伸舌时可偏向患侧。

4.言语及书写障碍

这是另一个重要的特征。患者有构音困难,吐字不清,语调缓慢,内容单调,常伴有口吃。在书写中常有写错字、字句遗漏或字体很不整齐等。

5.震颤

震颤是另一个常见症状,表现为一种细微的纤维性颤动,往往见于眼睑、口的周围、舌部和手指。有时颤动相当粗大,以致字写得大小、粗细不一,笔迹和轮廓模糊不清。此外,可有步态不稳及共济失调等现象。

6.腱反射异常

一般以膝反射亢进为主,在卒中发作后,可有病理反射。腱反射有时可减退或消失。卒中或痉挛性抽搐可多次发作,麻痹及痴呆现象更为显著,甚至导致死亡。此时,膀胱及直肠括约肌的功能发生障碍,以致常有大小便潴留或失禁。躯体消瘦、虚弱及衰竭现象日益加重。由于长期卧床,肢体挛缩,又由于骨质变得疏松,易发生骨折。

(三)临床类型

麻痹性痴呆除具有上述的一般共同基本症状外,各个病例之间在临床上还可有不同的症状(或症候群)特点,其病程长短及预后亦有所不同。临床上可以归纳为以下几种类型。

1.夸大型(躁狂型)

这是该病最典型的一个类型,主要表现为患者的情绪高涨,显得非常欣快,情感活动不稳定,易激惹,且常伴有相当强烈的运动性兴奋。思维联想变快,往往有明显的病理性赘述和夸大妄想。妄想的内容极为荒诞和离奇,且不稳定,易受暗示的影响而改变。夸大妄想的特点在于与其行为很不相称,给人们以一种幼稚、愚蠢又呆傻的印象。本型预后较佳,对治疗反应也良好,可以得到缓解。

2.痴呆型

这一类型最为常见,发病缓慢,逐渐进展。早期除个性变化及偶有运动性兴奋外,临床常以智能缺陷和痴呆较为显著。思维迟钝,言语减少,一般多无妄想。情感淡漠,患者显露无欲状。动作迟滞,意志减退甚至缺乏。预后较差,很少缓解。

3.偏执型

本型以迫害妄想常见,偶可伴有幻视。情感多淡漠,但患者在迫害妄想影响下也有相应的怒惧表现。

4.抑郁型

主要表现为郁郁寡欢、沮丧悲痛,患者常有自责、自罪的观念,有时可产生疑病及虚无妄想,其内容极为怪诞和荒谬。

5.脊髓痨型

这一类型并发脊髓痨,因此临床上可见肌张力减小,下肢腱反射消失,共济运动失调,有射箭样刺痛,触觉及深部感觉的迟钝或缺失,视神经萎缩。病程一般较长。

6.Lissauer型(局限性病灶型)

本型的主要病理变化在大脑顶叶和额叶,该处的大脑皮质表现局限性萎缩。因此,患者可产生失语症、失用症、偏瘫、癫痫样发作等,并可死于卒中发作。这一类型的痴呆一般出现得较晚。

7.少年型

患者的感染是由其母在怀孕5个月后经胎盘而传递来的,因而一般是在先天性梅毒的基础上发病。患者发病多在5～20岁,如发病在6～12岁则称为儿童型。临床表现主要决定于脑部病变的严重程度,约1/3的患者躯体发育迟缓,40%表现为智能发育不全。这些患者隐匿起病,逐渐进展,并日趋严重。此外,患者表现烦躁不安,神志迷惘,常做些无意义的动作,有时可出现癫痫发作。视神经萎缩颇为多见。躯体消瘦,患者常因衰竭而死亡。

二、诊断

该病是一种严重的疾病，因此，早期发现并给予及时治疗极为重要。

1.病史

对于一个 30～50 岁的患者，在 5～20 年前有冶游史或梅毒感染可疑史，发现有神经衰弱综合征，精神功能减退，记忆及判断力缺损等，应考虑到该病的可能性。

2.个性改变和智能的缺陷

这两个症状对诊断具有重大的意义，常常开始隐匿，且发展缓慢，故易被忽视。在进行精神检查时，要详细观察这两个症状。

3.躯体及神经系统体征

瞳孔的改变往往在早期即已出现，言语、书写障碍及震颤等也都有其特点。

4.血液和脑脊液的化验检查

由于其阳性率高，应该列为确诊的重要依据。

三、鉴别诊断

1.神经衰弱

在早期阶段，患者常出现神经衰弱综合征，与神经衰弱非常相似。但二者之间有着本质上的差异。

2.躁狂抑郁性精神病

麻痹性痴呆的夸大型和抑郁型与躁郁症有些类似，但缺乏躁郁症的基本特征和病程特点，而其妄想的性质与内容也有很大的差异。

此外，躁郁症患者无个性变化和智能缺损，并且神经系统和血、脑脊液的检查也都没有阳性指征。

3.精神分裂症

尽管麻痹性痴呆也有妄想型，但与精神分裂症有明显不同。后者既没有智能的缺损，也没有神经系统和化验检查的阳性指征。两者的妄想性质和内容也迥然不同。

4.脑动脉硬化性精神病

该病的智能障碍主要表现为限局性痴呆，患者在很长时间内对疾病和外在环境仍保持批判能力。此外，个性保持较为完整，血液和脑脊液也没有麻痹性痴呆的特殊变化。

5.老年性痴呆

该病虽有个性变化和智能缺损，其表现形式却不同，且血液和脑脊液无特殊改变。

6.脑梅毒

该病也属于晚期神经系统的梅毒。脑梅毒主要侵害脑膜和血管，性质以炎性病变为主，潜伏期较短，发病年龄较早。神经系统的病变也较分散，局部症状较为多见。精神症状较轻微，既缺乏严重的全面性痴呆，也没有明显的个性改变。同时，血液和脑脊液瓦氏反应的阳性率和强度都较低，但脑脊液的细胞数较多。治疗的反应较快，所以阴转较早。

四、治疗

不同地区不同国家对梅毒的治疗方法有所不同。一般对有神经梅毒症状及体征者，都要检查脑脊液，对病期一年以上的其他梅毒患者也要进行脑脊液检查，以排除神经梅毒。

(一)青霉素治疗

青霉素为当代治疗梅毒的首选药,为最有效的杀螺旋体药,使用方便,几乎无毒性,又经济,故为目前治疗梅毒的首选药。

1.结晶青霉素 G 水剂

每日 1 200 万～2 400 万单位静脉注射(200 万～400 万单位,每 4 h 1 次),共 10 d,继之用苄星青霉素 G 240 万单位,肌内注射,每周 1 次,共 3 次。

2.普鲁卡因青霉素 G 水剂

240 万单位,肌内注射,每天 1 次,同时加丙磺舒 500 mg 口服,4 次/d,共 10 d,继之肌内注射苄星青霉素 G,240 万单位,每周 1 次,共 3 次。

3.苄星青霉素 G

240 万单位,肌内注射,每周 1 次,共 3 次。对有青霉素过敏史的病例,应核实其是否过敏,并经会诊处理。

(二)驱梅青霉素疗法

(1)对重症及住院患者,可用青霉素 200 万单位,静脉滴注,每 6 h 1 次,连续 10～15 d。

(2)对轻症或非住院患者,可用普鲁卡因青霉素 120 万～240 万 U,肌内注射,每天 1 次,连用10～15 d,总量达 1 200 万～3 600 万单位,可同时口服丙磺舒 500 mg,每 6 h 1 次,以减少青霉素的肾排泄,而提高其血清和脑脊液的药物浓度。

(3)青霉素过敏者可改服多西环素 100 mg,每天 3 次,也可用红霉素或四环素 0.5 g,每天 4 次,连用 30 d。

(4)为预防各种治疗反应,可口服泼尼松 5～10 mg,每天 3 次,连用 3 d 后才开始用青霉素,或从小剂量青霉素开始,逐渐增量。

(三)对症治疗

为了控制兴奋或幻觉妄想,可用安定或适当抗精神病药物控制症状。此外,根据患者的躯体情况,注意营养及防止感染等。给予脑代谢活化剂,如海得琴、都可喜、脑通、脑活素、胞磷胆碱或可间接控制痴呆的发展。

(孙　芳)

第四节　社交焦虑障碍

社交焦虑障碍(社交恐惧症)是指对在社交或工作场合暴露在生人面前或有可能被众人注视的感到明显和持久的害怕。患者害怕会做出令人难堪或窘迫的行为。焦虑或痛苦、烦恼显著干扰了个人的正常日常生活、工作(或学业)或社交活动。

一、临床表现

典型临床表现为在被介绍给别人、与上级见面、约会、接电话、在公开场合讲话等情况下,表现为脸红、不自然、气促、出汗、心悸、血压变化、恶心、无力甚至昏厥等症状,以致回避。患者明知这种恐惧不合理却无法自控。

二、诊断

（一）恐惧障碍的诊断标准

（1）恐惧需符合以下 5 项：①对某些客体或处境有强烈恐惧，恐惧的程度与实际危险不相称；②发作时有焦虑和自主神经症状；③有反复或持续的回避行为；④知道恐惧过分、不合理或不必要，但无法控制；⑤对恐惧情景或事物的回避必须是或曾经是突出症状。

（2）排除焦虑症、分裂症、疑病症。

（二）特殊恐惧障碍的诊断标准

（1）符合恐惧障碍的诊断标准。

（2）害怕对象是场所恐惧和社交恐惧未包括的特定物体或情景，如动物（如昆虫和鼠）、高处、黑暗、外伤、打针、手术或尖锐的物品。

（3）排除其他恐惧障碍。

（三）场所恐惧障碍的诊断标准

（1）符合恐惧障碍的诊断标准。

（2）害怕对象主要为某些特定环境，如广场、黑暗场所。

三、鉴别诊断

1. 伴有场所恐惧的惊恐障碍

特殊恐惧的焦虑阻于特定的客体和情景，不存在弥散性焦虑，但境遇性特殊恐惧与该病有时难以区别，因二者都可能有惊恐发作和情景性回避。但境遇性的特殊恐惧在发病初期并无自发的惊恐发作，之后也没有出现反复发作的不可预测的惊恐发作。

以下几方面有助于临床判断。

（1）有无恐惧的对象。

（2）惊恐发作的类型和频率。

（3）回避情景的种类和数量。

（4）未发作时焦虑的水平。

2. 其他焦虑障碍伴发的场所恐惧

场所恐惧除了常与惊恐发作同时出现外，常合并其他的焦虑障碍，例如，场所恐惧是原发的，其他焦虑障碍是在该病的过程中伴发的，并符合特定的焦虑障碍的诊断，这时应同时给予两个诊断。

3. 躯体疾病和精神活性物质滥用伴发的场所恐惧

躯体疾病的病史、精神活性物质使用史及相应的体检和实验室检查结果有助于鉴别诊断。

4. 儿童的分离性焦虑

常常可能回避社交情景，但并不回避在家里出现的社交情景，而社交恐惧者即使是家里的社交场合（与亲友、朋友、同事等接触）也会感到焦虑并回避。

5. 伴发于抑郁症的社交障碍与回避行为

抑郁症患者常常有继发于抑郁心境的社交回避，患者因自卑，缺乏精力，精神运动受抑制及缺乏对交流的兴趣与快乐而回避社交，但一旦暴露在社交情景中较少表现为典型的焦虑症状或惊恐发作，社交回避的情景也较少，患者的情况随着抑郁症状的好转而改善。然而，实际上临床上社交恐惧可以伴发原发性抑郁或出现继发性抑郁,抑郁症患者在其情感障碍中也可出现典型的社交恐惧障碍症状,特别是在疾病的早期,这时如可以符合两个疾病的诊断,应同时给予两个诊断,抗抑郁治疗对二者都有效。

6.伴发于精神分裂症的社交障碍和回避行为

精神分裂症的早期常常有社交回避和在社交情景中出现焦虑的症状,但精神分裂症患者的社交回避多继发于幻觉、妄想,特别是关系妄想,患者常感到周围的人都在注意自己,并认为一些事实上与自己无关的信息与自己有关,怕自己的思想泄露出来被人知道,一般无典型的惊恐发作。

四、治疗

(一)药物治疗

(1)目前的研究证据表明,非选择性的单胺氧化酶抑制剂对社交恐惧障碍有肯定的疗效。例如,可使用苯乙静,其主要问题是饮食限制及高血压的危险。

(2)使用苯二氮䓬类药。

(3)选择性5-HT再摄取抑制剂:这类抗抑郁药能明显降低社交恐惧障碍患者的焦虑程度,对伴抑郁、惊恐发作的患者尤为适合。这类药物包括氟西汀、帕罗西汀、舍曲林,一般以小剂量开始。初发病例的治疗期一般为3～6个月。学者对焦虑性障碍的维持治疗无一致的观点。多数学者认为,社交恐惧障碍是一个具有慢性化趋向的波动的病程。维持治疗可适当减少剂量,一般用治疗剂量的1/3～1/2,维持1～2年。药物治疗可改善患者的焦虑和伴发的抑郁,但要解决社交性回避,还需结合行为治疗。

(4)三环类抗抑郁药:丙米嗪、氯米柏明、阿米替林对社交恐惧障碍有较好的疗效,但由于这类药物有不良反应,临床应用受到一定局限。鉴于这类药物较便宜,对经济条件差的患者仍可以选用。

(5)其他抗抑郁药:去甲肾上腺素、万拉法新对社交恐惧有较好的疗效。剂量为75～300 mg/d。主要不良反应有恶心、性欲下降及勃起障碍、小便困难,但还需要做进一步的临床试验。

(二)心理治疗

1.暴露治疗

暴露治疗是最重要的治疗特定恐惧的方法,暴露可为社交恐惧障碍者提供接触正确信息的机会,促进其转变错误的认知,改变对人际信息处理过程的偏差,从而降低焦虑程度。大量研究证明,暴露治疗与认知技术结合更为有效。成功的治疗在于纠正患者歪曲的认知模式。具体方法包括以下几种。

(1)建立良好的治疗性关系。

(2)鼓励和维持治疗。

(3)确定治疗的目标系列。

(4)用行为分析技术,确定诱发焦虑的社交情景,寻找不合理的认知过程(选择性注意,有信息的偏差,缺乏证据,产生极端性思维,对信息夸大或忽视,对推论不恰当地延伸),确定对触发社交焦虑情景的生理、心理、情绪及行为反应。

(5)认知行为干预:确定介导焦虑核心的不合理信念,寻找支持或不支持的证据,检验核心信念,使患者反复暴露于害怕的社交情景(治疗作业),使患者形成替代性的合理认知,监测与纠正认知,进行更进一步的行为暴露。

(6)治疗师反馈和评价。

(7)社交技能训练:社交恐惧障碍者常缺乏社交技能,这些技能的缺乏常常导致负性的反馈,使患者具有自我挫败感,进一步恶化到对社交的回避。常用的社交技能训练包括治疗师的示范作用(治疗室里治疗师的反应、言语及非言语表达等),社交性强化,暴露的作业练习,自我肯定训练。需经过一段时间的训练才能产生明显的改变。

2.松弛治疗技术结合系统脱敏

进行性肌肉松弛治疗技术能有效地降低社交恐惧者焦虑的生理反应。想象社交性情景,让身体产生一定的焦虑反应,进行性肌肉松弛训练可让患者学习有效地控制生理反应,识别焦虑初期的信号并加以放松训练,可使焦虑的反应大大减少,很快达到身体的放松状态,最后将这种方式应用于实际的社交情景。

3.人际心理治疗

人际心理治疗的目的是将改善患者的人际关系作为消除症状的手段。

(孙 芳)

第五节 强迫障碍

强迫障碍是以强迫观念或强迫行为为主要表现的精神疾病。该病多起病于青春期或成年早期,症状反复恶化或缓解,治疗困难。患者感到极大的痛苦,社会功能也会损害。

一、临床表现

1.强迫观念
强迫观念包括强迫怀疑、强迫回忆、强迫性穷思竭虑。

2.强迫情绪
表现为十分害怕失去自我控制能力或有冒失的行为。

3.强迫意向
患者常感到有立即行动的冲动感或强烈的内在驱使,但并不行动,患者因此感到非常痛苦。

4.强迫性仪式
患者常以特定的方式重复计数或重复单词,还重复无意义的行为,患者感到必须重复这种动作一定的次数,如果没有做到就必须重新开始。患者意识到这些观念、情绪、意向及仪式是不合理的,是没有必要的,但无法自控,并通过强迫的仪式来减轻焦虑。

二、诊断

1.症状标准
(1)以强迫思想为主,包括强迫观念、强迫性回忆、强迫性对立观念、穷思竭虑等。
(2)以强迫行为(动作)为主,包括反复洗涤、核对、检查或询问等。

（3）有上述行为（动作）、思想的混合。

（4）患者称强迫障碍症状起源于自己的内心，不是被别人或外界影响而强加的。

（5）强迫症状反复出现，患者感到痛苦而抵抗，但不能奏效。

2．严重标准

社会功能受损。

3．病程标准

符合症状标准至少 3 个月。

4．排除标准

（1）排除其他精神症状的继发性强迫症状。

（2）排除脑器质性疾病特别是基底节病变的继发性强迫症状。

三、鉴别诊断

1．症状性强迫综合征

症状性强迫综合征多为躯体疾病和脑器质性疾病所致，结合病史、体检和实验室检查结果多能做出诊断。

2．恐惧障碍

恐惧障碍可以伴有强迫症状，也可以无强迫症状，二者均为焦虑性障碍。恐惧障碍的焦虑是由客观环境中特定的事物或情景所诱发的并伴有回避行为。但如果患者对客体的恐惧性体验具有强迫的性质，强迫症状以病理性恐惧为主，有的医师做出强迫恐惧障碍或强迫症的诊断。如果患者只在暴露于实际的情景时有对恐惧对象的体验，并经回避行为而消失，不应诊断为强迫症，如两种情况均存在，可做出强迫合并恐惧障碍的诊断。

3．广泛性焦虑

广泛性焦虑症患者表现为对日常生活中的事件过分担心与焦虑。广泛性焦虑易与强迫症混淆。鉴别的要点是广泛性焦虑的内容多不固定，患者较少有强迫症患者的自我抵抗、自我失谐等特点，结合广泛性焦虑的其他特征（如自主神经系统症状和运动方面的特征）可鉴别。

4．疑病症

患者在对自己躯体症状的错误解释基础上，反复认为自己患有某种严重的躯体疾病，患者四处求医以寻找自己患病的依据，一般不伴有强迫性的仪式行为。疑病患者一般无自我抵抗。目前疑病症被认为是强迫谱性障碍。

若患者用仪式性的检查、洗涤以减轻疑病带来的焦虑，可给予强迫症合并疑病症的诊断。

5．抑郁症

强迫症与抑郁症有密切的关系，抑郁症患者在病程中常有一过性的强迫症状。若抑郁症的临床症状在整个病程中占主要地位，应诊断为抑郁症，若抑郁的症状和强迫的症状均达到临床诊断标准，应做出两种疾病的诊断。

6．精神分裂症

强迫症与精神分裂症的关系十分复杂，两者经常相互交叉。对强迫症状与精神分裂症症状关系的研究发现，一部分精神分裂症患者在典型的精神分裂症症状出现以前，强迫症状可以持续数月到数年，一部分患者的强迫症状与精神病性症状同时存在，部分患者的强迫症状在精神病性症状缓解后出现，精神分裂症伴发的强迫症状还可以是抗精神病药治疗有关的强迫症状。

7.妄想症

强迫观念的内容常常是十分荒谬的,反复出现。与妄想症易混淆,与妄想证最主要的区别在于强迫症患者对自己的强迫观念具有抵制力或自知力,知道强迫观念的内容不是事实,是不必要的、没有意义的,并努力抵抗。而妄想是一种病理性的坚信,患者对妄想的荒谬性缺乏自知力,患者并不加以抵抗,并可能受妄想的支配而采取行动。但是严重的强迫症也可以逐渐发展至疑病妄想。

四、治疗

(一)药物治疗

1.氯米帕明

氯米帕明是具有选择性 5-HT 再摄取抑制作用的三环类抗抑郁药。氯米帕明较其他三环类抗抑郁药具有明显的抗强迫作用。氯米帕明的抗强迫作用起效时间在用药后 2～3 周,而强迫症状的明显缓解往往在用药后 8～12 周。用药第一周药物反应较明显,初次用药者若使用不当,可因明显的药物不良反应而中断治疗,主要不良反应是口干、便秘,部分患者有头痛、头昏。氯米帕明可以抑制男性的性功能,并引起心动过速、心慌,因此用药宜小量,每晚 25 mg,每日 1 次,配合小量的苯二氮䓬类药和心理支持可减少用药初期的不适。缓慢加药,2～3 周加到治疗剂量,氯米帕明的抗强迫剂量并不低于其抗抑郁剂量,一般 250～350 mg/d,产生疗效后,应维持治疗剂量 3～6 个月,6 个月以后可缓慢减量。

由于强迫症是一种慢性的病程,维持治疗剂量可逐渐减到治疗剂量的 1/2 至 1/3,根据病情的严重程度和病程的长短考虑维持时间,避免过早停药,以免病情复发。

2.选择性 5-HT 再摄取抑制剂

选择性 5-HT 再摄取抑制剂具有显著的抗强迫作用,包括氟西汀、帕罗西汀、舍曲林。这类药物由于没有氯米帕明的抗胆碱不良反应,对心血管的不良反应也较小,较少诱发癫痫发作,现成为抗强迫一线药。强迫症的药物治疗的剂量通常大于抗抑郁剂量,但须因人而异。氟西汀 20～80 mg/d,舍曲林 75～225 mg/d,帕罗西汀 20～60 mg/d。应从小量开始,逐渐加量至治疗剂量,起效时间为 4～6 周。

3.抗强迫增强剂

氯硝西泮与上述抗强迫药合用,可有增强抗强迫的作用,一般不单独使用。氯硝西泮除增加抗强迫作用外,还有改善睡眠,减轻焦虑、抑郁的作用,与氯米帕明合用还可以预防氯米帕明诱发癫痫。氯硝西泮是治疗强迫症的较好的辅助药。碳酸锂是另一种有增强抗强迫作用的药物,但作用机制不明,一般与氯米帕明合用增强抗强迫作用,对合并抑郁的患者有效。

4.单胺氧化酶抑制剂

此类药物具有一定的抗强迫作用,但此药物作用的特异性较差,有药物配伍的禁忌,因此不是一线用药。

(二)心理治疗

1.行为治疗

行为治疗成功的关键是掌握其起作用的要点,一般推荐暴露和反应预防。暴露就是让患者反复暴露于实际生活中患者回避的情景。反应预防是教会患者认识到强迫行为的可抵抗性,并学习如何用非强迫行为做出反应。反复地暴露在诱发焦虑的环境中可经脱敏而逐渐减轻焦虑反应。反应预防可以打断强迫症状中的阴性强化因素,改变强迫性的仪式行为。行为治疗的暴露和反应预防也需要一定的练习时间,以 15～30 h 的基本练习时间为宜。因此,应让患者坚持足够长时间的练习。

行为治疗的一般步骤应包括以下几点。

(1)首先要评估患者的症状特点和患者对症状的态度,并帮助患者改变其观念,并防止其中断治疗。轻度到中度的患者可以在家里进行行为治疗训练,在家庭成员的帮助下,记录暴露和反应预防的依从性及症状的变化。

(2)选择一个典型的病理行为作为靶行为,采用行为分析技术,确定这一病理行为(如洗涤)的条件因素、强化因素、诱发因素,这一行为带来的近期和远期后果,家人及周围其他人对这一行为的态度和反应。

(3)特定的技术如下。

松弛技术是一种基本的技术。教会患者松弛技术,使其能熟练地在自己身上运用是下一步行为治疗的基础。学习松弛技术往往需要一定时间的练习。

一些开始还不能暴露在实际情景的患者通过想象,自我诱发可能导致焦虑的情景,并对诱发的焦虑进行评分,采用已经学会的松弛技术来对抗焦虑。

在想象暴露的基础上将实际的情景根据诱发焦虑的程度分为多个由低到高的等级,并采用松弛的方法,逐一地练习直到在每一个水平上都可以不产生明显的焦虑,这也是一种脱敏方法。

2.其他心理治疗

(1)精神分析治疗:对合并人格障碍的患者,可试用精神分析治疗。

(2)思维阻断法:在某种情景中,一些患者常常自动地做出反应,表现为强迫观念。让患者认识到这种对某种情景产生的自动的思维是强迫观念的特点,并将它作为一种客观现象来观察,并不对这种病理的思维做出行为反应,并试图让它停下来。

3.电疗

电疗适用于强迫症合并严重抑郁和有自杀念头,不能耐受药物治疗者。

4.精神外科治疗

对经上述治疗方法无改善,有严重社会功能损害及严重而持久的精神病者可考虑精神外科治疗。

(孙 芳)

第十章 感染科疾病

第一节 流行性感冒

流行性感冒简称流感,是由流感病毒引起的急性呼吸道传染病,其潜伏期短,传染性强,主要表现为突发高热、头痛、乏力、肌肉酸痛等全身中毒症状,而呼吸道症状轻微。

一、病原学

流感病毒属于正黏液病毒科,是一种有包膜的 RNA 病毒,呈球形或丝状,直径 $80\sim120$ nm。该病毒由核衣壳与外膜组成。核衣壳含核蛋白(NP)、多聚酶和核糖核酸(RNA),外膜含脂质双分子层与基质蛋白(M),后者又分为 M1、M2 两型,M1 蛋白为外膜内层,M2 蛋白为外膜上的氢离子通道。

根据核蛋白与基质蛋白的抗原性不同,将流感病毒分为甲、乙、丙三型(即 A、B、C 三型),甲型流感病毒的宿主广泛,乙型、丙型主要感染人类。甲型按血凝素(HA)和神经氨酸酶(NA)抗原不同,又分若干亚型,H 可分为 16 个亚型(H1～H16),N 有 9 个亚型(N1～N9)。

人类流感主要与 H1、H2、H3 和 N1、N2 相关。流感病毒有易发生抗原变异的特点。抗原变异的形式主要有抗原漂移与抗原转换。

抗原漂移指的是亚型内的小抗原变异,主要由病毒基因组的点突变引起,亦称抗原的量变,有助于病毒逃避宿主的防御。抗原转换即抗原质变,指的是大的抗原变异,往往可出现新的强病毒株,引起世界性大流行。

甲型流感病毒的抗原变异频繁,传染性强,传播速度快,2～3 年可发生一次小变异,每隔十几年会发生一次抗原大变异,产生一个新的强毒株。乙型流感病毒的抗原变异较慢,亦有大、小变异,但未划分成亚型。

丙型流感病毒的抗原很稳定,尚未发现变异。流感病毒不耐热、酸和乙醚,可在 100 ℃ 1 min或 56 ℃ 30 min 的条件下灭活,对常用消毒剂、紫外线敏感,耐低温和干燥,在真空干燥条件下或 -20 ℃以下仍可存活。

二、流行病学

1. 传染源

流感患者和隐性感染者为主要传染源。病后一周内为传染期,以病初 2～3 d 传染性最强。

2. 传播途径

流感病毒通过空气飞沫或气溶胶经呼吸道传播,也可通过直接接触或间接接触病毒污染物品传播。

3. 易感人群

人类普遍易感,感染后可对同一抗原型获得不同程度的免疫力。但各型之间以及各亚型之间无交叉免疫性,可反复发病。

4.流行特征

流感突然发生,迅速蔓延。发病率高和流行过程短是流感的流行特征。流感在四季均可发生,以秋、冬季发生为主。南方在夏、秋季也可见到流感流行。

三、临床表现

典型流感起病急,潜伏期一般为1~3 d。

1.单纯型

此型为主要流感类型。患者呈急性病面容,体温可达39 ℃~40 ℃。患者畏寒或打寒战、乏力、头晕、头痛、全身酸痛等症状明显,咳嗽、流涕、鼻塞、咽痛等呼吸道症状较轻,少数患者可有恶心、呕吐、食欲减退、腹泻、腹痛等消化道症状。眼结膜、咽部充血、红肿。

2.肺炎型

此型少见,多发生于高龄患者、儿童患者、原有慢性疾病基础的人群。发病数日内即可引起呼吸循环衰竭,病死率高。病因有原发病毒性肺炎、继发细菌性肺炎、混合细菌病毒性肺炎。常见细菌感染为肺炎链球菌、葡萄球菌、流感杆菌感染。表现为高热持续不退,剧烈咳嗽,咳血性痰,呼吸急促,发绀,肺部可闻及干啰音、湿啰音等。影像学有肺阴影。

3.其他类型

其他类型较少见。脑炎型流感以中枢神经系统损害为特征,表现为谵妄、惊厥、意识障碍、脑膜刺激征等脑膜炎症状;胃肠型流感为流感病毒侵袭肠黏膜细胞引起,以恶心、呕吐、腹痛、腹泻为主要临床表现;中毒型流感主要表现循环功能障碍、血压下降、休克及DIC等。

四、并发症

1.呼吸道并发症

呼吸道并发症主要有细菌性气管炎、细菌性支气管炎及细菌性肺炎等。

2.雷耶综合征

雷耶综合征旧称急性脑病合并内脏脂肪变性综合征,是流感病毒感染时的严重并发症。发病年龄一般为2~16岁,机制不清,可能与服用阿司匹林有关。基该病理改变为急性弥漫性脑水肿和弥漫性肝脂肪变性。

3.其他并发症

其他并发症主要有中毒性休克、中毒性心肌炎及心包炎等。

五、实验室及辅助检查

1.一般检查

白细胞总数正常或降低,分类正常或淋巴细胞相对增多,若继发细菌感染,白细胞及中性粒细胞可增多;重者可有乳酸脱氢酶(LDH)、肌酸磷酸激酶(CK)水平等升高。

2.病毒学检查

(1)病毒分离:将起病3 d内患者的口咽分泌液接种于鸡胚或猴肾细胞,进行病毒分离。灵敏度高,但实验要求高、费时。

(2)蛋白水平检测:取患者的鼻黏膜压片、染色,找包涵体,用免疫荧光技术检测抗原。此法可用于早期快速诊断。

（3）核酸检测：用反转录 PCR（RT-PCR）直接检测患者上呼吸道分泌物中的病毒 RNA，快速、敏感。

3.血清学检查

取患者早期和恢复期（2～4 周）的 2 份血清，恢复期血清的抗体效价是早期的 5 倍及以上为阳性。但血清学检查的灵敏度、特异性均较差，一般仅用于流行病学调查。

4.影像学等检查

影像学等检查对重症肺炎患者的诊断有一定辅助作用。

六、诊断

在流行及大流行期间，可根据接触史、典型的临床症状做出临床诊断，但对散发病例与轻型病例确诊需依靠病毒学检查。

七、治疗

1.一般对症治疗

对患者尽可能行呼吸道隔离，嘱其注意休息，选择适宜的饮食，进行吸氧治疗，血氧饱和度维持在 90% 以上。

对高热烦躁者可予解热镇静剂。对儿童避免使用阿司匹林等水杨酸类药物，减少诱发瑞氏综合征。对高热显著、呕吐剧烈者应予适当补液及支持治疗。对继发并发症者，应积极行相关治疗，降低病死率。

2.早期抗病毒治疗

可抑制病毒复制，减少排毒量，减轻临床症状，缩短病程，并有利于防止肺炎等并发症的发生。发病 48 h 内用药效果好。

（1）离子通道阻滞剂：主要为金刚烷胺，可阻断病毒吸附于宿主细胞，抑制病毒复制，但仅对甲型流感有效。用法为成人 200 mg/d，分两次服用，老年患者的剂量减半；疗程 3～5 d。不良反应有口干、头晕、嗜睡、共济失调等。

（2）神经氨酸酶抑制剂：主要为奥司他韦和扎那米韦，其活性代谢物能竞争性与流感病毒 NA 位点结合，从而干扰病毒释放。奥司他韦的用法：成人 75 mg/d，分两次服用，疗程一般为 5 d。主要不良反应为恶心、呕吐，腹痛、腹泻等消化道不适，也可有呼吸系统、中枢神经系统等的不良反应。扎那米韦的用法：20 mg/d，分两次吸入，间隔约 12 h，连用 5 d。不良反应：对轻度或中度哮喘患者可引起支气管痉挛，其他不良反应少且轻微。

八、预防

1.疫情监测

世界卫生组织及许多国家建立了国际、国内流感疫情监测网及合作研究中心，每年定期进行疫情通报。

2.控制传染源

及早对流感患者进行呼吸道隔离和治疗。

3.切断传播途径

该病流行期间，尽量减少集会或集体娱乐活动，注意保持室内空气流通，加强对公共场所消毒；医护人员戴口罩、洗手、防交叉感染；对患者的用具及分泌物要彻底消毒。

4.预防

对易感人群及尚未发病者,可注射疫苗及采取药物预防。主要用药为口服金刚烷胺或奥司他韦,但药物预防流感不能代替接种流感疫苗。接种疫苗是预防流感的基本措施。接种时间为每年流感流行前,每年接种 1 次,约 2 周可产生有效抗体。世界卫生组织建议每年为以下人接种流感疫苗(按优先顺序排列):在疗养院住院,不在疗养院住院的老年人,不在疗养院住院的慢性病患者,其他人群,如孕妇、卫生保健工作者、社区中具有关键作用者以及 6 个月至 2 岁的婴幼儿。

(李　帅)

第二节　甲型 H1N1 流感

2009 年全球暴发的甲型 H1N1 流感是由变异后的新型甲型流感病毒 H1N1 亚型引起的一种急性呼吸道传染病。在发病初期曾被称为猪流感、人感染猪流感、新 H1N1 流感、墨西哥流感等,后经研究证实,此次流感的病原体不是既往经典的猪流感病毒,而是一种新变种病毒,世界卫生组织将此次流感正式命名为甲型 H1N1 流感,病毒称为人 A/H1N1 病毒。

一、病原学

甲型 H1N1 流感病毒属于正黏病毒科,结构与其他甲型流感病毒类似。从基因学上分析,此毒株具有的 8 个流感基因片段中 6 个片段(PB2、PB1、PA、HA、NP、NS)来自禽、猪和人流感病毒三重重组的流感病毒,另外 2 个片段(NA、M)起源于欧亚地区的猪流感病毒。

二、流行病学

此次流感疫情于 2009 年首发于墨西哥,2009 年 3 月流感样病例开始显著增加,4 月证实病毒是一种源于猪的新型 A(H1N1)病毒株。传染源主要为甲型 H1N1 流感患者和无症状感染者。传播途径与以往人流感类似,主要通过飞沫传播,可在人与人之间传播,也可由人传染猪,但尚无动物感染人类的证据。人群普遍易感,发病前 5 d 传染性最强。自 2009 年 4 月北美洲开始暴发至 2009 年 6 月,在短短的两个月间,总共有 74 个国家存在实验室确诊病例,将流感大流行警戒级别升至 6 级。

三、临床表现

潜伏期一般为 7 d。该病具有典型的流感症状:发热、咳嗽、咽痛、头痛、全身酸痛等,也可伴呕吐、腹泻等消化道症状。多数病例预后良好,少数患者急起高热,继发严重呼吸系统疾病,最终出现多器官衰竭而死亡。病死率高于一般流感。该病与既往的季节性流感病毒感染不同的是,大部分死亡病例为年轻人和儿童。

四、诊断

需要结合流行病学史、临床表现和实验室检查等综合诊断。

疑似病例发病前 7 d 内有密切接触甲型 H1N1 流感病例史或发病前 7 d 内到过流行病

区,并出现流感样临床表现。确诊病例有流感样症状并有以下一种或几种实验室检测结果:甲型 H1N1 流感病毒核酸检测呈阳性(采用 RT-PCR),分离出甲型 H1N1 流感病毒;血清甲型 H1N1 流感病毒的特异性中和抗体水平为原来的 5 倍或更高。

五、治疗

基本治疗方法与流行性感冒的治疗方法相同。药敏试验显示甲型 H1N1 流感病毒对奥司他韦和扎那米韦敏感,对金刚烷胺和甲基金刚烷胺耐药。剂量、疗程及注意事项等与既往流感相同。对危重病例应积极对症治疗,对并发症应合理使用抗生素等。咽拭子甲型 H1N1 流感病毒核酸检测呈阴性后可解除隔离。

六、预防

对患者及疑似病例行呼吸道隔离,尽量减少人群聚集,保持室内空气通畅,注意个人卫生,对高危者可行药物预防。

疫苗接种仍是预防流感的基本措施,我国已于 2009 年 9 月签发第一批针对甲型 H1N1 流感病毒的合格疫苗,接种对象为 3 岁以上人群,孕妇慎用。目前已知的疫苗不良反应一般较轻,但对未知的副作用仍在不断观察。

(李　帅)

第三节　人感染高致病性禽流感

人感染高致病性禽流感简称人禽流感,是指人感染高致病性禽流感病毒后引起的急性呼吸道传染病。

一、病原学

感染人的禽流感病毒亚型主要为 H5N1、H9N2、H7N7,其中 H5 和 H7 被认为是高致病性的。感染患者病情重,病死率高。高致病性禽流感病毒 H5N1 属于甲型流感病毒,其结构与以往的甲型流感病毒相同,是一种人兽共患的传染病病毒,可感染人、禽和其他哺乳类动物。

1997 年 5 月,中国香港特别行政区 1 位 3 岁儿童死于不明原因的多脏器功能衰竭,同年 8 月经美国疾病预防控制中心、世界卫生组织、荷兰国家流感中心鉴定,确定该儿童所患疾病为禽甲型流感病毒 H5N1 亚型引起的人类流感,这是世界上首次证实禽甲型流感病毒 H5N1 亚型感染人类。之后相继有 H9N2、H7N7 亚型感染人类和 H5N1 亚型再次感染人类的报道。

二、流行病学

1.传染源

患禽流感或携带禽流感病毒的禽类是主要传染源。但不排除患者或猪成为传染源的可能。

2.传播途径

该病主要经呼吸道传播,患者通过密切接触感染的禽类及其分泌物、排泄物,受病毒污染的水等以及直接接触病毒毒株被感染。目前尚无人与人之间直接传播的确切证据。

3.易感人群

人群普遍易感,12 岁以下儿童的病情较重。与不明原因病死的家禽或与感染、疑似感染禽流感的家禽有密切接触人员为高危人群。

4.流行特征

禽流感一年四季均可发生,但多发于冬、春季节。流行病学资料显示,人的禽流感与鸡的禽流感的流行地区一致,通常呈散发性。

三、发病机制与病理

1.发病机制

发病机制目前尚不明了。禽流感病毒经呼吸道进入后,侵犯纤毛柱状上皮细胞,并在此复制繁殖,引起上呼吸道症状,同时亦可向下侵犯气管、支气管,直至肺泡。以往多数研究者认为禽流感病毒株与人类流感病毒株同时感染猪等中间宿主,形成混合感染后重组为新的变异株才能感染人类,即"病毒基因混合器"论。还有学者提出"二次跨越"论,即在禽类流行的禽流感病毒先跨越种的界限,传给其他动物,如猪、马、鲸、貂,而后再经过一次跨越,成为侵犯人类的病毒。

2.病理改变

组织学改变以反应性噬血细胞综合征为突出特征。约半数病例出现肺部炎症,X 线检查显示肺部实质炎性变及胸腔积液。少数病例的肺炎可进行性发展,伴肺间质纤维化的广泛肺泡损伤、肺出血。亦可发现广泛肝小叶中心坏死、急性肾小管坏死、淋巴细胞功能衰竭。但未发现继发性细菌性肺炎。细胞因子(如可溶性 IL-2、IL-6 水平)等明显升高,大量细胞因子造成各器官的严重病理改变,提示其发病机制及病理改变与流感是不相同的。目前研究者认为呼吸道上皮细胞是病毒的靶细胞,病毒在呼吸道复制,而高细胞因子是由反应性噬血细胞综合征所致。

四、临床表现

禽流感潜伏期一般不超过 7 d。急性起病,早期表现与流感非常相似,最常见的临床表现是眼结膜炎和持续高热,体温大多持续 39 ℃,热程 1～7 d,一般为2～4 d。其他症状有流涕、鼻塞、咳嗽、咽痛、全身不适、全身疼痛、头痛,部分患者可有恶心、腹痛、腹泻等消化道症状。半数患者出现肺部炎症,并有肺部实变体征,X 线检查显示肺部实质炎性变及胸腔积液。少数患者病情发展迅速,出现进行性肺炎,伴肺间质纤维化的广泛肺泡损伤,导致呼吸窘迫综合征、肺出血,亦可并发心力衰竭、肝衰竭、肾衰竭等,也有患者并发败血症休克及雷耶综合征等。

婴儿的临床症状常不典型,可出现高热惊厥,部分患儿表现为喉气管支气管炎,严重者出现气道梗阻现象,出现败血症、肺炎,病死率高。

五、实验室及辅助检查

(一)一般检查

外周血白细胞计数一般不高,淋巴细胞的比例常降低,血小板正常。严重病例可出现全血细胞减少。部分患者血清生化检查可有肝功能异常,表现为丙氨酸转氨酶、天冬氨酸转氨酶水平升高,亦可出现尿素氮的改变等。骨髓细胞学检查呈增生活跃,反应性组织细胞增生伴吞噬血细胞现象。

(二)病毒学检测

(1)病毒核酸检测:采集鼻咽拭子、鼻咽含漱液、鼻咽抽取物,应用快速核酸等温扩增技术或反转录聚合酶链反应(RT-PCR)技术检测禽流感病毒亚型特异性 H 抗原基因。此法可对病毒进行早期、快速测试。

(2)病毒抗原检测:取患者呼吸道样本,采用免疫荧光法(或酶联免疫法)检测甲型流感病毒核蛋白抗原(NP)及禽流感病毒 H 亚型抗原。

(3)病毒分离:多用鸡胚或 MDCK 细胞来分离禽流感病毒,采用血凝抑制试验进行病毒鉴定。若分离的病毒经常规方法鉴定是 H5N1 流感病毒,尚需进一步对病毒株及宿主来源做出判定。

(三)血清学检测

以微粒中和法或 H5 特异的酶联免疫吸附试验(ELISA)检测抗体。微粒中和法检测抗H5 抗体滴度$\geqslant 80$,可判断为阳性;ELISA 法检测 H5 血凝素特异性 IgG 或 IgM 抗体滴度$\geqslant 1:600$,可判断为阳性。阳性标本应再经 Western 印迹法确证。发病初期血清中抗禽流感病毒抗体滴度是恢复期的 5 倍以上,有回顾性诊断意义。

(四)影像学检查

胸部 X 线片有异常改变,但缺少特异性,可表现为弥漫性、多灶性或斑片状浸润。某些患者有肺段或肺小叶实变和含气支气管像。重症患者胸部 X 线检查可显示单侧或双侧肺炎,少数可伴有胸腔积液等。

五、诊断

(1)医学观察病例有流行病学史,1 周内出现临床表现。

(2)疑似病例有流行病学史和临床表现,患者呼吸道分泌物标本的甲型流感病毒和 H 亚型单克隆抗体抗原检测的阳性。

(3)确诊病例有流行病学史和临床表现,从患者的呼吸道分泌物标本中分离出特定病毒或采用 RT-PCR 法检测到禽流感 H 亚型病毒特异性基因,或发病初期血清中抗禽流感病毒抗体滴度是恢复期的 5 倍以上。

六、治疗

1.一般及对症治疗

对疑似和确诊患者应进行隔离治疗,让其多休息,多饮水,为其增加营养,给易于消化的食物。密切观察、监测并预防并发症。高热时给予解热镇痛药物,儿童禁用阿司匹林或含阿司匹林以及其他水杨酸制剂的药物,避免引起雷耶综合征。鼻塞严重者可用缓解鼻黏膜充血药。伴有咳嗽的患者可用止咳化痰药物。患结膜炎的患者可用含抗菌药物的眼药水滴眼。

2.抗病毒治疗

尽量在发病 48 h 内试用抗流感病毒药物。主要药物有神经氨酸酶抑制剂——扎那米韦,每次 10 mg,每日 2 次吸入,能显著减少流感主要症状持续的时间,对发病 $30\sim36$ h 内的患者疗效明显,可减少病程中解热镇痛药物的用量。奥司他韦(达菲)亦是抗流感病毒药物,治疗和预防流感的作用与扎那米韦相当。口服奥司他韦耐受性较好,最主要的不良反应是恶心,而与食物一起服用基本上可以避免这种反应。餐后用药还可以增加其生物利用度。成人剂量每日150 mg,儿童剂量每日 3 mg/kg,分 2 次服,疗程为 5 d。

3.抗生素治疗

采用抗生素治疗的目的是防治继发感染,应在明确或有充分证据提示继发细菌感染时使用。

4.重症患者的治疗

重症或发生肺炎的患者应入院治疗,对出现呼吸功能障碍者给予吸氧及其他呼吸支持,对发生其他并发症的患者应积极采取相应治疗。

5.中医中药治疗

治疗原则是及早使用中医药治疗,清热、解毒、化湿、扶正祛邪。

七、预防

1.管理传染源

加强禽类疾病的监测,一旦发现禽流感疫情,动物防疫部门立即按有关规定处理,受感染动物,对疫源地进行封锁并彻底消毒,养殖和处理的所有相关人员必须做好防护工作。加强对密切接触禽类人员的监测,当这些人员中出现流感样症状时,应立即进行流行病学调查,采集患者标本并送至指定实验室检测,以进一步明确病原,同时应采取相应的防治措施。对患者应隔离治疗,转运时戴口罩。要加强对检测标本和实验室禽流感病毒毒株的管理,严格执行操作规范,防止医院感染和实验室的感染及传播。

2.切断传播途径

接触人禽流感患者应戴口罩、戴手套、穿隔离衣。进行禽流感病毒(H5N1)分离的实验室应达 P3 级标准。

3.保护易感人群

注意饮食卫生,不吃未熟的肉类及蛋类等食品。勤洗手,养成良好的个人卫生习惯。对密切接触者必要时可试用抗流感病毒药物,如口服奥可他韦进行预防。也可以应用疫苗进行预防,值得注意的是根据当地流行的毒株制成的多价疫苗才能起到保护作用。

(李　帅)

第四节　人感染 H7N9 禽流感

H7N9 禽流感病毒是一种新型的人禽流感病毒,通常只在鸟类之间传播,但自 2013 年上半年起,我国陆续出现了多例人感染 H7N9 禽流感病例。患者的病情不一,重者可引起急性呼吸窘迫综合征、休克、多脏器功能衰竭等并发症,甚至死亡。

一、病原学

H7N9 亚型禽流感病毒属于正黏病毒科甲(A)型流感病毒属,呈多形性,其中,球形直径80~120 nm,平均为 100 nm,有包膜。新分离的或传代不多的毒株多为丝状体,长短不一,最长可达 4 000 nm。其他结构与其他甲型流感病毒类似。

该病毒对乙醚、氯仿等有机溶剂敏感；不耐热，56 ℃加热 30 min、60 ℃加热 10 min、煮沸（100 ℃）2 min 以上可被灭活；阳光直射 40～48 h 即可灭活，紫外线直接照射可迅速破坏禽流感病毒的感染性。口腔、鼻腔和粪便中的该病毒由于受到有机物的保护，抵抗力大大提高，例如，该病毒在粪便中可存活 1 周。

二、流行病学

1. 传染源

研究发现 H7N9 禽流感病毒主要存在于病禽的体液、分泌物、排泄物和组织中，因此传染源可能为携带 H7N9 禽流感病毒的禽类。

2. 传播途径

该病可经呼吸道传播，密切接触病禽的分泌物和排泄物、受病毒污染的食品和物品等可被感染，直接接触病毒毒株也可被感染。随着禽流感病毒不断变异，可能会出现人与人之间的传播。

3. 易感人群

人群普遍易感。

4. 高危人群

高危人群包括家禽养殖业者及与其共同居住的家属，在发病前 1 周去过家禽饲养、销售及宰杀等场所者，接触禽流感病毒感染材料的实验室工作人员，与病禽、死禽及禽流感患者密切接触者。吸烟和肥胖是发生重症禽流感的高危因素。

三、发病机制与病理改变

1. 发病机制

发病机制可能涉及多种因素，包括病毒的组织嗜性、复制水平和在不同细胞中病毒基因的表达以及传播能力等。H7N9 禽流感病毒传入易感宿主体内后，可以结合唾液酸 α-2,3 型受体和唾液酸 α-2,6 型受体，入侵下呼吸道的上皮细胞和Ⅱ型肺泡上皮细胞。病毒 HA 蛋白裂解为 HA1 和 HA2 是病毒感染宿主细胞的先决条件。HA2 亚基的 N 末端有一个融合肽，介导病毒包膜与溶酶体膜的融合。宿主细胞中有两类蛋白酶与流感病毒的裂解活性有关，其中枯草杆菌蛋白酶类在体内广泛存在，其只能裂解高致病性毒株的 HA 蛋白。因此，高致病性毒株能在大部分组织和细胞内复制，从而引起广泛的组织和器官损伤。人感染 H7N9 禽流感病毒后，呼吸道黏膜上皮细胞和免疫细胞迅速产生各种细胞因子（如 IL-2、IL-6、IL-8、IL-10、TNF-α），造成“细胞因子风暴”，导致局部和全身炎症反应。

2. 病理改变

疾病早期，肺部弥漫性肺泡上皮损伤伴肺泡内出血、透明膜形成；晚期可见纤维组织增生。除表现为弥漫性肺损伤外，高致病性禽流感病毒感染患者后，可引起多系统损伤，如心脏、肝脏、肾脏的损伤。

四、临床表现

潜伏期为 1～7 d，个别病例的潜伏期长达 2 周。患者一般表现为下呼吸道感染症状，如发热、咳嗽、咳痰，可伴有头痛、肌肉酸痛、腹泻和全身不适。重症患者病情发展迅速，多在 5～7 d出现重症肺炎，体温大多持续超过 39 ℃，呼吸困难，可伴有咯血痰；可快速进展为急性呼吸窘迫综合征、脓毒症、感染性休克,甚至出现多器官功能障碍,严重者死亡。受累肺叶段有实变体征,包括叩诊音、语颤和语音传导增强,可出现吸气末细湿啰音及支气管呼吸音等。该病在病程初期常出现在一侧肺的局部,但随病情进展可扩展至两肺的多个部位。

五、实验室及辅助检查

1.一般检查

外周血白细胞总数一般不高,重症患者多有白细胞总数及淋巴细胞减少。血小板出现轻度到中度减少,发生 DIC 时,血小板可重度减少。骨髓细胞学检查显示细胞增生活跃,反应性组织细胞增生伴出血性吞噬现象。生化检查显示丙氨酸转氨酶、天冬氨酸转氨酶、磷酸肌酸激酶、乳酸脱氢酶水平升高,有些患者出现高血糖(可能与肾上腺皮质激素相关)、血肌酐水平升高。

2.病毒学及血清学检查

其与人感染高致病性禽流感的检查相同。

3.影像学检查

人感染 H7N9 禽流感病例的胸部影像学表现具有肺炎的基本特点。重症患者病变进展迅速,呈双肺多发磨玻璃影及肺实变影像,可合并少量胸腔积液,发生呼吸窘迫综合征时,病变分布广泛。不同病程阶段影像学的表现有所不同。

六、诊断与鉴别诊断

1.诊断

确诊病例:符合上述临床表现,或有流行病学接触史,并且从呼吸道分泌物标本中分离出 H7N9 禽流感病毒,或 H7N9 禽流感病毒核酸检测呈阳性。

重症病例:肺炎合并呼吸功能衰竭或其他器官功能衰竭者为重症病例。

2.鉴别诊断

应注意鉴别诊断该病与人感染高致病性 H5N1 禽流感、季节性流感(含甲型 H1N1 流感)、细菌性肺炎、传染性非典型肺炎、新型冠状病毒肺炎、腺病毒肺炎、衣原体肺炎、支原体肺炎等疾病。鉴别诊断主要依靠病原学检查。

七、预后

人感染 H7N9 禽流感重症患者预后差。影响预后的因素包括患者的年龄、基础疾病、合并症、抗病毒治疗是否及时等。

八、治疗

1.一般及对症治疗

对疑似和确诊患者应进行隔离治疗,防止病情恶化及疾病播散。嘱患者卧床休息,多饮水,清淡饮食,密切观察病情变化,对有发热、咳嗽等临床症状者给予对症治疗,可用解热镇痛药、缓解鼻黏膜充血药、止咳祛痰药等。对有肝-肾功能损伤者采取相应治疗。维持水、电解质平衡,维持微生态平衡。

2.抗流感病毒治疗

应在发病 48 h 内应用抗流感病毒药物,有条件的做病毒药敏试验。重点在以下人群中使用抗流感病毒药物:人感染 H7N9 禽流感病例,甲型流感病毒抗原快速检测呈阳性的流感样病例,甲型流感病毒抗原快速检测呈阴性或无条件检测的流感样病例。

3.重症病例的治疗

(1)呼吸功能支持:重症患者病情进展迅速,可较快发展为急性呼吸窘迫综合征。此时,需及时进行机械通气。传统机械通气无法维持满意氧合和/或通气时,若有条件,使用体外膜氧合(extracorporeal membrane oxygenation,ECMO),具体指征如下。

第一,存在严重通气/换气功能障碍。

第二,在吸纯氧条件下,氧合指数(PaO_2/FiO_2)<100。

第三,肺泡动脉氧分压差$[P(A-a)O_2]>80.0$ kPa。

第四,Murray 肺损伤评分≥3.0。

第五,pH<7.2。

第六,年龄<65 岁。

第七,传统机械通气时间<7 d。

(2)循环支持:加强循环评估,及时发现休克患者。早期容量复苏,及时、合理地使用血管活性药物,首选去甲肾上腺素。

(3)"细胞因子风暴"治疗:发现患者病情迅速进展,并监测到"细胞因子风暴"时,可应用人工肝治疗。

(4)其他治疗:重视其他器官功能状态的监测及治疗,预防并及时治疗各种并发症。

4.转科或出院标准

(1)因基础疾病或合并症较重,需较长时间住院治疗的患者,人感染 H7N9 禽流感病毒核酸检测连续 2 次呈阴性后,可转出隔离病房至相应病房或科室进一步治疗。

(2)体温正常,临床症状基本消失,呼吸道标本人感染 H7N9 禽流感病毒核酸检测连续两次呈阴性,可以出院。

九、预防

1.监测及控制传染源

卫生部门与农业部门合作,同时开展人和禽类 H7N9 禽流感疫情监测,互通情报。加强检疫,应特别注意加强对来自动物疫情流行国家或地区的运输工具的防疫消毒。

2.切断传播途径

一旦发生人感染 H7N9 禽流感疫情,对病鸡群进行严格隔离、封锁、扑杀、销毁,对鸡场进行全面清扫、清洗、彻底消毒。对死禽及禽类废弃物应销毁或深埋,医院收治患者的门诊和病房要做好隔离消毒,医务人员要做好个人防护。

3.保护易感人群

平时加强体质锻炼,避免过度劳累。注意饮食卫生和营养,勤洗手,养成良好的个人卫生习惯。对鸡肉等食物应彻底煮熟,不吃生的或半熟的动物食品。工作中必须接触禽类者,工作期间应戴口罩、穿工作服。

(李　帅)

第五节　甲型病毒性肝炎

甲型病毒性肝炎(简称甲型肝炎)旧称流行性黄疸及传染性肝炎,早在 8 世纪就有记载。目前全世界约 40 亿人口受到该病的威胁。近年对其病原学及诊断技术等方面的研究进展较大,并已成功地研制出甲型肝炎病毒减毒活疫苗及灭活疫苗,可有效控制甲型肝炎的流行。

一、发病机制与病理

(一)发病机制

甲型肝炎病毒(hepatitis A virus,HAV)经口进入体内后,由肠道进入血流,出现短暂病毒血症;随后进入肝细胞并在其中复制,约 2 周后由胆汁排出体外。病毒血症在潜伏期即已出现,而在临床症状出现时病毒血症已经很低或基本结束,但粪便排毒仍可持续 1～2 周。HAV 导致肝细胞损伤的机制尚未完全明了。研究者认为,HAV 并不直接引起细胞明显病变。在感染早期 HAV 缓慢增生,使之在前几周不能诱导产生较高的免疫应答,故而肝细胞未出现明显损伤或仅有轻微损伤。随着 HAV 复制高峰期的到来,体内才出现明显的肝损伤。而黄疸出现后,血液及粪便中的 HAV 均已显著减少甚至消失,同时出现甲型肝炎抗体。这些均提示 HAV 导致的肝损伤与机体的免疫应答过程强烈相关。研究表明,甲型肝炎以细胞免疫性肝损伤为主,巨噬细胞、NK 细胞、细胞毒性 T 淋巴细胞(cytotoxic T lymphocyte,CTL)等均参与甲型肝炎肝损伤的形成。特异性 CTL 可通过直接的细胞毒作用和分泌 IFN-α 等细胞因子以清除被感染的肝细胞内的 HAV,同时导致肝细胞变性和坏死。此外,HAV 感染动物的库普弗细胞及脾内巨噬细胞胞质中的诱生型一氧化氮合成酶表达增加,且与肝细胞的损害程度一致,表明一氧化氮可能参与了肝细胞损伤的形成。

(二)病理改变

该病的病理特点:①有显著门管区周围肝实质坏死性炎症,除使肝小叶周边区肝细胞溶解坏死外,有时还呈"舌"样延伸到肝小叶中央区,这一变化与慢性乙型肝炎(chronic hepatitis B,CHB)门管区周围碎屑样坏死相似;②肝小叶中央区淤胆现象较为常见,可能是因为该病肝小叶中央区肝细胞病变很轻,形成胆汁的功能保存完好;③用免疫组化技术可在肝细胞质内观察到 HAV 颗粒;③上述肝脏病变呈可逆性,短时间内可完全恢复。

二、临床表现

甲型肝炎的潜伏期为 2～6 周,平均 4 周。病程呈自限性,无慢性化病例。少数患者有复发现象,通常出现在首次发病后 4～15 周,但临床表现及肝脏生化异常相对较轻。复发可有多次,但一般不会转为慢性,其机制尚不清楚。总病程为 1～4 个月,偶尔可超过 6 个月,但未见有超过 1 年者。临床上分为以下类型。

(一)急性黄疸型

1. 黄疸前期(前驱期)

患者急性起病,多有畏寒发热,体温 38℃左右,全身乏力,食欲缺乏、厌油、恶心,呕吐,上腹部饱胀不适或轻泻,少数病例以上呼吸道感染症状为主要表现,偶见荨麻疹,继之尿色加深。本期一般持续 5～7 d。

2.黄疸期

通常在热退后黄疸出现,同时症状有所减轻。可见皮肤、巩膜不同程度地黄染,肝区隐痛,肝大,触之有充实感,有叩痛及压痛,尿色进一步加深。黄疸出现后全身及消化道症状即减轻,否则可能发生重症化,但较为少见,且预后较佳。本期持续 2~6 周。

3.恢复期

黄疸消退,症状消失,肝脏逐渐回缩至正常大小,肝功能逐渐恢复。本期持续 2~4 周。

(二)急性淤胆型

此型特点是肝内胆汁淤积性黄疸持续较久,消化道症状轻,肝实质损害表现不明显,而黄疸很深,多有皮肤瘙痒及粪色变浅,预后良好。

(三)急性重型

此型很少见,如不及时进行肝移植,病死率较高。此型多见于 40 岁以上的患者。

(四)急性无黄疸型

起病较徐缓,除无黄疸外,其他临床表现与黄疸型相似,症状一般较轻。患者多在 3 个月内恢复。

(五)亚临床型

部分患者无明显临床症状,但肝脏生化检查有轻度异常。

(六)隐性感染

患者无明显症状和体征,肝脏生化检查基本正常,但血清抗-HAV IgM 呈阳性,粪便可检出 HAV 颗粒。此型多见于儿童。

三、实验室检查

(一)常规检查

外周血白细胞总数正常或偏低,淋巴细胞相对增多,偶见异型淋巴细胞。黄疸前期末尿胆原及尿胆红素开始呈阳性反应,是早期诊断的重要依据。血清丙氨酸转氨酶水平于黄疸前期早期开始升高,血清总胆红素水平在黄疸前期末开始升高。血清丙氨酸转氨酶水平高峰在血清总胆红素水平高峰之前,一般在黄疸消退后 1 周至数周恢复正常。急性黄疸型血清球蛋白水平常轻度升高,但随病情恢复而逐渐下降。急性无黄疸型及亚临床型病例的肝功能改变以单项丙氨酸转氨酶水平轻度到中度升高为特点。急性淤胆型病例的血清总胆红素水平显著升高而丙氨酸转氨酶水平仅轻度升高,同时伴有血清碱性磷酸酶及谷氨酰转肽酶水平明显升高。

(二)特异性血清学检查

目前临床上主要用酶联免疫吸附法(ELISA)检查血清 IgM 型甲型肝炎病毒抗体(抗-HAV IgM),以作为早期诊断甲型肝炎的特异性指标。血清抗-HAV IgG 出现于病程恢复期,较为持久,甚至终生为阳性,是获得免疫力的标志,一般用于流行病学调查。

(三)HAV 颗粒及 HAV 抗原的检测

发病后 HAV 从粪便的排泄迅速减少,并且一般实验室难以开展这些项目,故 HAV 颗粒及 HAV 抗原的检测一般不用于甲型肝炎的临床诊断,仅用于科研。

四、诊断与鉴别诊断

主要依据流行病学资料、临床特点、常规实验室检查及血清学特异性诊断。应参考当地甲型肝炎流行状况,发病前有无与甲型肝炎患者的密切接触史,检查饮食卫生情况。对于急性黄疸型病例,在黄疸期诊断不难。在黄疸前期获得诊断称为早期诊断,此期表现与感冒或急性胃肠炎相似,尿色变为深黄色是疑似该病的重要线索。可将该病早期特征总结为"热退黄疸现,症状有所减"。

鉴别甲型肝炎与乙型、丙型、丁型及戊型病毒性肝炎急性期,除参考流行病学特点及输血史等资料外,主要依据血清抗-HAV IgM 的检测。

五、治疗

对该病尚无有效抗病毒疗法。以对症支持疗法为主。

六、预防

(一)管理传染源

早期发现传染源并予以隔离。隔离期自发病日算起共 3 周。患者隔离后对其居住、活动频繁地区尽早进行终末消毒。托幼机构发现甲型肝炎后,除对患病儿童隔离治疗外,应对接触者进行 45 d 医学观察。

(二)切断传播途径

提高个人及集体卫生水平,实行分餐制,养成餐前便后洗手的习惯,应对共用的餐具消毒,加强对水源、饮食、粪便的管理。

(三)保护易感人群

对有甲型肝炎密切接触史的易感者,以人血丙种球蛋白进行预防注射可获短期保护效果,用量为 0.02~0.05 mL/kg,注射时间越早越好,不宜迟于接触后 2 周。因我国成人体内大多含有抗-HAV IgG,故从正常成人血提取的免疫球蛋白对预防 HAV 感染有一定效果。

1.减毒活疫苗

该类疫苗在长春生物制品研究所(LA-1 减毒株)、浙江省医学科学院及中国医学科学院医学生物学研究所(均为 H_2 减毒株)均有生产,已在我国大规模使用。

2.灭活疫苗

其特点:①接种后抗-HAV 抗体阳转率为 100%,且抗体水平较高;②根据数学模型推算,抗-HAV 抗体至少可持续 20 年;③接种后不会在体内复制,故无"返祖"的可能性;④其保存时间较长,无须冷藏运输及保存;⑤价格相对较贵。

(陈　强)

第六节　乙型病毒性肝炎

乙型病毒性肝炎(简称乙型肝炎)旧称血清性肝炎。全球约 20 亿人感染过乙型肝炎病毒(hepatitis B virus,HBV),慢性 HBV 感染者达 3 亿~3.5 亿人,其中 20%~40%最终死于肝衰竭、肝硬化或肝癌,该病的年病死人数约 100 万人,男性患者与女性患者的病死率分别约50%及 15%。我国是乙型肝炎高发区,约 6 亿人感染过 HBV,慢性 HBV 感染者达总人口的

8%~10%。近年来我国在防治乙型肝炎的研究方面做了大量工作,但要控制该病,仍需继续付出巨大努力。

一、发病机制

乙型肝炎的发病机制极为复杂,迄今尚未完全明了。HBV 侵入人体后,未被单核-巨噬细胞系统清除的 HBV 到达肝脏,通过相关受体黏附于肝细胞,病毒包膜与肝细胞膜融合,导致病毒侵入。HBV 进入肝细胞后即开始复制,HBV DNA 进入细胞核形成 cccDNA,以 cccDNA 为模板合成前基因组 mRNA,前基因组 mRNA 进入胞质作为模板,合成负链 DNA,再以负链 DNA 为模板合成正链 DNA,两者形成完整的双链 HBV DNA。HBV 的复制过程非常特殊,其一是细胞核内有稳定的 cccDNA 池,其二是存在从 HBV mRNA 反转录为 HBV DNA 的步骤。

经过近 30 年的研究,已有大量关于 HBV 候选受体的报道。根据与 HBV 包膜结合位置的不同,将这些候选受体大致分为以下几类:①与 S 区结合的候选受体蛋白,包括载脂蛋白 H (apo H)、人膜联蛋白 V 及硫氧还蛋白相关跨膜蛋白 2(TMX2)等;②与前 S2 区结合的候选受体蛋白,包括多聚人血清清蛋白及可溶性糖蛋白 HBV-BF 等;③与前 S1 区结合的候选受体蛋白,包括 IgA 受体及 IL-6 等;④亦有报道提示人源性唾液酸糖蛋白受体、转铁蛋白受体及 Toll 样受体等分子与 HBV 入侵靶细胞相关。国内研究发现,肝脏胆汁酸转运体——牛磺胆酸钠共转运多肽(sodium taurocholate cotransporting polypeptide, NTCP)与 HBV 包膜蛋白的关键受体结合域发生特异性相互作用,随后进行的一系列实验也证明肝脏胆汁酸转运蛋白是 HBV 感染所需的细胞受体,还鉴定出 NTCP 上关键的病毒结合区域。这一项研究成果可能成为研究 HBV 治疗工具及机制的切入点,但仍存在诸多疑问,有待进一步研究。除受体外,HBV 入侵靶细胞可能还需要黏附分子等多个其他因素参与,这些因素的具体性质有待进一步研究。

乙型肝炎的发病机制既包括 CTL 介导的肝细胞死亡及病毒清除机制,也存在非细胞溶解清除病毒的机制。肝细胞病变主要取决于机体的免疫应答,而机体对病毒感染的免疫应答有赖于免疫活性细胞的相互作用,包括非特异性免疫细胞、树突细胞及 T 淋巴细胞的作用。HBsAg 和多聚酶抗原比 HBcAg/HBeAg 拥有更多的 CTL 表位。在急性和慢性 HBV 感染时,针对这些 HBV 抗原的 T 细胞应答表现不同。在感染早期,强烈的特异性 CTL 应答与病毒清除有关;而较弱的特异性 CTL 应答往往伴有 HBV 持续感染。多项研究证实,CTL 及抗-HBe 和抗 HBe 可抑制 CTL 的活性,但其机制仍不清楚。此外,研究还发现,干扰抗包膜抗体的产生可导致 HBV 持续感染,丙种球蛋白缺乏症患者接触 HBV 后亦会发展成 HBV 慢性感染。MyD88 是病毒通过 Toll 样受体激活天然免疫反应的信号转导分子,病毒通过抑制 MyD88 的表达,可导致 HBV 持续感染。当机体处于免疫耐受状态,例如,围生期获得 HBV 感染,由于小儿免疫系统尚未发育成熟,不产生免疫应答,因而多为无症状携带者。当机体免疫功能正常时,多表现为急性肝炎经过,成人感染 HBV 者多属于这种情况,大部分患者可彻底清除 HBV 而痊愈。机体免疫反应不足,或反应不当(包括不完全免疫耐受、自身免疫反应、HBV 基因突变逃避免疫清除等情况),可导致慢性肝炎。当机体处于超敏反应,大量抗原、抗体复合物产生并激活补体系统,在内毒素、肿瘤坏死因子、IL-1、IL-6、趋化因子和细胞间黏附分子(ICAM-Ⅰ)等的参与下,大片肝细胞坏死,发生重型肝炎。研究发现,如不采取积极预防措施,几乎每位 HBeAg 阳性母亲所生孩子均可感染 HBV,且 90% 发展为慢性携带者。目前已证明 HBeAg 能通过胎盘,且能减弱 CTL 应答。对于垂直感染者,在生命的某些阶段,特别是青壮年时,对病毒的耐受可能被打破,其主要原因如下:①反转录酶缺陷导致病毒表位发生随机突变,突变后的序列与宿主已耐受的原序列有很大差别;②HBV 和急性溶菌病毒共同感染,这样可能激活 HBV 抗原周围的危险信号,使 T 细胞反应激活;③不同基因型及准种变异通过激活宿主免疫应答致使病毒耐受被打破。

对于 HBeAg 阴性 HBV 变异株,有研究发现,HBV 前 C 区变异的患者进行肝移植后,如长期接受免疫抑制治疗,因缺乏免疫选择压力,可出现野生型 HBV 再次感染。此外,HBeAg 阴性母亲所生孩子感染 HBV 后均显示 HBeAg 阳性,亦证明野生型 HBV 具有传播优势。研究还发现,慢性感染者 HBV DNA 可共价整合至肝细胞基因组内。

与短期 HBV 慢性感染且无病毒整合的患者相比,有多年 HBV 慢性感染且发生病毒整合的患者不易清除 HBsAg、HBV 感染后的免疫学应答,不同的免疫学应答导致预后不同,而免疫学应答的不同与免疫遗传学差异密切相关。部分人群接种乙型肝炎疫苗后无应答,而部分成人感染 HBV 后发展为慢性肝炎,均可能与 HBV 特异性免疫识别与免疫应答相关的基因缺陷有关。

有关 HBV 感染的免疫遗传学研究方兴未艾,研究热点是 HBV 易感或拮抗基因,已发现 HLA-DP 位点,HLA-DPA1 与 HLA-DPB1 的 11 个单核苷酸多态性的基因变异与 HBV 持续感染明显相关。

近年还发现涉及乙型肝炎免疫反应通路的基因,如 TNF-α、TNF-β、IL-10、IP10、CXCL10 及 VDR,其基因多态性与乙型肝炎的严重程度相关。今后,如能进一步借助 HIV 和 HCV 相关研究,将有助于阐明乙型肝炎的发病机制,进而为其治疗提供新的策略。

二、病理改变

基该病理变化包括肝细胞变性、坏死及凋亡,炎细胞浸润,肝细胞再生,库弗普细胞、小胆管及纤维组织增生。坏死区浸润的淋巴细胞以 CD^{8+} 细胞居多。

(一)急性轻型肝炎

急性黄疸型和急性无黄疸型肝炎的肝脏病变只有程度上差别,唯前者可出现肝内淤胆现象。主要病变有以下几个方面。①急性肝细胞病变:包括肝细胞质疏松及出现气球样变,肝细胞嗜酸性变及凋亡小体,点状溶解性肝细胞坏死及灶性坏死。②肝小叶急性炎症反应:肝窦、窦周隙炎性细胞浸润,呈弥散性分布,肝实质坏死灶炎细胞浸润,呈集中分布,浸润细胞主要是淋巴细胞,其次是单核细胞及浆细胞。③可见双核细胞等肝细胞再生现象及库弗普细胞增多。④上述病变呈弥散性,涉及整个肝小叶,但肝小叶结构完整。⑤门管区炎症反应较轻。

(二)淤胆型肝炎

本型特点:①肝细胞变性坏死较轻;②肝细胞质及毛细胆管内明显淤胆;③肝细胞排列呈腺状结构;③门管区小胆管增生明显;⑤急性型早期炎细胞浸润,可见较多的嗜中性粒细胞,慢性型仍以淋巴细胞浸润为主,且伴慢性肝炎的组织学特点。

(三)慢性肝炎

1.基该病变

小叶内除有不同程度肝细胞变性及坏死,门管区及门管区周围炎症常较明显,常伴有不同程度的纤维化,主要病变为炎症坏死及纤维化。

(1)炎症坏死:常见有点状坏死、灶状坏死、融合坏死、碎屑样坏死及桥接样坏死,后两者与预后关系密切,是判断炎症活动度的重要形态学指标。

碎屑样坏死(piecemeal necrosis,PN):又称界面性肝炎,系肝实质及门管区或间隔交界带的炎症坏死,特点为单个核细胞浸润,交界带肝细胞坏死,肝星状细胞增生,可致局部胶原沉积及纤维化。

曾按碎屑样坏死的有无分成慢性活动性肝炎(CAH)及慢性迁延性肝炎(CPH),可发现碎屑样坏死广泛存在,并非 CAH 特有。依病变程度分为轻度、中度及重度,作为判定小叶炎症活动度的重要指标之一。①轻度:发生于部分门管区,界板破坏范围小,界面肝炎局限;②中度:大部分门管区受累,界板破坏可达 50%,界面肝炎明显;③重度:炎症导致门管区扩大,PN广泛。炎症坏死深达小叶中带,致小叶边界严重参差不齐,可致门管区周围广泛胶原沉积。

桥接样坏死(hridging necrosis,BN):为较广泛的融合坏死,根据坏死连接部位不同分3 类。①门管区 BN:主要由门管区炎症及 PN 发展形成;②门管区-小叶中央 BN:沿肝腺泡3 区小叶中央与门管区炎症及坏死互相融合,常致小叶结构破坏;③中央 BN:两个小叶中心带的坏死相融合。BN 常导致桥接样纤维化,与预后密切相关。BN 的多少是诊断中度、重度慢性肝炎的重要依据之一。

(2)纤维化:指肝内有过多胶原沉积,依其对肝结构破坏范围、程度和对肝微循环影响的大小划分为 1~4 期(S1~S4)。①S1 期:门管区、门管区周围纤维化及局限窦周纤维化或形成小叶内纤维瘢痕,均不影响小叶结构的完整性。②S2 期:纤维间隔即桥接样纤维化,主要由桥接样坏死发展而来,S2 虽有纤维间隔形成,但大部分小叶结构仍保留。③S3 期:大量纤维间隔,分隔并破坏肝小叶,致小叶结构紊乱,但尚无肝硬化。此期一部分患者可出现门静脉高压及食管静脉曲张。④S4 期:早期肝硬化,肝实质广泛破坏,弥散性纤维增生,被分隔的肝细胞团呈不同程度的再生及假小叶形成。此期炎症往往仍在进行,纤维间隔宽大疏松,改建尚不充分,这与典型肝硬化不同。在典型肝硬化,纤维间隔包绕于假小叶周围,间隔内胶原及弹力纤维已经改建,多环绕假小叶呈平行排列。

2.慢性肝炎程度划分

慢性肝炎按活动度(G)可分为轻度、中度、重度。

(1)轻度慢性肝炎:包括 CPH、慢性小叶性肝炎及轻型 CAH,表现为 G1~G2 及 S0~S2。①肝细胞变性,有点、灶状坏死或凋亡小体;②门管区有或无炎症细胞浸润、扩大,有或无局限性碎屑样坏死(界面坏死);③小叶结构完整。

(2)中度慢性肝炎:相当于原中度 CAH,表现为 G3 及 S2~S3。①门管区炎症明显,伴中度碎屑样坏死;②小叶内炎症严重,融合坏死或伴有少数桥接样坏死;③纤维间隔形成,小叶结构大部分保存。

(3)重度慢性肝炎:相当于原重型 CAH,表现为 G4 及 S3~S4。①门管区炎症严重或伴重度碎屑样坏死;②桥接样坏死范围广泛,累及多数小叶;③大量纤维间隔,小叶结构紊乱,或形成早期肝硬化。

(四)重型肝炎

1.急性重型肝炎

肝细胞呈一次性坏死,坏死面积>肝实质的 2/3,或亚大块坏死,或桥接样坏死,伴存活肝细胞重度变性;坏死面积＞2/3 者多不能存活;肝细胞保留 50％以上,肝细胞虽有变性及功能障碍,若度过急性阶段,肝细胞再生迅速,可望恢复。如发生弥散性小泡性脂肪变性,预后往往较差。国外发现肝组织有"暴发性肝细胞凋亡"现象,其与大块肝细胞坏死的相对重要性有待进一步评价。

2.亚急性重型肝炎

肝组织新、旧不一的亚大块坏死(广泛的 3 区坏死):较陈旧的坏死区网状肝纤维塌陷,并可有胶原纤维沉积,残存的肝细胞增生成团,可见小胆管增生及淤胆。

3.慢性重型肝炎

在慢性肝炎或肝炎、肝硬化的基础上继发亚大块或大块肝坏死,即新鲜亚大块或大块坏死伴有慢性陈旧病变的背景。炎细胞浸润密集,淤胆显著,肝组织结构高度变形。

4.肝硬化

活动性肝硬化:肝硬化伴明显炎症,包括纤维间隔内炎症,假小叶周围碎屑样坏死及再生结节内炎症病变。静止性肝硬化:假小叶周围边界清楚,间隔内炎症细胞少,结节内炎症轻。

5.无症状慢性 HBsAg 携带者

肝组织完全正常者不多,约 80％的患者有轻微的慢性炎症改变,个别患者可有小结节性肝硬化。

三、临床表现

潜伏期为 28～160 d,平均 70～80 d。

(一)急性乙型肝炎

急性乙型肝炎分急性黄疸型、急性无黄疸型及急性淤胆型,临床表现与甲型肝炎相似,多呈自限性(约占 90％～95％),患者常在半年内痊愈。

(二)慢性乙型肝炎(CHB)

乙型肝炎病程超过半年,仍有肝炎症状、体征及肝功能异常,可诊断为慢性肝炎。发病日期不明或虽无肝炎病史,但肝组织病理学检查符合慢性肝炎,或根据症状、体征、化验、B 超及CT 检查综合分析,亦可做出相应诊断。

轻度:临床症状、体征轻微或缺如,肝功能指标仅 1 项或 2 项轻度异常。

中度:症状、体征、实验室检查结果介于轻度和重度之间。

重度:有明显或持续的肝炎症状,如乏力、食欲缺乏、腹胀、尿黄、便溏等,伴有肝病面容、肝掌、蜘蛛痣及脾大并排除其他原因,且无门静脉高压者。实验室检查血清丙氨酸转氨酶水平和/或天冬氨酸转氨酶水平反复或持续升高,清蛋白含量降低或白球比异常,丙种球蛋白含量明显升高。随着对 CHB 的抗病毒治疗及 HBV DNA 前 C 基因突变研究的深入,目前主张按HBeAg 及抗-HBe 状况将 CHB 分为以下两大类。

1.HBeAg 阳性慢性乙型肝炎

由野生株 HBV 感染所致,按其自然史可分 HBeAg 阳性期和抗-HBe 阳性期。HBeAg 阳性期体内 HBV 复制活跃,血清含有高水平的 HBV DNA,从免疫耐受期进入免疫清除期以后,肝脏有不同程度的活动性炎症。当 HBeAg 向抗-HBe 转换时,肝功能损害往往一过性加重,然后进入抗-HBe 阳性期。此期体内 HBV 复制减弱或停止,血清 HBV DNA 转阴,肝脏活动性炎症消散,肝功能恢复正常。然而,反复或进行性发作亦可发展成重型肝炎、肝硬化及肝癌。

2. HBaAg 阴性慢性乙型肝炎

主要由 HBV 前 C 基因突变株感染所致。特点是血清 HBeAg 阴性,伴或不伴抗 HBe 阳性,体内 HBV DNA 不同程度地复制,肝脏有慢性活动性炎症,血清丙氨酸转氨酶水平波动性很大,易发展成重型肝炎、肝硬化及肝癌。IFN-α 疗效不佳,而用核苷类似物治疗的疗程长,停药后反跳率高。

(三)重型乙型肝炎

乙型肝炎发生肝衰竭称为重型肝炎,指迅速发生的严重肝功能不全,凝血酶原活动度(prothrombin time activity,PTA)降至 40% 以下,血清总胆红素水平迅速上升。我国重型肝炎的病因以乙型肝炎为主。

1. 急性重型肝炎(暴发性肝炎)

该型肝炎相当于急性肝衰竭,以急性黄疸型肝炎起病,2 周内出现极度乏力,消化道症状明显,迅速出现Ⅱ度(按Ⅳ度划分)以上肝性脑病,PTA≤40% 并排除其他原因,肝浊音界进行性缩小,黄疸急剧加深,极严重的病例甚至黄疸很浅或尚未出现黄疸。出血倾向明显(如注射部位有大片瘀斑),一般无腹腔积液。患者常在 3 周内死于脑水肿或脑疝等并发症。

2. 亚急性重型肝炎

相当于亚急性肝衰竭,以急性黄疸型肝炎起病,15 d 至 24 周内出现极度乏力,消化道症状明显,PTA≤40% 并排除其他原因,黄疸迅速加深,每日上升不低于 17.1 μmol/L 或血清总胆红素水平高于正常上限值。首先出现Ⅱ度以上肝性脑病者称脑病型。非脑病型中首先出现腹腔积液者,称腹腔积液型。

3. 慢性重型肝炎

其相当于慢加急性肝衰竭、亚急性肝衰竭。其发病基础:①有慢性肝炎或肝硬化病史;②有慢性 HBV 携带史;③无肝病史及无 HBV 携带史,但有慢性肝病体征(如肝掌及蜘蛛痣),影像学改变(如脾增大)及生化检测改变(如丙种球蛋白水平升高,白球比下降或倒置);④肝穿刺检查支持慢性肝炎。慢性重型肝炎其他临床表现与亚急性重型肝炎相同。其分为脑病型及非脑病型。

亚急性重型及慢性重型肝炎可根据其临床表现分为早、中、晚三期。早期:①极度乏力,有明显厌食、呕吐及腹胀等严重消化道症状;②黄疸进行性加深,血清总胆红素水平不低于 171 μmol/L 或每日上升不低于 17.1 μmol/L;③有出血倾向,30%<PTA≤40%(或 1.5<INR≤1.9);④未出现肝性脑病或其他并发症。中期:在肝衰竭早期表现基础上,病情进一步发展,出现以下两条之一:①有Ⅱ度以下肝性脑病和/或明显腹腔积液、感染;②出血倾向明显(有出血点或瘀斑),20%<PTA≤30%(或 1.9<1NR≤2.6)。晚期:在肝衰竭中期表现基础上,病情进一步加重,有严重出血倾向(注射部位出现瘀斑等),PTA≤20%(或 INR≥2.6),并出现以下四条之一:肝肾综合征、上消化道大出血、严重感染、Ⅱ度以上肝性脑病。为更早预警肝衰竭的发生,2012 年我国制定更新的《肝衰竭诊治指南》引入了"肝衰竭前期"这一定义,诊断标准:①极度乏力,并有明显厌食、呕吐和腹胀等严重消化道症状;②胆红素升高 51 μmol/L≤血清总胆红素水平不低于 171 μmol/L,且每日上升不低于 17.1μnol/L;③有出血倾向,40%<PTA≤50%。

上述新版指南将肝衰竭分成急性肝衰竭、亚急性肝衰竭、慢加急性肝衰竭及慢性肝衰竭。

（四）肝炎肝硬化

临床表现可有肝功能反复异常、门静脉高压症、慢性肝病面容（皮肤晦暗）、面部钞票纹、蜘蛛痣、肝掌等，严重时可导致脾功能亢进、食管-胃底静脉曲张破裂出血、双下肢水肿及腹腔积液等。

肝炎肝硬化可以是大结节性或小结节性肝硬化。大结节性肝硬化常发生于慢性肝炎反复活动或亚急性、慢性重型肝炎之后，因肝实质反复坏死、肝细胞团块状增生及明显瘢痕收缩等，形成粗大结节，可使肝脏显著变形。小结节性肝硬化常发生于部分无症状慢性 HBsAg 携带者，因其肝组织并非完全正常，往往有常规肝功能试验不能发现的潜在性轻微活动，长期隐匿性发展成肝硬化，直到肝功能失代偿时方被发现。这种肝硬化因肝实质炎症轻微，仅形成密集小结节，肝功能失代偿出现很慢。

肝炎肝硬化分为代偿期和失代偿期。肝硬化代偿期是指肝硬化早期，属于肝功能试验正常或轻度异常，处于 Child-Pugh A 级，门静脉高压症不明显。肝硬化失代偿期是指肝硬化中期、晚期，肝功能试验明显异常，处于 Child-Pugh B 及 C 级，门静脉高压症显著，可出现腹腔积液、肝性脑病、食管-胃底静脉曲张破裂出血等。

肝硬化又可分为活动性和静止性，前者是指肝硬化伴慢性肝炎活动，后者是指虽有肝硬化，但血清丙氨酸转氨酶水平及胆红素水平等生化指标正常。

（五）淤胆型肝炎

HBV 所致急性淤胆型肝炎少见，实际上多数患者属于慢性肝炎伴淤胆。起病类似急性黄疸型肝炎，但自觉症状常较轻，黄疸持续 3 周以上，皮肤瘙痒，粪便颜色变浅甚至灰白，常有明显肝大，肝功能检查血清总胆红素水平明显升高，以直接胆红素水平升高为主，PTA＞60％或肌内注射维生素 K_1 1 周后可升至 60％以上，血清胆汁酸、谷氨酰转肽酶、ALP 及胆固醇水平明显升高。在慢性肝炎基础上发生上述临床表现，则属于慢性淤胆型肝炎。

（六）妊娠期乙型肝炎

其常发生于妊娠中期、晚期，大多数为急性黄疸型肝炎，易致流产、早产及死胎。在妊娠末3 个月发病者中重型肝炎较常见，病死率高。据观察，经病原学和病理学确诊的妊娠期乙型肝炎伴有暂时性皮肤瘙痒远较非妊娠期乙型肝炎常见，易与妊娠期肝内胆汁淤积症（妊娠良性复发性黄疸）相混淆。

（七）老年期乙型肝炎

绝大多数为慢性肝炎，或伴淤胆型，易发展成重型肝炎，常有老年性夹杂症。

（八）非活动性 HBV 感染

HBsAg 呈阳性，HBeAg 呈阴性，HBV DNA 查不到，无肝炎相关症状、体征及肝功能改变。

四、实验室及辅助检查

（一）血清学检查

常用的 HBV 特异性血清学标志物俗称"乙肝两对半"，即 HBsAg/抗 HBs、HBeAg/抗-HBe 及抗-HBe。通常采用 ELISA 或时间分辨法进行检测，但目前国内外应用较普遍的是雅培试剂盒及罗氏试剂盒。必要时也可检测前 S1 和前 S2 抗原及其抗体，采用去污剂处理血清标本后检测 HBcAg。

1. HBsAg 及抗-HBs

关于 HBsAg 及抗 HBs 的定量,雅培试剂及最近的罗氏试剂均采用了 1 U 及 mIU。目前研究认为,其定量对于抗病毒疗效及其转归的判断及预测有重要作用。血清 HBsAg 在疾病早期出现。一般在丙氨酸转氨酶水平升高前 2~6 周,在血清中即可检出 HBsAg。HBsAg 呈阳性是 HBV 感染的主要标志之一,但不能反映 HBV 复制状态及预后。血清抗 HBs 的出现是 HBV 感染恢复的标志。注射过乙型肝炎疫苗者亦可出现血清抗 HBs 阳性,提示已获得对 HBV 的特异性免疫。一般血清抗-HBs 水平 ≥ 10 mIU/mL 对 HBV 感染有保护作用。HBsAg 和抗-HBs 可同时呈阳性,发生率多在 5% 以下。HBsAg 和抗-HBs 共存常见于以下情况:①血清中同时存在的抗-HBs 是针对另一血清亚型 HBsAg 的抗体,与同时存在的 HBsAg 不能完全匹配;②HBVS 基因"a"表位发生变异;③即将发生 HBsAg/抗-HBs 血清学转换。

2. HBcAg 及抗-HBc

用普通的方法在血清中一般不能检出 HBV 核心抗原(HBcAg)。血清抗-HBe 呈阳性提示感染过 HBV,可能为既往感染,亦可能为现症感染。抗-HBe 包括抗-HBe IgM 和抗-HBe IgG,但主要是抗-HBe IgG。急性肝炎及慢性肝炎急性发作时均可出现抗-HBe IgM,但急性乙型肝炎抗体定量较高。抗 HBe IgM 呈阳性,抗-HBC IgG 呈阴性,提示为急性乙型肝炎。如果抗-HBe IgM 及抗-HBc IgG 均为阳性,则为 CHB 急性发作。

3. HBeAg 及抗-HBe

血清 HBeAg 呈阳性,提示有 HBV 复制。急性 HBV 感染的早期即可出现 HBeAg。抗-HBe 阳性是既往感染 HBV 的标志。HBeAg 及抗-HBe 的半定量单位为 PEIU/mL,为 Paul - Ehrlich Institute(PEI) 的标准单位,但雅培半定量及罗氏半定量并未采用 PEIU 而采用了 COI。

(二)血清 HBV DNA 的定量检测

血清 HBV DNA 是 HBV 复制及有传染性的直接标志。急性 HBV 感染时,血清 HBV DNA 出现得较早。慢性 HBV 感染者的血清 HBV DNA 可持续为阳性。目前一般采用实时荧光定量 PCR 法进行检测。血清 HBV DNA 定量检测不仅用于 HBV 感染的诊断,也是疗效考核的重要指标。HBV DNA 荧光定量检测结果通常用拷贝/mL 表示,但国际上已改用 IU/mL(11 U 相当于 5.6 拷贝)。

(三)HBV 基因分型和耐药变异检测

HBV 基因分型和耐药变异检测的常用方法有特异性引物 PCR 法、限制性片段长度多态性分析法(RFLP)、线性探针反向杂交法(INNO-LiPA)、基因序列测定法、实时 PCR 法(real-time PCR)等。

(四)其他检查

腹部影像检查(B 超、CT、MRI)可了解肝脏的形态、质地、大小,有无占位,脾脏的大小,门静脉的宽度,有无腹腔积液等。肝脏瞬时弹性扫描是一种新型无创性肝纤维化检测手段,通过测定肝脏瞬时弹性来反映肝实质硬度和评估肝纤维化程度。

五、鉴别诊断

1. 其他病毒性肝炎

应鉴别急性乙型肝炎与甲型肝炎、戊型肝炎,鉴别慢性乙型肝炎与丙型肝炎。主要通过病原学检查进行鉴别。

2.药物性和中毒性肝损伤

迄今已发现1 000余种药物可引起药物性肝损伤(drug-induced liver injury,DILI),特别是解热镇痛药物、抗结核药物、磺胺类药物、抗肿瘤药物、抗艾滋病药物等,不少中草药也可引起各种类型的DILI。药物和中毒性肝损伤可呈肝细胞损伤型、胆汁淤积型、混合型、血管损伤型。应注意询问患者的用药史和化学毒物接触史,以资鉴别。

3.传染性单核细胞增多症

可出现血清丙氨酸转氨酶水平升高甚至黄疸、肝大、脾大等,应与乙型肝炎区别。但患者除上述表现外,尚有长期发热、淋巴结肿大、咽峡炎、皮疹等表现,外周血白细胞总数及淋巴细胞增多,异型淋巴细胞达10%以上,血清嗜异性抗体呈阳性,EB病毒抗体呈阳性。

4.钩端螺旋体病

应鉴别黄疸出血型钩体病与乙型肝炎引起的肝衰竭。钩端螺旋体病患者有疫水接触史,畏寒,发热,周身酸痛无力,结膜充血,腹股沟淋巴结肿大,腓肠肌压痛,血清显凝试验呈阳性,青霉素治疗显效迅速。

5.胆道梗阻

常见原因是胆管结石和肿瘤,主要表现为梗阻性黄疸、皮肤瘙痒、大便颜色变浅甚至灰白。急性梗阻化脓性胆管炎患者在出现黄疸前常有胆绞痛、打寒战、高热,外周血白细胞总数及中性粒细胞显著增多。B超、CT、MRI、逆行胰胆管造影等检查可发现肝内外胆管扩张,有结石、炎症或肿瘤等病变。

6.自身免疫性肝病

自身免疫性肝病是一组由自身免疫异常导致的肝脏疾病,突出特点是血清中存在自身抗体,包括自身免疫性肝炎、原发性胆汁性肝硬化及原发性硬化性胆管炎等。

7.妊娠期肝内胆汁淤积症

妊娠期肝内胆汁淤积症见于孕妇。皮肤瘙痒明显,先痒后黄,黄疸轻而痒感重,肝功能变化较轻,分娩后黄疸迅速消退,再次妊娠时可复发。

8.妊娠急性脂肪肝(妊娠特发性脂肪肝)

临床酷似重症肝炎。该病多发生于年轻首孕妇女的妊娠后期,发病机制尚未阐明。起病急,有持续、频繁的恶心、呕吐,病初可有急性上腹剧痛,继而出现黄疸并进行性加重,皮肤瘙痒少见;短期内出现肝、肾衰竭,虽有严重黄疸但尿胆红素呈阴性,血糖水平降低,血白细胞增多。常并发急性出血性胰腺炎而致血清淀粉酶含量升高,超声检查呈脂肪肝波型。肝穿刺病理检查显示弥散肝细胞脂肪变性。

9.其他

血吸虫病、肝吸虫病、肝结核、酒精性肝病、非酒精性脂肪性肝病、肝脏淤血及肝脏肿瘤等均可有肝功能异常及肝大等表现,应加以鉴别。

六、治疗

总体治疗原则:①有抗病毒治疗指征时,应积极给予适当的抗病毒治疗。②保肝退黄治疗。③让患者适当休息,给予合理营养,对症支持治疗。④积极治疗肝衰竭、肝硬化失代偿及各种并发症,包括人工肝治疗、肝移植等。应避免饮酒及使用对肝脏有害的药物,用药宜简不宜繁,以免增加肝脏负担。

(一)急性乙型肝炎的治疗

患者在急性期卧床休息。给予清淡、易消化的饮食,适当补充 B 族维生素、维生素 C 等。对进食过少及呕吐者,可每日静脉滴注 10% 的葡萄糖 1 000～1 500 mL,酌情补充氨基酸、氯化钠和氯化钾。考虑到本型绝大部分(约 90%)为自限性,故通常不必进行抗病毒治疗;然而,如有慢性化倾向,或不易判定是否为急性过程,或呈现重症化过程,甚至有肝移植指征,应给予抗 HBV 治疗,通常选用核苷类似物。

(二)慢性乙型肝炎的治疗

1.抗病毒治疗

因 HBV 持续复制,病情易反复或持续活动,故抗病毒治疗是 CHB 最根本的治疗。各种 CHB 防治指南有关抗病毒治疗目标的叙述较复杂,可概括如下。①近期目标或直接目标:充分抑制病毒复制,减轻肝组织炎症,改善肝功能;②长期目标:减少肝炎发作,延缓或阻止肝硬化及肝癌的发生,提高存活率,改善生活质量。

抗病毒药物:目前临床应用的抗 HBV 药物主要有 2 类。其一是干扰素 α(interferon-α,IFN-α),包括普通干扰素 α 和聚乙二醇干扰素 α(pegylated interferon alpha,PEG-IFN-α)。其二是核苷(酸)类似物,主要有恩替卡韦、替诺福韦、替比夫定、阿德福韦酯、拉米夫定、恩曲他滨、克拉夫定等。此外,胸腺素等免疫调节剂也可应用。这些抗病毒药物各具特点,选用时应综合考虑患者的病情特点、药物疗程、药物疗效、耐药风险、药物安全性、患者的耐受性及经济承受能力等。近年来国内外指南均建议优先选用 PEG-IFN-α、恩替卡韦或替诺福韦。

2.抗感染保肝药物

抗感染保肝药物主要有以下几种。①抗感染类药物:甘草酸类制剂具有类似肾上腺皮质激素的非特异性抗感染作用而无抑制免疫功能的不良反应,可改善肝功能。目前甘草酸类制剂发展到了第四代,代表药物为异甘草酸镁注射液、甘草酸二铵肠溶胶囊。②抗氧化类药物:代表药物主要为水飞蓟素类和双环醇。水飞蓟素对四氯化碳等毒物引起的各类肝损伤具有不同程度的保护和治疗作用,还能增强细胞核仁内多聚酶 A 的活性,刺激细胞内的核糖体核糖核酸,增加蛋白质的合成。③解毒类保肝药物:代表药物为谷胱甘肽、N-乙酰半胱氨酸及硫普罗宁等,分子中含有巯基,可从多方面保护肝细胞。这类药物可参与体内三羧酸循环及糖代谢,激活多种酶,从而促进糖、脂肪及蛋白质代谢,并能影响细胞的代谢过程,可减轻组织损伤,促进修复。④肝细胞膜修复保护剂:代表药物为多烯磷脂酰胆碱,多元不饱和磷脂胆碱是肝细胞膜的天然成分,可进入肝细胞,并以完整的分子与肝细胞膜及细胞器膜相结合,增加膜的完整性、稳定性和流动性,使受损肝功能和酶活性恢复正常,调节肝脏的能量代谢,促进肝细胞的再生,并将中性脂肪和胆固醇转化成容易代谢的形式;还具有减少氧化应激与脂质过氧化、抑制肝细胞凋亡、降低炎症反应、抑制肝星状细胞活化、防治肝纤维化等功能,从多个方面使肝细胞免受损害。⑤利胆类药物:主要有 S-腺苷甲硫氨酸及熊去氧胆酸。S-腺苷甲硫氨酸有助于肝细胞恢复功能,促进肝内淤积胆汁的排泄,从而达到退黄、降酶及减轻症状的作用,多用于伴有肝内胆汁淤积的各种肝病。

3.促进蛋白质合成的药物

生长激素能促进肝细胞合成蛋白质,提高血清清蛋白水平,改善凝血酶原时间。用法为每日 41 U,皮下或肌内注射,20 d 后减为每周 41 U。由于使用该类药物可能产生水钠潴留、高血糖及继发肿瘤风险升高等不良反应,目前应用不多。

4.抗肝纤维化药物

目前缺乏有肯定临床疗效的此类药物。可酌情使用扶正化瘀胶囊、复方鳖甲软肝片、安络化纤丸及肝复乐等。

(陈　强)

第七节　丙型病毒性肝炎

丙型病毒性肝炎(简称丙型肝炎)早在 20 世纪 70 年代即已确认为是一种肠道外传播的非甲非乙型肝炎。1989 年 Choo 等以分子克隆技术首先发现丙型肝炎病毒(hepatitis C virus,HCV),1991 年 HCV 被归入黄病毒科丙型肝炎病毒属。该病呈全球分布,可引起急性肝炎,但症状通常较轻,易发展为慢性肝炎,部分患者可发展为肝硬化和肝癌;少部分患者的丙型肝炎还与糖尿病、扩张性心肌病及心肌炎的发生相关。目前的标准治疗方案为聚乙二醇干扰素联合利巴韦林,而多种不含干扰素的直接抗病毒治疗方案也已进入临床验证或应用阶段。

一、发病机制

HCV 入侵宿主细胞是在多种受体联合介导下完成的复杂过程。HCV 受体主要包括 CD81、低密度脂蛋白受体、B 族 I 型清道夫受体、紧密连接蛋白家族、表皮生长因子受体、酪氨酸激酶 EphA2 受体、NPCIL1 受体等。HCV 感染肝细胞的机制可能是通过其包膜蛋白 E2 与肝细胞表面相应受体 CD81 分子相结合而实现的。过去研究者认为丙型肝炎的发病机制是 HCV 对肝细胞的直接损害,现在认为这只是次要机制。以下几点提示丙型肝炎的发病可能有免疫机制参与:①受 HCV 感染的肝细胞数量少,而肝组织炎症反应明显,二者形成反差。②免疫组化证明丙型肝炎肝实质坏死区主要为 CD8[8+] 淋巴细胞浸润,免疫电镜观察到 CD8[8+] 细胞与肝细胞直接接触。③从丙型肝炎患者肝脏中分离出 HCV 特异性 T 细胞克隆高亲和性的 HCV 特异性 TCR 基因。④IFN-α 治疗可使肝内 CD8[8+] 细胞数量减少。⑤丙型肝炎患者肝细胞表面表达人类白细胞抗原分子及细胞间黏附分子-1。这些发现与乙型肝炎较为相似。HCV 感染时虽诱导特异性细胞毒性 T 细胞反应,但由于 HCV RNA 高度可变区易变异,形成一系列准种等变异体,特异性细胞毒性 T 细胞不能识别其表位,使抗病毒免疫失效,此乃 HCV 感染极易慢性化的根本原因。其慢性化机制包括以下几点:①HCV 在血中的水平很低,容易诱生免疫耐受;②HCV 具有泛嗜性,不易清除;③免疫细胞可被 HCV 感染,从而产生免疫紊乱。此外,有学者提出 1b 型 HCV 感染更易慢化性,其原因尚待研究。

丙型肝炎的发病还可能有自身免疫应答参与。除抗体依赖性细胞介导的细胞毒性作用(antibody-dependent cell-medicated cytotoxicity ,ADCC)外,还发现部分患者血清肝-肾微粒体抗体(抗-LKM1)等自身抗体阳性,高度提示丙型肝炎与自身免疫反应有关。

黄种人慢性丙型肝炎(CHC)患者对 IFN-α 的应答高于高加索人(白种人)的原因尚不清楚。近年研究发现,宿主遗传学变化与 CHC 患者的 FN-α 应答、自发病毒清除及利巴韦林所致贫血反应均具有相关性。有两组报道分别研究了编码 III 型 IFN-α 的IL-28B基因中 3kb 上游 rs12979860 号单核苷酸多态性,结果发现该位点 T/T 和 T/C 相对于 C/C 不仅与对 IFN-α 的应答显著下降相关,还证实在 T/T 和 T/C 的患者中,IFN-α 应答失败者血中 IL-28B 的 RNA 水平较低。在我国 IFN-α 的疗效普遍较高,似不能完全以上述发现解释,推测也与病毒因素相关。进一步研究还发现,三磷酸肌苷基因的变异可显著影响利巴韦林治疗所致的贫血,即具有 rs27354 CC 型及 rs7270101AA 型的患者均易发生利巴韦林相关贫血。

二、病理改变

丙型肝炎的病理改变与乙型肝炎极为相似,均以肝细胞坏死及淋巴细胞浸润为主。以下病变是丙型肝炎的特点:①汇管区淋巴细胞聚集是丙型肝炎的主要特征,部分病例可形成淋巴滤泡;②点灶样肝细胞坏死及不同程度的炎症在急性及 CHC 中较为常见;③胆管损伤亦是丙型肝炎较为常见的特征,周围常伴淋巴细胞浸润;④肝脂肪变性较为常见。

三、临床表现

丙型肝炎的临床表现一般较轻,常为亚临床型。输血后丙型肝炎的潜伏期 2～26 周,平均 8 周。非输血后散发性病例的潜伏期尚待确定。

(一)急性肝炎

急性丙型肝炎约占 HCV 感染的 20%。40%～75% 的急性 HCV 感染患者无症状。临床发病者有急性肝炎相关的临床症状,肝功能异常主要是血清丙氨酸转氨酶水平升高,但峰值较乙型肝炎低。丙氨酸转氨酶水平升高曲线分为单相型、双相型及平台型三种类型。单相型可能是一种急性自限性 HCV 感染,很少发生慢性化;双相型临床症状较重,慢性率亦较高;平台型丙氨酸转氨酶水平升高持续时间较长。输血后丙型肝炎中 2/3 以上为无黄疸型,多无明显症状或症状很轻,非输血后散发性丙型肝炎中无黄疸型病例更多。

即使是急性黄疸型病例,临床症状亦较轻,少见高黄疸,血清丙氨酸转氨酶水平轻度至中度升高。仅少数病例的临床症状明显,肝功能改变较重。

(二)重型肝炎及肝衰竭

单纯 HCV 感染所致的重型肝炎或急性肝衰竭极为少见,这可能归因于丙型肝炎的惰性特征。近年研究提示,乙型肝炎或慢性 HBV 携带者重叠 HCV 感染,CHC 患者嗜酒,颇易重型化。此外,在 CHC 发展到失代偿性肝硬化后可见肝衰竭。

(三)慢性肝炎

丙型肝炎慢性化率为 60%～85%。由 CHC 演变为肝硬化者超过 20%,从输血到诊断为肝硬化需要 20～25 年。在肝硬化的基础上又可转变为肝细胞癌,年发生率约为 1%～4%,近年我国 HCV 相关肝细胞癌有逐渐增多趋势。

(四)无症状慢性 HCV 携带者

HCV 隐性感染及无症状慢性 HCV 携带者多见。根据临床演变及丙氨酸转氨酶水平变化的不同形式,可将 HCV 分为以下三种类型。

1. 反复发作型

反复发作型为典型的慢性 HCV 感染。丙氨酸转氨酶水平在正常值的上界反复明显波动,波动期丙氨酸转氨酶水平升高,缓解期则恢复正常;肝活检显示不同程度的肝组织慢性炎症反应。

2.持续异常型

丙氨酸转氨酶水平轻度持续性升高。肝活检亦呈不同程度的慢性炎症；反复发作型及持续异常型的急性期与慢性期之间几乎没有明确界限。

3.无症状携带型

丙氨酸转氨酶水平正常。肝活检肝组织可能正常或显示不同程度的慢性肝炎改变；丙氨酸转氨酶水平正常不能排除慢性肝炎。HCV感染可伴有多种肝外表现或与某些疾病相关，这些疾病包括桥本甲状腺炎、类风湿性关节炎、干燥综合征、冷球蛋白血症、膜增生性肾炎、卟啉性皮肤结节病、B细胞非霍奇金淋巴瘤及扩张型心肌病和心肌炎等。

四、实验室检查

目前用于HCV感染的特异实验诊断方法主要有三大类，即检测抗HCV、血清丙型肝炎抗原(HCAg)及HCV RNA。在1982—1989年，美国Chiron公司从受感染黑猩猩的混合血浆超速离心物中提取全部核酸，用反转录酶随机引物建立cDNA文库，经噬菌体λgtll表达出100万个多肽，从中筛选出一个多肽，其具有HCV抗原性，将其cDNA称为5-1-1克隆。5-1-1克隆与另外三个重叠克隆相结合形成C100基因片断。

为了促进C100多肽表达，将C100基因及人超氧化物歧化酶(superoxide dismutase, SOD)基因相融合，在重组的酵母菌质粒中表达出一个融合多肽，称为C100-3抗原，此乃现今用于丙型肝炎诊断的抗原。

(一)血清抗HCV

用C100-3抗原通过ELISA(第一代ELISA，ELISA-1)进行检测已广泛用于慢性HCV感染的筛查，但部分免疫球蛋白水平高的患者仍可能出现假阳性。近年推出第二代重组免疫印迹法(recombinant immuno blotting assay，RIBA)，对ELISA-2检测抗-HCV呈阳性者再用RIBA-2检测加以确认，特异性大大提高。

(二)血清丙型肝炎抗原(HCAg)

血清中HCAg含量很低，检出率不高，仅用于对献血者的筛查。

(三)血清HCV RNA

HCV感染者血清病毒数量很少，常规分子杂交技术难以检出HCV RNA。用反转录聚合酶链反应(RT-PCR)或套式聚合酶链反应(nesfed PCR)技术，选择高度保守区基因序列设计引物，检测血清HCV RNA，有如下优点：①敏感性极高，可大大提高阳性检出率；②其为判断HCV感染及传染性的可靠指标；③有助于早期诊断。缺点是通过两次PCR扩增易因污染而出现假阳性。国内普遍采用HCV核酸扩增荧光(荧光RT-PCR)检测试剂盒，可定量检测HCV RNA，对了血清学模式解患者体内HCV的复制水平及评价抗病毒治疗效果有帮助。为提高HCV RNA的检出率，抽血后应尽快分离血清，以免血细胞中的RNA酶降解HCV RNA；应避免对标本反复冻融，以防HCV RNA破坏。

五、诊断

除参考流行病学资料、临床特点及常规实验室检查结果外，主要依靠特异血清病原学进行确诊。

六、治疗

一般护肝对症治疗方法与对乙型肝炎的治疗方法相同。积极的抗病毒治疗对控制丙型肝炎及其并发症具有重要意义。

(一)急性丙型肝炎

急性丙型肝炎中有 60%～85%转变成慢性肝炎,一旦慢性化,可能持续终生,少有自发终止者。HCV 感染的时间越短,肝组织病变越轻,血中病毒量越少,抗病毒疗效越好。因此,早期进行抗病毒治疗,阻断其慢性发展过程,具有重要意义。一般临床发病后 1 个月内,血清丙氨酸转氨酶水平持续升高,对血清 HCV RNA 呈阳性的急性丙型肝炎患者应及早给予 IFN-α加利巴韦林治疗。

(二)慢性丙型肝炎

过去研究者认为 CHC 应用 IFN-α 抗病毒治疗的指征除了血清 HCV RNA 持续阳性之外,还有血清丙氨酸转氨酶水平异常,但后来发现与慢性乙型肝炎不同,不必等到丙氨酸转氨酶水平升高,亦可获得良好疗效。

1. 禁忌证

对于 IFN 联合利巴韦林的治疗方案,下列情况应列为禁忌证:失代偿性肝硬化、酗酒、抑郁症、严重的自身免疫性疾病、妊娠、未能控制的糖尿病、未得到控制的高血压、严重贫血、冠心病、外周血管疾病、痛风等。

2. 抗病毒治疗

对应答以生化检查、病毒学检查及组织学检查结果进行判断。治疗应答可分为早期病毒学应答(early virologie response,EVR)、治疗结束应答(elidof treahnent re-sponse,ETR)及治疗结束后 24 周时应答即持续病毒学应答(sustained virologic response,SVR)。血清丙氨酸转氨酶水平复常及 HCV RNA 转阴为完全应答;血清丙氨酸转氨酶水平复常而 HCV RNA 未转阴,或 HCV RNA 转阴而丙氨酸转氨酶水平未复常为部分应答;血清尿酸水平未复常、HCV RNA 未转阴为无应答或钝化应答。

3. CHC 的初治应答及治疗方案

CHC 的治疗方案有下列几种尿酸水平。①单用 IFN-α:成人剂量为 500 万 U,皮下注射,隔日 1 次,根据不同基因型,将疗程分为 24 周(基因非 1 型)或 48 周(基因 1 型)。此法因 ETR 及 SVR 较低,已基本不用。②联合应用 IFN-α 与利巴韦林:利巴韦林是一种合成的核苷类似物,对几种 RNA 病毒及 DNA 病毒均有抑制作用,它可上调 Th1 细胞应答,加强 IFN-α 的抗病毒效果。IFN-α 的剂量与单用 IFN-α 时的剂量相同,利巴韦林每日 800～1 000 mg,分次口服。24 周及 48 周的 ETR 分别为 55%及 51%,SVR 分别为 33%及 41%。联合疗法的疗效比单用 IFN-α 的疗效更好,并可减少复发,因此在聚乙二醇干扰素问世之前曾作为首选治疗方案。③PEG-IFN-α:现有 PEG-IFN-α 2a 及 PEG-IFN-α 2b,使 CHC 的 SVR 提高至 40%以上,如与利巴韦林联合应用,SVR 可提高至 60%以上。在临床实践中,发现使用 PEG-IFN-α,国内 CHC 患者的应答率更高(可达 80%～90%),故 PEG-IFN—α 已取代 IFN-α 成为首选药物。

4. 抗病毒治疗应答的预测因素

对以下 7 个独立的因素,预测治疗应答较好:①HCV 为 2 型或 3 型(即非 1 型,但 4 型除外);②基线病毒负荷小于 3.5×10^5/mL;③无肝硬化;④患者为女性;⑤年龄小于 40 岁(每增加 10 岁,疗效降低 5%);⑥患者不饮酒(因饮酒可降低疗效并加速病情发展);⑦早期病毒学应答良好。其中 HCV 基因型、早期病毒学应答及治疗前病毒负荷是有价值的治疗效果预测因素。

5. 复发者及特殊人群的治疗

可用干扰素、利巴韦林与金刚烷胺联合治疗。在一项纳入 225 名非应答者的大型试验中,将干扰素和利巴韦林联合治疗与干扰素、利巴韦林和金刚烷胺联合治疗相比较,接受 3 种药物联合治疗者的应答率有所提高。

6. 新治疗方法

近年研发的直接作用抗病毒药物(direct acting antiviral agent,DAA)给难治性 CHC 带来了希望。其主要作用靶标是 NS3/4A 蛋白酶、NS5A 蛋白酶及 NS5B 聚合酶,其中 NS5B 聚合酶提供了不同的作用靶点,即核苷类似物的催化结构域和非核苷类似物的一些变构位点。最近已经有 2 个 L,IS3/4A 蛋白酶抑制剂获得批准,40 余种新的 NS3/4A、NS5A 或者 NS5B 抑制剂正在研发中。博赛匹韦和特拉匹韦两种口服蛋白酶抑制剂(protease inhibitors,PIs)为第一代 DAA,已被批准与聚乙二醇干扰素/利巴韦林联合治疗 HCV 感染患者。采用这种新的三联治疗方案,1 型 HCV 慢性感染者的治愈率已增加至 70%~80%,同时显著缩短了治疗周期。此外,小分子化合物研发的替代病毒靶标被发现,包括 P7 或 NS4B 以及病毒进入相关靶点。目前正在探讨不依赖 IFN 的短程(3 个月)DAA 疗法,并取得满意的初步疗效,这代表着抗 CHC 药物治疗的一个巨大进步。

(陈 强)

第八节 丁型病毒性肝炎

丁型病毒性肝炎系由丁型肝炎病毒(hepatitis D viral ,HDV)与 HBV 共同感染所致的、以肝细胞损害为主的感染病,呈全球分布,易使肝炎发生慢性化及重型化。

一、发病机制

HDV 的复制效率高,感染肝细胞内含有大量 HDV。目前认为,HDV 本身及其表达产物对肝细胞有直接作用,但尚缺乏确切证据。此外,HDAg 的抗原性较强,有资料显示是 CD^{8+} T 细胞攻击的靶抗原。因此,宿主免疫应答参与肝细胞的损伤。

二、病理改变

HDV 感染的病理变化与 HBV 感染基本相同,但有其特点。肝组织改变以肝细胞嗜酸性变及微泡状脂肪变性为特征,伴以肝细胞水肿、炎症细胞浸润及汇管区炎症反应。如有重型肝炎,除见大块肝坏死外,还可见残留肝细胞微泡状脂肪变性、假胆管样肝细胞再生及汇管区炎症更加明显。据报道认为,HDV 感染标本有明显的嗜酸小体形成,且有明显的微泡状脂肪变性,淋巴细胞浸润并不明显。这些发现提示其与乙型肝炎的肝脏病变有一定差异。

三、临床表现

（一）HDV 与 HBV 同时感染（急性丁型肝炎）

潜伏期为 6～12 周，临床表现与急性自限性乙型肝炎类似，多数为急性黄疸型肝炎。在病程中可先后发生两次肝功能损害，即血清总胆红素及丙氨酸转氨酶水平或天冬氨酸转氨酶水平升高。整个病程较短，HDV 感染常随 HBV 感染的终止而终止，预后良好，很少向重型肝炎、慢性肝炎或无症状慢性 HDV 携带者发展。

（二）HDV 与 HBV 重叠感染

潜伏期为 3～4 周。其临床表现轻重悬殊，复杂多样。

1. 急性肝炎样丁型肝炎

在无症状慢性 HBV/HBsAg 携带者基础上重叠感染 HDV 后，最常见的临床表现形式是急性肝炎样发作，有时病情较重，血清丙氨酸转氨酶水平持续升高达数月之久，或血清总胆红素水平及丙氨酸转氨酶水平升高呈双峰曲线。在 HDV 感染期间，血清 HBsAg 水平常下降，甚至转阴，有时可使 HBV/HBsAg 携带状态结束。

2. 慢性丁型肝炎

无症状慢性 HBV/HBsAg 携带者重叠感染 HDV 后，更容易发展成慢性肝炎。慢性化后发展为肝硬化的进程较快。有研究者对重叠感染 HDV 的无症状慢性 HBV/HBsAg 携带者进行 2 年的肝脏病理组织学随访，发现进展成慢性肝病者超过 60％。早期研究者认为丁型肝炎不易转化为肝癌，近年来在病理诊断为原发性肝癌的患者中，HDV 标志阳性者可达 11％～22％，故丁型肝炎与原发性肝癌的关系不容忽视。

3. 重型丁型肝炎

在无症状慢性 HBV/HBsAg 携带者基础上重叠感染 HDV，颇易发展成急性或亚急性重型肝炎。欧洲研究显示，在急性重型肝炎中，HDV 感染标志的阳性率高达 21％～60％，HDV 感染是促成大块肝坏死的一个重要因素。国内亦有相似报道。HDV 重叠感染易使原有 CHB 的病情加重。例如，部分 CHB 患者的病情本来相对稳定或进展缓慢，血清 HDV 感染标志物转阳，而临床病情突然恶化，继而发生肝衰竭，甚至死亡，颇似慢性重型肝炎，这种情况在国内较为多见。

四、实验室检查

近年丁型肝炎的特异诊断方法日臻完善，从受检者血清中检测到 HDAg 或 HDV RNA 或从血清中检测抗-HDV，均为确诊依据。

（一）HDAg

丁型肝炎在病程早期均有 HDAg 血症，用 ELISA 或放射免疫法检测血清 HDAg，阳性率可分别达 87％及 100％，有助于早期诊断。慢性 HDV 感染时，由于血清持续存在高水平的抗-HDV，HDAg 多以免疫复合物的形式存在，需用免疫印迹法分离 HDAg 并检测，但方法烦琐。对肝内 HDAg 可用免疫荧光法或免疫组化技术在肝切片上进行检测，但标本需经肝穿刺获得。

（二）HDV RNA

血清 HDV RNA 采用 cDNA 探针斑点杂交法检测；对肝组织内 HDV RNA 采用原位杂

交或转印杂交法检测,阳性结果是 HDV 复制的直接证据。RT-PCR 已广泛用于检测 HDV RNA,敏感性高。

(三)抗-HDV

用免疫酶法或放射免疫法检测血清抗-HDV 是诊断丁型肝炎的一项常规方法,敏感性及特异性均较高。抗-HDV 分抗-HDV IgM 和抗-HDV IgG。血清抗-HDV IgM 出现得较早,常呈高水平,急性期即可呈阳性,且主要为 19S 型(五聚体 IgM),一般持续 2～20 周,可用于早期诊断。慢性 HDV 感染时,血清抗-HDV IgM 常呈高水平,但以 7S 型(单体 IgM)为主,慢性期病情活动明显时亦可出现 19S 型,同时有 7S 型,故 7S 型抗-HDV IgM 为诊断慢性 HDV 感染最敏感的指标。一旦 HDV 感染终止,其滴度迅速下降,甚至转阴,故连续检测可用于判断预后。急性 HDV 感染时,血清抗-HDV IgG 多出现于发病后 3～8 周,滴度较低,也可不出现。在慢性感染时,血清抗-HDV IgG 多呈持续性高滴度,贯穿慢性 HDV 感染的全过程,即使 HDV 感染终止后仍可保持阳性多年,故持续高滴度抗-HDV IgG 是识别慢性丁型肝炎的主要血清学标志。目前常规检测的血清抗-HDV 实际上以 IgG 型抗体为主。

五、诊断

我国是 HBV 感染高发区,应随时警惕 HDV 感染。HDV 与 HBV 同时感染所致急性丁型肝炎,仅凭临床资料不能确定病因,凡无症状慢性 HBV/HBsAg 携带者突然出现急性肝炎样症状、重型肝炎样表现或迅速向慢性活动性肝炎发展以及 CHB 病情突然恶化而陷入肝衰竭,均应考虑到 HDV 重叠感染的可能,应及时进行特异性检查以明确病因。

六、治疗

以护肝、对症治疗和支持治疗为主。抗病毒治疗方面,包括核苷类似物在内的多种药物均不成功。近年研究表明,IFN-α 可抑制 HDV RNA 复制,可使部分病例的血清 HDV RNA 转阴,所用剂量宜大,疗程宜长。目前 IFN-α 是唯一可供选择的治疗慢性丁型肝炎的药物,但疗效有限,对于 40%～70% 的患者,每次注射 IFN-α 900～1 000 万 U,每周 3 次,或每日 500 万 U,疗程 1 年,才能使血清 HDV RNA 消失,然而抑制 HDV 复制的作用很短暂,停止治疗后 60%～97% 的患者复发。

对终末期丁型肝炎患者,肝移植是一种有效的治疗措施。如果移植前和移植后给予核苷类似物联合高效价乙肝免疫球蛋白联合预防,复发性 HBV 及 HDV 感染的发生率更低。

七、预防

严格筛选供血员是降低输血后丁型肝炎发病率的有效方法。必须输血浆的患者,应避免输混合血浆,以减少 HDV 感染的机会。阻断 HDV 在 HBV/HBsAg 携带者间传播途径,是控制 HDV 感染的切实手段。对 HBV 易感者广泛接种乙型肝炎疫苗,通过预防 HBV 感染以达到预防 HDV 感染的目的。

(陈　强)

第九节 戊型病毒性肝炎

戊型病毒性肝炎亦称肠道传播的非甲非乙型肝炎或流行性非甲非乙型肝炎,其流行病学特点及临床表现颇似甲型肝炎,但两者的病因完全不同。

一、发病机制与病理

(一)发病机制

戊型肝炎病毒(hepatitis E viral,HFV)经口感染,由肠道侵入肝脏再复制,于潜伏期末及发病急性期自粪便排出病毒。戊型病毒性肝炎的发病机制尚不清楚,可能与甲型肝炎的发病机制相似。细胞免疫是肝细胞损伤的主要原因。

(二)病理改变

戊型肝炎病毒的组织病理学特点有别于其他急性肝炎,几乎半数患者存在明显淤胆,表现为毛细血管内胆汁淤积,肝实质细胞腺体样转化,而肝细胞变性改变却不明显。一些患者肝组织的病理改变类似于其他类型的急性病毒性肝炎,主要是门静脉区炎症,库普弗细胞增生,肝细胞气球样变,嗜酸性小体形成,灶状或小片状或大面积坏死,门静脉周围尤为严重。肝小叶内有炎性细胞浸润,主要是巨噬细胞、淋巴细胞,有胆汁淤积,还可见到中性粒细胞。汇管区扩大,内有淋巴细胞、中性粒细胞及嗜酸性粒细胞浸润。

灵长类动物实验中,实验动物感染 HEV 后,亦可见类似于戊型肝炎患者的肝组织病理学改变,但程度较轻。

二、临床表现

该病的潜伏期为15~75 d,平均约6周。绝大多数为急性病例,包括急性黄疸型肝炎及急性无黄疸型肝炎,二者的比例约为 1∶13。该病的临床表现与甲型肝炎相似,但黄疸前期较长,症状较重。除淤胆型病例外,黄疸常于 1 周内消退。戊型病毒性肝炎的胆汁淤积症状(如浅灰色大便、全身瘙痒)较甲型肝炎重,约 20% 的急性戊型病毒肝炎患者会发展成淤胆型肝炎。部分患者有关节疼痛。

临床上绝大多数病毒性戊型肝炎是一种典型自限性疾病,但近年来研究者发现特殊人群(如免疫抑制患者)可呈慢性感染及慢性携带。孕妇患戊型病毒性肝炎时病情严重,容易发生肝衰竭,但机制仍未阐明。HBV/HBsAg 携带者重叠感染 HEV 后病情较重。

三、实验室检查

(一)抗-HEV IgM 及抗-HEV IgG

抗-HEV IgM 在发病初期产生,大多数在 3 个月内阴转,故其呈阳性是近期 HEV 感染的标志。抗-HEV IgG 的持续时间不一,多数于发病后 6~12 个月阴转,但亦有持续几年甚至十余年的。抗-HEV IgG 滴度在急性期较高,在恢复期则明显下降。因此,如果抗-HEV IgG 滴度较高,或由阴性转为阳性,或由低滴度升为高滴度,或由高滴度降至低滴度甚至转阴,均可诊断为现症或近期 HEV 感染。

少数戊型病毒性肝炎患者始终不产生抗-HEV IgM 和抗-HEV IgG,故两者均为阴性不能完全排除戊型病毒性肝炎。

（二）HEV RNA

戊型病毒性肝炎患者发病早期，粪便及血液中存在 HEV，但持续时间不长。采用 RT-PCR 法在这些标本中检测到 HEV RNA，可明确诊断。

四、诊断

流行病学资料、临床特点及常规实验检查结果仅作为临床诊断参考，特异血清病原学检查结果是确诊依据，同时排除 HAV、HBV、HCV 感染。粪便内的 HEAg 在黄疸出现第14～18 d 较易检出，但阳性率不高。用荧光素标记戊型肝炎恢复期血清 IgG，以实验动物 HEAg 阳性肝组织做抗原片，进行荧光抗体阻断试验，该方法可用于检测血清抗-HEV，阳性率为50％～100％，但该法不适用于临床常规检查。用重组抗原或合成肽抗原建立 ELISA 法检测血清抗-HEV，已在国内普遍开展，敏感性及特异性均较好。用该法检测血清抗-HEV IgM，对诊断现症戊型病毒性肝炎更有价值。抗-HEV IgM 在病程急性期阳性率近100％，在黄疸后26 d 的阳性率为73％，黄疸后1～4个月阳性率为50％，6～7 个月阳性率后为 6％，8 个月后全部为阴性。这表明抗 HEV IgM 的持续时间相对较短，可作为急性感染的诊断指标。

五、治疗

戊型病毒性肝炎的临床表现类似甲型肝炎，其治疗原则与甲型肝炎大致相同。对于急性肝衰竭患者或具有慢性肝病基础的中老年患者，在出现不可逆的脑部损害之前进行肝移植手术，成功率可达75％。对于戊型病毒性肝炎孕妇，因其易发生重型肝炎，应严密观察病情变化，以便及时发现及处理并发症，通常不需要终止妊娠。由于重型戊型肝炎患者常常有出血倾向，可输注新鲜冷冻血浆。

六、预防

搞好环境卫生，加强对粪便、水源的管理，做好食品卫生、给餐具消毒等工作。养成良好的个人卫生习惯，饭前便后要洗手，防止"病从口入"。对理发、美容、洗浴等用具应按规定进行消毒处理。提倡使用一次性注射用具，对各种医疗器械实行"一用一消毒"措施。经过 14 年的开发历程，我国厦门大学夏宁邵等研发出 HEV 239HE 疫苗"益可宁"，该疫苗由我国自主研发并实现产业转化，目前在世界上唯一获准上市，具有高度原创性。该疫苗将免疫原性低的 HEV E2 蛋白延伸，形成病毒样颗粒 P239，适用于 HEV 的易感人群，预防效果良好。

（陈　强）

第十节　流行性腮腺炎

流行性腮腺炎是由腮腺炎病毒引起的急性自限性呼吸道传染病，好发于儿童和青少年，临床以腮腺非化脓性肿胀疼痛为特征。病毒可侵犯神经系统及其他腺体组织，对于儿童可引起脑膜炎、脑膜脑炎，对于青春期后患者易引起睾丸炎、卵巢炎和胰腺炎等。

一、病原学

流行性腮腺炎的病原体是腮腺炎病毒，它属于副黏液病毒属的单股 RNA 病毒，状似球形,大小悬殊,直径 85～300 nm。腮腺炎病毒的核壳蛋白为可溶性抗原(S抗原),亦称补体结合性抗原。病毒外层表面含有血凝素的神经氨酸酶(hemagglutinin neuraminidase,HN)糖蛋白,HN蛋白具有病毒抗原,相应抗体出现得晚,病毒抗体属于保护性抗体。该病毒抗原结构稳定,只有一个血清型,根据S抗原基因变异已经分离有A～L共12种基因型。腮腺炎病毒对热及紫外线极其敏感,35 ℃下贮存的活病毒半衰期仅为数小时,加热至 55～60 ℃ 10～20 min该病毒即失去活力。该病毒暴露于紫外线中迅速死亡,对 1%的甲酚皂溶液、酒精、0.2%的甲醛也非常敏感。但该病毒耐寒,在 4 ℃活力可保持 2 个月,在-70 ℃可存活数年。

二、流行病学

1.传染源

人是腮腺炎病毒唯一的天然宿主,早期患者及隐性感染者均是该病的传染源,从腮腺肿大前 6 d 至发病后 9 d 都有传染性,但以发病前 1～2 d 至发病后 5 d 的传染性最强。

2.传播途径

病原体主要通过飞沫经呼吸道传播,也可通过接触病毒污染的物品而传播。妊娠早期还可经胎盘传至胚胎,导致胎儿发育畸形。

3.流行特征

发病率为 21.88/10 万,人群普遍易感。该病在 1～15 岁儿童中多见,尤其是 5～9 岁儿童。全年均可发病。腮腺炎病毒抗原稳定,尚未发现与免疫相关的明显变异。感染后患者可获得持久性免疫,甚至被认为是终身免疫,再次感染极罕见。

三、发病机制与病理

腮腺炎病毒经上呼吸道或眼结膜侵入机体,在局部上皮细胞和淋巴结中繁殖后侵入血液循环形成第一次病毒血症并侵犯腺体,在其中繁殖后再次入血,形成第二次病毒血症并侵犯在第一次病毒血症中未受累的腺体,两次病毒血症几乎累及所有器官,致多脏器损伤并出现相应的症状。

腮腺炎病毒对神经系统有较高亲和性,儿童的免疫系统发育尚未成熟,血脑屏障功能差,病毒易侵犯中枢神经系统,发生脑膜炎、脑膜脑炎等神经系统并发症。腮腺炎病毒对腺体组织也有较高的亲和性,易并发睾丸炎、卵巢炎、胰腺炎等。腮腺炎病毒易侵犯成熟睾丸,幼儿患者很少发生睾丸炎。

流行性腮腺炎的主要病理特征是非化脓性炎症改变,可见腺体充血、水肿,有渗出物、出血性病灶及白细胞浸润。腮腺导管壁细胞肿胀,导管周围及腺体壁有炎症细胞浸润,间质组织水肿,造成腮腺导管的阻塞,其他器官受累时亦可见到炎细胞浸润和水肿。

四、临床表现

潜伏期为 8～30 d,平均 18 d。大多数患者可无明显前驱期症状,少数患者有全身不适、肌肉酸痛、头痛、食欲缺乏、畏寒发热等。发病后,1～2 d 出现腮腺肿痛,体温为 38 ℃～40 ℃,症状的个体差异较大,成人的症状比儿童的症状重。

腮腺肿大多从一侧开始,1～4 d 波及对侧,以耳垂为中心向前、向后、向下发展,状如梨形,少数病例的腮腺肿胀巨大,可达颈及锁骨上,边缘不清,胀痛明显,坚韧、有弹性,局部灼热而不红。因唾液腺管阻塞，摄入酸性食物时唾液分泌增加，而唾液的排出受阻碍，唾液潴留致使腮腺胀痛加剧。早期在第二、三臼齿相对颊黏膜的腮腺管口可见充血呈一个红点，但挤压腮腺时无脓性分泌物流出。病后1～3 d肿胀达高峰，4～5 d渐渐消退。在流行期间可单独出现颌下腺炎、舌下腺炎、脑膜脑炎而无腮腺肿痛，被认为是流行性腮腺炎的特殊表现形式。

五、实验室检查

1. 血常规

白细胞计数一般正常，有并发症时白细胞计数可升高。

2. 血清和尿淀粉酶测定

发病早期90%的患者的血清和尿淀粉酶含量均升高，升高的程度往往与腮腺肿胀程度成正比，有助于诊断。如果血脂肪酶含量也升高，则提示胰腺受累。

3. 脑脊液检测

并发脑膜炎、脑炎、脑膜脑炎者的脑脊液蛋白含量升高，白细胞计数轻度升高，与其他病毒性脑炎改变相似。

4. 血清学检测

用特异性抗体或单克隆抗体检测腮腺炎病毒抗原可做早期诊断。特异性抗体一般在病程第2周后方可检出。用ELISA检测血清中特异IgM抗体可做出近期感染的诊断。用放射免疫法测定唾液中腮腺炎病毒的IgM抗体，敏感性及特异性也高，可替代血清抗体的检测。

应用PCR技术检测腮腺炎病毒RNA具有高度敏感性和特异性，可大大提高对可疑患者的诊断率。

5. 病毒分离

早期从患者唾液、血、尿、脑脊液等标本中均可分离出腮腺炎病毒，但操作较繁杂，尚不能在临床普遍开展。

六、并发症

病毒常常侵袭多系统多器官，约75%的腮腺炎患者有并发症。

1. 神经系统并发症

无菌性脑膜炎、脑炎、脑膜脑炎是流行性腮腺炎患儿常见的并发症，主要表现为发热、头痛、呕吐、嗜睡与脑膜刺激症状，重者惊厥，有意识障碍，脑脊液改变与其他病毒性脑炎相仿。部分患者合并其他神经系统损害与后遗症，如多发性神经炎、截瘫、麻痹、耳聋。

2. 生殖系统并发症

睾丸炎发生率在成年男性患者约占1/3，以单侧多见，睾丸肿胀疼痛，明显触痛，持续3～5 d逐渐好转，可伴睾丸萎缩，但多不影响生育。成年女性中5%～7%的腮腺炎病例伴有卵巢炎，但症状较轻，仅下腹疼痛，一般不影响生育。未发育的小儿生殖器官常不被累及。

3. 其他并发症

少数患者可发生胰腺炎、乳腺炎、甲状腺炎、心肌炎、关节炎、血小板减少性紫癜、蛛网膜下隙出血、吉兰-巴雷综合征、眩晕综合征等，有的并发症甚至发生在腮腺肿大前或无腮腺肿大，易引起临床误诊与漏诊，需引起注意。

七、诊断

根据流行病学史、当地该病流行情况及病前患者接触史,有以耳垂为中心的腮腺肿大伴发热的特征,一般不难诊断。少数脑炎患者发病时腮腺不肿大或尚未肿大,有的病例仅出现颌下腺或舌下腺肿大而无腮腺肿大,极易被误诊,需要血清学检查帮助诊断。鉴别诊断如下。

1. 化脓性腮腺炎

常为一侧腮腺肿大,局部红肿疼痛明显,后期有波动感,挤压时有脓液从腮腺管口流出,不伴有睾丸等腺体炎,外周血白细胞和中性粒细胞增多。

2. 其他原因所致腮腺肿大

慢性肝病、糖尿病、营养不良或某些药物(如碘化物、保泰松)引起的腮腺肿大常为对称性,质地较软,无触痛感。

3. 局部淋巴结炎

下颌、耳前、耳后淋巴结炎多伴有口腔、咽部炎症,肿大的淋巴结不以耳垂为中心,外周血白细胞及中性粒细胞增多。

4. 其他病毒性腮腺炎

已知甲型流感病毒、副流感病毒、A 型柯萨奇病毒、单纯疱疹病毒、巨细胞病毒等亦可引起腮腺炎,需行血清学及病毒学检测方能鉴别。

八、预后

绝大多数流行性腮腺炎病例预后良好,仅个别病例因并发心肌炎、病毒性脑炎等严重并发症,有可能危及生命,应严密观察,积极抢救。

九、治疗

1. 一般治疗

患者卧床休息,隔离至腮腺肿胀消退;注意口腔卫生,选择流质或半流质饮食,避免进食酸性食物。对合并胰腺炎者应禁食,给予静脉营养。

2. 病原治疗

干扰素每天 100 万～300 万 U,肌内注射,疗程 5～7 d;或利巴韦林每天 10～15 mg/kg,静脉滴注,疗程 5～7 d。早期应用可减轻症状、减少并发症。

3. 对症治疗

高热时可物理降温或用药物降温;头痛、腮腺肿痛明显,可用镇痛剂;对中毒症状严重,尤其是合并睾丸炎、脑膜脑炎、心肌炎者短期应用肾上腺皮质激素能减轻症状,缩短病程。通常给予地塞米松每天 5～10 mg,静脉滴注,连用 3～5 d;对有胀痛的睾丸炎患者局部冷敷或用棉花垫和丁字带托起以减轻疼痛。亦可加用己烯雌酚 1 mg/次,每天 3 次口服,以促进炎症更快消失,减少睾丸萎缩等后遗症。

对合并脑炎、脑膜炎,有颅内压增高者,应及时脱水,降低颅内压,预防脑病,减少病死率。

十、预防

按呼吸道传染病隔离患者至腮腺消肿后 5 d。国内外皮下或皮内接种腮腺炎、麻疹、风疹三联减毒活疫苗,亦可用气雾、喷鼻方法,其预防感染效果可达 95% 以上,能减少发病率。但活疫苗对胎儿有影响,可能有致畸作用,孕妇禁用。

人免疫球蛋白、胎盘球蛋白对该病无预防作用。特异性免疫球蛋白可能有用,但临床少用,效果尚难确定。

(李　帅)

第十一节　水痘和带状疱疹

水痘-带状疱疹病毒(varicella-zoster virus,VZV)感染可引起临床上两种表现不同的疾病:水痘和带状疱疹。初次感染 VZV 表现为水痘,是小儿常见的急性呼吸道传染病,患儿的皮肤黏膜分批出现斑疹、丘疹、疱疹及结痂,全身症状轻微。水痘痊愈后,VZV 病毒可潜伏在感觉神经节内,中老年期激活后引起带状疱疹,其特征是沿身体单侧感觉神经分布的相应皮肤节段出现成簇的斑疹和疱疹,常伴较严重的疼痛。

一、病原学

VZV 为 DNA 病毒,属于疱疹病毒科、疱疹病毒亚科。病毒呈球形,直径为 180～200 nm。核心为线形双链 DNA(125 kh),由 162 个壳粒组成的立体对称 20 面体核衣壳包裹,外层为针状脂蛋白囊膜。

VZV 为单一血清型。病毒基因组由长片段(L)和短片段(s)组成,编码多种结构蛋白和非结构蛋白。人是已知的该病毒唯一自然宿主,病毒只能在人胚成纤维细胞和上皮细胞中增生,并产生局灶性细胞病变,其特征性改变为核内嗜酸性包涵体及多核巨细胞形成。VZV 在体外抵抗力弱,不耐酸和热,室温下 60 min,在 pH 小于 6.2 的条件下即可灭活,对乙醚敏感。但在疱疹液中 65 ℃可长期存活。

二、流行病学

水痘多呈散发性,冬、春季节可有小流行,5～9 岁儿童占发病者总数的 50%。带状疱疹多见于成人,90% 的病例为 50 岁以上者或有慢性疾病者及免疫缺陷者。

(一)传染源

患者是唯一传染源。病毒存在于患者疱疹液、血液及鼻咽分泌物中,出疹前 48 h 至疱疹完全结痂有传染性。水痘的传染性极强,带状疱疹患者的传染性相对较小。

(二)传播途径

水痘主要通过空气飞沫传播,直接接触水痘疱疹液或其污染的用具也可传播。处于潜伏期的供血者可通过输血传播,孕妇分娩前 6 d 患水痘可感染胎儿。

(三)易感人群

人类对 VZV 普遍易感,3～7 岁儿童的 VZV-IgG 抗体阳性率近 50%,40～50 岁者 VZV-IgG 抗体阳性率为 100%。水痘主要发生于儿童,20 岁以后发病者＜2%。病后免疫力持久,一般不再发生水痘,但体内高效价抗体不能清除潜伏的病毒或阻止 VZV 激活,故患水痘后仍可发生带状疱疹。随着年龄增长,带状疱疹的发病率也增长。免疫低下者或有免疫缺陷者(如化疗的肿瘤患者、艾滋病患者)带状疱疹的发生率为 35%～50%。

三、发病机制与病理

(一)发病机制

病毒经上呼吸道、口腔、结膜侵入人体,病毒颗粒在扁桃体或其他局部淋巴组织的 T 细胞中复制。被感染的 T 细胞随后将病毒转运至皮肤组织、内脏器官及神经系统,形成病毒血症,引起皮肤及全身组织器官病变。发病后 2～5 d 特异性抗体出现,病毒血症消失,症状随之好转。水痘的皮肤病变为棘细胞层细胞水肿变性,细胞液化后形成单房性水疱,内含大量病毒,随后由于疱疹内炎症细胞和组织残片增多,疱内液体变浊,病毒数量减少,最后结痂,下层表皮细胞再生。因病变表浅,愈合后不留瘢痕。病灶周边和基底部血管扩张,单核细胞及多核巨细胞浸润,形成红晕,浸润的多核巨细胞核内有嗜酸性病毒包涵体。由于特异性抗体存在,受感染细胞表面靶抗原消失,逃避致敏 T 细胞免疫识别,病毒可隐伏于脊髓后根神经节或脑神经的感觉神经节内,在机体受到某些刺激,或免疫力降低的情况下,潜伏状态的病毒被激活而复制,病毒沿感觉神经向远端传播至所支配的皮区增生,引起带状疱疹。

(二)病理

机体免疫缺陷者发生播散性水痘时,病理检查发现食管、肺、肝、心、肠、胰、肾上腺和肾脏有局灶性坏死和细胞核内含嗜酸性包涵体的多核巨细胞。并发脑炎者有脑水肿、点状出血、脑血管有淋巴细胞套状浸润,神经细胞有变性坏死。并发肺炎者,肺部呈广泛间质性炎症,散在灶性坏死实变区,肺泡可出血,见纤维蛋白性渗出物,并可见含包涵体的多核巨细胞。

四、临床表现

(一)典型水痘

潜伏期为 10～21 d,多为 14～17 d。前驱期可无症状或仅有轻微症状,也可有低等或中等程度发热及头痛、全身不适乏力、食欲减退、咽痛、咳嗽等,发热第 1～2 d 即迅速出疹。水痘皮疹具有特征性,其特点可概括为向心分布,分批出现,斑丘疱(疹)痂"四代"同堂。初为红斑疹,数小时后变为深红色丘疹,再经数小时发展为疱疹。位置表浅,形似露珠水滴,椭圆形,3～5 mm大小,壁薄易破,周围有红晕。疱液初为透明,数小时后变为混浊,若继发化脓性感染则成脓疱。水痘皮疹有瘙痒感,常使患者烦躁不安。经过 1～2 d 疱疹从中心开始干枯结痂,周围皮肤红晕消失,再经数日痂皮脱落,一般不留瘢痕,若继发感染则脱痂时间延长,甚至可能留有瘢痕。皮疹呈向心分布,先出现于躯干和四肢近端,躯干皮疹最多,头面部皮疹较多,四肢远端皮疹较少,手掌、足底皮疹更少。部分患者鼻、咽、口腔、结膜和外阴等处黏膜可发疹,黏膜疹易破,形成溃疡,常有疼痛。水痘皮疹分批出现,每批历时 1～6 d,皮疹数目为数个至数百个不等,皮疹数目愈多,则全身症状亦愈重。一般水痘皮疹经过斑疹、丘疹、疱疹、结痂阶段,但最后一批皮疹可在斑丘疹期停止发展而隐退,发疹 2～3 d,同一部位常可见斑疹、丘疹、疱疹和结痂同时存在。水痘为自限性疾病,10 d 左右自愈,儿童患者的全身症状及皮疹均较轻,成人及婴儿的病情较重,皮疹多而密集,病程可长达数周,易并发水痘肺炎。免疫功能低下者易形成播散性水痘,病情重,有高热,全身中毒症状重,皮疹多而密集,易融合成大疱型或呈出血性,继发感染者呈坏疽型,若多脏器受病毒侵犯,病死率极高。妊娠早期感染水痘可能引起胎儿畸形,孕期水痘较非妊娠妇女的水痘重,若发生水痘后数天分娩亦可发生新生儿水痘。此外,重症水痘可发生水痘肺炎、水痘脑炎、水痘肝炎、间质性心肌炎及肾炎等。

（二）带状疱疹

发疹前 2～5 d 局部皮肤常有瘙痒、感觉过敏、针刺感或灼痛，触摸皮肤时疼痛尤为明显，局部淋巴结可有肿痛，部分患者有低热和全身不适。皮疹先为红斑，数小时发展为丘疹、水疱，成集簇状，数簇连接成片，水疱成批发生，簇间皮肤正常。带状疱疹沿周围神经相应皮区分布，多限于身体一侧，皮损很少超过躯干中线，发疹后 5～8 d 水疱内容混浊或部分破溃、糜烂、渗液，最后干燥结痂。第二周痂皮脱落，遗留渐进性淡红色斑或色素沉着，一般不留瘢痕，病程为 2～4 周。

带状疱疹可发生于任何感觉神经分布区，但以脊神经胸段最常见。三叉神经第一支亦常受侵犯，可能会发生眼带状疱疹，常累及角膜及虹膜睫状体，若发生角膜瘢痕，可导致失明。当累及三叉神经其他支或面神经时，可出现口腔内小囊泡等不典型表现。偶可出现面瘫、听力丧失、眩晕、咽部皮疹或咽喉麻痹等。外耳道疱疹、味觉丧失及面瘫三联症称为拉姆齐-亨特综合征。黏膜带状疱疹可侵犯眼、口腔、阴道和膀胱黏膜。

有免疫缺陷时，病毒可侵袭脊髓而出现肢体瘫痪、膀胱功能障碍、排泄困难，偶可引起脑炎和脑脉管炎。皮损轻重随个体而异，有的仅在某一感觉区内出现疼痛而不发疹；有的只有斑疹而无疱疹；有的局部疱疹融合而形成大疱，或出血性疱疹；有的出现水疱基底组织坏死，形成紫黑结痂。50 岁以上患者中 15%～75% 出现带状疱疹后神经痛，持续一年以上。大量研究表明，急性期皮疹越严重或皮疹愈合的时间越长，越有可能发生带状疱疹后神经痛。皮疹的受累面积越大，发生带状疱疹后神经痛的风险越大。重者可发生播散性带状疱疹，局部皮疹后 1～2 周全身出现水痘样皮疹，伴高热，毒血症明显，病毒甚至播散至全身，发生带状疱疹肺炎和脑膜脑炎，病死率高，此类患者多有免疫功能缺陷或免疫抑制。

五、实验室及辅助检查

（一）血常规

大多正常，偶见白细胞轻度增多。

（二）病原学检查

1. 疱疹刮片

刮取新鲜疱疹基底组织涂片，瑞氏染色见多核巨细胞，苏木素-伊红染色可常见细胞核内包涵体。

2. 病毒分离

将疱疹液直接接种于人胚胎成纤维细胞，分离出病毒再鉴定，仅用于非典型病例。

3. 病毒 DNA 检测

用聚合酶链反应（PCR）检测患者呼吸道上皮细胞和外周血白细胞中的 VZV-DNA，比病毒分离简便。

（三）免疫学检测

患者出疹后 1～4 d 即可检出补体结合抗体，出疹后 2～6 周达到高峰，出疹后 6～12 个月逐渐下降。血清学抗体检查有可能发生与单纯疱疹病毒抗体的交叉反应。取疱疹基底刮片或疱疹液，病毒膜抗原荧光抗体检查便捷、有效。

六、并发症

（一）VZV 脑炎

65％的 VZV 脑炎发生在出疹后的第 3～8 d,发生率为 1％～2％。临床表现为发热、剧烈头痛、呕吐、颈部抵抗、脑膜刺激征阳性、深反射亢进等急性脑膜脑炎表现。部分患者渐进性加重,出现兴奋、昏睡、共济失调、惊厥等,神经受损部位不同,会出现相应表现。部分患者可出现吉兰-巴雷综合征和瑞氏综合征。脑脊液常规检查淋巴细胞及蛋白质含量升高,糖和氯化物含量正常。脑炎程度与水痘轻重似无相关性。多数患者 7～10 d 体温恢复正常,1～2 个月神经功能障碍逐渐消除。10％的患者有神经系统后遗症,病死率约为 5％。

（二）进行性播散性水痘

进行性播散性水痘又称重型水痘,见于免疫抑制者或有免疫缺陷者。表现为高热,全身皮疹多而密集,出疹期长,疱疹可融合成大疱或呈出血性疹,常为离心分布,四肢处多,出疹 1 周后仍可有持续高热,约三分之一的病例出现多脏器损害,出现水痘性肺炎、肝炎、脑炎等。病死率为 7％。

（三）水痘肺炎

水痘肺炎是水痘最严重的并发症,发生率为 4％,多见于成年人（占 20％）。表现为咳嗽、呼吸困难和发热,常出现发绀、咯血、胸痛。胸部 X 线片显示两肺点片状阴影,主要分布于支气管周围,也可出现胸腔积液和肺门淋巴结肿大。随着皮疹的恢复,肺炎减轻,但肺功能恢复需要数周。

七、诊断与鉴别诊断

根据水痘与带状疱疹的临床表现,尤其是皮疹的形态、分布,对典型病例不难诊断,对非典型病例需要靠实验室检测做出病原学诊断。

要鉴别水痘与丘疹样荨麻疹,后者多见于婴幼儿,为皮肤过敏性疾病,皮疹多见于四肢,可分批出现为红色丘疹,顶端有小水痘,壁较坚实,痒感显著,周围无红晕,不结痂。应鉴别带状疱疹（出疹前）与胸膜炎、胆囊炎、肋软骨炎、流行性肌痛等。

八、预后

只要水痘不继发严重的细菌感染,其预后良好,不会留下瘢痕。但免疫功能低下,继发严重细菌感染的水痘、新生儿水痘、播散性水痘肺炎、水痘脑炎等严重病例的病死率可达 5％～25％。水痘脑炎幸存者还可能会留下精神异常、癫痫发作等后遗症。皮肤带状疱疹呈自限性,一般良好,一般可获得终身免疫,偶尔复发,不过,若疱疹病损发生于某些特殊部位（如角膜）,则可能导致严重的后果,有颈部抵抗、脑膜刺激征阳性、深反射亢进等急性脑膜脑炎表现。部分患者渐进性加重,出现兴奋、昏睡、共济失调、惊厥等,神经受损部位不同,会出现相应表现。部分可出现吉兰-巴雷综合征和瑞士综合征。脑脊液常规检查淋巴细胞及蛋白质含量升高,糖和氯化物含量正常。脑炎程度与水痘轻重似无相关性。多数患者 7～10 d 体温恢复正常,1～2 个月神经功能障碍逐渐消除。10％的患者有神经系统后遗症,病死率约为 5％。

九、治疗

以一般治疗和对症治疗为主,可加用抗病毒药,注意防治并发症。

（一）一般治疗与对症治疗

水痘急性期应卧床休息，注意补充水分和营养，避免因抓伤而继发细菌感染。皮肤瘙痒，可用含 0.25％的冰片的炉甘石洗剂或 5％碳酸氢钠溶液局部涂擦。疱疹破裂，可涂甲紫或抗生素软膏以防继发感染。维生素 B_{12} 500～1 000 mg，肌内注射，每日一次，连用 3 d，可促进皮疹干燥结痂。全身紫外线照射治疗，有止痒，防继发感染，加速疱疹干涸、结痂、脱落的效果。发现水痘播散时应重视综合措施，积极支持治疗甚为重要。带状疱疹的局部治疗可外涂以 5％的碘去氧尿嘧啶溶液溶于 50％的二甲亚砜制成的溶液，或以阿昔洛韦溶液外敷，每日数次，同时可适当用镇静剂（如地西泮）、镇痛剂（如阿米替林），阿司匹林因与瑞氏综合征相关，应尽量避免应用。高频电疗法对消炎止痛、缓解症状、缩短病程疗效较佳。用氦-氖激光照射与皮疹相关脊髓后根、神经节或疼痛区，有显著镇痛作用。

（二）抗病毒治疗

年龄大于 50 岁的带状疱疹患者、有免疫缺陷或应用免疫抑制剂的水痘和带状疱疹患者、新生儿水痘患者、播散性水痘肺炎患者等严重患者应及早（发病 24 h 内）使用抗病毒药。首选阿昔洛韦，每次 200 mg（带状疱疹患者用 800 mg），每日口服 5 次或 10～12.5 mg/kg，静脉滴注，每 8 h 一次，疗程为 7 d。免疫抑制患者需静脉给药。泛昔洛韦、伐昔洛韦的作用与阿昔洛韦相同，且半衰期长，不良反应少。伐昔洛韦是阿昔洛韦的前体药物，只能口服给药，生物利用度是阿昔洛韦的 3～5 倍，并且药代动力学比阿昔洛韦更好，给药方法简单：300 mg，每日 2 次，连用 7 d。泛昔洛韦是喷昔洛韦前体，也是口服给药，每次 250 mg，每日 3 次，疗程 7 d。现已证实口服泛昔洛韦、伐昔洛韦治疗皮肤带状疱疹比阿昔洛韦更为便捷，用药次数少，能明显减少带状疱疹急性疼痛的持续时间。但阿昔洛韦有其价格优势，仍是目前带状疱疹抗病毒治疗的一线首选用药。病情极严重者，早期加用 IFN-α100 万 U，皮下注射，能较快抑制皮疹发展，加速病情恢复。对于阿昔洛韦耐药者，可给膦甲酸钠 120～200 mg/(kg·d)，分三次静脉注射。抗病毒治疗有助于减少带状疱疹患者急性神经炎症的发生，加速皮损修复；对免疫缺陷患者及早使用抗病毒药物可防治病毒扩散。但抗病毒治疗能否减少皮肤带状疱疹后神经痛的发生率及缩短神经痛的时间，目前尚无定论。

（三）防治并发症

皮肤继发感染时可加用抗菌药物，对因脑炎出现脑水肿颅内高压者进行脱水治疗。肾上腺皮质激素对水痘病程有不利影响，可导致病毒播散，一般不宜应用。但病程后期水痘已结痂，若并发重症肺炎或脑炎，中毒症状重，病情危重，可酌情使用。关于皮质激素治疗带状疱疹后神经痛仍有争议，一些研究表明抗病毒治疗联合激素可提高患者的生活质量，目前治疗带状疱疹后神经痛很困难，重在预防。除口服药物外还可试用神经阻滞疗法。对眼部带状疱疹，除进行抗病毒治疗外，还可用阿昔洛韦眼药水滴眼，并用阿托品扩瞳，以防虹膜粘连。

十、预防

（一）管理传染源

一般水痘患者应在家隔离治疗至疱疹全部结痂或出疹后 7 d。带状疱疹患者不必隔离，但应避免与易感儿及孕妇接触。

（二）切断传播途径

应重视通风换气，避免与急性期患者接触。给患者的呼吸道分泌物和污染的用品消毒。

托儿机构宜用紫外线消毒或用非臭氧型空气净化机净化空气。

(三)保护易感者

被动免疫:用水痘带状疱疹免疫球蛋白(VZIG)5 mL,肌内注射,最好在接触后 72 h 内使用。其主要用于有细胞免疫缺陷者、免疫抑制剂治疗者、患有严重疾病者(如白血病和淋巴瘤)、易感染孕妇及体弱者,亦可用于控制、预防医院内水痘暴发流行。主动免疫:近年国外试用减毒活疫苗,对自然感染的预防效果为 68%～100%,并可持续 10 年以上。对于 12 月龄以上易感人群都推荐使用,建议对所有儿童在 12～15 个月时进行第一次接种,在 4～6 岁追加第二次接种。未曾感染的成人也应接种,孕妇应避免使用。

(李　帅)

第十二节　猩红热

猩红热是由 A 组 β 型溶血性链球菌引起的急性呼吸道传染病。临床主要特征为发热、咽部红肿、疼痛、皮肤出现弥散性红色皮疹和疹退后脱屑等。少数患者在恢复期可出现变态反应引起的肾炎、风湿热等非化脓性并发症。

一、发病机制与病理

(一)发病机制

在感染过程中,A 群链球菌首先通过磷壁酸和菌毛黏附定植在皮肤或者咽喉的鳞状上皮细胞上,目前多个毒力相关因子已被证实参与该过程,如菌毛、M 蛋白、透明质酸、多种细胞外基质(ECM)、黏附蛋白。在突破皮肤或者黏膜等第一道屏障后,往深层次组织和全身性扩散的过程中,A 群链球菌利用已有的因子抵抗并逃避固有免疫系统的攻击:借助位于细胞壁上的白介素-8 蛋白酶(SpyCEP)降解 IL-8 或者其他 exc 趋化因子;利用菌体表面的 C5a 肽酶(ScpA)特异水解趋化因子 C5a;分泌链球菌分泌性酯酶(SsE)水解血小板活化因子(PAF),PAF 受体被认为在 A 群链球菌的感染过程中对中性粒细胞募集起重要作用。通过这些作用抑制中性粒细胞向感染部位募集并逃避中性粒细胞对 A 群链球菌的杀伤作用,这是 A 群链球菌在体内建立感染并减少其被宿主清除所必须具有的特性。此外,链球菌溶血素 S、链球菌溶血素 O 可直接损伤宿主上皮细胞、中性粒细胞和巨噬细胞。荚膜多糖透明质酸、M 蛋白、链球菌补体抑制因子有助于抵抗中性粒细胞的吞噬和杀伤。

(二)病理

主要病理变化为皮肤真皮层毛细血管充血、水肿,表皮有炎性渗出,毛囊周围皮肤水肿,上皮细胞增生及炎性细胞浸润,表现为丘疹样皮疹,恢复期表皮角化、坏死、大片脱落。少数病毒可见中毒性心肌炎,肝、脾、淋巴结有充血等变化。主要产生三种病变。

1.感染化脓性病变

A 组 B 型链球菌侵入咽峡或其他部位,M 蛋白抗原抵抗机体白细胞的吞噬,黏附于黏膜上皮细胞,侵入组织,致局部化脓性炎症反应,出现咽部及扁桃体充血、水肿,炎症细胞浸润及纤维蛋白渗出,形成脓性分泌物。细菌亦可经淋巴直接侵犯附近组织而引起炎症或脓肿,如扁桃体周围脓肿、中耳炎、乳头炎、颈淋巴结炎、蜂窝织炎。细菌进入血流可引起败血症。

2.中毒性病变

病原菌所产生的红疹毒素及其他产物经咽部丰富的血管进入血流,引起发热、头痛、食欲缺乏、呕吐、中毒性休克等症状。可使皮肤充血、水肿,上皮细胞增生,白细胞浸润,以毛囊周围最为明显,形成典型的猩红热皮疹,黏膜亦可出现充血及出血点,称为内疹。肝、脾、淋巴结等的间质血管周围单核细胞浸润,肝、脾大,心肌可出现肿胀、变性甚至坏死,肾脏亦可出现间质炎症。

3.变态反应病变

变态反应病变仅发生于个别病例。少数患者在病程的 2～3 周可出现急性肾小球肾炎或风湿性全心炎、风湿性关节炎等表现。其发生可能与免疫复合物在组织间隙沉积有关。

二、临床表现

猩红热患者病情的轻重可因机体反应性的差异而有所不同,但大部分表现为轻症。典型患者起病急骤,主要有发热、咽痛和全身弥散性红疹三大临床特征性表现。主要分为以下四种类型。

(一)普通型猩红热

1.潜伏期

潜伏期最短 1 d,最长 12 d,一般为 2～5 d,此期细菌在鼻咽部繁殖。

2.前驱期

发热多为持续性,体温可达 39 ℃左右,伴寒战、头痛、全身不适、食欲缺乏等中毒症状,发热的高低、热程长短与皮疹的多少密切相关,自然病程约 1 周。咽喉炎可与发热同时发生,表现为咽痛,吞咽时咽部疼痛加重,检查时可见咽部及扁桃体明显充血、水肿,扁桃体隐窝处可见点片状脓性分泌物,重者可形成大片状假膜,俗称"火焰咽"。软腭黏膜亦可见充血和出血性黏膜疹(内疹)。

3.出疹期

发热的第 2 d 开始出疹,皮疹最先见于耳后、颈及上胸部,24 h 内迅速蔓延至全身。典型皮疹是在弥散性充血的皮肤上均匀的针尖大小的丘疹,压之褪色,伴有痒感。少数皮疹呈黄白色,脓头不易破溃,被称为"粟粒疹",严重者呈出血性皮疹。在皮肤皱褶处,皮疹密集或因摩擦出血而呈紫红色线状,称为"线状疹"。颜面部仅有充血而无皮疹。口鼻周围充血不明显,与面部充血相比而发白,称为"口周苍白圈"。皮疹多与毛囊一致,且有碍手感,又称"鸡皮疹"。皮疹多于 48h 达高峰。病程早期与发疹的同时即可出现舌乳头肿胀,初期舌覆有白苔,肿胀的舌乳头凸出于白苔之外,称为"草莓舌",2～3 d 白苔开始脱落,舌面光滑呈肉红色,舌乳头凸起,称为"杨梅舌",该表现可作为猩红热的辅助诊断。

4.恢复期

皮疹依出疹顺序于 3～4 d 消退。消退后 1 周开始脱皮,脱皮程度与皮疹轻重一致,皮疹越多、越密,脱屑越明显。颜面及躯干皮疹常为糠屑状,手掌、足掌、指(趾)处由于角化层厚,片状脱屑常完整,呈手足套状。

(二)脓毒型猩红热

此型较罕见,一般见于营养不良、免疫功能低下及卫生习惯较差的儿童。发热达 40℃以上,有头痛、咽痛、腹痛、呕吐等症状,咽部及扁桃体可有明显充血、水肿,溃疡形成及大量脓性分泌物而形成大片假膜,引起邻近组织炎症反应,出现化脓性中耳炎、乳突炎、鼻窦炎、颈淋巴结炎等。如果治疗不及时,可发展为败血症,出现弛张热,皮疹增多,出血,可出现带脓头的粟粒疹,引起败血症性休克。

(三)中毒型猩红热

此型患者的毒血症状明显,体温达 40 ℃以上,头痛、恶心严重,可出现不同程度的意识障碍,病情进展迅速,可出现低血压、休克、中毒性心肌炎、中毒性肝炎等。该型近年少见。

(四)外科型或产科型猩红热

病原经伤口或产道侵入人体而致病。咽部常无炎症表现,皮疹首先出现在伤口或产道周围,然后蔓及全身,中毒症状大多较轻。

三、实验室及辅助检查

1. 血常规

白细胞总数升高,多为$(10\sim20)\times10^9/L$,中性粒细胞常超过 80%,严重者白细胞中可出现中毒颗粒。

2. 尿常规

尿常规通常无明显异常。若发生肾脏变态反应并发症,可出现尿蛋白、红细胞、白细胞及管型。

3. 细菌学检查

咽拭子或其他病灶分泌物培养可有 B 型溶血性链球菌生长。可用免疫荧光做咽拭子病原菌的快速诊断。

四、诊断与鉴别诊断

1. 诊断依据

诊断依据流行病学资料,当地是否有该病的流行史及有无接触史。临床表现为骤起发热,有咽峡炎,病程 2 d 内出现典型的猩红热样皮疹,有口周苍白圈,疹退后可见皮肤脱屑。咽拭子或其他病灶分泌物中培养分离出 A 组溶血型链球菌,急性期白细胞总数多在$(10\sim20)\times10^9/L$,中性粒细胞增多 80% 以上,均有助于诊断。

2. 鉴别诊断

猩红热患者的咽峡脓性分泌物成片时,应与白喉形成的假膜区别。出疹后应与金黄色葡萄球菌感染、药疹及其他出疹性疾病(如麻疹、风疹)等区别。

五、治疗

1. 一般治疗

患者在急性期应卧床休息,呼吸道隔离。对中毒症状严重者,可补液、对症治疗。加强护理,保持患者的皮肤与口腔卫生。

2. 病原治疗

早期病原治疗可缩短病程,减少并发症。药物首选青霉素,成人患者每次 80 万 U,每次 6~8 h,儿童每天 2 万~4 万 U/kg,分 2~4 次肌内或静脉注射,疗程为 7~10 d。对中毒型或脓毒型患者要加大剂量。通常用药后 80% 的患者于 24 h 左右退热。对青霉素过敏者可选用红霉素、螺旋霉素或头孢类抗生素,疗程与青霉素的疗程相同。

3.并发症的治疗

除加强抗生素治疗外,对风湿病、关节炎、肾小球肾炎等应给予相应治疗。

(陈　强)

第十三节　百日咳

百日咳是由百日咳杆菌引起的急性呼吸道传染病,病程较长,未经治疗,咳嗽症状可持续2~3个月,故名"百日咳"。临床特点为阵发性、痉挛性咳嗽,咳嗽终止时伴有鸡鸣样吸气声。该病在不同年龄组均有发病,但多发生于儿童,尤其是5岁以下的小儿。

一、发病机制与病理

百日咳的发病机制不完全清楚。百日咳杆菌侵入易感者的呼吸道后,首先黏附于呼吸道上皮细胞的纤毛上,繁殖并产生各种毒素与毒性物质,引起上皮细胞纤毛麻痹与细胞变性坏死以及全身反应。目前研究者认为69kD的黏附素和丝状血凝素在百日咳杆菌黏附于易感者的呼吸道上皮细胞时起重要作用,而外毒素在致细胞病变中起重要作用。百日咳外毒素由5种非共价链亚单位所组成($S1$~$S5$),其中$S2$~$S5$是没有毒性作用的非共价链亚单位,但它能与细胞表面受体结合,而且在$S1$亚单位移位进入细胞溶质时起作用。$S1$具有酶活力,进入细胞后能抑制细胞腺苷酸环化酶系统的调节,抑制鸟苷三磷酸结合蛋白即G蛋白的合成,导致细胞变性、坏死。毒性物质、淋巴细胞促进因子进入血流后,使脾、胸腺和淋巴结等释放的淋巴细胞增多,因而白细胞计数与淋巴细胞分类计数增多。

由于呼吸道上皮细胞纤毛麻痹和细胞被破坏,呼吸道炎症所产生的黏稠分泌物排出有障碍,潴留的分泌物不断刺激呼吸道神经末梢,通过咳嗽中枢引起痉挛性咳嗽,直到分泌物排出。长期咳嗽刺激使咳嗽中枢形成持续的兴奋灶,所以其他刺激(如检查咽部、进食)亦可引起痉挛性咳嗽。疾病恢复期或病愈后一段时间内仍可由上呼吸道感染诱发百日咳样痉咳。

百日咳杆菌主要引起支气管和细支气管黏膜的损害,但鼻咽部、喉和气管亦可见到病变,主要是黏膜上皮细胞基底部有中性粒细胞和单核细胞浸润,并可见细胞坏死。支气管和肺泡周围间质炎性浸润明显,气管和支气管旁淋巴结常肿大,分泌物阻塞支气管时可引起肺不张或支气管扩张。并发脑病者的脑组织可有水肿、充血或弥散性出血点、神经细胞变性等。

二、临床表现

潜伏期约为2~21 d,平均为7~10 d。典型临床经过可分为以下三期。

(一)卡他期

从起病到阵发性痉咳出现。此期可有低热、咳嗽、喷嚏、流泪和乏力等症状,类似感冒,持续7~10 d。咳嗽开始为单声干咳,咳嗽开始后3~4 d热退,但咳嗽加剧,在夜晚严重。此期传染性最强,若得到及时、有效的治疗,能够控制病情发展。由于此期缺乏特征性症状,如不询问接触史及做相关检查易漏诊。

（二）痉咳期

病期为 2～6 周或更久。此期已不发热，但有特征性的阵发性、痉挛性咳嗽，简称痉咳。阵咳发作时连续 10～30 声短促的咳嗽，继而深长地吸气。吸气时由于声带仍然处于紧张状态，空气通过狭窄的声带而发出鸡鸣样吸气声，接着连续阵咳，如此反复，直至排出大量黏稠痰液和吐出胃内容物。一般夜间痉咳多，情绪波动、进食、检查咽部等均可诱发痉咳。痉咳发作前可有喉痒、胸闷等不适。

痉咳发作时儿童表情痛苦，面红耳赤，部分患者因胸腔压力增大影响静脉回流，出现颈静脉怒张，此外，腹压增大可导致大小便失禁。痉咳频繁者可出现颜面水肿，毛细血管压力增大破裂可引起球结膜下出血、鼻出血或眼睑下皮下出血，表现为局部瘀斑。痉咳时舌外伸，舌系带与下门齿摩擦引起系带溃疡。无并发症者的肺部无阳性体征。婴幼儿和新生儿的声门较小，可无痉咳就因声带痉挛而声门完全关闭，加之黏稠分泌物堵塞而发生窒息，出现深度发绀，亦可因脑部缺氧而发生抽搐，称为窒息性发作。

（三）恢复期

恢复期阵发性痉咳次数减少至消失，持续 2～3 周，咳嗽好转，最后痊愈。若有并发症，病程可长达数周。

三、实验室检查

（一）血常规检查

发病第一周末白细胞计数与淋巴细胞分类计数开始升高。痉咳期白细胞一般为 $(20～40)\times10^9/L$，最高可达 $100\times10^9/L$，淋巴细胞分类一般在 60% 以上，也可高达 90%。

（二）细菌学检查

目前常用鼻咽拭培养法。培养越早，阳性率越高。卡他期培养的阳性率可达 90%，发病第 3～4 周培养，阳性率下降，仅 50% 左右。

（三）血清学检查

ELISA 检测特异性 IgM，可做早期诊断。

（四）分子生物学检查

应用百日咳杆菌克隆的基因片段或百日咳杆菌部分序列，对百日咳患者的鼻咽吸出物进行分子杂交或以 PCR 检查百日咳杆菌特异性插入序列（IS481），特异性和敏感性均很高，且可做快速诊断，但有假阳性病例。目前在国内外该检查已经应用于临床诊断。

四、诊断与鉴别诊断

根据当地流行病学史，若患儿发热，体温下降后咳嗽反而加剧，夜间咳嗽严重，并且无明显肺部体征，结合白细胞计数和淋巴细胞分类计数明显升高可以做出临床诊断。确诊需要靠细菌学、分子生物学或血清学检查。对痉咳期患者较易诊断，但需要鉴别该病与百日咳综合征、痉挛性支气管炎、肺门结核等疾病。

五、治疗

（一）一般治疗和对症治疗

按呼吸道传染病隔离患者，保持病室内安静，空气新鲜，温度、湿度适宜。半岁以下婴儿常突然发生窒息,应有专人守护。对痉咳剧烈者可给镇静剂,如苯巴比妥钠、地西泮。沙丁胺醇亦能减轻咳嗽,可以试用。

(二)抗菌治疗

卡他期应用抗生素治疗可以减轻或阻断痉咳发生。红霉素每日 $30\sim50$ mg/kg,分 $3\sim4$ 次给药。在西安发现有耐红霉素的菌株,其最小抑菌浓度大于 256 mg/L,导致治疗失败。也可使用罗红霉素,小儿每日 $2.5\sim5$ mg/kg 分 2 次服用;成人每次 150 mg,每日 2 次,疗程不少于 10 d。

(三)肾上腺皮质激素与高效价免疫球蛋白治疗

重症婴幼儿可应用泼尼松,每日 $1\sim2$ mg/kg,疗程为 $3\sim5$ d。亦可应用高效价免疫球蛋白,能减少痉咳次数和缩短痉咳期。

(四)并发症治疗

肺不张并发感染,应给予有效抗生素。对单纯肺不张可采取体位引流,必要时用纤维支气管镜排出堵塞的分泌物。百日咳脑病患者发生惊厥时可应用苯巴比妥钠,每次 5 mg/kg,肌内注射,或地西泮每次 $0.1\sim0.3$ mg/kg,静脉注射,出现脑水肿时静脉注射甘露醇,每次 $1\sim2$ g/kg。

(陈 强)

第十四节 麻 疹

麻疹是一种急性呼吸道传染病,在我国属于乙类传染病。其主要的临床表现有发热、咳嗽、流涕等卡他症状及眼结膜炎,特征性表现为口腔麻疹黏膜斑及皮肤斑丘疹。对麻疹病毒尚无特效抗病毒药物,主要治疗方法为对症治疗,加强护理,预防和治疗并发症。

一、病因要点

病原体是麻疹病毒,麻疹患者是唯一的传染源。经呼吸道飞沫传播是主要的传染途径。人群普遍易感,流行季节多为冬、春季。

二、诊断要点

(一)流行病学史

(1)当地有麻疹流行,患者没有接种过麻疹疫苗并且与有麻疹患者的接触史。

(2)急性期的患者是最重要的传染源,发病前 2 d 至出疹后 5 d 均具有传染性。

(二)临床特点

潜伏期为 $6\sim21$ d,平均为 10 d。接种过麻疹疫苗者的潜伏期可延长至 $3\sim4$ 周。典型麻疹临床过程可分为三期:前驱期、出疹期和恢复期,每期的表现不同。

(三)辅助检查

1.血常规

白细胞总数减少,淋巴细胞比例相对增多。如果白细胞数增加,尤其是中性粒细胞增加,提示继发细菌感染;若淋巴细胞严重减少,常提示预后不好。

2.血清学检查

ELISA 测定血清特异性 IgM 和 IgG 抗体,敏感性和特异性好。IgM 抗体水平在发病后5~20 d最高,阳性可诊断麻疹。抗体包括血凝抑制抗体、中和抗体或补体结合抗体。

3.病原学检查

(1)病毒分离:取早期患者眼、鼻、咽的分泌物或血、尿标本,接种于原代人胚肾细胞,分离麻疹病毒,但其不作为常规检查。

(2)病毒抗原检测:取早期患者鼻、咽的分泌物,血细胞及尿沉渣细胞,用免疫荧光或免疫酶法查麻疹病毒抗原,如呈阳性,可早期诊断。上述标本涂片后还可见多核巨细胞。

(3)核酸检测:采用反转录聚合酶链反应(RT-PCR)从临床标本中扩增麻疹病毒 RNA,是一种非常敏感和特异的诊断方法,对免疫力低下而不能产生特异抗体的麻疹患者很有价值。

三、诊断标准

(1)如当地有麻疹流行,没有接种过麻疹疫苗并且与有麻疹患者的接触史。

(2)有典型麻疹的临床表现,如急起发热、上呼吸道卡他症状、结膜充血、畏光、口腔麻疹黏膜斑及典型的皮疹,即可做出临床诊断。

(3)麻疹特异性 IgM 抗体呈阳性或恢复期 IgG 抗体滴度是早期 IgG 抗体滴度的 5 倍以上即可确诊。

四、鉴别要点

1.风疹

前驱期短,全身症状和呼吸道症状轻,无麻疹黏膜斑。发热 1~2 d出疹,皮疹分布以面、颈、躯干为主。1~2 d 皮疹消退,无色素沉着和脱屑。常伴耳后、颈部淋巴结肿大。

2.幼儿急疹

突起高热,持续 3~5 d,上呼吸道症状轻。热骤降后而出现皮疹,皮疹散在,呈玫瑰色,多位于躯干,1~3 d 皮疹消退,热退后出疹为其特点。

3.药物疹

患者有近期服药史,皮疹多有瘙痒,有低热或无热,无黏膜斑及卡他症状,停药后皮疹逐渐消退,血嗜酸性粒细胞可增多。

五、治疗要点

对麻疹病毒尚无特效抗病毒药物,主要治疗方法对症治疗,加强护理,预防和治疗并发症。

1.一般治疗

单病室呼吸道隔离至体温正常或出疹后 5 d 以上;让患者卧床休息,保持室内空气新鲜、温度适宜,保持眼、鼻、口腔清洁,让患者多饮水。

2.对症治疗

对高热者可酌情应用小剂量解热药物或物理降温;对咳嗽者可用祛痰镇咳药;对剧咳和烦躁不安者可用少量镇静药;对体弱病重患儿可早期注射丙种球蛋白;必要时给氧,保证水、电解质及酸碱平衡。

(赵爱英)

第十一章　肿瘤内科疾病

第一节　食管癌

食管癌是发生于食管黏膜上皮的恶性肿瘤。食管亦称食道,上面连接下咽,下面与贲门相连,紧贴脊柱的腹侧。食管在平时呈扁平状,有食物通过时便会扩大。

一、病因和发病机制

1. 不良生活习惯

重度饮酒,喜食烫食、酸菜、辣食,吸烟等各类慢性刺激造成的食管损伤是我国食管癌发病的主要原因。

2. 慢性胃食管病变

胃食管反流病、食管贲门失弛缓症、食管憩室等慢性病变患者食管癌的发病率高。

3. 遗传因素

食管癌发病有家族聚集现象,在我国食管癌高发地区,食管癌患者的家族史阳性率达25%~50%。

4. 营养不良

缺乏维生素 A、维生素 B_2 等与食道癌高发病相关。

5. 亚硝胺和霉菌毒素

流行病学调查显示在食管癌高发区的粮食及饮水中亚硝胺含量明显升高,部分霉菌能使硝酸盐还原成亚硝酸盐,亚硝胺和霉菌协同致癌。

二、病理

食管癌分为腺癌、鳞状细胞癌。腺癌好发于食管下 1/3,鳞状细胞癌好发于食管中 1/3。鳞状细胞癌是亚洲国家(尤其是东亚)中最常见的食管癌病理类型,腺癌在西方国家占食管癌类型的一半,近年发病率有所增加。

三、临床表现

(一)肿瘤局部占位

①吞咽困难:肿瘤局部占位导致患者进行性、持续性的吞咽困难。早期表现为吞咽时有哽咽感,进食后有食物停滞感,早期症状可反复出现,也可持续长达数年。晚期严重时患者甚至不能进食流质和水。②食物反流:进食后食物滞留食管引起食物反流,可混杂黏液、坏死脱落组织。③胸骨后疼痛:早期表现为胸骨后不适,晚期肿瘤浸润造成胸骨后疼痛,进食时疼痛加重。

(二)肿瘤外侵

①压迫气管:刺激性咳嗽,呼吸困难;②侵犯喉返神经:声音嘶哑;③侵犯膈神经:呼吸困

难,膈肌反常运动。

(三)肿瘤远处转移

颈部质硬,肿大淋巴结,肝大,黄疸,腹部肿块,骨骼疼痛等。

四、辅助检查

辅助检查的目的是明确食管病变的部位、大小、侵袭范围,有无远处转移,达到对初诊患者的精准分期。治疗后通过辅助检查判断疗效。

1.食管造影

钡餐造影、X线透视或摄片是常用方法,重点观察食管黏膜的形态改变,可以确定病变的部位和长度。早期表现为食管黏膜褶皱线中断、迂曲、增粗,有小龛影、小的充盈缺损。中晚期表现为食管壁充盈缺损、僵硬,有溃疡龛影,食管腔狭窄,病变部位以上食管扩张。

2.CT 检查

常规颈、胸、腹增强 CT 检查。CT 检查主要用于食管癌临床分期、疗效评价。CT 表现为食管厚度增加大于 5 mm,与周围器官分界模糊,CT 可显示肿瘤外侵范围及纵隔、腹腔淋巴结转移情况,肿瘤外侵主要表现为食管与周围组织器官之间的脂肪层消失。CT 对肝、肺转移的显示具有一定的优越性。

3.食管内镜超声检查

食管内镜超声检查(EUS)可将食管壁分为黏膜层、黏膜肌层、黏膜下层、肌层和外膜,在判断食管癌外侵程度方面对食管癌 T 分期的准确性优于 CT,亦可行超声引导细针穿刺淋巴结活检,对放疗、化疗效果及术后有无复发亦有判断价值。

4.纤维胃(食管)镜检查

其对食管癌的定位、定性诊断和手术方案的选择具有重要作用,与 CT 相结合是诊断食管癌常用检查手段。使用纤维胃镜可在直视下观察食管腔内肿瘤的大小、解剖定位、取材以行病理诊断。食管癌在纤维胃镜下表现为局部黏膜的糜烂、溃疡或结节。90%的肿瘤可通过胃镜发现,对于早期食管癌通过特殊染色可进一步提高胃镜的阳性检出率,鲁氏碘液染色正常的食管黏膜鳞状上皮细胞因含糖原而呈棕褐色,病变黏膜不着色;甲苯胺蓝染色表现为食管黏膜不着色,癌组织呈蓝色,可用于食管癌的早期诊断、疗效评价和随访。

五、鉴别诊断

应鉴别食管癌与食管瘢痕狭窄、食管功能性障碍、食管憩室、食管其他肿瘤等疾病。

六、治疗

早期食管癌手术切除,可以达到根治效果。对中晚期食管癌联合应用手术、放疗、化疗、内镜治疗等方法。

(一)放疗

1.根治性放疗

Ⅰ期、Ⅱ期患者如因身体不能耐受或不愿手术,可行根治性放疗,放疗剂量为 $60\sim70\ Gy/30\sim35\ f/6\sim7\ w$。

2.辅助放疗

辅助放疗分为术后辅助放疗、术前新辅助放疗。对于完全手术切除的部分期($T_{1\sim2}N_1M_0$)

及Ⅲ期患者术后辅助放疗可能提高局部控制率和 5 年生存率;应对所有肉眼肿瘤残留或病理切缘阳性(原位癌除外)行术后放疗。Ⅱb、Ⅲ期患者可考虑术前新辅助放疗。目前单纯的新辅助放疗或辅助放疗并未成为治疗规范,推荐化疗、放疗联合治疗。美国国立综合癌症网络推荐同步化疗、放疗中放疗的剂量为 50.4 Gy。

3. 姑息性放疗

对于伴有锁骨上淋巴结和腹腔淋巴结转移的患者,可采用根治性放疗,但往往只能达到姑息治疗的目的。

(二)化疗

1. 新辅助化疗

局部复发和远处转移是食管癌手术失败的主要原因。对Ⅱb～Ⅳa 期患者推荐术前进行 2～3 个疗程的同步化疗、放疗,对肿瘤缩小或稳定者,间隔 2～4 周手术,可降低患者的死亡风险。新辅助化疗的优势:①肿瘤的供血血管完整,有利于化疗药物进入肿瘤;②术前患者耐受性好,更容易完成治疗计划;③可降低肿瘤分期,提高完整切除率;④早期控制远处微小转移灶;⑤肿瘤缩小可减少术中肿瘤种植转移;⑥同步放疗、化疗有互相增敏作用;⑦可评价所用化疗药物的敏感性。目前研究以 5-氟尿嘧啶(5-FU)与顺铂(DDP)联合化疗方案为主,有效率约 40%～58%,肿瘤病理完全缓解率为 2.5%～5%。紫杉醇(PTX)、多烯紫杉醇(TXT)、盐酸伊立替康(CPT-11)、奈达铂亦用于食管癌的新辅助化疗。

2. 术后辅助化疗

目前缺乏大样本随机的对照研究结果。术后辅助化疗建议用于以下情况:①肿瘤侵及食管黏膜下层,伴食管切除长度不足,肿瘤低分化或未分化,患者小于 40 岁;②肿瘤侵及肌层,伴有淋巴管、血管、神经浸润或切缘阳性;③肿瘤外侵严重或淋巴结转移;④可疑或出现远处转移。辅助化疗在术后 3 周左右开始,一般化疗 4～6 个周期。

3. 晚期食管癌化疗

对术后复发或转移食管癌患者评估 PS 评分、重要脏器功能,对合适患者给予化疗,目的是提高生活质量、延长生存期。

治疗食管癌的常用联合化疗方案:①5-FU＋DDP;②PTX＋DDP;③CPT-11＋DDP;④CPT-11＋5-FU＋CF(CF 为亚叶酸钙);⑤TXT＋DDP;⑥GEM＋DDP(GEM 为吉西他滨)。

(韩泽坤)

第二节　胃淋巴瘤

胃淋巴瘤是指原发于胃而起源于黏膜下层淋巴组织的恶性肿瘤,可为全身恶性淋巴瘤的一部分。霍奇金淋巴瘤(Hodgkin lymphoma,HL)与非霍奇金淋巴瘤(non-Hodgkin lymphoma,NHL)的影像学诊断不尽相同,但对两者鉴别困难。常见的胃淋巴瘤临床表现有上腹痛、恶心、呕吐、食欲下降、上胃肠道出血及上腹部扪及肿块。继发的胃淋巴瘤则可出现发热、体重减轻、肝大、脾大等全身症状。

一、病因和发病机制

原发性胃淋巴瘤的病因尚不清楚,有学者认为,可能与某些病毒的感染有关。恶性淋巴瘤患者的细胞免疫功能低下,可能在某些病毒的感染下,出现细胞免疫功能紊乱和失调而导致发病。另外,胃淋巴瘤起源于黏膜下或黏膜固有层的淋巴组织,该处组织不暴露于胃腔,不直接与食物中的致癌物质接触。其发病原因与胃癌不同,可能与全身性因素引起胃局部淋巴组织的异形增生有关。

原发性胃淋巴瘤与幽门螺杆菌(helicobacter pylori,HP)感染的关系受到广泛关注。Parsonnet 等发现,原发性胃淋巴瘤[包括胃黏膜相关性淋巴组织(mucosa-associated lymphoid tissue,MALT)淋巴瘤]患者的 HP 感染率为 85%,而对照组患者的 HP 感染率仅为 55%,提示 HP 感染与胃淋巴瘤的发生相关。临床微生物学与组织病理学研究表明,胃黏膜 MALT 的获得是 HP 感染机体后免疫反应的结果。HP 的慢性感染状态刺激了黏膜内淋巴细胞聚集,由此而引发的一系列自身免疫反应激活免疫细胞及其活性因子(如 IL-2),等造成了胃黏膜内淋巴滤泡的增生,为胃淋巴瘤的发生奠定了基础。MALT 的发生与 HP 感染有关,而根除 HP 的治疗能使 MALT 消退。Bayerdorffer E 等报告,对 33 例同时有原发性低度恶性 MALT 淋巴瘤的 HP 胃炎患者进行根治 HP 的治疗,结果发现 80% 以上的患者在根除 HP 感染后肿瘤可完全消失。而进展期肿瘤或向高度恶性移行的肿瘤则对治愈 HP 感染无反应,提示原发性低度恶性 MALT 淋巴瘤的发展可能与 HP 慢性感染有关,但单纯根除 HP 治疗对于胃 MALT 淋巴瘤的远期疗效尚待长期随访研究。关于胃酸浓度低或缺乏与胃淋巴瘤的关系仍不确定。

二、分型

1. 溃疡型

溃疡型最为常见,有时与溃疡型胃癌难以区别。淋巴瘤可以呈多发溃疡,但胃癌通常表现为单个溃疡。淋巴瘤所致的溃疡较表浅,直径数厘米至十余厘米,溃疡底部不平,可被灰黄色坏死物覆盖,边缘凸起且较硬,周围皱襞增厚、变粗,呈放射状。

2. 浸润型

浸润型与胃硬癌相似,胃壁表现为胃局限性或弥散性浸润肥厚,皱襞变粗、隆起,胃小区增大,呈颗粒状。黏膜和黏膜下层极度增厚,成为灰白色,肌层常被浸润分离甚至破坏,浆膜下层也常被累及。

3. 结节型

胃黏膜内有多数散在的小结节,直径为半厘米至数厘米,其黏膜面通常有浅表或较深的溃疡产生。结节间的胃黏膜皱襞常增厚,结节位于黏膜和黏膜下层,常扩展至浆膜面,呈灰白色,边界不清、变粗甚至可形成巨大皱襞。

4. 息肉型

息肉型较少见。在胃黏膜下形成局限性肿块,向胃腔内突起,呈息肉状,或呈草状,有的则呈扁盘状。病变部位质地较软,其黏膜常有溃疡形成。

5. 混合型

在一个病例标本中,同时存在以上 2~3 种类型的病变形式。

三、临床表现

（一）症状

原发性胃淋巴瘤的症状与胃癌的症状极相似。

1.腹痛

恶性淋巴瘤最常见的症状是腹痛，发生率超过 90％。疼痛性质不定，自轻度不适到剧烈腹痛不等，甚至有因急腹症而就诊者。最多的是隐痛和胀痛，进食可加重。制酸剂常不能缓解腹痛，可能是恶性淋巴瘤损伤周围神经或肿大的淋巴结压迫所致。

2.体重减轻

体重减轻约 60％为肿瘤组织大量消耗营养物质，食欲缺乏，食物的摄入量减少所引起，重者可呈恶病质。

3.呕吐

呕吐与肿瘤引起的不完全幽门梗阻有关，胃窦部和幽门前区较易发生不完全幽门梗阻。

4.贫血

贫血比胃癌更常见，有时可伴呕血或黑便。

（二）体征

上腹部触痛和腹部包块是常见的体征，有转移者可发生肝大、脾大。少部分患者可无任何体征。

四、辅助检查

1.影像学检查

低度恶性黏膜相关淋巴瘤表现为胃内结节，多位于胃窦部。可用水将胃充满经螺旋 CT 检查来进行具体评估。此技术可以识别 88％的病例，这些病例大部分表现为结节或增宽的皱襞。用此技术还可评估肿瘤侵犯黏膜下层的范围。高级别恶性淋巴瘤常比较大，常以肿块或溃疡的形式存在。一些病例的放射学特点可能类似于弥散型胃癌。超声内镜检查为评估淋巴瘤在胃壁中的浸润范围提供了选择。局部淋巴结受累，也可用此方法进行评估。

2.内镜检查

一些病例表现为胃皱襞增大、胃炎、浅表糜烂或溃疡。这些病例中，周围看似正常的胃黏膜可能隐藏着淋巴瘤，确定病变位置需要从各个部位多点取材，包括看似正常的部位。在一部分病例中，内镜检查显示非常小的变化。在另一些病例中，对看似正常的黏膜活体组织检查可以发现淋巴瘤。高级别恶性淋巴瘤常表现为鲜红色的溃疡和肿块性病变。

五、诊断

1.病史

详细询问发病时间、病程、以往检查结果及治疗经过，有无上腹痛，若有，询问疼痛的性质和程度，有无上腹饱胀、食欲下降、消瘦、乏力、恶心、嗳气、返酸，有无呕血、黑便，出血量是多少，上腹部有无肿块以及变化情况，有无发热，家族中有无同类疾病发生。

2.体格

注意检查全身营养情况，有无贫血貌；浅表淋巴结是否增大；上腹部有无压痛，有无肿块，注意肿块的部位、大小、形状、质地、边界、与附近器官的关系及活动度；肝、脾是否肿大；有无腹腔积液征；有无振水音。通常恶性淋巴瘤患者的贫血或恶病质征象不明显，约 1/4 的患者上腹部能触及较大肿块。

3.实验室检查

查血常规，了解有无贫血，若有，了解贫血的程度，了解粪便隐血试验是否呈阳性。

六、鉴别诊断

胃淋巴瘤的临床症状常与胃癌或胃溃疡的临床症状相似，要注意鉴别诊断。

1.胃癌

临床上鉴别胃淋巴瘤与胃癌确有一定的困难。胃淋巴瘤的主要特点：①平均发病年龄较胃癌的平均发病年龄小；②病程较长而全身情况尚好；③梗阻、贫血和恶病质较少见；④肿瘤质地较软，切面偏红；⑤肿瘤表面黏膜完整或未完全破坏。

2.假性淋巴瘤

应注意区别胃淋巴瘤与良性的假性淋巴瘤，二者的临床症状、X 线表现均极为相似。在组织学上，淋巴网状细胞的肿块中呈现混合的感染浸润，成熟的淋巴细胞及其他感染细胞同时出现在滤泡组织内，并且与普遍存在的瘢痕组织交错混合在一起。仔细寻找真正的生发中心有重要意义，常可借此区别胃淋巴瘤与淋巴细胞肉瘤。

七、治疗

原发性胃淋巴瘤的手术切除率和术后 5 年生存率均优于胃癌，并且对放射治疗和化学治疗均有良好的反应，故对原发性胃淋巴瘤应采用以手术切除为主的综合治疗。因为原发性胃淋巴瘤缺乏特异性临床征象，术前诊断和术中判断的正确率较低，所以，主要通过手术探查活体组织以明确诊断，并按病变大小及扩展范围确定其临床分期，以进一步选择合理的、适当的治疗方案。

1.手术治疗

手术治疗方法与胃癌的手术治疗相似。大多数学者对切除胃淋巴瘤的原发病灶持积极态度。对于ⅠE 期和Ⅱ1E 期的病变，因病灶较局限，以手术治疗为主，尽可能地根治性切除原发病灶及邻近区域的淋巴结，术后辅以化疗或放疗，达到治愈的目的。对Ⅱ2E 期、ⅢE 期及Ⅳ期的患者则以联合化疗与放疗为主，若患者的情况许可，应尽可能切除原发病灶，以提高术后化疗或放疗的效果，并可避免由此引起的出血或穿孔等并发症。

2.放疗

鉴于淋巴瘤对放射的敏感性，通常将放疗作为手术切除后的辅助治疗方式或作为在晚期病变不能切除时的治疗方式。关于手术后放疗的价值，学者的意见不一：有些学者主张只将放疗用于不能切除的病变及术后残留或复发的肿瘤；另一些学者则坚持认为不论肿瘤或淋巴结转移与否，都应接受术后放疗，理由是外科医师术中不能正确估计淋巴结有无转移或淋巴结转移的程度。总之，放疗成功的前提是有精确的病灶定位及分期。一般照射剂量为 40～45 Gy，肿瘤侵犯的邻近区域的照射剂量为 30～40 Gy。

3.化疗

原发性胃淋巴瘤有别于胃癌，其对化疗具有敏感性。化疗可作为术后辅助治疗的一种手段，以进一步巩固和提高疗效。通常对恶性淋巴瘤采用联合化疗的方法，有效的联合化疗有 MOPP、COPP 及 CHOP 等方案。近年来，临床或临床试验性治疗所启用的联合化疗方案很多,除 MOPP 等方案外,还有 ABVD、CVB、SCAB、VABCD、M-BACOD 方案等,据报道,这些方案均可获较高的 5 年生存率。化疗前应在全面了解、分析病理类型、临床分期、病变侵犯范围及全身状况等的基础上制定一个合理的治疗方案以增强疗效,延长缓解期和无瘤生存期。

(1)MOPP 方案:氮芥 6 mg/m² 及长春新碱 1.4 mg/m²,第 1 d、第 8 d 静脉给药;丙卡巴肼 100 mg/m² 及泼尼松 40 mg/m²,第 1~14 d,每日口服给药。每 28 d 为 1 个周期,连用 6 个周期以上。仅在第 1 周期、第 3 周期、第 5 周期给予泼尼松。

(2)COPP 方案:环磷酰胺 650 mg/m² 及长春新碱 1.4 mg/m²,第 1 d、第 8 d 静脉给药;丙卡巴肼 100mg/m² 及泼尼松 30 mg/m²,口服,连用 14 d。每 28 d 为 1 个周期,共 6 个周期。

(3)CHOP 方案:环磷酰胺 500 mg/m²、多柔比星 40 mg/m² 及长春新碱 1.4 mg/m²,第 1 d 静脉给药;泼尼松 30 mg/m²,第 1~5 d 口服。每 21 d 为 1 个周期,共 6 个周期。

(王术艳)

第三节　宫颈癌

宫颈癌是全球妇女第二大恶性疾病,也是女性面临的主要健康问题。由于宫颈癌癌前病变阶段较长,且宫颈易于暴露,可直接进行宫颈细胞学、阴道镜检查和活检,能做到早期诊断与早期治疗。

一、病因

病因至今尚未完全阐明。高危型人类乳头状瘤病毒(human papilloma virus,HPV)持续感染是导致宫颈癌的主要危险因素,尤其是 HPV16 型和 18 型。其他病毒感染(如单纯疱疹病毒Ⅱ型、人巨细胞病毒)也与宫颈癌的发生有一定的关系。

其他的危险因素包括性活跃,主动和被动吸烟,性生活时间过早(<16 岁),营养缺乏,患者本人及其性伴侣有多个性伙伴,患者或其性伴侣有性病病史,既往有宫颈、阴道、外阴的鳞状上皮不典型增生,器官移植之后使用免疫抑制剂或患获得性免疫缺陷综合征(又称艾滋病)等。与有阴茎癌、前列腺癌或其性伴侣曾患宫颈癌的高危男子性接触的妇女也易患宫颈癌。

二、临床表现

(一)症状

宫颈癌早期可无症状,随着病变的进展,可表现出不规则阴道流血、分泌物增多和疼痛等。这些症状的轻重与病变的早晚、肿瘤生长方式、组织病理类型及患者的全身状况有关。

1. 早期宫颈癌

早期宫颈癌常无症状或仅有少量接触性出血,与慢性宫颈炎无明显区别。

2. 阴道流血

阴道流血表现为性交后或妇科检查后接触性出血以及阴道不规则流血,病灶较大,侵蚀大血管时,可出现致命性大出血。年老患者常表现为绝经后阴道流血,一般外生型癌出血较早,血量多;内生型癌则出血较晚。

3.阴道排液

阴道排液增多,呈白色或血性,稀薄如水样或米泔样,有腥臭味。晚期患者由于癌组织坏死或伴感染,可有大量米汤样或脓性恶臭白带。

4.晚期症状

在病灶侵犯的范围出现继发性症状。病灶波及盆腔结缔组织、骨盆壁,压迫输尿管或直肠时,患者诉尿频、尿急、肛门坠胀、大便秘结、里急后重等,严重者可发生膀胱阴道瘘或阴道-直肠瘘。如果肿瘤沿宫旁组织侵犯骨盆壁,压迫坐骨神经,可表现为坐骨神经痛或一侧骶部、髂部的持续性疼痛。到了疾病末期,患者表现为消瘦、发热、恶病质等全身衰竭症状。

(二)体征

原位癌和镜下早期浸润癌宫颈可能光滑或仅有柱状上皮异位表现。随着病情的发展,外生型宫颈癌可见宫颈有息肉状、乳头状、菜花状赘生物,质脆,触之易出血,可合并感染;内生型可见宫颈质硬、肥大、膨大如桶。晚期癌组织坏死脱落可形成溃疡或空洞。癌灶累及阴道壁时可见阴道壁变硬。如向宫旁组织浸润,双合诊和三合诊可扪及子宫两侧增厚、呈结节状,若浸润达盆壁,可形成"冰冻骨盆"。

三、诊断

1.宫颈细胞学检查

宫颈细胞学检查是发现早期宫颈癌最简便、有效的检查方法,在宫颈转化区取材,该检查普遍用于防癌普查。如发现癌细胞或核异质细胞,应做宫颈活检。大多数国际和国内指南推荐宫颈细胞学检查联合 HPV 筛查为首选的筛查方案。

2.宫颈碘试验

将碘溶液涂在宫颈和阴道上,正常宫颈和阴道鳞状上皮富含糖原,被染为棕色或深赤褐色,不染色说明该处上皮缺乏糖原,为危险区,应在该区取材活检,以提高确诊率。

3.阴道镜检查

可观察宫颈表面有无异型细胞及血管走向等的改变,在可疑部位或多点取材活检。

4.宫颈和宫颈管活检

活检是确诊宫颈癌和癌前病变最可靠和必不可少的方法。宫颈有明显病灶,可直接在病灶处取材。若无明显病变,应在转化区的 3、6、9、12 点等处取材。在碘试验或阴道镜指导下行活检可提高取材的准确性。所取组织应包括间质及邻近正常组织。宫颈细胞学呈阳性而宫颈外观光滑或宫颈活检呈阴性,应用小刮匙搔刮宫颈管。应注意晚期患者行活检时,钳夹组织不宜过大、过深,以防大出血;但又不宜过浅、过少,以防仅取表层腐烂组织而不能确诊。

5.宫颈锥切术

多次宫颈细胞学检查结果呈阳性而宫颈活检结果呈阴性,或活检为原位癌,而临床不能排除浸润癌时,可考虑行宫颈锥切术。对切除的标本应做连续病理切片检查。传统的锥切术并发症多,目前临床上少用。用宫颈环行电切术或冷凝电刀切除,可减少出血,一般也不影响病理检查。

6.影像学和内镜检查

B 型超声、CT、MRI、淋巴管造影、膀胱镜、结肠镜、静脉肾盂造影等,对确定病变的范围、进行临床分期、选择恰当的治疗方法、提高治疗率、判断预后是很必要的。

四、治疗

一旦明确诊断为宫颈浸润癌,应首先考虑制定最佳的治疗方案。而对宫颈癌应根据患者的年龄、一般情况、临床期别、病变范围和有无并发症等综合考虑后制定治疗方案。目前由于年轻患者增多,更强调保留功能的治疗。宫颈浸润癌的治疗主要是手术及局部放疗。近年来新辅助化疗已成为辅助治疗的常用方法,尤其对于晚期或复发患者。在手术或放疗前先用化疗,待癌灶萎缩或部分萎缩后再行手术或放疗,或者手术或放疗后再加用化疗,以便提高疗效。

(一)各期宫颈癌的初始治疗方法

1. Ⅰ A1 期

无淋巴脉管浸润,首选行宫颈锥切术,对于保留生育功能者,只要切缘为阴性(标本整块切除,病灶边缘距离切缘＞3 mm),术后可随访观察。对于不保留生育功能者,如切缘为阴性并有手术禁忌证,也可随访观察;切缘为阴性,如无手术禁忌证,建议行筋膜外子宫切除术。切缘为阳性(不典型增生或癌),建议再次行宫颈锥切,评估浸润的深度,切缘为癌,也可直接行筋膜外或次广泛性子宫切除术＋盆腔淋巴结切除术。如切缘为阳性,再次锥切或行广泛性宫颈切除术,可不再行子宫切除术。患者完成生育后,强烈建议对持续性 HPV 阳性或细胞学异常或有手术意愿的患者行子宫切除,45 岁以下的鳞癌患者可保留卵巢。

2. Ⅱ A1 期

对于伴淋巴脉管浸润者、Ⅰ A2 期要求保留生育功能者可选择如下治疗方式:①锥切＋盆腔淋巴结切除＋主动脉旁淋巴结取样,可考虑行前哨淋巴结显影。对切缘呈阴性者,可随访观察。如切缘呈阳性,可再次锥切或行广泛性宫颈切除术＋盆腔淋巴结切除＋主动脉旁淋巴结取样;②直接行广泛性宫颈切除术＋盆腔淋巴结切除＋主动脉旁淋巴结取样,可考虑行前哨淋巴结显影。强烈建议完成生育后对持续性 HPV 阳性或细胞学异常或有手术意愿的患者行子宫切除,45 岁以下的鳞癌患者可保留卵巢。对于不保留生育功能者可选择如下治疗方式:①次广泛或广泛性子宫切除术＋盆腔淋巴结切除术＋主动脉旁淋巴结取样,可考虑行前哨淋巴结显影;②盆腔外照射＋近距离放疗。也可行锥切(切缘需呈阴性),加腹腔镜下盆腔前哨淋巴结显影或盆腔淋巴结切除。推荐冷刀锥切。经仔细筛选的 Ⅰ A2 期或 Ⅰ B1 期癌灶直径不大于 2 cm,要求保留生育功能患者,可选择经阴道广泛宫颈切除术加腹腔镜下淋巴结切除(有或无前哨淋巴结定位)。小细胞神经内分泌癌、肠型腺癌或微偏腺癌等病理类型不适合保留生育功能。

3. Ⅰ B1 期和 Ⅱ A1 期

对要求保留生育功能的 Ⅰ B1 期鳞癌患者,推荐广泛性宫颈切除术＋盆腔淋巴结切除＋主动脉旁淋巴结取样,可考虑行前哨淋巴结显影。原则上推荐肿瘤直径＜2 cm 的患者选择经阴道行广泛性宫颈切除术。对肿瘤直径为 2～4 cm 者,选择行经腹或经腹腔镜、机器人辅助腹腔镜的广泛性宫颈切除术。对不要求保留生育功能者的治疗方式:①广泛性子宫切除术＋盆腔淋巴结切除＋主动脉旁淋巴结取样,可考虑行前哨淋巴结显影;45 岁以下的鳞癌患者可保留卵巢;②盆腔外照射＋近距离阴道放疗(A 点总剂量 80～85 Gy)±顺铂为基础的同期化疗。

4. Ⅰ B2 期和 Ⅱ A2 期

①盆腔外照射＋顺铂同期化疗＋阴道近距离放疗,A 点剂量≥85Gy;②广泛性子宫切除术＋盆腔淋巴结切除＋主动脉旁淋巴结取样;③盆腔外照射＋顺铂同期化疗＋近距离放疗,

A 点剂量为 75~80 Gy,放疗后行辅助性子宫切除术。美国国立综合癌症网络建议以上 3 种治疗方案首选同期放疗、化疗。第 3 种同期放疗、化疗之后进行辅助性子宫切除术还有争议。

5. ⅡB、ⅡA1、ⅣB、ⅣA 及部分 ⅠB2 和 ⅡA2 期

可选择手术分期,也可先进行 CT、MRI、PET 等影像学评估。影像学发现增大淋巴结,可考虑穿刺活检。治疗方案选择放疗同时加化疗。若影像学未发现淋巴结转移,可行盆腔外照射＋顺铂同期化疗＋阴道近距离放疗。若影像学检查发现盆腔和主动脉旁淋巴结均呈阳性,可行淋巴结切除术,术后延伸野放疗＋顺铂同期化疗＋阴道近距离放疗。同时配合以顺铂为基础的化疗(如用顺铂或顺铂加氟尿嘧啶)。近距离放疗的对象为宫颈及其周围的局部病灶,体外照射针对盆腔淋巴结。

6. ⅣB 期

若有临床指征,可在可疑处活检证实转移,然后进行全身化疗＋个体化外照射。可选用的方案有顺铂、异环磷酰胺、顺铂加异环磷酰胺、顺铂加紫杉醇或吉西他滨。

(二)放疗

放疗适用于各期患者。对于全身情况不能耐受手术的早期患者,也可采用放疗。分为近距离放疗和体外照射两种方法。近距离放疗多用后装治疗机,放射源为 ^{137} 铯、^{192} 铱等;体外照射多用直线加速器等。近距离放疗主要用以控制局部原发病灶,体外照射则用于治疗宫颈旁和盆腔淋巴结转移灶。早期病例以局部近距离放疗为主,晚期病例则以体外照射为主。

(三)手术治疗、放疗联合治疗

对于癌灶较大者,可先行术前放疗,待病灶缩小后再行手术治疗。手术治疗后病理证实有盆腔淋巴结阳性或宫旁组织阳性或手术切缘阳性等高危因素,应行术后补充盆腔放疗＋顺铂同期化疗＋阴道近距离放疗。对阴道切缘阳性者,阴道近距离放疗可增强疗效。

(四)化疗

全身化疗适用于盆腔外转移病例或不适合放疗或手术的复发病例,黏液性腺癌、小细胞癌等特殊类型的宫颈癌。目前主张在术前或放疗前先行化疗,以提高手术切除率,减少复发,提高生存率。近年来所提到的新辅助化疗,即宫颈癌术前或放疗前进行的化疗,是针对局部晚期宫颈癌提出的治疗策略。常采用静脉或动脉灌注化疗,一线联合化疗为以顺铂为基础的联合方案,如顺铂＋紫杉醇＋贝伐珠单抗、顺铂＋紫杉醇、顺铂＋拓扑替康。其他已被证实有效或能延长生存期的、可用于二线治疗的药物包括贝伐珠单抗、多西他赛、5-FU、吉西他滨、异环磷酰胺、伊立替康、丝裂霉素、拓扑替康、培美曲塞和长春瑞滨。

(王凡凡)

第十二章　内科常见疾病的康复治疗

第一节　呼吸康复的宣教

一、常见呼吸症状及原因

呼吸疾病常见的呼吸症状是气短、气促或呼吸困难、慢性咳嗽、咳痰。

引起这类问题的主要原因：①气道刺激，如吸烟，吸入职业性粉尘和化学物质，空气污染；②气道感染：它是疾病发生及发展的重要炎症机制。

对于慢性呼吸疾病患者而言，减轻或解除现有症状，改善主观感受，增加活动范围，提高生活质量是目标。首先要让患者认识呼吸康复的目的，导致呼吸问题的原因，找到能引起患者共鸣的话题，才能有的放矢地开展宣教工作。

二、呼吸康复措施

（一）药物治疗

药物治疗主要是指长期、规律地使用吸入剂，包括吸入激素、长效胆碱能拮抗剂、长效 β 受体激动剂或联合制剂，通过让吸入的药物直达呼吸道并在呼吸道表面直接发挥药理作用，实现控制炎症、缓解呼吸道痉挛等作用。药物治疗不属于呼吸康复，但是最优的吸入药物治疗是改善呼吸系统症状的基石，也是呼吸康复的必要前提。

在使用吸入剂治疗时，有以下几点值得注意。

1.正确选择吸入装置

不同的吸入装置因所含药物成分不同，其针对人群也不同；每种吸入装置对患者吸气流速和手眼协调配合程度的要求也不一样，因此患者一定要在专业医疗机构进行临床检查，经过呼吸专科医师诊断，明确治疗方案，规范地使用吸入药物，进行长期治疗。

2.正确使用吸入装置

（1）遵医嘱使用：有些吸入装置是长效用药，必须每日定时吸入；有些吸入装置是速效的，仅在急性发作时使用。

（2）注意正确的吸入动作：在吸入过程中，首先保持气道畅通，很多患者吸入药物时低头，下颌贴近胸部，这样气道没有打开，吸入药物在气道中会碰到很多弯曲的地方，只要有障碍物，药物就会停留在那里，真正到达终末气道的药物微乎其微，药效自然实现不了。因此吸入药物时，一定是面部端正、目视前方，双手举起装置放在口边，用口完全包裹药物装置的口含嘴处，吸入药物。其次是吸入的过程，先吐净一口气，然后含住口含嘴，进行深长的吸气动作，就像一口气吸入一根长长的面条一样，吸完要屏气 5～10 s，可以伸出自己的右手，一个一个指头的竖起，5 个指头都竖起了，就可以长长地吐出这口气了。这样，药物通过几乎没有阻碍的气道，并且时间足够长，能够很好地到达要作用的部位，真正实现药物的作用。

3.吸入后的护理

有些吸入药物含有激素成分,部分药物停留在会厌部,导致声音嘶哑、口腔黏膜真菌感染,因此在患者吸入后,嘱患者进行深部漱口,含一口水,仰起头进行漱口,漱的是口腔和会厌部,才能有效防止吸入药物带来的不良反应。

4.满足吸气能力要求

吸入药物时,尤其是干粉吸入剂,患者要进行深长吸气。据研究,患者的吸气能力不足与患者疾病控制不佳有显著的相关性。对于吸气力量欠佳的患者,可以考虑使用可主动喷雾的软雾吸入器,它对患者的吸气流速要求低,慢性阻塞性肺疾病患者可以轻松吸入,达到更好的治疗效果。

(二)非药物治疗

呼吸康复中手段很多,如戒烟、气道廓清、气道湿化、氧疗、呼吸锻炼,还包括营养、心理、健康管理等方面。

1.戒烟

戒烟是应当最先做的,也是最重要的干预手段。戒烟门诊或相关科室的医师应掌握"5A"法帮助吸烟者。"5A"包括询问(ask)、劝告(advice)、评估(assess)、帮助(assist)和安排随访(arrange follow-up)。常用戒烟药物包括酒石酸伐尼克兰、盐酸安非他酮等,有条件的医院可开设戒烟门诊,也可由呼吸科医师开具戒烟药物。

2.气道廓清与气道湿化

气道廓清的主要目的是通过各种方法排出气道分泌物等,保持气道通畅,改善呼吸困难。气道廓清包括体位引流、胸部叩拍、指导性咳嗽、用力呼气技术、人工咳痰等。生活中,很多人关注患者的气道廓清问题,却忽略了气道湿化,在健康宣教过程中,一定要强调湿化工作在气道管理中的重要作用。合理的气道湿化能够增强气道黏液纤毛系统的清除能力,促进分泌物的排除,在助力气道廓清的同时,也缓解感染和缺氧症状。但要适度湿化,控制湿化温度,控制在 35 ℃～37 ℃。温度过高可引起呼吸道灼伤,损害气道黏膜纤毛运动;温度过低可诱发哮喘、寒战反应。同时避免湿化过度,过度湿化导致气道分泌物液化膨胀,加重气道狭窄,使气道阻力增加,甚至诱发支气管痉挛;也可导致体内水潴留,加重心脏负荷。雾化吸入后,辅助拍背、吸痰等护理可预防窒息。

3.氧疗

氧疗可以纠正低氧血症或可疑的组织缺氧,降低呼吸功,预防或减轻心肺负荷。但是值得注意的是,评估患者是否能应用氧疗要考虑患者的个人因素。不是所有的慢性呼吸系统疾病患者都需要长期家庭氧疗,只有严重静息低氧血症患者宜长期氧疗。对于稳定期慢性阻塞性肺疾病患者静息或运动导致的氧饱和度降低,不常规推荐长期氧疗。

4.呼吸锻炼

教会患者控制性的呼吸技术,包括控制性深呼吸、缩唇呼吸、腹式呼吸以及使用各种呼吸训练器。呼吸锻炼能够帮助改善患者的通气状况,降低呼吸功的消耗,从而缓解呼吸困难。

(1)控制性深呼吸:训练患者控制呼吸的频率、深度和部位,有意识地进行慢而深的呼吸,呼吸频率减慢,吸气容量增加,有意识地控制吸气、呼气的时间长短和呼吸比,在吸气末停顿1～3 s再进行呼气。

(2)缩唇呼吸:通过缩唇形成的微弱阻力来延长呼气时间,使气道内压力增加,可防止气道动态陷闭,有利于肺泡中气的排出,改善通气血流比例失调,呼吸频率减少,潮气容积增大,无效腔重复呼吸减少,呼吸效率增加,吸气时间与呼气时间之比为 1：2 或 1：3。

(3)腹式呼吸:取立位、平卧位或半卧位,双手分别放于前胸部和上腹部。用鼻吸气,膈肌最大程度地下降,腹肌松弛,腹部凸出,手感到腹部向上抬起。用口呼气,腹肌收缩,膈肌松弛,膈肌上抬,推动肺部气体排出,手感到腹部下降。

(胡瑞敏)

第二节　氧　疗

氧气疗法简称氧疗,是指通过提高氧气吸入量,纠正组织缺氧的一种治疗方法。自 19 世纪开始,氧气在临床中广泛应用,指征亦在逐渐扩大和规范。近年来,逐渐增多的数据显示氧疗可以改善患者呼吸康复的生理学效应以及生活质量。本节主要介绍氧疗在慢性呼吸系统疾病康复中的应用。

一、组织氧输送

氧疗最主要的目的是增加组织氧输送量(DO_2),纠正组织缺氧,维持脏器功能。氧气输送到组织的原理是存在氧气的压力梯度差,氧分压从空气、肺泡、动脉到组织细胞逐渐降低,促进了氧气扩散。

组织氧输送量(DO_2)$=CO\times CaO_2$(其中 CO 为心排血量,CaO_2 为动脉血氧含量)

氧气在血液内的存在形式主要包括物理溶解和化学结合部分,计算公式如下。

$CaO_2=PaO_2\times0.003+1.34\times Hb\times SaO_2$(其中 PaO_2 为动脉氧分压,Hb 为血红蛋白,SaO_2 为动脉血氧饱和度)

影响 DO_2 的主要因素为心血管系统、血液系统和呼吸系统。

二、缺氧与低氧血症

1.缺氧

缺氧是指组织的氧供不足或有氧利用障碍,导致组织的代谢、功能和形态结构发生异常变化的病理过程。

2.低氧血症

低氧血症是指由于动脉血氧分压明显降低导致组织供氧不足。低氧血症的常见原因包括吸入氧气浓度降低、肺泡通气量下降、通气血流比例失调、分流和弥散障碍。低氧血症诊断的"金标准"是动脉血气分析中 PaO_2 低于 8.0kPa(60 mmHg)。经皮血氧饱和度(SpO_2)是临床最常用的一种以无创方式判断低氧血症的指标,但影响因素较多。一般 SpO_2 与 SaO_2 相差 $1\%\sim2\%$。发绀是判断低氧的一种临床表现,但只有血液中还原血红蛋白含量大于 5 g/100 mL 时才会出现,所以贫血患者在发生低氧血症时不易出现发绀。

三、长程氧疗的科学依据

长程氧疗(long-term oxygen therapy,LTOT)是针对慢性低氧性呼吸衰竭患者的一种家庭氧疗方式,一般每日吸氧时间至少 15 h。证实 LTOT 有效的证据主要来自 20 世纪80 年代的英国 MRC(medical research council)和美国 NOTT(nocturnal oxygen therapy trial)试验。

1. MRC 试验

将慢性低氧性呼吸衰竭患者随机分为 LTOT 组(每日吸氧 15 h)和不吸氧组。4 年后,LTOT 组的病死率是 45%(19/45 例),不吸氧组的病死率 67%(30/45 例)。

2. NOTT 试验

203 例出现低氧血症的慢性阻塞性肺疾病患者被随机分为持续吸氧组(平均每日吸氧 17 h)和夜间吸氧组(平均每日吸氧 12 h),2 年内两组病死率分别为 22.4% 和 40.8%。MRC 和 NOTT 试验的入选人群相似,结合该两项研究发现,家庭 LTOT 能显著改善患者的病死率,而且吸氧时间越长,改善病死率的效果越明显。

四、长程氧疗的指征

目前临床证据显示,LTOT 仅对出现重度低氧血症的慢性阻塞性肺疾病患者有效。具体指征采用 NOTT 和 MRC 的入选标准:在 2～3 周内,休息状态下多次出现 $PaO_2 \leqslant 7.3kPa$ (55 mmHg)或 $SaO_2 \leqslant 88\%$,伴或不伴二氧化碳潴留;PaO_2 为 7.3～8.0 kPa(55～60 mmHg) 或 SaO_2 为 88%,同时伴肺动脉高压、充血性心力衰竭导致的全身水肿或血红蛋白增多症(血细胞比容＞55%)。

五、氧疗在运动锻炼中的生理学优势

运动对慢性呼吸系统疾病的不利影响:缩短红细胞通过肺泡毛细血管时间,增加通气血流比例失调,氧气摄入减少;呼吸频率增快导致动态肺过度充气(DPH)和气体陷闭,增加呼气末肺容积、无效腔通气和呼吸功耗。运动锻炼时氧疗可能降低 DPH,具体机制是降低呼吸频率,延长呼气时间,降低每分钟通气量。

因此,运动锻炼时,氧疗能够减少运动诱导的低氧血症,满足此时增加的代谢需求,减少 DPH,提高运动强度和时间,从而改善运动锻炼效果。

六、氧疗在运动锻炼中应用的指征与临床依据

氧疗指征是运动时的低氧血症(SpO_2 为 88%～90%,或相对降低 2%～5%,维持 0.5～5 min),运动时出现低氧血症会使死亡风险增大。运动能力与氧疗呈剂量依赖性,运动时可逐渐提高吸氧浓度,使其达到 50%。目前,不同研究对氧疗增加呼吸康复运动效果的结论不一致,研究间的差异主要是运动强度的不统一。部分临床研究已证实,运动氧疗能够降低 DPH,增加活动负荷和能力,并能改善生活质量。未有研究证实氧疗能够改善患者的病死率。因此,关于运动中氧疗的生理学效应以及对临床预后的影响有待进一步研究明确。

七、氧疗在呼吸康复中的作用与地位

综上,氧疗是呼吸康复中一种治疗方式,而不仅仅是一种辅助措施。氧疗在呼吸康复中主要应用于休息或运动中出现的低氧血症,以改善组织缺氧。氧疗与运动锻炼具有协同作用。呼吸康复中联合氧疗、支气管扩张剂、氦氧混合气体吸入或缩唇呼吸,能够增加康复效果,减轻 DPH,增加运动耐力与强度。

八、氧疗处方

慢性呼吸系统疾病患者的氧疗目标:调节氧气流量,维持 SpO_2 为 90%～92%。为增加运动效果,运动时可以提高氧气流量,使 SpO_2 维持在 95% 左右。如果要进行高强度运动锻炼,可以提高吸氧浓度,使其达到 50%。家庭 LTOT 的时间为每日至少 15 h;休息时无低氧血症,运动出现低氧血症患者可在运动时吸氧。

九、氧气储存设备

家庭氧疗设备主要有制氧机、压缩氧气(氧气瓶)和液态氧。

1.制氧机

制氧机在家庭中最常用,利用分子筛吸附和解析原理分离空气中的氮气和氧气,价格低廉,移动方便。

2.高压氧气瓶

高压氧气瓶能够长时间储存氧气,但移动不方便,安全性差,储存的氧气量有限。

3.液态氧

液态氧采用空气低温液化,利用不同气体蒸发温度的差异分离出氧气。它储存的氧气量多,1 L液态氧能够储存 1 000 L 氧气,但价格昂贵。

十、吸氧方式

临床常用的吸氧装置包括双腔鼻导管、普通面罩、可调式通气面罩(文丘里面罩)和储氧面罩等。

家庭吸氧最常用的吸氧装置是双腔鼻导管,使用方便,耐受性好,但会增加氧气的浪费量,因为鼻导管吸氧为持续吸氧,会导致呼气时氧气丢失。为减少持续吸氧时氧气的浪费量,可以使用间断吸氧装置、储氧导管和气管内导管。

十一、氧疗的湿化问题

普通氧疗需要进行湿化治疗,常用气泡式湿化装置。但研究发现当氧气流量低于 4 L/min 时,气泡式湿化装置并未能够改善鼻腔的干燥程度和患者的 3 种舒适度,氧气流量大于 5 L/min时,建议进行加热湿化;如果患者经人工气道吸氧,推荐使用高流量吸氧装置氧疗,且必须对吸入气体加温、加湿。

十二、氧疗注意事项

吸氧浓度大于 50% 会增加肺组织中氧化应激、炎症反应、吸收性肺不张和通气血流比例失调的发生风险。操作氧疗装置时,一定不能在氧疗设备旁使用明火,如吸烟,杜绝火灾。

慢性阻塞性肺疾病急性加重时避免高浓度吸氧,因为其易导致二氧化碳潴留,机制可能包括呼吸抑制、通气血流比例失调和霍尔丹效应(吸氧促进二氧化碳的解离)等。慢性阻塞性肺疾病急性加重时,高浓度吸氧会增加患者的病死率,因此,慢性呼吸系统疾病患者氧疗时,一定要关注氧疗目标,同时要注意二氧化碳潴留问题。

(胡瑞敏)

第三节　运动处方

一、运动处方的概念及意义

(一)运动处方的概念及原则

运动处方应该能够全面促进健康相关体适能,即提高心肺耐力、肌肉力量和耐力、柔韧性,使患者提高生活质量,重返家庭和社会。运动处方包括运动频率、运动强度、运动方式、运动时间,同时控制运动总量及进度,在实施过程中注意患者的情绪变化及其他影响因素。

(二)制定运动处方的意义

科学研究表明,运动有益健康是毋庸置疑的,并且对大多数成年人来说,运动带来的好处远大于风险。实践证明,遵循科学的运动处方是患者康复安全、有效的保障。对有心肺疾病患者制定运动处方,应根据患者的病情,结合病史资料、体格检查、辅助检查、功能评估等,制定个性化的治疗目标和循序渐进的治疗方案。

二、运动训练的基本组成及原则

(一)一次训练内容

一次训练应包括热身、主体训练和放松阶段。

1.热身阶段热身

此阶段由 5~10 min 的中低强度的有氧和肌肉耐力训练组成。它可以预演训练内容,提高体温,提高血红蛋白和肌红蛋白的氧解离程度,增加肌肉的血流量,提高肌肉的灵活度,降低肌肉的黏滞性,降低肌肉及骨骼受伤概率。热身阶段分 3 种类型。

(1)被动热身:提高外部温度。

(2)无针对性的热身:通过无针对性的肢体运动热身。

(3)有针对性的热身:使用训练项目进行热身,但强度低,可以作为正式训练的预演。

2.主体训练阶段

主体训练阶段包括有氧运动、阻抗训练、柔韧训练、平衡训练等内容。时间为30~60 min,目的是产生治疗作用。

3.放松阶段

时间为 5~10 min,目的是逐渐降低训练强度,防止血液聚在下肢,血压骤降而引起头晕、昏厥或心律失常。

(二)训练原则

1.超量原则

训练时,身体组织所承担的负荷必须超过平时的水平,强度上限设定必须基于超负荷,可使用不同的刺激,可以是强度变化、运动类型变化或针对的肌肉群的变化。训练强度不能过高,但必须对心血管、肺、肌肉及骨骼、神经等带来足够挑战。

2.恢复原则

训练不能操之过急,身体需要时间调整生理功能,以应对不同训练项目。如果进行高强度训练,必须穿插低强度训练,让身体有恢复时间。

超负荷训练不能每日进行,否则肌肉将无法恢复。如果训练强度过大、速度过快,疲劳或受伤的风险就会上升。

3. 针对性原则

第一,针对需要改善的内容(如有氧耐力、不同部分的肌肉、不同种类的平衡能力)进行训练。第二,针对患者希望完成的动作或日常自理的需要进行训练。同时注重功能上的改善,而不是结构上的。

4. 循序渐进原则

在 3～4 次物理治疗之后,达到最佳训练量的运动强度、方式、时间、频率等,同时根据患者的情况逐渐提高强度。

5. 用进废退原则

从康复角度来说,功能状态用则进,废则退。80 岁的老年人依旧可以拥有 50 岁的功能水平。大多数的生物会根据环境变化而做出适应性的改变,经常使用的器官会变得更强大,而不经常使用的器官则会有退化的可能。例如,长时间不运动或仅仅是极轻微的运动都无法给心脏以足够的有效刺激,长期如此,会导致心脏的输出处于低水平,并且使心脏的代偿功能逐渐衰弱,继而导致心脏功能退化,容易引发各器官供血不足,使人出现失眠、乏力、脑动脉硬化或老年痴呆等问题。

三、有氧训练

有氧训练属于长距离耐力的训练,又称心肺功能训练。它是通过连续不断和反复多次的活动,并在一定时间内,以一定的速度和一定的训练强度,完成一定的运动量,使心率逐步提高到安全范围内。美国胸科协会呼吸康复指南建议遵循美国运动协会的 FITT(frequency, intensity, time, type)原则来为呼吸病患者制定运动处方。

(一)运动时间

美国胸科学会呼吸康复指南建议高强度(即超过 60% 最大做功)的有氧运动可设定为一次训练 20～60 min,以达到 Borg 劳累评分 4～6 分或 Borg 气促评分 12～14 分为宜,但训练初期以患者可以忍受的程度为准。如果不能坚持 30 min,则量力而为,时间短比不运动好。

进入预设训练强度约 2 min 后氧气摄入量趋于稳定,进入稳定的运动状态后,心率、心排血量、血压以及肺换气水平也趋于稳定。

(二)运动频率

运动频率为每周 3～7 d。对于高龄、体弱的患者,可适当降低训练强度,缩短持续时间,同时可增加运动频率至每周 5～7 次。

(三)运动方式

常用的有氧训练方式有行走、慢跑、骑自行车,在跑步机、踏车、划船机等器械上完成运动,具体选哪种方式取决于患者的兴趣。注意在运动前、中、后测量心率、血氧、血压,进行 Borg 气促及劳累评分。

功率自行车的运动强度可调整,与行走相比,更容易将运动强度量化。功率自行车分为两种,分别为坐式或半卧式。半卧式可用于平衡差、具有跌倒风险的高龄患者。在有辅助功能的功率自行车上,即使是下肢肌力极低的患者,也可以进行持续的下肢运动。建议调整座椅高度,保证当脚蹬处于最低位时,膝关节有轻度屈曲。

平板运动强度是由步行速度和倾斜角度决定的。与功率自行车相比,平板运动时使用的肌群更多。虽然是步行,但在步带上行走,因此与一般步行相比更不容易把握平衡。平衡能力差的、步态不稳的患者有摔倒的风险。在强度量化上不如功率自行车。

(四)运动强度

适宜的运动强度是确保运动治疗安全性和有效性的关键因素,应根据患者危险分层结果选择适宜的有氧运动强度。运动强度可设定为最大运动能力的 40%～80%,低危患者可选择最大运动能力的 60%为初始强度,中危、高危患者可选择最大运动能力的 40%～50%为初始强度,随病情改善,应逐步增加强度。常用的确定强度的方法有无氧阈法、心率储备法、目标心率法、数数测试法、劳累评估量表法。推荐联合应用上述方法综合判断。

1. 无氧阈法(运动负荷试验中参数)

无氧阈水平相当于最大摄氧量为 40%～60%,此水平的运动能够产生较好的训练效果,同时不会导致血液中乳酸大量堆积。

2. 心率储备法

临床上最常用,不受药物(β 受体阻滞剂等)影响。

靶心率＝(测试出的最大心率－静止心率)×运动强度%＋静止心率

例如,患者的最大心率为 180 次/分,静息心率为 80 次/分,选择运动强度为 60%,目标心率＝(180－80)×60%＋80＝140 次/分。对于心率储备法,强度区间分别为 30%～39%(低)、40%～59%(中),60%～89%(高)。

3. 最大心率法

对于重症患者,靶心率为静息心率的基础上增加 20～30 次/分。

对于情况较好的患者,靶心率＝(220－年龄)×60%～80%。需注明,对于最大心率法,强度区间分别为 57%～63%(低),64%～76%(中)及 77%～95%(高)。

此方法简便,但欠精确,并受药物影响。当有条件使用心率储备法时,优先考虑心率储备法。

4. 数数测试法(counting talk test,CTT)

患者用此方法能轻易地评估出自己的运动强度。本方法能有效评估训练强度,也符合美国运动医学会指南。

口头指令:尽可能地深吸一口气,然后以正常语速大声数数 1,2,3……请尽量数,直到要吸下一口气为止,测试期间不要憋气,测在静息情况下能数多少数值,即为标准值(CTT rest)。

标准值低于 25 时:若训练时能达到标准值的 40%～50%,则运动强度为中等至偏上。

如标准值为 20,则在运动时值为 8～10 时为中等至偏上。

如标准值大于 25,若训练时能达到标准值的 30%～40%,则运动强度为中等至偏上。

如标准值为 50,则训练时能数到 15～20 个数,则表明训练强度为中等或偏上。

5. 劳累评估量表法

劳累评估(rating of perceived exertion,RPE)量表法是瑞典生理学家伯格(Gunnar Borg)于 20 世纪创立的成年人运动强度等级评价方式,由此衍生出不同的量表,常用的主要是 Borg 6～20量表与简化的 Borg CR10 量表。Borg 6～20 量表根据运动者主观感受分为 1～20 个不同等级。1 是不做任何努力,20 是极度努力,常用范围是 6 至 20,而 Borg CR10 量表相对简单,采用 10 个分级来评价。RPE 与客观指标和运动负荷强度之间有较高的相关性。

美国运动医学会对大多数人建议运动强度为 RPE 13~16 分,对于没有运动限制的人员,训练初段 RPE 分值应为 11~12。RPE 16 分相当于最大心率的 85%,即中等偏高强度。

对于服用 β 受体阻滞剂的人员,建议强度为 RPE13~15 分。RPE 为 12~13 分,心率约为最大心率的 60%。

四、阻抗运动处方

与有氧运动相比,阻抗运动减少了心肌耗氧。它提高肌肉质量和基础代谢率,并改善肌耐力和日常生活能力。抗阻运动一般是一系列中等负荷、持续、缓慢、多次重复的大肌群阻抗力量训练。

(一)肌肉力量训练前要进行热身

热身的目的是为关节滑液分泌提供足够的时间,防止运动损伤。可以采用低负重、次数多的力量训练进行热身,也可以利用有氧运动进行热身。

(二)运动时间

可依据患者的耐受情况、需要锻炼的肌群的数量或诊断结果进行训练。例如,美国运动医学会建议,对于心肌梗死后情况稳定的亚急性患者,负重训练时间为 20~30 min。

肌肉力量训练组数:传统训练方法是 3 组,但有研究表明,1 组达到力竭的训练效果等同于 2 组或 3 组,并能提高运动表现。

(三)运动方式

抗体重训练,包括深蹲、爬楼等。

使用弹性器械,如弹力带、弹力管、拉力器。

使用重量器械,包括哑铃、壶铃等。

(四)运动频率

每周对每一个大肌群(即胸部、肩部、上背部、下背部、腹部、臀部和下肢)训练 2~3 d,并且同一肌群的练习时间至少间隔 48 h。根据训练安排,可在一次训练中练习所有的大肌群或者将身体"分化"成若干部分,每次训练针对部分肌群进行练习。例如,周一、周四训练下半身肌群,周二、周五训练上半身肌群。

(五)运动强度

训练肌肉的最佳方式是用较大重量、较少次数。任何超出负荷的训练都能提高肌肉力量,但高强度或接近极限的效果最为明显。

1. 特定人群不适合做肌肉力量训练

特定人群:①癌症(肿瘤位于训练目标区)患者;②近期骨折患者;③晚期心衰患者;④近期心肌梗死患者;⑤不稳定心绞痛患者;⑥其他急性疾病患者。

2. 力量训练强度判断

(1)中等强度:70%~80%的 1 次重复最大力量(1 repetition maximum,1 RM)。

70%~80%的 1 RM 相当于患者举起 10 次后就会感到短暂的肌肉疲劳的重量,相当于患者举起 2 次后,Borg 评分在 13~16 分(有些重或重)的重量。训练负重为 70%~80%的 1 RM 时训练效果最好。利用该种负重、在短时间内就有明显力量增强。且负重不过度,肌肉酸痛出现时间延后。在该负重下,一般做动作 8~12 次出现暂时性疲劳。疲劳感能刺激肌肉增长。

(2)低强度:30%~60%的 1 RM。

30%～60%的 1 RM 相当于患者举起 15 次后就会有短暂的肌肉疲劳的重量,相当于患者举起 2 次后,Borg 评分在 9～10 分(很轻)的重量。

3.力量训练强度控制

利用合适的负重,让患者持续训练,直到短暂疲劳为止,不要规定做动作的次数,要记录次数。

疲劳的表现如下。

(1)无法按照医师的指令节奏完成动作。

(2)无法维持标准姿势(姿势变形/有代偿运动)。

(3)无法完成全关节范围运动。

4.力量训练如何逐步加负荷

(1)如果患者能做最大负重量 70%～80%的动作次数为 8～12 次,负重维持不变。

(2)如果患者能做最大负重量 70%～80%的动作次数为 12 次以上,负重增加 5%。

(3)如果患者能做最大负重量 30%～60%的动作次数为 12～25 次,负重维持不变。

(4)如果患者能做最大负重量 30%～60%的动作次数为 25 次以上,负重增加 10%。

5.肌肉力量训练后拉伸

如患者的动作足够缓慢、标准以及可以进行全关节范围活动,可以不进行拉伸(相当于动态拉伸)。如果患者完成不超过 8 次的动作即产生疲劳,动作很快或不标准,需要进行拉伸,也可以提高柔韧性。

五、平衡功能训练

平衡功能训练可提高和恢复平衡功能,减少跌倒风险,并提高日常生活质量。基本原则:从双足到单足、从睁眼到闭眼、从静态到动态,强度由易到难。

(一)运动类型

运动类型有静态平衡训练和动态平衡训练。

(二)运动频率

每周 1～7 d,老年人(我国老年人的年龄起点标准是 60 周岁)应每天训练。

(三)运动形式

可根据改变支撑点、改变手臂位置、动态与静态相结合进行循序渐进的训练;也可借助相应器械,如平衡板、海绵垫、充气平衡垫、瑞士球或波速球;可进行组合及团体训练。

1.静态平衡训练(改变支撑点)

①双脚与肩同宽;②并脚;③双脚前后半串联,成一条直线;④单脚训练;⑤训练环境从地板到地毯。

2.静态平衡训练(改变手臂位置和感觉)

①手臂 90°外展;②手臂垂下,放在身体两侧;③手臂交叉放于胸前;④睁眼,再闭眼;⑤训练环境从硬地到软地。

3.动态平衡训练

进行时针练习,左脚保持触地,右脚顺时针踏点,依次踏 12,1,2,3,4,5,6 点,换左脚进行,然后逆时针进行。

①原地高腿踏步;②大步向前、后走,步与步之间要短暂停顿;③以脚尖走;④以脚跟走;

⑤往前走,保持双脚前后成一条直线。

六、柔韧性训练

柔韧性训练可提高关节活动度,还可提高韧带的稳定性和平衡性,特别是与阻抗训练结合时,规律的柔韧性训练可减少韧带的损伤、预防腰痛或者缓解肌肉酸痛。

(一)柔韧性训练的方式

柔韧性训练应针对人体主要的肌肉肌腱单元。可采用静力性拉伸(包括主动拉伸和被动拉伸)、动力性拉伸以及本体感觉神经肌肉促进疗法提高关节活动度。

(二)柔韧性练习量

1. 频率

每周至少 3 次,宜每日进行柔韧性训练。

2. 强度及时间

当肌肉有牵拉感但不感觉疼痛时,应保持这一姿势 10～30 s,老年人进行拉伸的时间延长至 30～60 s,可以获得最大的柔韧性。期间正常呼吸,每个动作重复 2～4 次。

七、循环训练

在有氧训练中穿插平衡训练、力量训练等,可增加运动趣味性,在团体训练中效果极好。

比如,在步行或跑步训练中穿插其他运动:①提脚尖;②坐站转换;③提脚跟;④站立平衡。

(胡瑞敏)

第四节　缓解呼吸困难

呼吸困难是一种有意识的呼吸努力的增加,或者通气不足感,它常在健康人群的剧烈体育运动中发生。如果在散步、上楼,甚至如厕过程中也发生呼吸困难,呼吸困难才成为显著的失能。作为呼吸功能不全的一个重要症状,呼吸困难具体表现为患者主观上有空气不足或呼吸费力的感觉,而客观上表现为呼吸频率、深度和节律的改变。每一种感觉形成意识,都是来源于对化学和机械感受器的反馈,并且被心理因素影响,呼吸困难也是如此。

缓解呼吸困难的策略包括 4 个方面:控制训练强度、训练呼吸泵、提高通气/换气效率、提高患者的认知程度。

一、控制训练强度

实际呼吸要求常大于氧气输送所需的呼吸要求。到达无氧阈之后,机体很快进入以无氧代谢为主的状态,氧气输送对呼吸的要求并没有患者所体会到的那么高。那么应如何控制运动强度? 有氧运动强度的选择应遵循两个原则:一是符合以有氧代谢为主的特点,二是要产生尽可能好的适应性改变。第一个原则要求在无氧阈以下运动,第二个原则要求尽量接近无氧阈。由于无氧阈、乳酸阈和第二通气阈相互接近,实践中可以以呼吸感觉作为参考,即 Borg 气促评分 4 分,可描述为运动中可以说话,但可能无法说完整句子。

根据心肺运动试验的基本原理,机体运动首先达到无氧阈,从而产生乳酸并达到乳酸阈,体内为中和乳酸而消耗碳酸氢根,产生二氧化碳,造成通气量显著上升,达到第二通气阈,运动者的呼吸困难变得明显。因为上述三个阈值互相接近,所以呼吸困难的感觉可用来简单判断是否已接近无氧阈。

二、训练呼吸泵

吸气肌又被称为呼吸泵,是围绕在肺脏周围的半刚性风箱型肌肉群,几乎所有与肋骨和胸腔相连的肌肉都可能参与呼吸运动。快吸慢呼是最佳的训练方式。快吸气时,膈肌迅速收缩,快肌肌力容易获得,同时增加了肺泡的顺应性,在中等负荷下快速用力吸气,可以募集最多的肌纤维。慢呼有助于将大、中、小肺泡中的气体残气量降到最低。呼气动力由肺和胸廓的弹性回缩提供,不需要调动呼吸泵。

三、提高通气/换气效率

提高通气效率的手法包括缩唇呼吸、胸廓扩张练习、阶段式底部扩张、体位干预。提高换气效率的办法包括氧气补充、通过运动训练改善肺泡膨胀能力。

1. 缩唇呼吸的原理

用力呼气时气道内存在由低到高、由上向下的压力梯度,气管树里总有一点,该点的气道内压力＝胸膜内压。在该点以下,胸膜内压低于气道内压力,该点以下的气体无法呼出。采用缩唇呼吸,可以增加口腔内正压,降低等压点,呼出更多的气体。

2. 胸廓紧张影响通气量的原理

肋间外肌收缩为胸廓提供刚性,可以对抗膈肌下沉,胸腔产生负压引起的胸廓塌陷的趋势。失去这样的活动,在吸气过程中,胸廓会变形,膈肌吸气的效率降低,导致能量的浪费。肋间肌过度紧张造成胸廓形变不良,影响肺通气。

3. 体位干预的原理

应尽可能模拟正常的重力生理效应的体位,从而使氧转运效率最优化。直立位功能残气量超过仰卧位 50％,早日让患者直立,可有效预防压迫性肺不张,增加肺通气。

四、提高患者认知

传统观点认为呼吸困难的神经传导模型为多方面行为、心理和防御输入引发下游的呼吸增强、化学反射及负荷补偿,但新观点认为行为、心理、防御输入均需经过感觉运动传导后才引发下游的这三方面反应。运动中,最低血氧并非必然引起呼吸困难。对于呼吸运动的认知干预,可通过日常的康复训练和呼吸指导中的反复讲解来实现。

(胡瑞敏)

第五节 气道廓清技术

气道廓清技术(airway clearance therapy,ACT)是将物理或机械方式作用于气流,帮助气道内的分泌物排出。临床上可根据患者的年龄、疾病的严重程度、方法的舒适易用程度以及清除哪个部位的分泌物等因素来为患者制定气道廓清方案。

一、传统手法排痰

1. 叩击

手呈杯状，腕部用力，在患者呼气时双手交替进行有节奏的快速叩拍。体位引流的同时可使用叩击以增加效果，也可在使用主动循环呼吸技术期间使用。

2. 震颤

震颤是将双手置于患者的胸壁，在患者呼气时缓和压迫并急速震动胸壁。震动由医师上肢肌肉（肩至手）等长收缩完成，即快速叩拍动作。

3. 摇动

摇动是一种较剧烈的方法，在患者呼气时，医师的手以大幅度的动作摇动胸廓。频率为 2 Hz。

二、主动循环呼吸技术

主动循环呼吸技术（active cycle of breathing techniques，ACBT）是一种灵活的方案，对存在支气管分泌物过量问题的患者都可以使用。其包括 3 个部分：呼吸控制（breathing control，BC）、胸廓扩张运动（thoracic expansion exercise，TEE）和用力呼气技术（forced expiration technique，FET）。临床中，可以根据患者情况灵活安排 3 个部分的顺序。但应注意一点，病情严重的患者进行用力呼气时会疲劳，用力后紧接着要进行呼吸控制。可以依据实际情况增加呼吸控制的时间。

1. 呼吸控制

指导患者按自身的速度和深度进行潮式呼吸，并鼓励其放松上胸部和肩部，尽可能多地利用下肺部，即用膈肌呼吸的模式。医师可以指导患者，将手放在腹部感受膈肌呼吸。

此阶段一般为 5~10 s，在支气管痉挛或不稳定气道的患者中，时间可长达 10~20 s。

2. 胸廓扩张运动

指导患者用鼻吸气吸满，吸气末屏气 1~3 s，再缓慢地将气吐出。医师的手可放在患者的下胸廓上提示患者。该动作连续做 3~4 次后，进入下一阶段。

3. 用力呼气

采用呵气的方式，像用气息让眼镜起雾一样。呵气是一种快速但不是最大努力的呵气。呵气要使声门开放，腹部肌肉快速、有力地收缩，让气体呼出。医师可以指导患者，让患者将一只手放在声门处感受声门震动，另一只手放在腹部感受腹肌用力收缩。此阶段进行 1~2 次呵气。

三、体位引流

体位引流（postural drainage，PD）是辅助患者摆在特定体位，通过重力作用协助分泌物从气道流出的一种方法。需注意对老年患者、头颈外伤患者、心血管系统疾病患者、咯血患者、骨质疏松患者，不宜使用体位引流。

1. 肺上叶尖段

取坐位，后倾 30°，配合震颤和叩拍 5 min。

2. 肺上叶后段

取端坐位，前倾 30°，配合震颤和叩拍 5 min。

3.肺上叶前段

患者平躺,配合震颤和叩拍 5 min。

4.右中叶

取左侧卧位,头低 15°,躯干向后旋转 1/4。

5.左上叶舌段

取右侧卧位,头低 15°,躯干向后旋转 1/4。

6.下叶背段

取俯卧位,平躺。

7.下叶前基底段

取侧卧位,头低 30°。

8.下叶后基底段

取俯卧位,头低 30°。

9.下叶外基底段

取侧卧位,头低 30°,躯干向前旋转 1/4。

四、振荡呼气正压

振荡呼气正压(oscillatory positive expiratory pressure,OPEP)治疗是用一种机械的方式打断气流,通过呼气阻力器在呼气时产生振荡气流。振荡气流可以降低气道分泌物的黏性,更有利于分泌物的排出。

使用时,采取一个较为放松的体位,慢慢吸气,超过正常吸气量,但不吸满,屏住呼吸 1~2 s,将治疗装置含入口中后尽快呼气,但速度不要过快。依据情况,重复上述过程 5~10 次,再开始呵气或咳嗽排痰。

上述方法在临床中较为常用,使用上述方法前要对患者进行听诊,确认痰液位置,有针对性地进行气道廓清。在实际操作中,可以灵活运用上述方法,如在主动循环呼吸中穿插使用呼气末正压排痰仪。

(胡瑞敏)

第六节　校正胸椎后凸

慢性呼吸疾病患者有长期呼吸困难、咳嗽,导致呼吸做功增加,异常的呼吸模式形成,上述现象进而促使发生骨骼肌功能障碍。这些变化与上胸部呼吸模式过度使用、下位肋骨的扩张不足及有效的膈式呼吸模式减少有关。慢性过度充气通常会导致胸部前后径增加,产生桶状胸。继发性的肩胛骨异常与长期咳嗽使得躯干弯曲和胸壁向外压力增加有关。

在对 143 例囊性纤维化青壮年患者的研究中,Henderson 和 Specter 发现,15 岁以上的患者中,77%女性和 36%男性合并超过 40°的胸椎后凸畸形。

颈部和肩胛带结构发生改变,以对抗弯曲躯干坐姿。当颈部和头部被大量表浅肌群和活动过度的枕下伸肌群向前拉伸时,颈部和头部的中立位置被破坏。胸椎后凸越严重,中上颈椎就越有可能出现前凸畸形。

上颈椎过度拉伸以及头部前倾体位,加之颈深屈肌的耐力降低,增加了颈源性头痛的可能性。慢性头痛也可能与心肺疾病患者的内科因素有关。

一、胸椎后凸治疗的原则

(1)先调整骨盆和肩膀的位置,保证骨盆、腰椎、胸椎和颈椎处于放松姿势。观察颈部和头部的连线与躯干和骨盆的连线是否在一条线上。

(2)对紧张缩短的肌肉进行放松。

(3)对较为薄弱的肌肉进行肌肉耐力和力量训练。

(4)改善胸椎的活动度。

二、胸椎后凸治疗的具体操作方法

1.对紧张肌群进行牵伸

(1)猫式伸展:取手膝跪位,双手位于双肩正下方,双膝位于两侧髂前上棘正下方,手臂与大腿均垂直于地面。吸气时低头,同时含胸弓背,呼气时颈部后仰,同时把腰椎下压至最低位置。

(2)胸大肌拉伸:站于墙边,一侧上臂外展90°,屈肘90°,前臂紧贴墙面,同侧腿向前迈步,呈弓箭步站立。保持前臂不动,躯干重心缓慢前移至胸大肌,有拉伸感。

(3)斜方肌上束:采取坐姿,一只手放在同侧臀部下,头向对侧侧倾,感觉轻微拉伸,用另一只手放在头部向下方按压,轻微下沉对侧的肩部,感觉到更大程度的拉伸。注意:动作轻微,否则会压到颈部神经。

(4)背阔肌牵伸:取站立位,一只手前屈过头,屈肘90°,另一只手从后方握住肘关节躯干侧倾、扭转,最大限度地拉伸背阔肌。

2.强化薄弱肌群

(1)强化颈深屈肌:采用弹力带训练。两只手握住弹力带,从头后绕过。头部向后用力,与向前拉的力量对抗。

注意:握紧弹力带,防止其脱离而弹伤眼睛,保持肩带缩回、下颌内收。

(2)强化外旋肩袖肌群:采用弹力带训练。两只手握紧弹力带,上臂贴紧身体,前臂分别向外打开,做肩关节外旋。

注意:上臂始终贴紧身体,手腕保持中立,腹部收紧。

(3)强化下斜方肌、多裂肌、腹横机:四肢撑地,脊柱处于中立位,保持脊柱不动,对侧手臂和脚同时抬起(逐渐增加脚踝和手腕的负重)。

取仰卧位,双手握住弹力带,一侧手臂固定,另一侧手臂抗阻前屈180°。可逐渐提高弹力带的拉力。

(4)胸椎伸展:两手臂置于头部两侧,与肩膀成"W"形,尽量夹紧大腿。沉肩,腹部始终保持收紧。呼气,上背伸展抬起,把注意力集中在中上背部,而非下背部,吸气时回落。

(5)肩带动态稳定性:枕部—上背—腰部—臀部靠墙;上肢紧贴墙壁(尤其是肘和手指),大臂—小臂保持90°,以肩关节为轴点"画弧"。

背向墙面站立,双脚离墙30 cm,枕部—上背—腰部—臀部靠墙;屈肘90°,上臂紧贴墙面(尤其是肘和手指),双肘尽量向上滑动,至最高位置后缓慢下落。

(6)伸展胸椎、提高旋转力量:取侧卧位,屈髋屈膝,双臂伸直,肩前屈 90°,双手握弹力带,下方手保持不动,胸椎旋转,同时上方手屈肘向后水平外展,在骨盆不动的情况下向后旋转至最大位置。可逐渐提高弹力带的拉力。

(7)激活神经肌肉。

主要肌群:中下斜方肌、菱形肌、三角肌后束。

动作要求:抬头、挺胸、收腹、沉肩或取俯卧位。

注意:不要耸肩、弓背,大拇指朝上。

综上所述,慢性呼吸疾病患者可能存在姿势功能障碍和骨骼肌病理改变。应把胸椎后凸的物理治疗放到一个完整的呼吸康复方案中;对患者的教育中应该包含对姿势的认知,以便采取早期干预方案,降低相关并发症的发生率。

(胡瑞敏)

第七节　营养干预

一、营养支持方式的选择

营养支持方式包括经口摄入天然食物、肠内营养和肠外营养。

二、能量供应

计算慢性阻塞性肺疾病的能量需要量,可根据患者的性别、年龄、身高和体重先估算基础能量消耗(basal energy expenditure,BEE),再从患者的疾病状态和活动计算附加值。提供充足但不过量的能量是营养治疗的长期目标。如果合并其他疾病,则需根据实际情况确定总能量、营养素比例和食物种类。

可用 Harris-Benedict 公式计算 BEE,单位 kcal/d:

男性 BEE＝66.5＋5.0×身高(cm)＋13.75×体重(kg)－6.76×年龄(岁)

女性 BEE＝655.1＋1.85×身高(cm)＋9.56×体重(kg)－4.68×年龄(岁)

三、蛋白质的需要量

在慢性阻塞性肺疾病的稳定期,蛋白质摄入量为 1.2～1.7 g/kg。

四、三大营养素供能比例

蛋白质、脂肪、糖类的所提供能量的比例分别为 15%～20%、30%～45%、40%～55%,这样的比例有利于维持合适的呼吸商。

五、进食原则

少量多次进食,每餐不宜过饱;食物的选择不宜过于素淡,保证肉、蛋、奶等动物性食材的摄入量;脂肪供能比例较均衡膳食要高,需要重视食物脂肪的选择,中链脂肪、单不饱和脂肪(橄榄油/山茶油)、多不饱和脂肪(深海鱼)可纳入食物的选择,而富含饱和脂肪或胆固醇的肥肉、荤油、肉皮、内脏则要少食用或避免食用;关于烹调方式,宜选择清炖、拌、炒、蒸等,保证食物质地软烂,容易消化,不对呼吸道造成刺激。

六、肠内营养

肠内营养是指经胃肠道,采用口服或管饲的方法来提供营养物质的营养支持方式。对于疾病、疼痛、体位、情绪等导致的食物摄入不足,要保证营养成分的全面性和搭配的合理性,应考虑使用口服、管饲等方式进行肠内营养支持。肠内营养制品的选择取决于患者的营养状态、肠道吸收功能和体液负荷能力。一般患者可接受等渗整蛋白型的肠内营养配方。

七、肠外营养

对于能量及营养素摄入不充足或并发急性胰腺炎、肠梗阻、术后胆瘘、胃肠道瘘、消化道出血等病症或存在严重恶心、呕吐、厌食等消化道症状者,可考虑短期(5～7 d)给予部分肠外或全肠外营养支持。根据病情发展逐渐过渡至全肠内营养,最终可完全经口进食。

(胡瑞敏)

第八节　精神心理干预

呼吸系统慢病常见的精神心理问题为焦虑及抑郁情绪,也有个性因素和心理应激诱发的呼吸道症状。应用心理测查量表对患者的精神症状进行量化评估,自评量表可作为筛查工具,对结果呈阳性者再运用他评量表进一步明确;也可以直接行他评量表测评,作为诊断的参考。量表评估结果显示阳性,建议由精神科医师会诊,以明确精神障碍诊断,进行相关干预。

对于有明确意识障碍、情绪症状的患者,建议及时请神经科或精神科评估,尽快予以相应治疗。如没有上述问题,则进入常规心理评估流程。

对慢性呼吸系统疾病的精神心理干预需由相关专业的人员完成。

一、焦虑障碍

1.药物干预

5-羟色胺再摄取抑制剂(selective serotonin reuptake inhibitors,SSRI)和5-羟色胺-去甲肾上腺素再摄取抑制剂(serotonin-norepinephrine reuptake inhibitors,SNRI)可作为一线药物。米氮平由于其镇静作用,可应用于伴有失眠症状的患者。这些药物的起效时间为1周以上。

(1)苯二氮䓬类药物存在呼吸抑制、认知损害和药物依赖的风险。

(2)非苯二氮䓬类抗焦虑药物——丁螺环酮、坦度螺酮的起效时间需要至少2周。

(3)非典型抗精神病药物(如奥氮平、喹硫平)的呼吸抑制风险较苯二氮䓬类药物轻,对焦虑、失眠症状可以起到一定的控制作用。但也有相关报道认为这些药物增加了慢性呼吸系统疾病患者发生急性呼吸衰竭的风险,因此应用过程中需要慎重观察。

2.非药物干预

(1)认知行为治疗:全面改善心理、社会功能。

(2)正念治疗:从认知上接受自我,改善焦虑。

（3）支持表达性团体治疗：帮助患者表达自己的担心。

（4）进行音乐治疗和适当有氧运动，采用光照疗法。

二、抑郁障碍

1. 药物干预

选择抗抑郁药物应考虑其疗效、安全性、可耐受性等以及与其他药物联合应用时可能产生的药物间相互作用。抗抑郁药物的应用应从小剂量开始，逐步增加至合适剂量，药物选择和治疗剂量应遵循个体化原则。

2. 非药物干预

非药物干预包括认知行为治疗、支持表达性团体治疗、正念疗法、人际心理治疗、支持性治疗等。

三、谵妄

（1）纠正诱发谵妄的病因，如控制感染、纠正电解质代谢紊乱。

（2）对于兴奋激越症状，可肌内注射氟哌啶醇，或小剂量口服非典型抗精神病药物——奥氮平、喹硫平、利培酮等。

（3）目前对苯二氮䓬类药物的使用存在争议，该类药物可能会加重认知损害。

（胡瑞敏）

第九节　吞咽功能干预

依据吞咽功能筛查与评估结果，对于吞咽功能异常的患者进行干预。

一、吞咽障碍等级

根据进食途径（全鼻饲、鼻饲＋经口、全经口、正常途径），划分为以下10级。

1级：吞咽困难或无法进行，不适合吞咽训练；2级：误咽严重，吞咽困难或无法进行，只适合基础性吞咽训练；3级：条件具备时误咽减少，可进行摄食训练；4级：可以少量摄食；5级：一部分（1～2餐）营养摄取可经口腔进行；6级：三餐均可经口腔摄取；7级：三餐均可经口腔摄取，可吞咽食品；8级：除特别难吞咽的食物外，三餐均可经口腔摄取；9级：可以吞咽普通食物，但需要临床观察和指导；10级：摄食-吞咽能力正常。

其中，1～3级为重度（无法经口腔），4～6级为中度，经口腔和鼻饲补助营养，7～9级为轻度，单一经口腔摄取营养，10级为正常。

二、治疗性训练

（一）行为疗法

1. 口腔感觉训练

（1）压力、低温刺激：用勺背用力压舌面，要选较厚而浅的勺，沾微量冰水，这样治疗效果好；用微量的冰水或刺激稍强的柠檬水等刺激口腔黏膜。

（2）冰棉棒刺激：用消毒的冰棉棒刺激、按摩口腔黏膜。

（3）嗅觉刺激：气味宜人的水果容易引起食欲。

（4）味觉刺激：咀嚼不易脱落的食物，例如，用纱布包裹一小块水果或口香糖等食物，再咀嚼。

2.口腔运动训练

口腔运动体操包括舌抗阻力运动、舌主动运动及被动运动，唇抗阻力运动、唇主动运动及被动运动等。

3.构音、发声训练

该项训练包括词句、诗篇的复述、朗读等。

（二）气道保护手法

1.门德尔松手法

注意，该手法必须由经过专业训练的康复医师操作。没有经过专业训练的操作者可能会损伤患者的喉结或给患者带来不必要的痛苦。门德尔松手法的目的是增加喉上抬的幅度与时间，以此增加环咽肌开放的时间和宽度，从而保护气道。方法：舌尖顶住硬腭，主动和被动抬喉部。

2.Shaker 训练法

患者呈仰卧位，肩部不离床，看自己的脚趾，把头抬升，重复做，尽可能抬头 30 次，利于食管上括约肌开放，减少食管上括约肌开放不良导致的吞咽后食物残留及误吸。该训练法需要在专业康复医师的指导下应用，注意颈部运动受限患者慎用。

3.吸气末吞咽进食法

训练呼吸与经口进食动作配合协调，以降低误吸风险。具体方法为使软腭上抬，咽后壁向前突出，封锁鼻咽，阻止食物入鼻。该方法适合几乎所有吞咽困难患者，特别是呼吸科患者。食物从舌尖运动到舌根用时 1 s，跨过舌根到达环咽肌（咽期），停留时间为 0.8 s。以此推算，呼吸次数超过 33 次/分时，单次呼吸用时短于 1.8 s，易将食物吸入气道。因此，呼吸次数在 25 次/分或以下对于进餐较为安全。呼吸次数为 30 次/分以上的患者需要尽早开始练习吸气末吞咽法并将该方法应用于每一次进食。对于呼吸次数为 40 次/分以上的患者，先给予胃管置入。吸气末吞咽法可以训练呼吸与经口进食动作配合协调，以降低误吸风险。

吸气末吞咽进食法的训练步骤：①让患者建立腹式呼吸的概念；②鼻吸气—口慢呼；③逐步增加动作难度：呼气-吸气-屏气-空吞咽-咳嗽；④呼气-吸气-屏气-吞咽食物—咳嗽。

三、神经肌肉电刺激（生物反馈治疗）

可对颈部肌群行生物反馈治疗，波宽度为 700 ms，输出强度为 0～15 mA，慢慢调节输出，变频固定在 30～80 Hz。治疗时间为 20 min，每日 1～2 次，每周 5 次。

四、进食体位的管理

（1）基本要求：做好床铺准备。

（2）能够行动的人进食多采用坐位，低头进食，咽部和气管形成角度，这样不容易误吸。

（3）绝对卧床的患者进食多采用半坐卧位。半坐卧位的具体方法为仰卧位30°～60°（躯干抬高），给患者的颈部垫枕，约抬高 10°（颈部前屈）。颈部前屈时咽部和气管形成角度，这样不容易误吸。

（4）绝不允许只采取躯干抬高而没有配合颈部前屈的体位，此时颈部伸展，咽部和气管成直线，容易引起误咽。平卧位和90°坐位也不利于防止误吸。通常禁止患者采取平卧位，而90°坐位适合吞咽功能相对较好的患者。

（5）脚下备有可以蹬踩的防滑的垫子。

（6）侧卧时用靠垫稳定体位。

（7）偏瘫患者侧卧时健侧在下，患侧在上。

五、针对吞咽障碍的特殊食物的制作

重点考虑因素包括食物的性状、营养、温度等。

（1）指导每位家属根据自家患者不同阶段的吞咽障碍水平制作适合的食物。

（2）这类食物的优良品质可以概括为食物的密度均匀，黏性适当，不易松散，通过咽和食管时易变形，并且很少在黏膜上残留。

（3）可以在果汁、茶水中添加食物增稠剂。

（4）随着患者的吞咽功能改善，也可以考虑制作馄饨、包子，但是要把馄饨馅、包子馅加工细腻后，以尽可能避免误吸。

六、咳嗽训练

在进食过程中、进食后及日常可对患者进行咳嗽训练，目的是发挥咳嗽的保护作用，防止误吸。对于咳嗽无力的患者或力量较弱的患者给予力量借助，必要时定时排痰、吸痰。

进食过程中或进食后的咳嗽可能引起呕吐，建议患者不要过饱，可以少食多餐。不要进食质地过于粗糙、过硬的食物，以免刺激咽部，导致不适而引起呕吐。进食后1~2 h不要立即躺下，尽可能慢慢散步或者采取坐位。行动不便及偏瘫患者进食中、进食后，采用健侧在下、患侧在上的半坐卧位，躯干与地面保持30°以上。进食后避免情绪过于激动，减少激惹，谈论轻松的话题。

如咳嗽引起呕吐，需给予保护性体位，同时从肺底向喉部进行叩拍，对于有心肺疾病的患者（特别是心绞痛患者），尽可能1 min内结束该体位。坐起后如再次发生呕吐，怀疑窒息，可反复多次给予1 min保护性体位及叩拍。如高度怀疑食物或呕吐物进入气道，立即予以吸痰或气管镜治疗。

七、防误吸的吞咽方法

1.点头吞咽

吞咽食物时，做用力点头的动作，下颌用力收。

2.侧方吞咽

吞咽食物时，头先后尽可能转向左侧和右侧并保持住，做吞咽动作时，下颌尽可能向锁骨方向收，同时咽下食物。

3.交互吞咽

分别给予不同温度的固体和液体食物，便于患者完成吞咽动作。

（胡瑞敏）

第十节 睡眠干预

一、行为建议

肥胖患者减重可有效减少呼吸暂停的次数、减轻睡眠片段化以及低氧血症。没有明显解剖结构问题（如颚部突出）的患者，减重即可产生较好疗效。减重计划包括运动、伴或不伴药物干预的饮食控制以及减重手术。当持续气道正压（CPAP）改善白天嗜睡状况之后，患者的运动计划可以得到更好的实施，同时减重可使 CPAP 所需的压力减少。因此，大部分患者需要同时进行 CPAP 呼吸机辅助通气与减重计划。

仰卧位睡眠最易发生气道阻塞，需要相对较大的通气压力，因此建议使用侧卧或俯卧位睡眠。用袜子装高尔夫球或网球，将其缝在睡衣背部，可帮助患者避免使用仰卧位睡眠。

二、持续性无创正压治疗

在 20 世纪 80 年代第一次使用持续正压通气来治疗阻碍性睡眠呼吸暂停，该方法使用压缩空气，通过鼻罩给予压力，使上气道持续开放并保持通畅，对阻碍性睡眠呼吸暂停治疗效果显著，可以改善夜间频繁醒来，增加白天警觉度，减少嗜睡，减轻早晨头痛。但有研究指出，白天的警觉度的改善需要数周，因此对于从事需高度警觉性工作的人，需要仔细评价嗜睡程度。应该追踪在第一次治疗后患者白天嗜睡及警觉程度的改善情况、白天工作表现及治疗依从性。

双相气道正压（BiPAP）也可以用于治疗，其优点如下：①对肺通气动力受损的患者有效，如慢性阻塞性肺疾病、肺气肿、病态肥胖以及神经肌肉无力患者；②有正常的肺通气功能但无法忍受 CPAP 的患者，使用 BiPAP 会较为舒服。BiPAP 可以减少总体的气流量，减轻黏膜干燥程度，且 BiPAP 比 CPAP 提供了较大的呼吸压力范围，能较好地控制呼吸时间。

治疗前需进行压力滴定，治疗过程中应定期复查。理想的压力是能够完全解决阻塞型呼吸暂停、低通气和打鼾的最小压力。可用多导睡眠监测仪进行 1～2 晚的睡眠监测。第一晚结束时，先估计出理想的压力，第二晚使用此压力，确认每一睡眠阶段与姿势。尤其需要评估仰卧位，因为仰卧位睡眠需要最大的压力。有晚上饮酒习惯的人，应当喝完酒再行压力滴定，因为饮酒会使所需压力变高。

呼吸机治疗比手术治疗更安全、有效，可在减重过程中以及围手术期短暂使用。现代家用呼吸机小巧、安静、易携带，使用舒适度明显改善。有些 CPAP 呼吸机还可以逐渐升高压力至事先设定好的水平，这样患者入睡前在较低压力下感觉更舒服，从而更易入睡。

三、外科治疗

（一）气管切开术

最早的阻碍性睡眠呼吸暂停手术治疗方法就是气管切开术。但由于正压通气治疗的使用，气管切开术已几乎不再使用。但对于严重的阻碍性睡眠呼吸暂停患者，气管切开术可提供立即、完全的通气改善。

（二）悬雍垂颚咽成形术

该手术针对软腭部分的阻塞，移除多余的组织，如果发现扁桃体肥大则一并移除，并重塑新的软腭。该手术能帮助咽部的呼吸腔增大。最常见的后遗症是严重疼痛（持续约 2 周）、短暂的鼻腔逆流、上颚无力导致的鼻音、轻微的丧失味觉以及舌麻木。

(三)激光辅助悬雍垂成形术

这是一种在局部麻醉下用激光对软腭施行的整形术,破坏部分软腭组织,使软腭缩小、变硬,减少振动,从而减轻打鼾。手术时间约 20 min,不需要住院。但是该手术可能需要多次施行(2~4 次),且术后疼痛非常明显(可持续 7~10 d)。

(四)无线电波止鼾术

这是新的止鼾手术,也是侵袭性较小的手术。主要在局部麻醉下用无线电波在软腭打入能量,利用破坏组织来达到效果。软腭组织变性后,慢慢被正常组织吸收并且出现纤维化。其结果是软腭变小、变硬,从而使打鼾情况减轻。该手术的侵袭性小,不直接切割组织,因此术后疼痛非常轻微。但该手术也可能要施行 2~4 次。

四、口腔矫正器

有多种形式的口腔矫正器可以治疗阻碍性睡眠呼吸暂停,有的是用装置压住舌,有的类似于牙齿矫正套,戴上后下颚齿被往前推。口腔矫正器的优点是避免手术风险。对症状较轻微的患者来说,这样的治疗是有帮助的。

五、药物治疗

患者在发生失眠的急性期应尽早使用镇静安眠药物,使用药物时短程、足量、足疗程,药物包括苯二氮䓬类、非苯二氮䓬类或 5-羟色胺再摄取抑制剂。连续使用苯二氮䓬类药物不超过4 周。应注意其半衰期较短者比半衰期较长者的撤药反应更重,停服半衰期短的药物,如劳拉西泮,需要逐步减量直至停药。用药不可同时饮酒、喝茶、饮用咖啡等,否则会增加药物成瘾的危险性。一种镇静安眠药物的疗效不佳时可并用另两种镇静安眠药物。对每种药物都尽量用最低有效剂量。建议对有焦虑、抑郁情绪者采用新型抗焦虑药,如 5-羟色胺、氟哌噻吨美利曲辛片,其不良反应较少,成瘾性低。

六、心理治疗

睡眠障碍认知行为治疗采用教育方法改善患者的认知和行为。

1. 睡眠的卫生教育

(1)原则:所需睡眠时间的多少取决于患者第二天的清醒状况。患者不用担心每天晚上睡几个小时会影响白天的警觉性或活动能力。只要白天的警觉性和活动能力良好,就说明已经睡够了时间。

(2)尽可能使卧室安静、温度适宜。睡前避免接受强刺激,调暗灯光,洗热水澡放松,避免进行兴奋性的活动(性生活除外),避免看恐怖的书籍或电影、电视剧,避免与人争论。

(3)每天早上或下午规律的有氧运动可帮助入睡。尽量不要午睡或在白天打盹,否则会减少晚上的睡意和睡眠时间。避免喝茶、咖啡、酒,避免吸烟,尤其是在下午或者晚上。睡前若感到饥饿,吃少量食物可以帮助睡眠。

(4)合理安排工作:至少在睡前 1 h 处理完工作。写下第二天要做的事情或遗留的问题,不要让这些问题影响睡眠。

(5)如果不能很快入睡,应立即起床,到另一间房间去,做一些放松的活动,不要灰心。卧室最好不要放钟表,如果在半夜醒来,不要看钟表,继续睡觉。

（6）在工作日和周末,定时起床和休息。

2.刺激控制疗法

刺激控制疗法的目的是加强床、卧室、就寝时间与快速而稳定的睡眠之间的联系,要求减少清醒时躺在床上的时间、待在卧室或床上的行为。

刺激控制疗法的具体要求如下。

（1）困了才能上床。

（2）除了睡眠和性生活外,不要在卧室进行其他活动。

（3）醒来的时间超过 15 min 时离开卧室。

（4）再次出现睡意后才能回到卧室。

3.睡眠限制疗法

睡眠限制疗法即通过减少在床上的时间和平均总睡眠时间来提高睡眠质量和能力的一种方法。对睡眠能力用有效睡眠时间（即实际睡着的时间）来计算,而对睡眠质量用睡眠效率来计算。

4.睡眠日记

鼓励患者写睡眠日记,这有助于压缩无效睡眠时间,提高睡眠效率。

5.认知疗法

改变对睡眠的错误想法、对与失眠相关的错误信念,调节不良的情绪与行为。一般常见的与失眠相关的错误信念包括"失眠会造成一定后果"（例如,失眠会导致免疫力下降）,"对睡眠的可控制感与可预测感"（例如,我已经失去睡觉的能力）,"对睡眠的需求量"（例如,我每天一定要睡 8 h）,"特定行为可促进睡眠"（例如,睡前喝酒可以帮助入睡）等。这些信念可能会让患者有更多的担心,导致不良的睡眠作息方式,干扰睡眠。执行方法如下。

（1）让患者想象一个自己曾经经历的失眠情境（例如,昨晚失眠,睡不好）,然后找出当下的想法（例如,因为昨晚失眠,今晚一定要把睡眠补回来）,此想法所带出的情绪（例如,担心今晚再度失眠,结果让情绪无法放松）与行为结果（例如,提早上床准备睡觉,结果在床上辗转难眠）。

（2）让患者试着使用一些替代想法来挑战原有的想法（例如,过于担心反而更睡不着,放轻松才有助于睡眠）,并进一步分析新的想法所带来的情绪（例如,较少紧张、焦虑,身体维持放松状态）与行为结果（例如,照平日的睡眠作息上床,或睡前试着放松,结果较容易入睡）。

（3）让患者比较不同想法所导致的不同结果,试着以较为有效的想法替代原有想法。

（胡瑞敏）

第十一节　偏瘫的康复治疗

一、起居动作训练

1.床上正确的姿势摆放

在急性期卧床阶段正确摆放姿势,有利于预防压疮、预防关节变形和挛缩,同时也有利于防治异常的痉挛模式。常见的卧位姿势有仰卧、健侧卧和患侧卧,下面分别介绍。

(1)取仰卧位,将头部枕于枕头上,但枕头不宜过高,以免发生胸椎屈曲;在患侧肩胛下放一个薄枕头,使肩前伸,以防止出现肩关节半脱位,并使肘部伸直,腕关节背伸,手指伸开;患侧下肢伸展,在患侧大腿外侧下方放置一个枕头或毛巾卷,以防止患下肢外旋。应将床放平,不得抬高床头,手中不应握物,不应在足底放置任何东西,必要时可用支撑架支撑被褥,以免出现患侧足下垂。

(2)健侧卧位有利于患侧的血液循环,减轻患侧肢体的痉挛,预防患肢浮肿。取健侧卧位时仍由枕头支持头,以确保舒适。躯干与床面保持直角,不要向前成半俯卧位;用枕头在前面垫起患侧上肢,上举约100°;患侧下肢向前屈髋、屈膝,并完全由枕头垫起,足不能悬在枕头边缘。健侧肢体放在床上,取舒适的位置。

(3)患侧卧位可以增加对患侧的刺激,并伸展患侧,以避免诱发或加重痉挛,健手可以自由活动。取患侧卧位时,头部稍前屈;躯干稍向后倾,后背用枕头稳固支持;患侧上肢前伸与躯干的角度不小于90°,手心向上,手腕被动背伸;患侧下肢伸展,膝关节稍屈曲,注意保持患侧肩胛骨前伸。

2.床上翻身训练

偏瘫患者的患侧肢体无自主活动,翻身很困难,如果在床上固定于一种姿势,容易出现压疮,也不利于排痰,久之可能造成肺部感染,所以应每两小时翻身一次,以防止并发症。

(1)向健侧翻身:患者呈仰卧位,把健侧腿插入患侧腿下方;患者双手交叉握,患手拇指在上(Bobath 式握手),向上伸展上肢,左右摆动,逐步增大幅度,当摆至健侧时,顺势将身体翻向健侧,同时以健侧腿带动患侧腿,翻向健侧。必要时治疗人员将双手分别置于患者的患侧臀部和足部,用适当的力量帮助患者翻向健侧。

(2)向患侧翻身:患者呈仰卧位,双手做 Bobath 式握手,向上伸展上肢,健侧下肢屈曲;双上肢摆动,当摆向患侧时,顺势将身体翻向患侧。

3.坐起训练

部分患者由于卧床时间较长或体质差,在开始坐起训练前,可先将床头逐步抬高适应,以免发生直立性低血压而引起头晕。床头抬高开始角度应从30°～45°起,逐步过渡到60°,直至90°。在此基础上开始坐起训练,具体方法:①患者首先侧移至床边,平卧。②用健手握住患者的侧前臂或手腕部,将健腿插入患腿的膝下,使下肢交叉,患膝自然屈曲,向健侧倾斜的同时,变成侧卧位,用健腿将患腿移于床边。③然后头向上抬,躯干向健侧旋转,用健肢支撑,上半身离床。用健肢移动患肢直到床边下垂。④继续支撑,直到变成坐位。必要时治疗人员将一只手放在患者健侧肩部,另一只手放于其髋部,帮助其完成训练。

如果坐起不能保持良好的稳定状态,主要是因为平衡功能减退。帮助患者坐稳的关键是坐位平衡训练。坐位平衡训练包括左右平衡和前后平衡训练。左右平衡训练是让患者取坐位,治疗人员坐于其患侧,一只手放在患者的腋下,另一只手放在其健侧腰部,嘱咐患者头部保持正直,将重心移向患侧,然后患者将重心逐渐向健侧转移。

此时,治疗人员一只手抵住患者患侧的腰部,另一只手压在患者同侧肩部,嘱咐患者尽量拉长健侧躯干,并且头部保持正直位。随着患者主动性的逐渐增进,治疗人员可相应减少辅助力量。前后平衡训练是指导患者用双手抬起地面上的物品或双手向前伸,拿起桌上的物品,再向后伸手取一件东西。

4.地板上移动训练

①从地板上坐起：先向健侧翻身；健侧上肢用力支撑，使上身部分抬起；健侧下肢在患侧膝下用力，使患侧下肢髋关节屈曲，上半身进一步直立；健侧下肢屈曲，健侧上肢肩关节内收，保持坐位平衡；②向前方移动：用健侧上肢支撑身体，把健侧下肢插入患侧膝关节的下方，从健侧髋关节屈曲、外展，膝关节屈曲位开始，健侧上肢反复外展、内收，使臀部向前方滑行；③向后方移动：用健侧上肢支撑身体，把健侧下肢插入患侧膝关节的下方，健侧髋关节屈曲外展，用足部踢地板，健侧上肢反复内收、外展，向后方移动臀部，这时，躯干和颈部稍微前屈，容易移动；④向侧方移动：一般是向健侧移动，方法如下：健侧上肢轻微外展后，上半身向健侧倾斜，使健侧上肢支撑身体重心；健侧上肢继续向健侧方向用力，带动臀部向健侧移动；将健侧下肢插入患侧膝关节下，带动患侧下肢向侧方移动。

5.站起训练

当患者下肢有一定负重能力时，即可开始进行从坐到站起的练习。训练的要点是重心的移动。具体可分从床边站起和从地板站起这两种情况。后者难度较大。

（1）从床边站起：①先完成床边坐起动作；②用健侧上肢支撑，身体重心向健侧偏；③健侧下肢膝关节屈曲，头颈部向健侧用力，健肢负重；④健侧髋、膝关节伸展，与健侧上肢同时用力，逐步站起；⑤健侧上肢帮助维持站立平衡。

床边站起的辅助方法：训练人员可站于患者的患侧，为了防止患侧下肢的屈膝或足向前方移动，一边用自己的双膝顶住患者的膝部及足部，一边用力拽住患者的腰带帮助患者站起。在站起过程中，患者可以用健侧上肢搂住训练人员的脖子以维持平衡。上述方法也可用于训练患者从椅子座位上站起。

（2）从地板站起：①在地板上坐起后用健侧上肢和双膝支撑；②将身体重心转移到健侧膝关节，健侧单膝支撑；③健侧上肢离开地板，健侧膝关节逐步伸展，健侧髋关节屈曲；④健侧髋关节逐步伸展，完成站起动作。

为了使患者稳定站立，以便为步行做好准备，可进行前后及侧方的站立位平衡训练。具体方法是让患者取站立位，嘱患者转头向躯干后方看，然后回到中立位，再从另一侧向后看，或嘱患者分别从前方、侧方及后方的桌上取物品。随着功能的改善，可让患者用一只手或双手从地上抬起大小不同的物品，或者嘱患者接住治疗人员从前方、侧方抛来的球。

二、轮椅转移训练

偏瘫患者不能独立行走时，可考虑使用轮椅。轮椅转移训练的重点是将身体重心向健侧转移。下面介绍常用的轮椅与床之间的互相转移以及轮椅坐便器之间的转移方法。

1.从床到轮椅的转移

让轮椅从健侧靠近患者，轮椅与床成 30°～45°角，拉起制动杆，向两侧旋开足踏板；患者用健侧下肢支撑，用健手扶住近侧扶手支撑站起，这时头部向前方伸出；再以健侧下肢为轴转动躯干，健手扶远侧扶手以维持平衡；继续转动躯干，调整重心，使臀部正对轮椅后缓慢坐下；调整患侧身体的位置，放下患侧足踏板。如果患者的转移能力差，可由训练人员辅助患者完成转移动作。具体方法：训练人员立于患者的对面，躯干前倾，利用自己的双膝顶住患者的膝部及足部，避免患者患侧下肢屈膝或足向前方移动，同时用力抱住患者的腰部或拉拽患者的腰带后部，帮助患者转移身体。在转移过程中，患者可以用健侧上肢搂住训练人员的颈部以维持身体平衡。

2.从轮椅到床的转移

将轮椅斜向停至床旁,健侧靠近床,轮椅与床成 30°～45°角,拉起制动杆,向两侧旋开足踏板,患者用健手扶住近侧轮椅扶手,用健侧下肢支撑着站起,这时头部向前方伸出;再以健侧下肢为轴转动躯干,用健手扶床沿以维持平衡,使臀部在床边,缓慢坐下;调整患侧身体的位置,保持坐位平衡。

3.从轮椅到坐便器的转移

轮椅与坐便器成 30°～45°角,拉起制动杆,向两侧旋开足踏板,利用健腿站起、弯腰,用健手扶住对侧扶手,如无扶手,扶在远端的坐便器圈盖上,以健腿为轴转动身体,使臀部正对坐便器坐下。从坐便器到轮椅的转移动作与上述动作相反。

4.轮椅的驱动

偏瘫患者只能用单侧手驱动轮椅,因此最好使用偏瘫患者专用的单手驱动型轮椅,这种轮椅的特点是单侧操作就能驱动轮椅两侧的大轮同时行进。如果使用普通标准型轮椅,健手驱动轮椅的时候,必须同时有健侧下肢着地协调用力行进,以防止轮椅前进时偏向一侧。需要进行操作练习之后才能掌握要领、熟练使用。

三、步行训练

一个正常的步行周期包括站立期和摆动期,分别约占整个步行周期的 60% 和 40%,而偏瘫患者站立时经常存在患侧下肢负重能力差的问题,站立期的时间缩短;而迈步时,足下垂、内翻导致步态异常、步行缓慢、步态不稳。针对以上问题,可以进行下面的训练。

(1)指导患者在患侧下肢负重站立状态下,使骨盆呈水平位,健足在健侧下肢髋关节外旋状态下迈向患腿前方,健足侧方接触患足足尖并与患足成直角。同样,可指导患者将健足迈向患腿后方足跟后面,并与之成直角。

(2)治疗人员用双手控制患者的骨盆,患者患侧下肢负重,注意防止膝关节过伸展,指示患者将健侧下肢前后移动,训练患侧下肢的负重和平衡能力。

(3)随着患侧下肢负重能力和平衡能力的提高,可进行迈步训练。当患腿向前迈步时,患者躯干伸直,用健手扶栏杆,重心移至健腿,膝关节轻度屈曲。治疗人员站在患者患侧后方,双手扶其骨盆,患者迈患腿时,治疗人员帮助患侧骨盆向前下方运动,并防止患腿迈步时外旋;当健腿向前迈步时,患者躯干伸直,健手扶栏杆,重心前移,治疗人员站在患者的患侧后方,一只手放置于患腿膝部,防止患者健腿迈步时膝关节突然屈曲以及发生膝反张,另一只手放置于患侧骨盆部,以防其后缩。

步行训练过程中可使用手杖以保持站立平衡和动态平衡。手杖有单足、四足等不同类型,四足的手杖相对比单足的稳定性好,但是比较笨重。

偏瘫患者使用单足手杖的步行训练方法有以下几种:首先,完成准备动作,用健手握手杖,手杖的落地位置在健足的前外方,保持站立平衡。其次,持手杖前移一步,随后患腿迈出一步,最后健腿跟上一步。训练分成几个阶段,初期,平衡能力不够充分的时候,向前迈出的步伐可以小一些,逐渐掌握基本动作并且稳定性提高后,可以加大步伐或在健足跟上患足时可超过患足位置。熟练使用手杖之后,可以将手杖和患足的两个动作合并,即手杖和患腿可同时向前一步,随后健腿跟进一步。

此阶段应加强膝关节的选择性运动以及良好的踝关节选择性背屈和跖屈,同时进一步完善下肢的负重能力和平衡能力,提高步行质量和效率。另外,骨盆旋转训练和手的摆动训练有利于提高患者的步行效率。

为改善骨盆的旋转功能,可让患者进行交叉腿站立和行走训练。对于骨盆的控制训练,可采用如下方法:治疗人员位于患者的后方,双手置于患者的骨盆处,在患者在步行的同时促进骨盆的旋转。

手的摆动训练最初可在立位下进行,指导患者双手分别做触碰对侧大腿部的摆动练习。步行时,治疗人员位于患者的前方,持患者双上肢,让其配合下肢运动进行摆动。

对仍存在垂足的患者可以考虑采用功能性电刺激或肌电生物反馈疗法,必要时可用弹力绷带支持足踝或用足吊带、足托等给予矫正。

四、过障碍训练

偏瘫患者通过障碍物时,根据障碍物的高度不同,可采用不同的方法。一般来说,如果障碍物较低,先前移手杖和患腿,再移动健腿;如果障碍物较高(如门槛),应先前移手杖和健腿,然后患腿跟进一步。下面以通过低的障碍物为例进行介绍:①先靠近障碍物,站稳;②将手杖越过障碍物,放稳;③患腿越过障碍物;④健腿跟进一步。

五、上下楼梯训练

在进行上下楼梯训练前应给予充分的说明和示范,以消除患者的恐惧心理,并加强保护,以免发生意外。开始可借助于一个高约 15 cm 的木台进行训练。治疗人员站在患者的患侧,患者将患足置于木台上。此时,治疗人员用一只手控制患者的患肢膝部,另一手置于健侧臀部。当重心移至前方时,让患者将健足踏上台子,停留片刻,稳定后再让从木台上移下健足,可以反复进行以上动作的训练,在能够平稳地完成这个动作后逐渐过渡到在楼梯上进行训练。

由于患者下肢的稳定性不同,步行的质量有所不同,所选择的辅助手段也有所不同。选择使用助行器等较大辅助器具的时候,由于环境条件限制,在室内尤其是上下楼梯时会受到限制。通常在这种情况下,需要指导患者利用扶手上下楼梯的方法。方法如下:上楼梯时用健手扶住扶手,保持(锁住)患侧膝部的稳定伸展,先向上一层台阶迈健侧下肢,然后再迈患侧下肢。下楼梯时,从患侧下肢开始迈下,患侧膝关节稳定后再迈下健侧下肢。为了安全起见,在练习初期,上下台阶时,后跟上的下肢迈向与另一侧下肢相同的一层台阶,然后再向上或向下一层楼梯台阶迈出,即每两步上或下一个楼梯台阶。动作熟练且稳定性有所提高以后,可以采用双侧下肢交替上或下楼梯台阶,即一步上或下一个台阶在保证安全的前提下提高速度和效率。

六、进食

1.进食动作训练的必备条件

实现进食动作的自立,需要具备保持稳定坐位的能力和上肢的基本功能。最低标准是能够依靠靠背保持平稳坐位一个小时,同时心肺机能无明显变化,无明显疲劳感。如果坐位平衡不够稳定的话,有引起误咽性肺炎的危险性。因此,首先应该训练患者保持平稳坐位的能力,并逐渐延长保持坐位的时间,再逐渐移动到轮椅座位和椅子座位。

上肢需要抓握和搬运能力,即具有手的肌力、灵巧性和耐久性以及手眼协调性等。具体应注意以下几个方面。

(1)可以利用靠枕等辅助保持坐位平衡。

(2)充分进行双手协调性动作训练。

(3)选择制作适当的辅助用具,并设法对餐具等进行调整,例如,在餐具下方铺垫防滑垫,以便于患者用餐。

(4)如果麻痹手是利手,就需要考虑进行利手交换训练。

(5)对于进食时容易出现遗洒的患者,可以考虑使用围嘴。

2.进食动作训练

进食动作的训练需要尽早开始。在不明确是否能保持独立坐位时,最好采用床上坐位,在患者的背部和患侧分别放置一个枕头,其辅助保持坐位平衡的作用,同时患侧上肢要有一定辅助支撑,防止患侧肩胛带后撤。

如果患侧手是利手而且瘫痪较重时,可以利用非利手(健手)进食。这种情况下,需要对患者进行利手交换训练。在日常用餐时,可以鼓励患者使用勺子或叉子自行进食。但是要根据患者的具体情况,在感觉疲劳时,治疗师应立即给予辅助。

虽然患侧手是利手,但仍保持握力的时候,可以进行抓握和手的伸展等训练,训练过程中患者出现痉挛或联合反应等异常姿势时,应马上纠正异常姿势,同时诱发正确的姿势。

在作业疗法训练中,如果患者能够把持勺子把食物送到嘴边,那么在平时用餐时,治疗师可尝试让患者自行进食。最初患者可利用勺柄加粗了的勺子,以便抓握。必要时,在餐具下方放置防滑垫。如果患侧手的精细动作良好,可让患者尝试性地使用筷子,并根据需要对筷子进行改良,便于患者使用。

3.吞咽障碍的处理

采用容易吞咽的体位:通常是髋关节屈曲90°,坐直,头稍向前。食物放在口中最佳的位置,一般放在口腔的健侧。对食物形态的选择:选用液体食物时,从高黏度到低黏度;选用固体食物时,表面要光滑,从不需要咀嚼到需要轻微咀嚼,再选择咀嚼难度大的食物。

另外,在食物的材料上下功夫,要选择易吞咽的食物。不宜选择难于形成食团的、不易切断的、水分多的食物。

关于勺的形状,要特别注意勺的大小、深浅、厚薄、轻重、材质及形状,如果勺过大、过深,一口量过多,就难于吞咽。吞咽困难的患者常伴有记忆障碍、注意力不集中,主动性差,训练起来有一定难度,对此类患者应同时进行认知训练。对于需使用鼻饲的患者或胃造瘘术后的偏瘫患者,其食物成分需由专科医师决定。

七、如厕动作

1.如厕动作训练的必备条件

(1)将如厕动作进行动作分解,包括轮椅-便器转移、坐下、起立、坐位和立位的平衡保持、穿脱裤子、便后处理等动作,需要分别进行训练之后再组合,做连续性动作训练。

(2)独立完成如厕动作的关键是立位平衡和起立动作。训练起立动作时,提示患者在前屈躯干、重心前移的同时伸展髋关节,继而站立。使用扶手起立的时候,要注意并非是用手抓握扶手或拉拽扶手,而是要将手放在扶手之上,以此起到负重的目的。

(3)做穿脱裤子训练的前提是具备保持稳定的膝关节略微屈曲的站立姿势的能力。

(4)移乘动作也是完成如厕动作的关键,指导重点是要充分利用非麻痹侧的肢体,以非麻痹侧肢体靠近便器,起立后以健侧为轴心转体。

(5)尽可能采用坐式便器。

(6)必要时进行环境改造:①患者使用的卫生间要有足够的空间,便于轮椅或身体旋转;②最好采用推拉式门;③如果是蹲式便器,可以制作简易木架,放置于蹲式便器上,方便患者坐下和起立;④手纸盒尽量采用便于单手操作的样式;⑤采用带冲洗、烘干功能的便器最方便患者使用。

(7)要提醒患者起夜时务必注意确保安全、避免摔倒。方法是夜间开灯后不要立即起床,而是要确认完全清醒后才坐起,双脚充分接触地面后才开始迈步。

2.如厕动作训练

如厕动作是在每天的日常生活活动中最频繁的动作。如果无大小便失禁,那么提高偏瘫患者的如厕自理程度是非常重要的。但是因为通常厕所的空间较小,加大了动作难度,为确保安全,最好在确认患者能够进行从床到轮椅间的转移动作后,再进行厕所的转移训练。

另外,对于厕所门的开、关,厕所的空间大小、便器的高度、扶手的位置等因素都应考虑。使用轮椅患者的如厕动作的基本顺序如下。

(1)从健侧把轮椅充分靠近坐便器后,轮椅与坐便器呈 30°~40°角,拉起制动杆,向两侧旋开足踏板,身体重心前移,以健侧下肢为主负重站起。

(2)用健手抓住对侧扶手,如无扶手,扶在远端的坐便器盖上。

(3)以健侧下肢为轴转动身体,使臀部正对坐便器坐下。

(4)厕所到轮椅的转移动作与上述动作相反。

如果使用床旁式坐便器,如厕动作在卧室内进行,则采用如下方法:将坐便器放在靠近患侧处;用健手打开坐便器盖;解开裤子后,用健手扶床栏站起;以健侧下肢为轴转动身体,使臀部正对坐便器坐下。

八、利手交换训练

偏瘫患者不但患侧的手功能差,而且其健侧功能与正常人的相比,在速度及灵活性方面多都有所下降。这与皮质脊髓束的同侧支配、大脑的左右机能的差别、智能的低下、偏瘫的影响、废用及药物等有关。因此,为提高患者的生活自理能力,需要进行利手交换的训练。训练内容除了练习使用筷子和写字之外,还包括做饭(切菜)、缝衣、使用剪刀,等等。手功能恢复的目标:①如果手的功能难以恢复,那么通过控制异常反射,侧重改善上肢和手的姿势;②如果手的功能有可能恢复,那么要具体确定上肢、手的实用性操作,以获得更多的功能为目标。另外,因为偏瘫,很多动作受限制,所以要根据需要设法制作一些自助用具以提高日常生活活动能力。下面介绍具体的利手交换的训练方法。

筷子的使用:对勺子、叉子、改造了的筷子等逐一进行练习。用于练习的物品有轻木片、大豆、小豆、弹弓球等,物品的选择应从易到难,循序渐进。在吃柔软的豆腐及面条时,使用筷子比较困难,可通过训练患者手的精细动作及手指间的协调能力来提高能力。在进行训练时,应注意保护好患侧上肢,防止患者肢体下垂或从桌子上下坠。

写字训练:因为健侧肢体的机能也会有所下降,所以必须重视进行精细动作训练。书写相关因素包括握笔能力,为了解患者的能力,可做如下握笔能力的检查。在 3 张复写用的纸上让患者用全力写,通过观察患者能复写到第几张来了解用笔力度。用患侧手写字时,最初不会握笔,或者握笔过于用力,或者写字不稳。

一般按照用粗笔、细笔、2B 铅笔、HB 铅笔的顺序进行练习。为了能把字写得圆滑,首先按垂直方向、水平方向练习画线、画圆或画角,然后练习写字。在进行写字练习时,要从简单的笔画开始逐渐过渡到汉字,从用有格的纸写逐渐过渡到用无格的纸写。

剪刀的使用:开始练习时,可选择用较小的剪刀剪普通纸,从剪直线、曲线等过渡到剪锐角线、圆形等。熟练掌握后,再练习剪稍厚些的纸、皮革等。

菜刀的使用:为便于患者切菜,可利用菜板上的钉子固定蔬菜后再切菜;对土豆等类圆形蔬菜,可先竖着从中间切开,然后将平面放置于菜板上,在相对稳定的状态下再进一步加工。这个动作在很大程度上需要拇指的功能,所以应注意先期训练拇指。

针的使用:选择从薄到厚的布料,先用粗针,逐步过渡到用细小的针,绣制从简单到复杂的图案。

(洪玉光)

第十二节　周围神经疾病的康复治疗

一、三叉神经痛

(一)概述

三叉神经痛指的是面部三叉神经支配范围内反复发作的阵发性剧烈疼痛,间歇期可无症状。有原发性和继发性两种,前者原因不明,后者多为感染或颅内肿瘤等。

(二)诊断要点

1.症状

三叉神经某一支或多支分布区内出现阵发性剧烈疼痛,并反复发作。漱口、说话、吞咽、刷牙、洗脸等动作均可诱发疼痛。疼痛性质为闪电样剧痛,如刀割、锥刺、烧灼,可持续数秒钟至 2 min,轻者 1 d 发作数次,重者 1 min 可发作多次。间隙期正常。

2.体征

眶上切迹、眶下孔、颏孔有压痛,患侧三叉神经分布区痛觉过敏,如长期反复发作,局部皮肤粗糙且痛觉减退。神经系统检查无阳性体征。

3.辅助检查

辅助检查主要为了诊断继发性三叉神经痛。

(1)X 线片:颅底和双耳道片,可以了解圆孔、卵圆孔、内听道有无破坏。

(2)CT 和 MRI:排除颅内占位、炎症等病变。

(三)康复治疗

1.物理治疗

(1)疼痛发作期可采用电疗法、光疗法和磁疗法。

电疗法:①超短波疗法用小功率超短波治疗机,将两个中号圆形电极并置于患侧耳前后,无热量或微热量,每次 12～15 min,每天 1～2 次,5～10 次为一个疗程;②毫米波疗法:将毫米波辐射器置于耳屏前,每次 30 min,每天 1 次,5～10 次为一个疗程;③直流电离子导入法:将半面具电极置于患侧面部,接阳极,导入 1% 的利多卡因或 5% 的普鲁卡因或 1% 的乌头酊,将辅极 300 cm² 置于肩胛间区,接阴极,每次 15～20 min,每天 1 次,5～10 次为一个疗程;④间动电疗法:直径 2 cm 的圆形电极两个,将阴极置于痛点上,将阳极置于距离阴极 2～3 cm 处,密波 3～5 min,疏波 3～5 min。光疗法:①半导体激光疗法,在痛点或穴位照射,80～100 mW,每点 3 min;②He-Ne 激光疗法,在痛点或穴位照射,每点 10～12 min,1 次/天,5～10 次为一疗程。磁疗法:在痛点敷贴磁片。

(2)缓解期可采用电疗法、超声波疗法和痛点固定法。

电疗法:①短波疗法将鼓形电极或电容电极置于患侧耳前,温热量,每次 10～15 min,1 次/天,15～20 次;②直流电离子导入法与急性期方法相同。

超声波疗法:①用 800～1 000 kHz 超声波治疗机,将直径 1～2 cm 的声头置于患侧面部,0.5～0.8 W/cm²,可在痛点固定 1～2 s,每次 6～8 min,1 次/天,8～12 次;②用 3.2 MHz 超声波治疗机,使用痛点固定法,0.3～0.5 W/cm²,每点 2～3 min,1 次/天。

2.药物治疗

口服卡马西平、苯妥英钠、氯硝西泮等(选用一种),适量加用镇静和抗抑郁药物。

3.其他治疗

其他治疗包括经皮三叉神经节射频热凝疗法(用于治疗原发性三叉神经疼痛)、周围支注射纯乙醇法或神经切断术(仅限于上颌支者用此法)、微血管减压术或三叉神经感觉根切除术(适用于年轻体健者)。

二、枕神经痛

(一)概述

枕神经痛又称上颈神经痛,枕神经是由枕大神经、枕小神经、耳大神经组成的。枕大神经痛最多见。

病因不甚明确,可能与受凉、上呼吸道感染、颈椎病、椎管内肿瘤有关。

(二)诊断要点

1.症状

多为一侧发病,枕部发作性尖锐刺痛,也可呈闪电样,可向头顶、乳突部和外耳放射,甚至可放射至额部和眼部。

2.体征

枕神经出口处有明显压痛,枕大神经、枕小神经、耳大神经分布区的皮肤感觉过敏或迟钝。

(三)康复治疗

1.一般治疗

去除病因,避免受凉。

2.物理治疗

(1)电疗法:①超短波疗法用小功率治疗机,将两个中号圆形电极置于乳突及枕部,无热量,每次 15 min,每天 1～2 次,5～10 次为一个疗程;②直流电离子导入法:将 100～150 cm² 的长方形电极接阳极,置于枕部(要给离子导入部位剃去头发),加 1% 的乌头酊,辅极接阴极,置于前额,0.05 mA/cm²,每次 20 min,每天 1 次,10～15 次。

(2)光疗法:主要采用半导体激光疗法,150～200 mW/cm²,对准风池穴或翳明穴,每穴3 min,每日或隔日一次,5～6次。

(3)磁疗法:使用旋磁机,将磁头紧贴于枕神经痛点,磁场强度为50～100 mT,每次5～6 min,10～15次。

3.药物治疗

疼痛较重者可用镇静、止痛药物。可适当应用神经营养剂。

三、面神经炎

(一)概述

面神经炎又称贝尔麻痹。它是面神经非化脓性炎症导致的周围性面神经麻痹,多为单侧,偶见双侧,病因尚不清楚,部分患者因头面部受凉或病毒感染而发病。

(二)诊断要点

1.症状

发病较急,多晨起洗漱时发现口角漏水,口眼歪斜,眼闭不紧,流泪,进食后齿颊间隙内积食,患侧可有耳后、耳内、乳突区轻度疼痛。

2.体征

患侧耳前或乳突区有压痛点,患侧表情肌瘫痪,额纹变浅或消失,眼裂扩大,不能皱额蹙眉,眼睑闭合不良或不能闭合,鼻唇沟变浅或平坦,口角下垂,鼓颊或吹哨时漏气,角膜反射、眼轮匝肌反射减弱或消失。

(三)康复评定

1.按照病情严重程度分级

共分6级。①Ⅰ级:正常;②Ⅱ级:轻度功能障碍,仔细检查才发现患侧轻度无力,并可觉察到轻微的联合运动;③Ⅲ级:轻、中度功能障碍,面部两侧有明显差别,患侧额运动轻微受限,用力可闭眼,但两侧明显不对称;④Ⅳ级:中度、重度功能障碍,患侧明显肌无力,双侧不对称,额运动轻微受限,用力也不能完全闭眼,用力时口角有不对称运动;⑤Ⅴ级:重度功能障碍,静息时出现口角歪斜,面部两侧不对称,患侧鼻唇沟变浅或消失,额无运动,不能闭眼(或最大用力时只有轻微的眼睑运动),口角只有轻微的运动;⑥Ⅵ级:全瘫,面部两侧不对称,患侧肌张力消失,不对称,无运动,无连带运动或患侧面部痉挛。

2.肌力检查

①0级:相当于正常肌力的0%。嘱患者用力使面部表情肌收缩,但检查者看不到表情肌收缩,用手触表情肌也无肌紧张感。②1级:相当于正常肌力的10%。让患者主动运动(如皱眉、闭眼),仅见患侧肌肉微动。③2级:相当于正常肌力的25%。面部表情肌做各种运动时虽有困难,但主动运动表情肌有少许动作。④3级:相当于正常肌力的50%。面部表情肌能做自主运动,但比健侧差,如皱眉时眉纹比健侧少或抬额时额纹比健侧少。⑤4级:相当于正常肌力的75%。面部表情肌能做自主运动,皱眉、闭眼等基本与健侧一致。⑥5级:相当于正常肌力的100%,面部表情肌的各种运动与健侧一致。

(四)康复治疗

1.一般治疗

注意休息,少看书、报,避免局部受凉。

2.物理治疗

(1)急性期的物理治疗如下。

电疗法:①超短波疗法在发病次日即可进行,采用小功率治疗机,将两个中号圆形电极分别置于耳前和乳突处,或采用大功率治疗机,将玻璃电极置于患侧耳前,单极,无热量,每次 12～15 min,每天 1 次,10～15 次;②毫米波疗法:将毫米波辐射器置于患侧耳前,每次 20～30 min,每天 1 次,15～20 次。

光疗法:氦氖激光或半导体激光,小剂量照射患侧穴位,常用的穴位有阳百穴、四白穴,耳门穴、地仓穴、颊车穴等。

(2)恢复期的物理治疗如下。

电疗法:①采用直流电离子导入疗法,将半面具电极置于患侧面部,接阴极,加 10%的碘化钾,将另一个 200～300 cm² 电极置于颈后或肩胛区,每次 15～20 min,每天 1 次,15～20 次;②低频脉冲电、调制中频电、感应电、间动电等低中频电疗法均可应用,但治疗过程中应注意患侧肌肉如果出现肌张力增大或肌痉挛,应立即停止治疗,改用蓝光疗法、蜡疗法等。

光疗法:用红外线或白炽灯照射,照射患侧耳前与面部,距离 30～50 cm,每次 15～20 min,每天 1 次,10～15 次(需注意避免照射眼部)。

(3)采用运动疗法。

增强肌力训练:可按肌力的不同情况,给予不同治疗。肌力为 0 级时,可用手帮助患者做各表情肌被动运动;肌力为 2～3 级时,可教给适当的主动运动,如抬眉、皱眉、鼓腮动作;肌力为 4～5 级时,局部给一定的阻力进行训练。

自我训练:让患者对着镜子做抬眉、皱眉、闭眼、鼓腮、示齿等动作。要用力做每个动作,每个动作做 3～5 遍,之后逐渐增量,每次约 10 min,每天 3～4 次,坚持至恢复正常。患者平时可用患侧咀嚼口香糖,以训练面肌。

3.按摩治疗

沿眼轮匝肌、口轮匝肌做环向按摩,沿面肌向耳根部按摩,强度中等,每次 20～30 遍,每天 2 次。按摩治疗多用于恢复期。

4.药物治疗

急性期可用强的松或氢化可的松,肌内注射维生素 B_1、维生素 B_{12},口服血管扩张剂等。

5.手术治疗

病后一年还留有明显后遗症者可考虑整容术、面-舌下神经吻合术、面-副神经吻合术。

6.注意事项

(1)一般热疗后再行按摩治疗效果更好。

(2)发病 15 d 内,宜用改善局部血液循环、消炎、消肿的治疗,忌用刺激性治疗。

(3)如果患者眼睑不能闭合、好流泪,需要戴眼镜或眼罩,并滴消炎眼药水或涂眼药膏以保护眼睛。

(马海珍)

第十三章　消化内镜诊疗

第一节　正常上消化道内镜表现

一、正常食管的解剖结构及内镜下所见

食管是一个 20～25 cm 长的管状空腔器官,分为颈段、胸段、腹段三部分。始于门齿16～18 cm 处,止于距离门齿 42～46 cm 处。管径为 1.5～2.5 cm,于膈肌上部最大,食管全程共有三处生理性狭窄,分别位于食管入口(距离门齿 16～17 cm,相当于 C_6 水平)、气管分叉处(距离门齿26～27 cm),膈肌食管裂孔处(距离门齿 40～45 cm,相当于 T_{11} 水平)。食管的上下段均有括约肌,于入口处下方与甲状腺连接,食管上段前面是气管膜部,距离门齿大约 25 cm处左侧为主动脉弓,右侧为奇动脉,其下为左支气管,后方与脊柱连接。

食管壁由 5 层构成,由食管腔向外分别是鳞状上皮、黏膜固有层、黏膜肌层(纵行肌)、黏膜下层、固有肌层、外膜。

镜下所见食管黏膜呈粉红色,由于上述食管各段的解剖位置及毗邻不同,镜下各段食管腔的大小及形态不一,进入食管上段的时可以借助其毛细血管的走行来判断进镜的方向是否正确。于食管上段可见与食管长轴一致的平行血管,食管中段的毛细血管网为网状,而食管下段的血管为栅状血管。食管与胃连接的界线呈直线或锯齿状,由食管复层扁平上皮与胃的柱状上皮连接构成。

二、正常胃的解剖结构及内镜下所见

胃为一个袋状空腔脏器,由左膈下经过脊柱移行至右侧,形态多样,按解剖结构分为多部分,分别称为贲门(胃底)、胃体、胃角、胃窦(幽门口),其中胃体、胃窦腔可分为大弯、小弯侧以及前壁与后壁。将胃大弯和小弯划分三等份,由口侧开始分别为上部、中部、下部。其中贲门及幽门的位置是相对固定的,其余部位随着胃内充气的多少以及体位的变化而发生改变。胃的毗邻:贲门和胃体的前面是肝的左叶,后方是胰体,胃底的左上方和后方分别是脾脏和肾脏,胃大弯后面是横结肠,胃窦的前方是肝左叶、胆囊,后方是胰腺。

胃壁由 4 层构成,由胃腔从内向外分别是黏膜层、黏膜下层、固有肌层、浆膜层:。黏膜层是由黏膜上皮和固有腺体、黏膜固有层以及黏膜肌层组成。固有腺体包括贲门腺、胃底腺及幽门腺。贲门腺位于食管与胃连接处直至下方约 1 cm 处。它主要分泌黏液,胃底腺分泌盐酸、胃蛋白酶以及黏液。幽门腺分泌黏液。

进行胃镜检查时,通过贲门循腔进镜。进入胃腔内便可见到橘红色黏膜,正常情况下,除胃底可见血管纹理外,胃腔内其他部位一般不能观察到血管纹理。胃体腔的形态不规则,而且随着充气的多少而改变,一般情况下,进镜入胃体腔后,视野的下方为胃大弯,可见与中轴平行的指状突起黏膜皱襞。

随着胃内充气不断增多,指状突起逐渐变扁平甚至消失。可见透亮、稍混浊或黄绿色的液

体潴留,为黏液湖,有时胃体上部与胃底交界处可见一个半球形隆起,为正常脾脏外压所致。与胃大弯相对的为胃小弯,左右两侧分别为前壁和后壁。沿着胃大弯或胃小弯继续前行,前方见一个圆形腔,为胃窦,可分为 4 个壁,上下分别为小弯侧、大弯侧,左右方分别为前壁和后壁。

在其小弯侧见一处弧形切迹,为角切迹,反镜可见胃角,内侧为胃窦腔,外侧为胃体腔,另外于胃窦与胃体交界处反镜可见胃底穹隆部,一般情况下可见黏膜下血管纹理。胃窦腔中央圆形的开口为幽门。

三、十二指肠球部及降段的解剖及内镜下所见

十二指肠始于幽门环,止于屈氏韧带,由球部、降段、水平部、升部构成。其前方为后腹膜,内侧为胰头,后壁与下腔静脉及左肾毗邻。十二指肠由腔内向外,分别由黏膜层、黏膜下层、固有肌层、浆膜构成。

上消化道内镜一般到达十二指肠降段。起始部球部黏膜光滑,无黏膜皱襞。球部为十二指肠最短的部分,长 2～3 cm。沿着幽门口进镜,左侧为前壁,对侧为弧形的后壁,在这两者偏右处,可见一个弧形的腔,为十二指肠上角,沿着该腔进境,进入十二指肠降段。降段可见较规则的圆管状肠腔结构以及绕肠腔的环形黏膜皱襞,其内侧部可见一个乳头状隆起,为十二指肠乳头,中央可见一个小凹陷,是胆总管与主胰管的共同开口部位。

（徐金刚）

第二节　胃镜检查

电子胃镜及电子结肠镜均主要由内镜、视频处理器和电视监视器三部分组成。电子内镜的成像主要依赖于镜身前端的微型图像传感器,导像系统由电缆代替易断的光导纤维。电子内镜除可获得高清晰图像,还可取活检,配备的特殊光学系统,可观测黏膜腺管开口及病变血管的情况。

胃镜检查是诊断上消化道疾病最常用和最准确的检查方法。是食管、胃、十二指肠疾病的主要检查手段,可提高早期胃癌的检出率。它不仅能直视病变,还能取活检,准确诊断疾病。对上胃肠道疾病诊断的准确性明显优于 X 线钡餐造影检查。

一、适应证

(1)疑有上消化道病变。

(2)体检。

二、相对禁忌证

(1)有严重呼吸、循环系统疾病及恶病质状态。

(2)咽、上消化道狭窄和梗阻者。

(3)肠梗阻。

(4)消化道可疑穿孔。

三、检查前准备

1. 与患者沟通

说明胃镜检查的必要性、可能的活检及治疗,强调胃镜检查具有其他检查所无法替代的直观效果,说明可能的风险。可通过图片等方式,让患者知道胃镜及简要操作过程,消除紧张及顾虑,请患者充分理解后签署知情同意书。

2. 了解患者

(1)了解此次胃镜检查的适应证,既往已有胃镜检查结果。

(2)应尽可能把高血压及糖尿病患者的血压、血糖控制在正常范围。

(3)了解平素是否服用阿司匹林等抗凝药物。服用抗凝药物及抗血小板聚集药物者,应停药3~10 d。一般胃镜下活检、放置标志物、钳夹等操作属于低度危险,黏膜下切除及黏膜下剥离、息肉电切、超声引导下穿刺等操作则属于高度危险。

3. 术前处理

(1)禁食:患者在检查前一天晚20:00前,可进食易消化的食物,20:00时后禁止进食。

(2)去泡剂:有助于减少黏液及气泡,主要成分为甲基硅油＋链霉蛋白酶,术前 10 min口服。

(3)咽部麻醉:采用 4%的利多卡因胶糨糊 5~10 mL,仰头含 5 min,使咽部充分麻醉后咽下。

(4)患者的体位:有单粒的活动义齿,应取下,取下眼镜。取左侧卧位,放松裤带,双腿屈膝。向患者解释,检查过程中可能会出现恶心、呕吐、腹胀等不适,注意让其深呼吸配合。

四、术中和术后管理

1. 术中管理

内镜检查一般比较安全,但对高龄、有心肺等其他疾病、使用无痛苦麻醉药者,宜在术中监测心肺功能、血压、脉率、心电图及血氧变化。

2. 术后管理

(1)患者:①高危心血管疾病患者检查结束后,应再次监测脉搏、血压等生命体征;②未取活检者,术后半小时可以进食;如果取了多块活检,宜在 2 小时后进食,避免辛辣食物;③无痛苦内镜检查后,患者不能驾车,应由家属陪护回家。

(2)护士:①搀扶患者从检查台上下来,防止其跌倒;②无痛苦内镜术后,要观察患者至清醒,并注意在复苏期间防窒息及防跌倒。

(3)医师:①书写内镜报告;②取活检后,应填病理检查申请单,核对标本瓶与送检单上的患者基本信息是否一致。

五、几种常见食管及胃疾病的内镜表现及诊断

1. 反流性食管炎

内镜下见食管下端黏膜破损,常见为糜烂、溃疡等;镜下见黏膜条状充血、中间糜烂、溃疡形成,黏膜破损间无相互融合。根据食管炎的严重程度,有很多不同的分级方法,常用的为洛杉矶分类法,分为四级。

A 级:黏膜破损局限于一条黏膜皱襞上,长度≤5 mm。

B级:局限于一条黏膜皱襞上,至少有一条黏膜破损长度>5 mm,但两条黏膜破损间无相互融合。

C级:两条或两条以上的黏膜破损存在相互融合现象,但非全周性,少于食管周径的75%。

D级:融合为全周性的黏膜破损。

2. Barrett 食管(Barrett esophagus,BE)

BE 是指食管下端鳞状上皮被柱状上皮替代,内镜下表现为胃食管结合处的近端出现橘红色柱状上皮,即鳞状上皮、柱状上皮交界处在齿状线的上方。按照化生的柱状上皮长度可分为长段 BE 和短段 BE。长段 BE 指化生的柱状上皮累及食管全周且长度≥3 cm;短段 BE 指化生的柱状上皮未累及食管全周或累及全周但长度<3 cm。按照内镜下形态分类,分为全周型、舌型和岛状。

3. 慢性胃炎

慢性胃炎可分为慢性浅表性胃炎和慢性萎缩性胃炎。

(1)慢性浅表性胃炎:内镜下表现为胃黏膜充血、水肿,呈花斑状红白相间的改变,以红色为主,可有局限性糜烂和出血点。部分表现为黏膜出现多个疣状、丘疹样隆起,直径为5~10 mm,顶端可见黏膜缺损或脐样凹陷,病变多位于胃窦胃体,以大弯侧多见。

(2)慢性萎缩性胃炎:内镜下表现为胃黏膜失去正常的橘红色,可呈淡红色、灰色等,以白色为主,重度萎缩呈灰白色,黏膜变薄,皱襞变细、平坦,黏膜下血管透见,如树枝状或网状。

4. 胃溃疡

胃溃疡的内镜征象是溃疡呈圆形或椭圆形,边缘锐利,基底光滑,为坏死组织覆盖,呈灰白色或黄白色,有时呈褐色;周围黏膜充血、水肿,略隆起;胃皱襞放射至溃疡壁龛边缘。

5. 十二指肠球部溃疡

十二指肠球部溃疡好发于十二指肠球部前壁。内镜征象是溃疡呈圆形或椭圆形,边缘锐利,苔为白色或黄白色,有时呈褐色;周围黏膜充血、水肿,略隆起;可有假性憩室形成。

六、并发症及对策

1. 穿孔

应立即禁食、胃肠减压、建立静脉通道,维持有效循环血容量,应用抗生素以防止感染。若保守治疗无效,应请外科会诊,开腹修补穿孔及腹腔引流。

2. 出血

小量出血可静脉给予质子泵抑制剂及止血药,必要时在内镜下治疗或介入止血治疗。

(徐金刚)

第三节 结肠镜检查

结肠镜在结直肠疾病的诊断和治疗中发挥了重要作用,色素内镜结合放大内镜的应用对结肠早期癌和癌前病变的诊断达到新的水平。

一、适应证

(1)有原因不明的下消化道出血及慢性腹泻。

(2)钡灌肠发现异常,需进一步明确病变性质及范围。

(3)有不能排除结肠及回肠末端疾病的腹部包块。

(4)有原因未明的低位肠梗阻。

(5)有结肠息肉和进行早期癌的治疗。

(6)内镜随访。

(7)临床研究与普查。

(8)其他内镜下治疗(止血、狭窄扩张、结肠支架置入等)。

二、相对禁忌证

(1)严重心肺功能不全,可能出现心脑血管意外、休克、腹主动脉瘤、急性腹膜炎、肠穿孔,患者极度衰弱,不能耐受术前肠道准备及检查。

(2)患者处于妊娠期、月经期、结肠炎症性病变的急性活动期,有大量腹腔积液、腹腔内粘连、急性憩室炎等。

三、检查前准备

1. 与患者沟通

(1)向患者和/或家属详细说明结肠镜检查的必要性和可能出现的并发症,如穿孔和出血,一旦出现并发症,可能需要再次内镜检查及镜下止血,甚至需要去急诊行外科手术治疗。

(2)请患者签署知情同意书。

(3)解释如何服用洗肠液和注意事项。

2. 了解患者

(1)了解此次检查的适应证、既往已有检查结果。

(2)了解高血压及糖尿病患者的血压、血糖,应尽可能控制在正常范围。

(3)了解平素是否服用阿司匹林等抗凝药物。

3. 术前处理

(1)饮食准备:检查前 3 d 进少渣食物,检查前一天进无渣流食。上午行结肠镜检查者,检查当日禁食早餐;下午检查者,检查当日早餐进半量流食。如行无痛结肠镜检查,检查前应禁食、水 4～6 h。

(2)清洁肠道:肠道清洁的方法很多,每个医院所用方法都不一样,应按医嘱进行肠道准备。口服药物清洁肠道者,服药后要多饮水,最后排出大便呈清水或淡黄色,无粪渣,这为最佳的肠道清洁效果。

甘露醇:检查前 4～5 h 口服 20％的甘露醇 250 mL,大量饮水(2 000～3 000 mL,糖盐水或清水均可)。切息肉者或使用高频电治疗者禁用甘露醇。

复方聚乙二醇:将 137.5 g 该药溶于 2 000 mL 水中,检查当天凌晨 3 点到 4 点开始喝药,尽量在一个半小时内喝完。

磷酸钠盐:将 45 g 磷酸钠溶于 750 mL 水中饮用,可于检查前一天晚上正常吃晚饭后的 19 点左右及检查当天清晨 5 点左右各喝一次。如恐肠道准备不净,可适当加量。因该药脱水效果较明显,建议应用此法时嘱患者多饮水。

硫酸镁:于检查当天清晨 5 点左右将硫酸镁 30 g 溶于 500 mL 温水中服用,之后大量饮水(2 000～3 000 mL,糖盐水或清水均可)。

灌肠法:此法常用于肠梗阻的患者,一般能将左半结肠清理得比较干净。

便秘患者的清洁肠道法:最好于检查前 2～3 d 开始口服番泻叶水缓泻,并进低脂、少渣半流食,于检查当日清晨选上述一种洗肠液彻底清理肠道,或者于检查前晚和检查当日清晨各服用一次洗肠液彻底清肠。

四、几种常见结肠病变的内镜下表现

1.结直肠息肉

结直肠息肉为肠道黏膜层的隆起,为良性病变,息肉表面黏膜为红色或与肠黏膜的颜色相同,息肉的形状不一。根据山田分类法将息肉分为以下几种类型。

Ⅰ型:隆起病灶的起始部平滑,与周边黏膜界线不明显,病灶呈丘状隆起。

Ⅱ型:隆起病灶的起始部与周边黏膜有明显的界线,病灶呈半球状隆起。

Ⅲ型:隆起病灶的起始部与周边成锐角,病灶基本为球形,呈亚蒂状隆起。

Ⅳ型:隆起病灶的基底部明显小于顶端,呈蒂状隆起。

2.溃疡性结肠炎

(1)病变连续,开始于直肠,向近端结肠发展。

(2)病变呈弥漫性和连续性分布。

(3)活动期可见黏膜充血、水肿,血管纹理消失,脆性增加,触之易出血,有颗粒状改变,粗糙不平。有时可见稠厚的黏液,有脓性或脓血性渗出,溃疡浅表、多发、形态各异、大小不等,带血性黏液,有的溃疡边缘或中心有岛状息肉。

(徐金刚)

第四节 胶囊内镜

胶囊内镜由胶囊、信号接收系统及工作站构成。检查时,患者吞下一个可工作约 10 h 的可拍照的胶囊,随胃肠道蠕动以 2 帧/秒的速度不断拍照,获取信息,同时将彩色图像传给信号接收系统,待电池耗尽,可在工作站上读片。目前,胶囊内镜已成为小肠疾病的重要诊断方法。

胶囊内镜具有操作简单、无痛苦、无交叉感染、无创伤等优点,一般可观察空肠、回肠黏膜的病变,通常作为疑诊小肠疾病时的首选方法。但也存在部分拍摄盲区,可能会出现假阴性、假阳性的结果。由于胶囊内镜视野较小,目前多不用于胃及大肠的检查。

一、适应证

(1)有不明原因的消化道出血及缺铁性贫血。

(2)疑似克罗恩病。

(3)疑似小肠肿瘤。

(4)需要监控小肠息肉病综合征的发展。

（5）疑似或有难以控制的吸收不良综合征（如乳糜泻）。

（6）检测非甾体抗炎药相关性小肠黏膜损害。

（7）临床上需要排除小肠疾病。

二、禁忌证

1.绝对禁忌证

患者无手术条件或拒绝接受任何腹部手术（一旦胶囊滞留将无法通过手术取出）。

2.相对禁忌证

（1）已知或怀疑胃肠道梗阻、狭窄及瘘管。

（2）患者植入心脏起搏器或其他电子仪器。

（3）患者有吞咽障碍。

（4）患者为孕妇。

三、检查前准备

胶囊内镜检查的准备包括了解病史以明确检查的适应证和禁忌证，请患者签署知情同意书以及进行肠道准备。

1.详细询问病史

注意询问患者是否存在吞咽异常、胃轻瘫、其他消化道运动障碍性疾病、糖尿病、腹部手术史及严重便秘史。还应重点询问患者有无吞咽困难及消化道梗阻的症状。接受胶囊内镜检查者可继续服用抗凝药及抗血小板药物，但应于操作前 3～5 d 停用铁剂。尽量不使用影响胃肠动力的药物，如麻醉药或抗胆碱药物。

2.签署知情同意书

首先应向患者详细解释胶囊内镜检查的目的、过程和风险。要特别注意解释胶囊内镜检查对食管、胃和结肠观察的局限性。要特别说明检查的风险，说明一旦发生胶囊滞留、梗阻要采取的医疗解决措施。

3.肠道的清洁准备

以往医师认为，胶囊内镜检查前禁食 10～12 h 即可，无须特殊肠道准备。但为提高图像的清晰度，建议在检查前一天下午开始进行肠道清洁准备。常用的肠道清洁药物为聚乙二醇电解质溶液或磷酸钠溶液；为减少消化道泡沫，术前半小时可服用适量祛泡剂；对于术前口服胃肠促动力药是否能缩短消化道转运时间以提高全小肠检查完成率尚存在争议。提醒患者在检查当天穿宽松的衣物，最好不要穿连衣裙等单件的衣服。

胶囊内镜设备包括胶囊、阵列式传感器、数据记录仪和数据读取工作站。患者进行胶囊内镜检查，一般于上午 7～8 点吞下胶囊，当日 16 点左右取下数据记录仪，结束检查。

在服用胶囊 2 h 后可饮清水，4 h 后可以进少许清淡食物。在胶囊电池耗尽时或胶囊自肛门排出后将数据记录仪从患者身上取下，并连接到可进行数据处理的工作站。数据记录仪中的图像资料最终被下载至工作站中，并由相关软件进行处理，其中，典型图片和视频可被单独注释及保存；工作站具有显示胶囊走向轨迹的模拟定位功能，对帮助定位小肠内的病灶有一定参考价值。

四、检查后管理

胶囊在体内移行过程中患者无任何感觉,滞留于盲肠时也不存在任何危险。若胶囊尚未到达盲肠其电量已经耗竭,这种情况被称为检查未完成。如果患者在 2 周内仍未排出胶囊,则需行腹部平片确定胶囊的位置。

五、并发症的处理

胶囊滞留于小肠是最常见的并发症。胶囊滞留是指胶囊停留于小肠内的时间达 2 周以上。胶囊滞留的发生率为 1‰～2‰,滞留主要发生于克罗恩病及易导致狭窄的高危疾病患者,如服用非甾体抗炎药、缺血性肠炎、小肠肿瘤、放射性肠炎、肠结核及手术吻合口狭窄患者。胶囊滞留需手术治疗或者通过小肠镜取出。其他并发症(包括胶囊内镜掉入气管、滞留于咽食管憩室以及胶囊破裂)罕见。

（徐金刚）

第五节　小肠镜检查

一、小肠镜的原理与构造

目前,广泛用于临床的小肠镜是指气囊辅助小肠镜(balloon-assisted enteroscopy,BAE)。BAE 主要用于检查可疑小肠疾病(尤其是检查"盲区"),为小肠疾病提供有效的诊断依据和作为干预工具,为手术提供病灶定位,避免不必要的手术操作。目前 BAE 内镜平台包括双气囊小肠镜(double-balloon enteroscopy,DBE)和单气囊小肠镜(single-balloon enteroscopy,SBE)。本节将分别介绍其原理与构造。

（一）双气囊小肠镜的原理与构造

2001 年,日本学者 Yamamoto 在世界上率先报道了使用双气囊小肠镜进行全小肠检查。双气囊小肠镜是在原先的推进式小肠镜基础上加上一个顶端带气囊的外套管,同时在小肠镜顶端加装一个气囊。由于有这两个气囊,这类小肠镜被称为双气囊小肠镜。其原理也与这两个气囊密不可分。小肠可分为十二指肠、空肠和回肠三部分,展开有 5～7 m。而这 5～7 m 的小肠形成很多肠襻,使得小肠能盘曲于腹膜腔。使其固定于腹膜腔的便是小肠系膜,故十二指肠、空肠和回肠又合称为系膜小肠。系膜是小肠解剖结构上的特点之一。发明者 Yamamoto 正是基于系膜的一定限度的伸展及收缩功能,试图通过前端的两个气囊固定肠壁,然后拉直内镜和外套管,缩短镜身,从而达到收缩肠系膜、缩短小肠的目的。

双气囊小肠镜系统由四部分组成:前端有气囊装置的专用内镜、安装于内镜上的气囊、安装于外套管上的气囊、用于充气及放气的气泵压力控制器。

目前,临床使用的双气囊小肠镜主要有 EN-450P5 和 EN-450T5 型,两种类型的内镜都很实用。EN-450P5 有很好的插入性,EN-450T5 有更多的治疗用途;其前端均有一个气孔以连接气囊,对气囊充气和放气。

针对不同型号的内镜,有不同型号的外套管。TS-12140 适用于 EN-450P5 型内镜,外径

12.2 mm,长 1 450 mm;TS-13140 适用于 EN-450T5 型内镜,外径 13.2 mm,长 1 450 mm。

外套管的内、外两面为超滑薄膜,遇水后润滑性大大提高,可明显减少外套管与内镜间、外套管与小肠壁间的摩擦力,而使插镜顺利。

外套管的远端有一个气囊,这个气囊的近端埋有金属环,以便在 X 线透视下清楚地辨认气囊的位置。外套管的近端有 2 个导管连接端,白色者用以连接气泵和外套管气囊,来实施对外套管气囊的充气和放气;蓝色者通向外套管腔内,用以注水而提高外套管与内镜间的润滑性。

内镜通过外套管后,在内镜的前端气孔处与一个专用气囊(BS-1)相连接,气囊由乳胶制成,厚度约 0.1 mm(如此设计是以最小压力安全地固定肠壁),安装气囊时有特殊装置,气囊的两端都要用橡皮圈固定,这样镜身上的气囊就与内镜操作部顶端的通气管相通了,内镜操作部的通气管通过导管与气泵相连接,以此来实施对镜身前端气囊的充气和放气。

镜身前端气囊和外套管远端气囊的充气和放气、气囊内气量的控制是通过气泵及其控制器来实现的。有两个连接导管分别将气泵和镜身气囊及外套管气囊相连接,通常透明导管与内镜操作部顶端的通气管相连接,来控制内镜前端的气囊;白色导管与外套管近端的白色导管连接端相连接,来控制外套管远端的气囊。

气泵对两个气囊的充气和放气是通过控制器来操作完成的。控制器上有 4 个控制按钮,左边的绿色按钮(标有 OVER TUBE ON/OFF)和白色按钮(标有 OVER TUBE PAUSE)控制外套管的气囊;右边的绿色按钮(标有 SCOPE ON/OFF)和白色按钮(标有 SCOPE PAUSE)控制内镜前端的气囊。

当按压绿色按钮,指示灯亮时(充气 LED 亮),其控制的相应气囊处于充气状态;再次按压绿色按钮,指示灯熄灭时(放气 LED 灭),其控制的相应气囊处于放气状态。按压白色按钮,指示灯亮时,气泵处于暂停状态(既不注气,也不放气),使其控制的相应气囊维持于当时的状态;再次按压白色按钮,指示灯熄灭时,气泵又处于绿色按钮控制的状态(充气或放气)。

气泵上有 2 个气囊压力的数字显示器,以显示外套管气囊和镜身气囊的当时压力。对于人体而言,气囊压力控制在大约为 5.6 kPa(42 mmHg)时,既能确保气囊在最小压力状态固定于肠壁,又不会引起患者的疼痛和不适。

为确保安全,在气泵上设置了一个灵敏的报警装置,当内镜来回拉动将气囊压力升高超过设定值(8.2 kPa)以上 5 kPa 时,报警装置会自动报警;由于气泵可以感知气囊损坏或连接处漏气,这些情况下也会报警;同时在气泵上还设计了过滤网,以防气囊损坏时体液反流,从而来确保临床使用的安全。

(二)单气囊小肠镜的原理与构造

2006 年,日本滋贺医科大学 Tsujikawa 与 Olympus 合作开发出单气囊小肠镜。保留了外套管先端的气囊,而取消了内镜前端的气囊。

单气囊小肠镜系统与双气囊小肠镜系统类似,包括内镜(SIF-Q260)、外套管(ST-SB1)以及气囊控制装置。活检管道内径为 2.8 mm,多种专用内镜配件(如活检钳、注射针、电圈套器)可通过活检管道,可行活检、止血以及息肉切除等治疗。外套管由高品质医用硅胶材质制成,硬度偏软,内壁有亲水涂层,为一次性使用。气囊控制装置控制气囊,可以使气囊内压达到 5.4 kPa,当气囊内压达到 8.24 kPa 时会发报警,达到 10.84 kPa 时,气囊自动放气。

二、适应证

适应证包括不明原因消化道出血，可疑小肠肿瘤，息肉病如家族性腺瘤性息肉病（familial adenomatous polyposis，FAP）和色素沉着息肉综合症，炎症性/感染性肠道疾病（如克罗恩病、细菌/真菌感染），畸形（先天和后天性畸形），小肠内异物消除，不明原因腹泻或蛋白质丢失，肠狭窄扩张，小肠梗阻，乳糜泻，已知小肠疾病治疗后检查，胶囊内镜或放射学检查发现异常，胃肠道外科术后检查，治疗性胃十二指肠镜/结肠镜检查，小肠共聚焦内镜检查，经皮空肠造口，术中内镜（开腹/腹腔镜术中 BAE）检查等。

三、禁忌证

（一）绝对禁忌证

绝对禁忌证包括严重心肺功能不全，患者有镇静麻醉药物禁忌证，已知肠穿孔；完全性肠梗阻，无法完成肠道准备，患者有近期盆腹部手术史，患者为孕妇，女性患者处于经期，患者正使用抗凝药物，患者无法耐受或配合检查。

（二）相对禁忌证

食管静脉曲张或狭窄（取决于病变的大小及严重程度）。

四、操作前的检查

BAE 并非作为就诊患者的首选检查，常常是在其他检查之后有可疑小肠疾病时应用。因此在做小肠镜检查前应完善以下检查。

（一）血常规

红细胞计数（RBC）、血红蛋白（Hb）为判断是否失血的指标，BAE 检查前最好使 Hb≥80 g/L，其他血常规内容如平均血细胞比容（MCV）、平均红细胞血红蛋白含量（MCH）、平均血红蛋白浓度（MCHC）、白细胞计数（WBC），对疾病诊治有时有着重要意义，不可忽视。例如，嗜酸性粒细胞（ESO）数升高，提示在小肠镜检查过程中，即使病变不显著，也应多点活检，以便对嗜酸性胃肠炎的诊断提供帮助。

（二）大便常规

RBC 为判断是否出血的指标；粪便潜血试验（facal occult blood test，FOBT）是判断不明原因消化道出血（obscure gastrointestinal bleeding，OGIB）的指标，还可以用于了解细菌、真菌感染情况。

（三）其他指标

其他指标包括血清电解质，血糖，肾功能，C 反应蛋白（C-reaction protein，CRP），红细胞沉降率（erythrocyte sedimentation rate，ESR），血清抗结核抗体，结核菌素试验，肿瘤标志物。影像学检查包括腹部 B 超、腹部 X 线片、消化道造影、CT、MRI、血管造影、核素扫描、PET-CT。内镜检查包括胃镜、结肠镜、胶囊内镜检查。

五、操作前准备

（一）患者准备

1.患者知情同意

告知患者检查的必要性、检查中和检查后可能性出现的情况，请患者签署诊疗知情同意书。

2.建立静脉通道

保证检查过程中可按需使用静脉注射药物。

3.肠道准备

2011 年美国消化内镜学会提出经口 BAE 行肠道准备不必要,仅禁食 8～10 h,与西方国家不同,我国医师认为不论对选择何种 BAE 途径检查的患者,均需进行充分的肠道准备,以便于发现病变和完成检查;我国人群小肠病变在小肠近端和远端都不少见,一些患者经口可以完成全小肠检查(total enteroscopy,TE),或者一旦经口 DBE 未发现病变,可立即行经肛 DBE,减少患者的痛苦。患者检查前 2 d 尽可能进流食或低渣饮食,检查前 1 d 晚上 9 点后禁食,或检查前禁食8～10 h,检查当日禁水。选择温和、含气泡较少的肠道清洁剂,根据患者的实际情况给药。

(二)仪器准备及镇静麻醉准备

1.仪器准备

仪器准备包括给仪器消毒、检查仪器功能(包括检查设备运行情况、气囊是否漏气等)、检查仪器辅助设备。

2.镇静麻醉准备

评估患者有无镇静麻醉药物的禁忌证;可根据患者实际情况使用镇静麻醉药物,包括哌替啶、芬太尼、阿托品、苯二氮䓬类、丙泊酚等;麻醉方式通常为全身麻醉,需要申请麻醉,由麻醉师执行;经口 BAE 通常需要镇静、解痉、气管插管辅助呼吸、全身麻醉;经肛 BAE 一般要求镇静、解痉/全身麻醉。

(三)内镜医师准备

内镜医师准备包括熟悉患者的病史,熟悉患者的相关检查结果。内镜医师要具备资质和技巧。由于 BAE 的操作有一定的难度和技巧,内镜医师应熟练掌握胃镜和大肠镜的操作技巧(最好拥有单手熟练操作大肠镜的经验),具备完成常规内镜下治疗的技能和经验,能熟练使用 BAE 的附件。正式开展操作前,应了解 BAE 技术的设计构想、基本原理和进镜方法。

BAE 操作的主要技巧包括循腔进镜,多吸气,少注气,正确判断肠腔的走向,滑镜,有效钩拉,转动式推进内镜,避免内镜结圈,经肛进镜时将内镜构建成同心圆形状,正确退镜。有条件者应在动物身上进行操作练习。

六、BAE 的操作

尽管两种小肠镜的操作原理基本相同,但具体操作方法及技巧不同,因此分开阐述。

(一)双气囊小肠镜的操作

1.经口途径法

患者取左侧卧位。操作者左手持镜,右手进镜。当进镜至胃腔时,助手将外套管滑进至镜身 155～160 cm 刻度处,助手托住外套管及镜身,操作者进镜于空肠上段,给镜身前端气囊充气并固定,将外套管滑进,外套管前端气囊充气并固定,将镜身前端气囊放气、进镜,镜身气囊充气后固定,再将外套管气囊放气、滑进,充气后固定,在两个气囊均充满气的情况下拉镜,使肠管套在镜身上,在外套管气囊充气并固定的状态下,将镜身气囊放气并进镜。这样反复进镜→给镜身气囊充气、固定→给外套管气囊放气、滑进→给外套管气囊充气、固定→拉镜(隔一个周期再拉镜）→给镜身气囊放气→进镜。

2.经肛门途径法

患者先取左侧卧位。操作者左手持镜,右手进镜,当进镜至降乙结肠交界时,给镜身前端气囊充气并固定,助手将外套管滑进至镜身155～160 cm刻度处,给外套管气囊充气、固定,这时外套管及镜身气囊均处于充气状态,操作者旋拉镜身和外套管,将乙状结肠拉直。将患者改为仰卧位。助手托住外套管及镜身,给镜身气囊放气,操作者进镜于结肠脾曲,给镜身前端气囊充气并固定,给外套管气囊放气后,助手将其滑进至脾曲处,给外套管前端气囊充气并固定,给镜身前端气囊放气,进镜至结肠肝曲,给镜身气囊充气后固定,再将外套管气囊放气、滑至肝曲,充气后固定,在两个气囊于肝曲均充满气的情况下拉镜,使结肠管套在镜身上。在外套管气囊充气并固定的状态下,将镜身气囊放气并进镜至回肠末段,给镜身前端气囊充气并固定,给外套管气囊放气,使其滑至回肠末段、充气、固定。进入回肠后,给镜身气囊放气、进镜→给镜身气囊充气、固定→给外套管气囊放气、滑进→给外套管气囊充气、固定→拉镜(隔一周期再拉镜)→给镜身气囊放气→进镜。

3.发现病变后,用清水冲洗,喷洒靛胭脂染色

仔细观察病灶并在内镜下拍照,钳取组织,送病理学检查,在病灶旁黏膜下注射印度墨汁标记,经活检道注入复方泛影葡胺,X线下观察病灶的体表投影和周围情况。

（二）单气囊小肠镜的操作

在进镜时,先进镜至肠道,之后通过调整角度钮使镜身前端勾住肠管,沿镜身滑入外套管至内镜前端,给外套管气囊注气,固定肠管,调整角度钮,将内镜前端放直,解除勾拉状态,将内镜和外套管一起外拉;推镜,通过调整角度钮使镜身前端勾住肠管,再进外套管,如此反复进行,将肠管不断套在外套管上,将内镜插入小肠深处。在进镜和推镜中仔细观察病变,发现病变后染色(用色素或电子染色)、活检、标记。

七、BAE操作过程中的注意事项

（一）首选进镜途径的选择

小肠解剖位置的特殊性、小肠疾病临床表现的非特异性,决定了首选进镜途径具有较大的难度,应根据病史特点、体征、实验室检查及其他检查结果选择首选进镜途径。

（二）监测生命体征

不论是否麻醉,检查过程中必须对患者的生命体征进行实时监测。

（三）全小肠检查

2010年国际心血管疾病会议提出评估BAE的客观指标:全小肠检查(total enteroscopy,TE)。TE检查率的变异度较大,与小肠疾病、患者病史(如既往手术史或腹部感染)和内镜医师操作BAE的经验有关,TE由结合两种途径或一种途径完成。当一侧检查未发现病变时,行另一侧检查是必要的。当一侧发现病变,且不论发现的病变能否解释当前症状,尽可能继续进镜达到TE,以提高病变检测率。关于这一点存在争议,需要进一步的循证医学数据来支持。

（四）进镜后内镜下充气的掌握

充气的掌握十分重要,应尽可能减少充气不足和肠道蠕动带来的影响,增加病变检测率。同时应注意充气过多会带来不利影响,应减少检查过程中及检查后的并发症。进镜后尽可能

准确估计所到达的解剖部位。一侧检查呈阴性,对有持续症状或复发症状患者有必要做另一侧检查,一侧进镜后未完成 TE 检查,内镜下标记重要且必要。一侧进镜后发现单个病变,应继续进镜。在安全、顺利地进镜的前提下,尽可能进镜到最远端,这有利于发现更多病变或排除更多病变,更有利于诊断的建立。

八、BAE 内镜下治疗

2007 年以来,小肠内镜已经从单纯的诊断逐渐发展到诊、治、疗兼具,目前已经应用的治疗技术主要如下。

(一)标记病灶

小肠是消化道最长的部分,手术探察很难发现在其黏膜面的某些病灶(如表浅病灶、小病灶),常需要在手术中行内镜检查以寻找病灶,例如,在小肠镜检查时在发现的病灶旁黏膜下注射染料作为标记,便于手术中迅速发现病灶。

(二)小肠异物取出术

只要消化道异物能通过幽门进入小肠,绝大多数就能排出体外。但某些情况下,如合并小肠狭窄、异物在肠道传输中嵌入肠壁,异物会滞留在小肠,既往对这种情况多需要手术治疗。现在对小肠异物患者,如果小肠本身无病变,或小肠病变不需要手术治疗,可行小肠镜下异物取出术。其方法是经活检孔道用异物钳或圈套器、网篮等附件,套住异物后连同外套管一起退出。

(三)小肠息肉内镜下切除术

小肠息肉与上消化道和结肠息肉相比,发病率明显低。由于小肠长,肠壁薄,内镜反复进至息肉所在部位不方便,既往又缺乏相应的治疗配件,很少开展小肠息肉内镜下切除术,现在有了适合小肠镜的各种治疗配件。适合内镜下治疗的小肠息肉主要是较小的息肉、有蒂息肉,可直接用圈套器切除,也可以行内镜下黏膜切除术(endoscopic mucosal resection,EMR),目前尚无内镜黏膜下剥离术(endoscopic submucosal dissection,ESD)的报道。

(四)小肠出血内镜下止血术

小肠出血的原因有糜烂、溃疡、血管畸形、肿瘤等。小肠出血的内镜下止血主要适用于出血量不大、内镜视野清晰者;出血量大者,小肠镜的吸引很难能保持视野清晰,不适合内镜下治疗。

内镜下止血措施包括喷洒止血药、局部注射、热探头烧灼、氩离子凝固术、金属夹等,有的能彻底止血,有的只能暂时止血,为进一步治疗争取机会。

(五)小肠狭窄的内镜下扩张术

小肠良性狭窄常见于小肠克罗恩病患者,由于小肠克罗恩病手术治疗的复发率极高,只有并发大出血、穿孔时才选择手术治疗。对小肠克罗恩病合并的狭窄可选择内镜下气囊扩张术。

1. 内镜下气囊扩张术

内镜下发现狭窄病灶时,经活检孔道放置导丝,沿导丝插入经活检孔道的扩张气囊,内镜直视下注气扩张。内镜下扩张结合药物治疗,多能取得较好的疗效。

2. 小肠支架置入术

对小肠的恶性肿瘤(如小肠癌、间质瘤)主要采用手术治疗,但中晚期失去手术机会,或因全身情况不能耐受手术,为了解除小肠的梗阻,可以采用支架置入术。比较简便的方法是内镜下发现狭窄病灶时,经活检孔道放置导丝,沿导丝插入造影导管,注射造影剂,了解狭窄段的长度,选择长度合适的肠道支架,沿导丝放置经内镜活检道的肠道支架,采用 X 线检查结合内镜检查观察支架的位置及扩张情况。这是一种有效解除梗阻的姑息疗法。

(六)鲁氏 Y 形吻合术后经内镜逆行胰胆管造影

常规经内镜逆行胰胆管造影用十二指肠镜进行,但其对鲁氏 Y 形吻合术后的经内镜逆行胰胆管造影无法完成。由于带气囊的小肠镜可以到达十二指肠残端的乳头,之后的操作方法和原则按毕罗氏 Ⅱ 式术后经内镜逆行胰胆管造影进行。对胆管-空肠吻合术后的经内镜逆行胰胆管造影,在内镜到达胆管、空肠的吻合口时,插入导管至胆管,经导管注入造影剂,或插入导丝进行其他操作;也可将内镜直接对准吻合口,经活检孔向胆管注射造影剂,或进行其他操作。

九、BAE 术后处理

(一)患者处理

患者术后留院观察,监测患者的生命体征。患者清醒后询问患者有无不适,观察胸腹部异常体征,发现异常,及时处理。住院者由专人护送至病房,门诊患者交由家属陪同并留下联系方式。

(二)标本处理

及时固定取得的标本,填写申请单,按时送检。

(三)器械处理和报告书写

护士和技师妥善处理(清洗、消毒等)内镜及所用配件。操作者要及时填写检查报告单,并送交经治医师。

十、小肠镜的临床应用

小肠疾病即使较胃肠疾病少见,但也种类繁多,有炎症性疾病、感染性疾病、肿瘤、肠管畸形或血管病变等。BAE 的应用结束了以往需要剖腹探查手术明确小肠疾病病因的历史,使得许多小肠疾病的诊断周期明显缩短,使许多患者避免不必要的手术治疗,对于需要手术切除小肠病变的患者可以及早发现病变,减轻患者多次重复检查的经济负担和心理负担,使许多小肠疾病患者获得良好的预后效果。

对于小肠出血性疾病,小肠镜的阳性率达到 90.7%,明显优于其他检查。出血原因中小肠溃疡性病变(含克罗恩病)占首位,占 40.0%;肿瘤(小肠间质肿瘤、高分化腺癌、息肉病、淋巴瘤)占 26.7%,慢性非特异性炎症(黏膜有散在糜烂,无溃疡,病理学提示有慢性炎症)占 13.3%;寄生虫感染(有钩虫病、粪类圆线虫病,组织中找到粪类圆线虫)占 8.9%,憩室(2 例梅克尔憩室患者均为儿童)和血管畸形是少见的病因。小肠镜在小肠出血性疾病诊疗中的地位较高。小肠镜检查相对于数字减影血管造影(digital subtraction angiography,DSA)和核素扫描,不受患者是否正在出血的限制,能够活检做定性诊断,还能够为腹腔镜的治疗提供精确定位,对于某些出血还能够行内镜下治疗。

胶囊内镜结合小肠镜靶向检查小肠出血,对于正在出血的小肠疾病患者,胶囊内镜的检出率与小肠镜无显著性差异。胶囊内镜下影像多为满视野新鲜血迹,不能明确出血的原因及确切部位,但可对双气囊小肠镜起到靶向检查的作用;对非正在小肠出血的患者,如果只能承受小肠镜检查或胶囊内镜检查中的一项,小肠镜作为首选比较合适。

对于小肠肿瘤,小肠镜明显优于其他检查,术前即可活检结合常规病理或免疫组化明确诊断,如小肠腺癌或淋巴瘤。对于一些良性肿瘤,还可行内镜下治疗。

通过小肠镜与胶囊内镜检查对小肠疾病诊断价值的对比研究,发现初诊可以先经小肠镜检查确诊,然后采用胶囊内镜随访,评估小肠克罗恩病的范围、活动度以及治疗效果等,其效果等同于小肠镜随访。

通过小肠镜及胶囊内镜对小肠狭窄性病变的研究,发现克罗恩病和小肠肿瘤是引起小肠狭窄的重要病因,治疗前小肠狭窄病变部位及性质的确定非常重要,有助于决定治疗方法的选择。对良性病变可行内镜下治疗或腹腔镜治疗,对恶性病变需要外科手术治疗。小肠镜的优势在于对小肠恶性肿瘤的诊断率几乎达100%,能够在术前给予明确的病理提示;但对于良性病变,小肠镜几乎均提示慢性炎症,无明显诊断价值。研究还发现,对于狭窄性病变,由于胶囊有滞留体内的风险,不用于检查,但对于某些不明原因的反复小肠梗阻患者,由于肠道成襻,小肠镜检查不能完成,只要患者无外科手术的禁忌证,可选用胶囊内镜检查,此时胶囊滞留在狭窄部位,为外科医师手术治疗提供标志。

通过小肠镜检查对小肠溃疡病变的诊断研究,发现小肠克罗恩病、药物性损害、慢性非特异性炎症、淋巴瘤、结核常表现为小肠溃疡和糜烂,并且溃疡是其主要的病灶。

不同性质的小肠溃疡有其一定的特征:①克罗恩病的病变表现为节段性,回肠中下段常受累,位于肠系膜对侧,溃疡多为纵向,不同节段的溃疡可处在不同期(有的在活动期,有的在恢复期,有的在瘢痕期),可伴有增生性病灶(如息肉),可形成狭窄;②小肠药物性溃疡常为多发性,圆形或椭圆形或纵向,可深可浅,边界清楚,患者有服用非甾体抗炎药史;③淋巴瘤可发生在小肠的任何部位,但回肠末段较多,病变呈连续性,常位于肠系膜侧,溃疡多为环形,并均处于活动期,不伴有增生性病灶;④小肠结核虽可发生在小肠的任何部位,但回肠末段较多,病变可呈节段性或连续性(多为连续性),溃疡可为环形或脐样,常伴有增生性病灶,溃疡位于增殖性病灶表面时可为不规则形,部分患者有肠外结核;⑤贝赫切特综合征多见于回肠末端(尤其是回盲部),溃疡大多为圆形或椭圆形,深而大,也有阿弗他溃疡;⑥梅克尔憩室合并溃疡,内镜下可见"双腔征";⑦小肠癌可以表现为溃疡或菜花样,小肠的癌性溃疡与消化道的其他癌性溃疡相似,溃疡多为单发,溃疡面较大,边界不清,表面污浊,质地脆,触之易出血,内镜下活检多能确诊。溃疡病变的定性诊断,BAE检查结合常规活检也不是特异的,准确率为68.8%,误诊率达31.2%。

(徐金刚)

第六节　超声内镜

超声内镜是一种集超声与内镜检查于一体的医疗设备,是将微型高频超声探头安装在内镜顶端,在内镜直视下到达靶器官,进行近距离实时超声扫描,获得被检查脏器及周围邻近脏器的超声图像、人体管腔层次结构、病变起源和浸润深度以及周围邻近脏器组织结构的超声图像,可通过组织活检获得病理学诊断;并可通过内镜顶端安置的微型高频超声探头引导进行介入治疗。超声内镜所用的超声波类型为灰阶超声或多普勒超声。

一、适应证

(1)给消化系统恶性肿瘤进行术前分期。

(2)可疑胆总管结石。

(3)判断消化道黏膜下肿瘤的性质。

(4)判断盆腔和直肠周围疾病。

(5)定位神经内分泌肿瘤。

(6)显示纵隔、肺病变。

(7)各种需超声内镜介入治疗的疾病。

二、相对禁忌证

(1)有严重呼吸、循环系统疾病及恶病质状态。

(2)有咽、上消化道狭窄和梗阻。

(3)有肠梗阻。

(4)消化道可疑穿孔。

三、并发症及对策

1. 消化道的超声内镜检查

消化道的超声内镜检查较安全,可能的并发症如下。

(1)窒息:主要由胃内注水过多时变动患者体位所致,故操作时注水不超过 500 mL,术中变换体位前抽尽胃内注入的水。

(2)吸入性肺炎:较少发生,常为患者术中误吸胃内液体或注入水过多所致。

(3)出血:小量出血可给予抑酸药及静脉给予止血药,必要时进行内镜下止血治疗。

(4)发生麻醉意外、心血管意外。

(5)器械损伤:有咽喉部损伤、食管穿孔、胃穿孔、消化道管壁擦伤。

2. 超声内镜引导下穿刺常见并发症

(1)发生病灶感染、败血症。

(2)超声内镜下胰腺穿刺可造成胰漏、胰腺假性囊肿和胰性腹腔积液。

(3)肿瘤种植转移。

(4)误穿血管造成大出血。

四、常见疾病的超声内镜诊断

1. 黏膜下隆起性病变

黏膜下隆起性病变是指位于黏膜下层或黏膜层以下的肿瘤以及由腔外正常组织或肿瘤对上消化道管壁形成压迫所致的隆起。超声内镜可以显示病变的起源、位于管壁的层次及与邻近脏器和组织的关系,也可对病变行穿刺,并为内镜下治疗提供可靠依据。

2. 上消化道恶性肿瘤

一般常规内镜检查或辅以色素内镜、窄带成像内镜等技术可确定上消化道恶性肿瘤的面积,并可进行活检,行病理检查。但是,超声内镜可以判断食管癌、胃癌的管壁浸润深度,对周围组织的侵犯程度,淋巴结转移情况,并可行 TNM 分期。对黏膜内癌可行内镜黏膜下剥离术,超声内镜检查可帮助判断是否适合行内镜黏膜下剥离术。此外,超声内镜检查还可对食管癌、胃癌在外科手术前进行 TNM 分期,在预后判断、术后复发诊断、化疗的疗效评价等方面均具有极大的价值。

3.胆胰疾病

超声内镜可用于几乎所有的胆胰疾病的检查,但通常更适用于肝门部胆管癌、胰腺癌、胰腺囊性肿瘤、胆管狭窄、胰腺内分泌肿瘤等。胆管癌显示为胆管附近的低回声团块或胆管壁增厚,超声内镜对肝门部胆管以及肝右叶肝内胆管的显示较困难,可将微型超声探头直接插入胆管内进行检查。

胰腺超声内镜最大的优点就是能将高频超声探头放到离胰腺病变组织最近的地方进行探查。胰腺癌的超声内镜影像特征:可见圆形或结节状低回声实质占位性肿块,其内可见回声高低不均的斑点,边缘粗糙、不规则。侵犯周围大血管时可见血管边缘粗糙及受肿块压迫的征象。除可进行 TNM 分期外,还可在超声内镜引导下进行细针穿刺,行细胞学和病理学检查。还可进行内镜下治疗,如超声内镜介导的腹腔神经丛阻滞、超声内镜介导的细针注射、超声内镜介导的放射疗法。

(徐金刚)

第七节　共聚焦激光显微内镜

共聚焦激光显微内镜(confocal laser endomicroscopy,CLE)是一种新型内镜检查设备,是将激光共聚焦显微镜经微型化处理后整合于传统电子内镜头端,可同时进行电子内镜和共聚焦显微镜检查,在常规内镜检查过程中发现可疑病变,即可打开内镜前端的共聚焦显微镜,对病变进行实时探查,获得放大 1 000 倍的图像,从而在细胞和亚细胞水平对病变做出鉴别和诊断。这一新技术为体内组织学研究提供了快速、可靠的诊断工具,使内镜的临床应用范围更广。本节将着重介绍共聚焦激光显微内镜在上消化道内镜检查中的应用概况。

一、共聚焦激光显微内镜的起源

共聚焦激光显微内镜是在共聚焦显微镜的基础上发展而来的。完成共聚焦激光显微镜从体外成像到内镜在体内成像的转变,首先的技术突破是共聚焦显微镜系统的微型化处理。20 世纪90 年代末以来,微型化技术使共聚焦激光显微镜的体积不断缩小,直至可以整合至内镜镜身前端,从而制造出共聚焦激光显微内镜。

1998 年,硬管式共聚焦激光显微内镜问世,其为不可弯曲的硬管式设计,应用于观察和研究皮肤、子宫颈、腹腔脏器及直肠等。然而,此种类型共聚焦激光显微内镜不能用于弯曲、冗长的人类胃肠道的检查。进入 21 世纪,共聚焦激光显微内镜技术得到了空前发展。利用超微型化技术,使共聚焦激光扫描器和光学图像装置进一步缩小到直径 5 mm,长度43 mm,并将其整合到传统消化道内镜的最前端,完成了共聚焦激光显微镜与传统消化道内镜的结合。可曲式共聚焦激光显微内镜问世并于 2006 年 3 月正式投入临床应用,开始了共聚焦激光显微内镜技术发展的新篇章。

近年来,一种新型探头式共聚焦激光显微内镜(probe-based confocal laser endomicroscopy,pCLE)问世。这种探头式共聚焦激光显微内镜可以灵活地插入普通消化道内镜的活检管道,对胃肠道黏膜进行实时的、动态的和连续的显微成像。这种探头有多种型号,除为上消化道、下消化道黏膜检查而设计的探针外,还有超细的探针,可在 ERCP 检查中插入胆管、胰管,对黏膜进行检查。此外,适用于支气管、腹腔、子宫及膀胱的型号已陆续问世,扩大了共聚焦激光显微内镜的应用领域。

二、共聚焦激光显微内镜的操作步骤及注意事项

1. 术前准备

(1)告知共聚焦激光显微内镜检查的特点及注射造影剂的风险,取得知情同意。

(2)检查前需行荧光素钠静脉过敏试验(2%,1 mL)。

(3)为避免黏膜表面黏液影响图像质量,检查前 10~20 min 患者除口服黏膜表面麻醉剂外,再口服 1.25% 的 α-糜蛋白酶 4 000U、5% 的碳酸氢钠溶液 60 mL 以去除黏膜表面泡沫及黏液。

2. 操作步骤

共聚焦激光显微内镜的操作类似于普通内镜,首先在普通的白光内镜模式下进行检查,选定观察区后静脉注射 10% 的荧光素钠 5~10 mL,然后按激光扫描按钮,进行共聚焦激光显微内镜模式的观察。在共聚焦激光扫描模式下,首先把观察部位置于内镜视窗的左下角,把内镜的头端轻轻垂直置于黏膜表面,从而获得稳定的位置。聚焦平面的位置由操作手柄的按钮控制,必要时可吸引局部黏膜,保证内镜与黏膜紧贴并维持在一个稳定的位置,以获得高质量的图像。共聚焦显微内镜的扫描面积仅有 475 μm×475 μm,因此对病变部位的准确定位就非常关键。对每一个观察部位,由表至深地观察。脚踏板采集图像,并以数字文件储存图像。

探针式共聚焦显微内镜可以通过活检管道插入,对准病变部位直接进行放大观察,并可获得连续动态图像,操作更为灵活、简便。

3. 术后处理

共聚焦激光显微内镜检查的术后处理与普通内镜检查相同。但应注意,患者注射荧光素钠后会出现皮肤、小便一过性发黄,应告知患者此为正常现象,嘱患者多饮水,24 h 可完全排泄。患者因对荧光素钠过敏而出现低血压等过敏性休克反应极为少见,一旦发生,应按过敏性休克的处理原则进行积极救治。

三、共聚焦激光显微内镜的诊断价值

目前,多种消化道疾病的特征性显微内镜图像改变已经被相关研究者认识并报道。本部分着重介绍共聚焦激光显微内镜在 Barrett 食管及早期胃癌等消化道疾病中的诊断价值。

(一)对共聚焦激光显微图像的认识

对于消化道疾病的共聚焦激光内镜的诊断建立在对特征性显微内镜图像识别的基础上这些显微内镜诊断标准的确立都是以各类疾病的病理组织学表现为基础的,因此全面掌握胃肠道黏膜病理学对获取可靠的共聚焦激光显微内镜实时诊断结果至关重要。

常规活检组织的病理检查主要观察黏膜的纵切面,深度可达黏膜肌层,而共聚焦图像为黏

膜的横切面,深度难以达到黏膜肌层;常规病理经 HE 染色可清楚地显示细胞核,而共聚焦图像为黑白灰度像,主要显示组织、细胞的轮廓,常不易观察到细胞核。基于此,对共聚焦图像的认识需要学习。

(二)共聚焦激光显微内镜在消化道疾病中的诊断价值

共聚焦激光显微内镜的问世改变了消化内镜的诊断规则。内镜诊断分为三步:认识、描述和确认。首先,认识细微的黏膜病变非常重要,高分辨率、高清晰度的内镜可以帮助医师识别这些病变。其次,要预测组织学诊断,必须对这些黏膜改变进行恰当的描述。在预测组织学改变的时候,应该将总体病变类型、血管结构和表面形态分类描述。再次,确定病变性质必须依靠病理组织学,并将其作为内镜或手术治疗的依据。活检标本的体外组织学诊断是最后确定诊断的"金标准"。

然而,上述内镜诊断最后的确定诊断步骤受到共聚焦激光显微内镜的革命性挑战。显微内镜结合了白光成像和共聚焦显微镜,可以提供亚细胞水平的分辨率。显微内镜不仅可以预测组织学,还能够在内镜检查过程中进行体内的组织学成像。使用显微内镜,可以在体内明确瘤变和炎症改变。细胞间交互的生理学和病理生理学已经可以在人体中观察到。

1.食管上皮内瘤变

正常食管上皮为复层鳞状上皮。由深至浅可分为基底层、棘层、颗粒层和角质层。因细胞不断向上层迁移,故上皮层由深至浅细胞形态有所不同。通常来讲,基底层为上皮最深一层的细胞,细胞较小,呈立方体状,但细胞核较大,呈球形,位于细胞底部,细胞胞质为强嗜碱性。棘层细胞呈多边形,3~8 层不等,由深至浅胞质染色逐渐浅淡。随着细胞向上迁移,胞体增大,细胞外形逐渐变得扁平,细胞核逐渐变为椭圆形并向细胞表面移动,胞质的嗜碱性有所减弱,为颗粒层。角质层为食管上皮的最表层,细胞扁平,但仍能见到细胞核,证明鳞状上皮为不完全角化。上述细胞形态的改变称为表面成熟现象,相应的共聚焦激光显微内镜下可以看到鳞状上皮细胞形态的转变以及正常的上皮乳头内毛细血管襻。

有研究者研究了共聚焦激光显微内镜对食管黏膜上皮内瘤变的诊断价值,发现显微内镜下的表面成熟评分(surface maturation scoring,SMS)有助于上皮内瘤变的筛查与诊断。SMS包括 4 个参数,分别为光晕、梯度、极性及指南针效应,存在上述效应,分别计 1 分,上述效应消失计 0 分,总和为 SMS 得分,0 分高度提示食管鳞状上皮内瘤变。研究表明,SMS 评分对食管鳞状上皮内瘤变的诊断有令人满意的敏感性与特异性。

2.Barrett 食管及其瘤变

普通内镜对 Barrett 食管的诊断存在困难,因其无法识别肠上皮化生。随机活检极易漏检,而国际推荐的四象限活检法创伤大、出血多、较易引发多种并发症,故临床实用性差,因此需要一种能同步进行内镜检测和组织病理学检查的新技术。共聚焦激光显微内镜可清晰地显示杯状细胞、柱状上皮、间质、血管等组织学结构,有助于 Barrett 食管及其瘤变的诊断。

3.慢性胃炎及胃癌的诊断

共聚焦激光显微内镜可以很方便地获得胃内不同部位的图像,其与同一部位的活检组织横切面的病理图像有很好的一致性。在造影剂的作用下,共聚焦内镜可清晰地显示胃小凹、结缔组织、毛细血管襻和微血管,并可辨认表面上皮细胞、炎性细胞、间质细胞、红细胞及杯状细胞。根据胃小凹的开口不同可以分辨胃的部位,胃小凹的开口在胃体和贲门为圆形或类圆形,在胃窦为纵向的裂隙样开口。当胃黏膜发生炎症时,共聚焦激光显微内镜可以出现各种不同表现，有研究将各种炎症归类并参考组织病理学制定出共聚焦激光显微镜诊断慢性炎症的标准，根据胃小凹的不同表现分别分为 A～F 型。

胃癌是最常见的消化道恶性肿瘤，提高早期诊断水平有积极的作用，因此很多研究致力于共聚焦激光显微内镜对早期胃癌的诊断。共聚焦激光显微内镜对胃癌的诊断标准分为三个方面的改变：腺体结构改变，表现为腺体结构显著紊乱和破坏；上皮细胞改变，表现为细胞不规则、异型细胞排列无序；微血管改变，表现为血管形态紊乱，失去正常形态。研究表明，与白光内镜相比，共聚焦激光显微内镜诊断早期胃癌的敏感性和特异性均令人满意。

共聚焦激光显微内镜对预测组织学诊断有较高的准确性，但目前仍然无法代替组织学诊断，这是由于目前的共聚焦激光显微内镜自身有许多的局限性。共聚焦激光显微内镜的扫描深度有限。胃黏膜的平均厚度为 $700\sim800~\mu m$，共聚焦激光显微内镜的扫描深度为 $250~\mu m$，因此对胃部病变的扫描只能限于黏膜层，不能客观地判断早期胃癌的浸润深度。

（徐金刚）

第八节　经内镜逆行胆胰管造影

经内镜逆行胆胰管造影（endoscopic retrograde cholangiopancreatography，ERCP）是在十二指肠镜直视下插入导管至十二指肠乳头部的胰胆管开口处，注入造影剂后在 X 线下显示胆胰管形态的影像学诊断方法。在此基础上拓展的内镜下乳头肌切开（endoscopic sphincterotomy，EST）、取石、狭窄扩张等，使得 ERCP 从单纯的诊断技术发展为综合性的、成熟的诊治胆胰疾病的微创介入技术。

一、适应证

1.胆总管结石

胆总管结石包括原发性胆总管结石、胆总管残余结石、复发性胆总管结石及继发性胆总管结石等。

2.胆囊结石

在胆囊切除术前，临床不能排除同时存在胆管结石。胆囊结石合并有反复发作的胰腺炎。

3.胆总管下端良性狭窄

常由结石或慢性炎症引起，多为整个乳头括约肌狭窄和乳头开口狭窄，引起胆管扩张或梗阻性黄疸。

4.肝外胆管癌

病变部位以上的胆管明显扩张，或病变部位以上的胆管显影困难。

5.壶腹周围肿瘤

壶腹周围肿瘤一般包括胆总管下端、胰头部和壶腹部肿瘤，均可造成胆管梗阻扩张和梗阻性黄疸。

6.慢性胰腺炎

胰管结石可引起胰腺组织内压升高，血流灌注减少与缺血，加重胰腺炎的病情，应用内镜介入治疗胰腺炎可清除结石,引流胰液,减小胰管内压。

7. 奥迪括约肌功能障碍

患者有反复的右上腹疼痛,往往与精神因素有关,偶尔伴有轻度梗阻性黄疸,超声及 ER-CP 检查正常或胆管稍有扩张,肝胰壶腹括约肌压力测定明显增大,正常值约 6.67 kPa(50 mmHg),多表示为肝胰壶腹括约肌功能障碍,EST 后症状可以完全消失。

8. 其他

其他适应证有肝内胆管结石、胆道蛔虫病、急性梗阻性化脓性胆管炎、急性胆源性胰腺炎、胰腺分裂、胰腺恶性肿瘤等。

二、禁忌证

(1)患者全身情况极差,包括心、脑、肝、肾、肺功能严重衰竭等,不能耐受内镜检查。

(2)食管、幽门或十二指肠球部狭窄,十二指肠镜无法通过。

(3)患者患有严重凝血机制障碍及出血性疾病。

三、术前准备

(1)术前禁食 8 h 以上。

(2)检查前详细了解患者的病情,向患者和/或家属详细说明操作的大致过程、目的和可能出现的并发症,使其了解此次操作的目的,并告知微创不等于无创,可能出现感染、穿孔等并发症,一旦出现出血,可能会行急诊内镜检查和镜下止血,经内科治疗无效,可能需要急诊外科手术。取得患者及其家属的合作,并让其签署知情同意书。

(3)检查血常规、肝功能、肾功能、凝血功能等。长期抗凝治疗的患者在行 EST 前应考虑调整有关药物。

(4)局部咽喉麻醉,术前 15 min 静脉注射解痉剂、镇静剂。例如,溴化东莨菪碱 20 mg,安定 5～10 mg,合用哌替啶 50～100 mg。

(5)术前讨论:建议对疑难病例进行术前讨论,最好有多学科人员参加,制定切实的诊治预案,并详细写讨论记录。

四、术后管理

(1)术后苏醒:因大多数 EST 患者应用镇静剂,故术毕应观察生命体征,让患者卧床休息至完全苏醒。

(2)观察患者的生命体征、有无呕血、黑便、腹痛、气急、颈部皮下积气、高热等症状,一旦发现上述症状或体征,应考虑出现并发症。腹痛明显者应检测血淀粉酶和血常规。

(3)记录引流袋内的胆汁量,分析引流是否通畅;观察引流胆汁内是否含有泥沙、脓性分泌物等,以决定引流管的留置时间。

(4)常规禁食 1～3 d 后改流质及软半流质饮食,1 周后,可进普通饮食。

(5)可常规应用广谱抗生素 2～3 d。

五、并发症及对策

1. 高淀粉酶血症及急性胰腺炎

ERCP 后高淀粉酶血症和胰腺炎都是由胰腺实质受损引起的。ERCP 术后 2～24 h 测得血淀粉酶为正常值的 5~6 倍即为高淀粉酶血症,若伴有典型的腹部持续性剧痛、恶心、呕吐等症状则诊断为急性胰腺炎。

目前认为急性胰腺炎的发生与下列因素有关:伴有奥迪括约肌功能紊乱;括约肌肥厚或纤维化,已行胆管测压;患者为婴幼儿;插管困难,反复多次胰管显影,注入过量造影剂;对胰管开口的机械性损伤应用预备性切开。

此外,对造影剂及导管消毒不严格、内镜通过胃肠道时被污染、插管损伤奥迪括约肌、注射造影剂过快及压力过高等均易并发胰腺炎,胆、胰原有基础疾病而使胰管或胆管处于高压状态,亦是 ERCP 术后并发胰腺炎的密切相关因素。ERCP 术后 2~24 h 血尿淀粉酶含量升高且伴腹痛、恶心、呕吐等症状,要高度警惕急性胰腺炎发生,C 反应蛋白水平及白细胞水平升高可能预示重症胰腺炎的发生。

2.出血

出血常发生于 EST 后,极少数是贲门黏膜撕裂所致。如果患者有易出血的病史,乳头切开术前须常规检查乳头开口有无活动性出血。术前及术后 1 周,患者应停服阿司匹林和类固醇类药物。对梗阻性黄疸和脓毒败血症患者、出血倾向明显者,输注新鲜血浆和补充维生素 K_1。一旦术中发现切口出血,可用 1:10 000 冰去甲肾上腺素生理盐水冲洗,用电凝止血、气囊压迫、局部注射 1:10 000 肾上腺素溶液、止血夹等方法止血。

3.穿孔

ERCP 相关的十二指肠穿孔虽然发生率低,但病死率很高。与乳头狭窄、乳头旁憩室、切开方向偏离、毕 Ⅱ 式胃切除术后、粗暴或不当的内镜操作等密切相关。穿孔后的首发症状是上腹疼痛,可向背部放射并逐渐加剧。但穿孔早期由于 ERCP 术中患者处于镇静状态,不能根据症状和体征判断,内镜直接看到破口、X 线透视下发现造影剂外漏或后腹腔大量气体时可以诊断穿孔。

对于术后出现腹部疼痛,特别是伴有背部疼痛的,不能盲目止痛,要注意排除穿孔。CT 检查发现十二指肠周围积液和后腹膜积气是穿孔的特有表现,但有时早期 CT 检查不能发现小穿孔。如果患者症状持续不改善,必要时可复查 CT。当出现腹膜炎症状、腹腔穿刺有胆汁或脓性胆汁、患者出现脓毒血症甚至中毒性休克常预示病情已比较危重。穿孔是 ERCP 较严重的并发症,处理的关键是早期诊断,部分患者可经禁食、鼻胆管引流、抑制胰液分泌、抗生素和静脉内营养等非手术治疗好转。严密观察,一旦病情加重,要及时行手术治疗。

4.急性胆道感染

胆道感染是 ERCP 术后的另一个常见并发症。各类手术器械均应严格消毒,一般乳头切开充分,结石全部取尽,则并发胆道感染的机会极少。造影方法不当也可造成胆管感染。此外,胆管炎发生的最主要因素是胆管梗阻或引流不畅。ERCP 术后出现右上腹部疼痛、恶心、呕吐、发热及黄疸、血白细胞总数及中性粒细胞数升高则要考虑胆管炎发生,如伴黄疸加深、中毒性休克有可能已经出现化脓性胆管炎。体格检查扪及肿大的胆囊及超声、CT 检查有助于胆管炎的诊断。可应用强效敏感抗生素,必要时再次行 ERCP、经皮肝穿刺胆道引流或外科手术治疗。

5.其他并发症

其他并发症有取石网篮嵌顿、取石网篮断裂、乳头狭窄等。

六、常见疾病 ERCP 诊断

1.胆总管狭窄

胆总管狭窄的原因很多,可分为良性狭窄和恶性狭窄两大类。外科手术治疗创伤大,而且并发症多,手术后复发率较高,多次手术难度会越来越大,而且会增加患者的痛苦及花费。近年来用内镜技术来进行胆总管末端狭窄的治疗越来越常见,发挥的作用越来越大。

2.胆总管结石

胆总管结石常见的症状是胆管炎,典型临床表现有阵发性上腹部疼痛、打寒战、发热和黄疸。一般外科手术为开腹手术或者使用腹腔镜,现可通过 ERCP 进行治疗。ERCP 不但是诊断胆道疾病的主要手段,而且是非手术治疗胆道疾病的主要方式。

(徐金刚)

第九节　消化道狭窄扩张及支架置入术

消化道狭窄属于临床上的常见病、多发病,常因进食困难而出现营养不良,甚至恶病质而危及生命。大多数病例为食管、贲门狭窄,其次为幽门及结直肠狭窄。消化道狭窄扩张及支架置入术是目前治疗狭窄的有效而可靠的方法。本节按照解剖部位即上消化道和下消化道,分别对其狭窄的扩张及支架治疗进行阐述。

一、上消化道狭窄扩张

(一)适应证及禁忌证

1.适应证

(1)良性病变:包括术后吻合口狭窄,消化性溃疡瘢痕狭窄,腐蚀性食管炎、胃炎所致食管、幽门狭窄,内镜下黏膜切除或剥离后形成的瘢痕狭窄,食管静脉曲张硬化治疗后狭窄,贲门失弛缓症,食管蹼、食管膜或食管环等先天性异常。

(2)恶性病变:食管癌、贲门癌、胃窦癌及十二指肠癌。

2.禁忌证

(1)有严重心肺疾病,如急性心肌缺血、严重心律失常、心肺功能不全。

(2)消化道急性穿孔。

(3)狭窄部位有活动性溃疡。

(4)有严重凝血功能障碍及出血倾向。

(5)患者不能配合。

(二)术前准备

(1)常规检查血常规、凝血功能、胸部 X 线片及心电图。

(2)术前停用抗凝药物(如阿司匹林、波立维、华法林)至少 3 d。

(3)术前行上消化道造影、胃镜检查并活检,明确狭窄的部位、长度及病因。

(4)术前要禁食、禁水至少 12 h,必要时需持续胃肠减压或通过胃镜清除食管或胃、十二指肠内潴留物。

（5）术前给予镇静药并解除胃肠道痉挛,肌内注射地西泮 10 mg、山莨菪碱 10 mg。

（6）术前向患者及家属交代扩张术的必要性和安全性以及术中可能出现的并发症,并请患者签署知情同意书。

（7）器械准备:根据病变的部位、性质及狭窄程度选择所需内镜、扩张器械及导丝等以及处理术中出血、穿孔等并发症所需的治疗器械,如钛夹。

（三）扩张器

1.探条扩张器（Savary-Guiland 扩张器）

其主要应用于食管、贲门狭窄扩张治疗。一套扩张器由直径为 5～18 mm 的 7 根探条和 1 根导丝组成,每根探条长 70 cm,为头端圆锥形的中空性探条。

2.水囊扩张器（Rigiflex TTS 水囊扩张器）

经内镜活检孔道插入该类扩张器,导管长度 180 cm,可通过 2.8 mm 的活检孔道。球囊长 8 cm,有直径分别为 6 mm、8 mm、10 mm、12 mm、15 mm 和 18 mm 的导管与压力表相连。

（四）操作步骤

1.探条扩张法

其主要用于非动力性狭窄,如炎症、术后瘢痕及肿瘤形成的狭窄。应在 X 线下进行,也可盲目扩张,具体步骤如下。

（1）直视下内镜靠近狭窄处,观察狭窄部位,并测量狭窄处至门齿的距离,根据狭窄口径选择所需扩张器。

（2）经胃镜活检孔道送入导丝,使导丝越过狭窄段头端至胃远端。

（3）操作者一边缓慢地退出胃镜,一边同步向胃内送入导丝。

（4）拔出胃镜后,沿导丝插入探条扩张器,当探条通过遇到阻力时,可在 X 线监视下慢慢将探条的锥形端直径最粗段送过狭窄段远端,并保留探条 1～2 min。

（5）缓慢地退出扩张器,并保留导丝于原位不动,逐级更换较大号扩张器,重复以上扩张治疗。一次扩张治疗最好使用不超过 3 根不同直径的探条。

（6）扩张结束后将探条和导丝一同拔出。

（7）再次行内镜检查确认狭窄的扩张程度及确定有无出血和穿孔,并进入胃腔观察。

2.气囊（水囊）扩张法

主要用于动力性狭窄,如贲门失弛缓症。以 Rigiflex ABD 气囊扩张器为例,该气囊不能通过活检钳孔,操作时先置入导引钢丝,可在 X 线透视下或内镜监视下进行。内镜监视下扩张步骤如下。

（1）清除食管内潴留物,直视下内镜靠近狭窄处,观察狭窄部位,并测量狭窄处至门齿的距离,根据狭窄口径选择所需扩张器。

（2）经胃镜活检孔道送入导丝,使导丝越过狭窄段头端至胃远端。

（3）操作者一边缓慢地退出胃镜,一边同步向胃内送入导丝。

（4）根据狭窄口径选择合适的扩张气囊,并循导丝插入气囊扩张导管。

（5）在胃镜监视下调整气囊的位置,使气囊中央位于狭窄中段。

（6）缓慢地向气囊内充气,气囊充气压力一般为 20～40 kPa,维持 1 min,内镜下观察黏膜出血情况,如无明显出血,可于 2 min 后再次充气。

(7)扩张完成后缓慢地拔出气囊及导丝。

(8)再次内镜观察扩张情况并确定有无出血及穿孔等并发症。

(五)术后处理

扩张后不宜马上进食,需密切观察病情及并发症的发生。术后禁食3h后,如无并发症发生,可进少量冷质流食,之后逐渐增加进食量。如需再次扩张,间隔时间应超过一周。

(六)术后并发症的预防及处理

术后常见并发症包括出血、穿孔、感染、胃食管反流和吸入性肺炎等。

需在扩张后即刻观察出血情况,如少量出血,无须特殊处理可自行停止,如有明显出血,可行内镜下电凝止血,或黏膜下注射1:10 000肾上腺素,必要时也可用钛夹止血。

穿孔的发生率为0.4%~0.6%。如发生胸部及颈部皮下气肿,肝浊音界消失,应立即胸腹透视或泛影葡胺造影检查或钡剂造影检查,如发生较小穿孔,多在禁食、胃肠减压、补液及抗感染治疗后愈合,如穿孔较大,则需外科手术治疗。

胃食管反流在给予抑酸剂或抗酸剂以及动力剂后可明显改善。继发感染及吸入性肺炎在抗感染治疗后一般均可控制。

二、上消化道狭窄支架置入术

消化道晚期肿瘤合并消化道梗阻,因失去手术机会,可选择消化道支架置入,使管腔再通,达到外科姑息治疗的目的。临床应用支架主要有塑料支架及金属支架,塑料支架因内径固定,插入困难,容易造成损伤,目前较少使用。目前使用较多的金属支架是自膨胀金属支架,本章节主要介绍自膨胀金属支架置入方法。

(一)食管、贲门狭窄支架置入术

1.适应证与禁忌证

(1)适应证:有食管、贲门恶性肿瘤,无法进行手术;食管、贲门良性狭窄,反复扩张疗效差的患者。

(2)禁忌证:合并严重心肺疾病及其他严重疾病,不能耐受内镜检查治疗;食管上段较高部位狭窄;狭窄较重,导丝无法通过;患者不能合作。

2.术前准备

术前准备与狭窄扩张的术前准备相同。

3.操作方法

(1)首先进行常规内镜检查,观察狭窄部位、狭窄程度,计算狭窄长度及狭窄口距离门齿的距离,选择合适的支架。

(2)对狭窄严重的患者需先行狭窄扩张术,再行支架置入术。

(3)插入胃镜,从活检孔插入导丝,使导丝越过狭窄段,留置于胃内,退出胃镜。

(4)在导丝引导下插入推送器及支架,到达预定位置后逐渐释放支架于食管或贲门狭窄处,然后退出推送器及导丝。

(5)再次进镜,观察支架的位置及膨胀情况。

(二)胃、十二指肠狭窄支架置入术

胃、十二指肠狭窄多由胃、十二指肠以及周围脏器恶性肿瘤浸润或压迫所致,尤其在肿瘤晚期,常规外科手术只能选择姑息性手术,且创伤较大。胃、十二指肠支架置入术是应用内支

架置入技术对狭窄或梗阻的胃、十二指肠段进行扩张,再次建立通道的微创介入治疗方法,因其具有创伤小、临床效果好、可重复操作等特点,目前在临床上应用广泛,是外科姑息性手术的替代疗法之一。

1.适应证和禁忌证

(1)适应证:胃、十二指肠以及周围脏器恶性肿瘤(外科手术不能切除)浸润或压迫所致管腔狭窄;部分良性狭窄,如术后胃、十二指肠吻合口狭窄。

(2)禁忌证:与狭窄扩张术的禁忌证相同。

2.术前准备

(1)术前检查:如镜身无法通过狭窄段,可行碘油造影定位,了解梗阻段部位及狭窄程度;腹部影像学检查,了解周围脏器肿瘤与肠管的关系。

(2)知情同意:向家属交代支架置入的可行性及必要性以及可能发生的并发症,请其签署知情同意书。

(3)胃肠道准备:术前禁食、禁水 4 h,胃肠减压引流胃内潴留液。

3.操作步骤

(1)送入导丝:经胃镜活检孔道将导丝连同导管送入胃内,通过狭窄段并尽可能深入上部小肠,然后撤出导丝。

(2)通过导管注射泛影葡胺造影,进一步确定狭窄的长度。

(3)再次通过导管送入软头硬导丝,使其深入空肠,保留导丝并缓慢退出导管。

(4)沿导丝送入球囊扩张导管,对狭窄段进行预扩张。

(5)将支架及推送器沿导丝送至狭窄处,固定推送器后撤外鞘管,使支架缓慢释放。

(6)退出推送器及导丝,再次进境,观察支架的膨胀情况,或通过碘油造影 X 线下观察支架的膨胀情况。

4.术后注意事项

术后 3~4 h 即可进流食。以后循序进食固体食物,但禁食多渣食物。

5.术后并发症预防与处理

(1)出血:多与术中操作不当有关,导致胃或肠壁损伤出血。熟练掌握操作技术,轻柔地操作可以避免或减少损伤发生。

(2)穿孔:在送入推送器时操作不当导致肠壁穿孔,或支架置入后,头端与肠壁成角,压迫肠壁,导致穿孔。避免粗暴操作,支架长度选择恰当、置放位置合理可避免穿孔。

(3)支架移位脱落:与支架选择不当、支架置入位置偏离、外压性肿瘤的体积缩小等有关。如支架向近端移位,可经内镜取出支架,重新放置。如支架向远端移位,则可通过异物钳钳夹支架上缘,向上提拉,调整位置。如支架完全从狭窄段移位脱落,必要时需要外科手术介入。

(4)梗阻性黄疸及胰腺炎:当狭窄位于十二指肠乳头及附近时,放置支架可能会发生支架堵塞胰胆管开口,导致胆道梗阻及胰腺炎,这种情况多见于置入覆膜支架时,如选择非覆膜支架,其发生率可明显下降。必要时可选择放置胰胆管支架。

(5)支架置入术后再狭窄:多为肿瘤在支架内生长或压迫支架以及食物堵塞支架所致,也可由支架移位引起。可以通过在原支架内再次置入支架,清理堵塞支架食物等办法解决。

三、下消化道狭窄

下消化道狭窄分良性狭窄和恶性狭窄。良性狭窄指术后吻合口狭窄、炎性狭窄,而恶性狭窄多为结直肠恶性肿瘤或周围脏器肿瘤压迫所致。

关于良性狭窄的治疗可选择经内镜球囊扩张,必要时可行支架置入。对于恶性狭窄,当晚期肿瘤导致肠腔狭窄梗阻并广泛浸润,无法手术切除,或因脏器功能不全等不能耐受手术时,可选择内镜下支架置入治疗。

(一)结直肠狭窄扩张

1.适应证

结直肠术后吻合口狭窄,结直肠炎性狭窄,如炎症性肠病、肠结核。

2.禁忌证

无绝对禁忌证,发生下列情况时应慎重。

(1)有重度内痔或处于肛周静脉曲张出血期。

(2)有急性炎症,处于溃疡性结肠炎出血期。

(3)有严重的出血倾向或凝血功能障碍。

(4)有严重心肺功能衰竭。

(5)疑有肠道广泛粘连梗阻。

3.术前准备

(1)术前检查:结肠镜检查明确狭窄的部位及程度,如狭窄段镜身无法通过,可行碘油造影定位,了解梗阻段部位及狭窄程度。进行凝血功能检测。

(2)知情同意:向家属交代狭窄扩张的可行性和必要性以及可能发生的并发症,并请其签署知情同意书。

(3)肠道准备:肠道狭窄,如无明显梗阻,可口服肠道清洁剂清洗肠道,如存在肠道梗阻,需术前清洁灌肠。

(4)术前给予镇静剂并解除肠道痉挛:肌内注射地西泮 10 mg、山莨菪碱 10 mg。

(5)准备结肠镜、X 线机、扩张球囊、导丝、压力泵。

4.操作步骤

(1)经内镜活检孔道将导丝连同导管送入肠腔,并通过狭窄段尽可能深入,然后撤出导丝。

(2)通过导管注射泛影葡胺造影,进一步确定狭窄的长度。

(3)再次通过导管送入软头硬导丝,使其深入空肠,保留导丝并缓慢地退出导管。

(4)沿导丝送入球囊扩张导管,对狭窄段进行逐级扩张,最大直径可扩张至 20 mm,每次扩张持续 90 min,先后扩张 2～4 次。一周后结肠镜检查,如仍有狭窄,可再次扩张治疗。

5.并发症

主要并发症为出血和穿孔。扩张术中及术后都要在内镜下观察出血情况,对于一般出血,可在内镜下喷洒去甲肾上腺素盐水或黏膜下注射 1:10 000 肾上腺素盐水。较小穿孔可在胃肠减压及抗感染保守治疗后闭合,如穿孔明显,需要外科手术进一步修补治疗。

(二)结直肠狭窄支架置入

1.适应证

(1)恶性肿瘤浸润压迫引起肠腔狭窄或阻塞(晚期肿瘤导致肠腔狭窄梗阻并广泛浸润,无法手术切除)。

(2)有结肠瘘或者直肠瘘。

(3)有外科术后结、直肠吻合口狭窄。

(4)结直肠狭窄支架置入作为外科手术前过渡期的应急治疗。

2.禁忌证

无绝对禁忌证,相对禁忌证与狭窄扩张的禁忌证相同。

3.术前准备

(1)结肠镜检查或结肠造影检查:用结肠镜或使用水溶性含碘造影剂结肠造影了解肠道梗阻的程度和梗阻部位。

(2)其他影像学检查:利用 CT、彩超等检查手段了解病变部位和周围情况。

(3)肠道准备:肠道狭窄,如无明显梗阻,可口服肠道清洁剂清洗肠道,如存在肠道梗阻,需要术前清洁灌肠;对已有肠道梗阻临床症状者提前禁食,对完全性肠梗阻者及时留置胃管,进行胃肠减压。

(4)知情同意:向家属交代支架置入的可行性和必要性,以及可能发生的并发症,并签署知情同意书。

(5)术前镇静并解除肠道痉挛:肌内注射地西泮 10 mg、山莨菪碱 10 mg。

(6)仪器准备:结肠镜、X 线机、支架及推送器、导丝。

4.操作方法

(1)将导丝连同导管在 X 线监视下经内镜孔道送入,直至通过狭窄段。

(2)交换软头硬导丝,并通过造影导管口造影定位及预扩张。

(3)留置导丝,经导丝送入支架推送器,到达狭窄部位近侧端,释放支架。支架置入后退出输送器,保留导丝,再引入导管注入造影剂,观察支架扩张后肠腔通畅的情况,或进镜观察支架膨胀情况。

5.术后注意事项及处理

术后给予静脉输液、消炎、止血等治疗。明确梗阻已解除即可准予进食流质食物,之后循序进食固体食物。

6.并发症的预防及处理

(1)出血:出血常见原因为操作过程中损伤肠黏膜或肿瘤组织,一般出血量较少,无须特殊处理。如出血量多,可经静脉给予止血药或内镜下喷洒去甲肾上腺素及凝血酶等,止血多可成功。

(2)肠壁穿孔:发生率低,一般小于 1%。主要发生原因为操作不当,强行插送结肠镜或硬性插送支架推送器;或者应用软导丝不能引导支架推送器越过肠曲锐角,使推送器尖端损伤肠壁。一旦发生肠壁穿孔,应立即撤除器械,终止操作,留置胃肠减压管,并加强抗感染治疗,必要时,外科手术修补。在 X 线监视下操作结肠镜及支架输送器,手法要轻柔,避免强行推送是防止发生结肠穿孔的关键。

(3)支架移位脱落:肠管收缩和蠕动使结肠支架较易移位和脱落,其移位率高达 40%,通常在置入后一周内发生。支架移位常与肠腔狭窄程度轻而选择支架直径偏小有关,或与支架置入偏位、支架长度过短等有关。在支架置入后接受放化疗使肿瘤的体积缩小,肠腔增宽,也可能发生支架移位。覆膜支架较裸支架更易移位。支架移位后未及时复位调整,可发生支架脱位,进而造成支架脱落。

因此,在操作中准确地判断结肠的狭窄程度及选择内径及长度合适的支架对于预防支架移位、脱落至关重要。

(4)支架再狭窄:多由支架移位、粪块嵌顿以及肿瘤向支架内浸润生长所致。因此,在结肠支架置入时要规范,置入后尽量选择低渣饮食,服用矿物油或乳果糖等软化粪便以减少梗阻。针对肿瘤浸润生长导致支架再狭窄,可选择在支架内二次支架置入治疗。

(徐金刚)

第十节 上消化道异物取出术

消化道异物是指误吞或故意吞食进入消化道的各种物体。小而光滑的异物多可通过消化道自行排出,较大或锐利的异物因通过幽门困难,往往潴留在胃内,并可损伤消化道黏膜,甚至出血、穿孔。在内镜诊疗技术应用之前,消化道异物主要靠外科手术取出,创伤较大。而内镜下取出异物方法简单,成功率高,并发症少且痛苦小。

一、上消化道异物处理原则

(一)急诊内镜取异物

一些较大而锐利的异物、不规则硬性异物及有毒的异物一般不易自行排出,且在胃里存留时间长会引起消化道损伤、梗阻和中毒等严重后果。在确定没有穿孔的情况下,应行急诊内镜检查,并积极试取。

(二)择期内镜取异物

小而光滑又无毒性的异物可自行经消化道排出,可暂不行内镜下异物取出术,待不能自行排出时,可择期以内镜取出。对于胃内结石,可先口服药物溶解,若药物治疗无效,再择期行内镜下取出或碎石。

二、适应证与禁忌证

(一)适应证

上消化道内任何异物,凡自然排出有困难,均可在内镜下试取。

(二)禁忌证

(1)有内镜检查禁忌证。

(2)合并有消化道穿孔,异物可能已全部或部分穿出消化管外,不宜在内镜下试取。

三、操作

(一)术前准备

(1)内镜检查前患者需空腹 4～6 h。

(2)术前做 X 线摄影或造影检查,了解异物的大小、形态和所在部位。尽量避免吞钡检查,以免影响内镜观察。

(3)对小儿、不能配合的成人患者可适量使用镇静剂,必要时可做静脉麻醉。

(4)根据异物的大小和形状选用不同的取异物器材。常用的取物器材有活检钳、鼠齿钳、鳄嘴钳、三抓钳、五抓钳、圈套器、网篮、内镜专用手术剪等。

(二)操作方法

根据 X 线检查结果,进行常规胃镜检查,寻找异物,并观察消化管有无损伤及损伤的程度。食管异物一般较易发现,胃内的异物往往位于胃大弯的黏液湖中,如在食管和胃内反复寻找却未发现异物,应进一步在十二指肠中寻找。找到异物后,根据异物的大小和形态选择取异物器材,将异物取出。

1.圆形或光滑异物的取出

可选用网篮式取物器将玻璃球、小型胃柿石、果核等套住并取出。

2.长条形异物的取出

对打火机、牙刷、筷子、笔、体温表、直尺可选用圈套器取物。将圈套器套住其较钝的一端,与异物的端侧的距离应小于 1 cm,否则容易在贲门或咽喉部受阻,无法取出。

3.扁平状异物的取出

对硬币、纽扣、刀片、骨片、电池、钥匙等扁平状异物可选用活检钳、鼠齿钳、鳄嘴钳等钳物器或圈套器来取出。

4.锐利异物的取出

较细小的异物如牙签、鱼刺、枣核、尖锐的骨头,如异物的一端刺入消化道壁内,另一端游离,可钳夹游离尖锐端,缓慢地退镜。若异物两侧的尖锐端都刺入消化道壁,则先游离一侧端,再钳夹取出,尤其在食管,操作时尽量轻柔,以防穿孔。对于刀叉、刀片、张开的别针、带金属钩的义齿等不规则较锐利的异物,可预先在内镜头端装一个橡皮保护套,取到异物后,将其锐利端拉入橡皮套管中,缓缓退出。

5.软物的取出

常见异物为肉团块,堵塞在第二和第三生理性狭窄处,可用异物钳将其撕扯开,用圈套器分次取出。对蛔虫团块、布团或棉花团亦可直接用钳物器钳住并取出。

6.胃内结石的取出

直径较大的胃石不易直接取出,如结石不是很坚硬,可以用异物钳或圈套器将其分割呈小块,分次取出。如结石较坚硬,可用激光碎石,将结石碎为小块而取出。也可服用可乐等碳酸饮料以溶解结石,待结石的体积变小,再试取石。

(三)术中注意事项

(1)取到异物后,应尽量收紧取物器材,并使其紧贴内镜,这样有利于异物与内镜同时退出。

(2)异物取出时在贲门或咽喉部等狭窄部位容易被卡住而难以退出。此时应将内镜朝前推进,将异物推入胃内或食管中,反复调整异物的位置,直至异物能顺利通过狭窄处。将异物随内镜退至咽喉部时,还应将患者的头向后仰,亦有利于异物的取出。

(3)对嵌顿性异物可试用各种器械,先缓缓将其松动,嵌顿解除后方可取出,切忌强行牵拉。

(4)异物取出过程中注意有无消化道损伤,如有损伤,应及时处理。

四、并发症及其处理

(一)消化道损伤

大的锐利物在取出过程中可能会损伤消化道管壁,尤其是在贲门、食管、咽喉部,轻者多为黏膜损伤,发生黏膜撕裂和出血,严重者可发生消化道穿孔。因此,操作要轻柔,切忌粗暴,以防损伤。

对发生黏膜损伤出血者,需要暂时禁食,采用抑制胃酸分泌、补液及口服黏膜保护剂等治疗;如出血明显,可在内镜下止血,行黏膜下注射或钛夹止血,一般均可成功。如发生穿孔,可行内镜下钛夹夹闭,并行抗感染治疗。对内镜无法治疗者,应尽早以外科手术修补。

(二)继发感染

异物取出过程中发生消化道黏膜损伤后可继发细菌感染。患者在感染的部位有剧烈疼痛,并伴有寒战、发热。治疗上禁食、制酸、使用广谱抗生素。如有脓肿形成,必要时需要手术治疗。

(徐金刚)

第十一节　贲门失弛缓症的内镜治疗

贲门失弛缓症是不明原因引起的食管运动异常的疾病,引起食管肌肉紧张,尤其是食管下端括约肌(low esophageal sphincter,LES)以及食管蠕动消失。食管下端括约肌的不充分放松直接导致食物或者液体在食管内残留,难以进入胃腔。最常见的临床症状是对液体和固体食物吞咽困难,而随着病情进展,约有76%的患者出现反流的临床症状。其他较常见的临床症状还有胸骨后烧灼感(52%)、胸痛(41%)以及体重下降(35%)。贲门失弛缓症是一种比较罕见的疾病,每年发生率约1/10万,尽管如此,贲门失弛缓症仍是食管疾病中诊断率最高的疾病。贲门失弛缓症的发生没有性别趋势,高发年龄段为25~60岁。贲门失弛缓症起病不明显,患者往往在起病数年之后才寻求医疗手段,但通常都被误诊为胃食管反流病。因此,对于长期吞咽困难的患者,在按照胃食管返流病治疗之后疗效欠佳,应该考虑到贲门失弛缓症的可能。另外,对于吞咽困难伴近期体重下降明显的患者,必须排除一切恶性肿瘤存在的可能性。

关于贲门失弛缓症的治疗,以往主要是药物治疗和外科手术治疗。鉴于贲门失弛缓症的病因,目前所有治疗手段都仅仅是缓解LES痉挛,但对食管蠕动的消失无任何作用。总的来说,目前所有手段并不能根治此病,更多的是缓解病情。药物治疗(如用硝酸酯治疗)是疗效最低的治疗手段,但外科手术治疗创伤较大,因此医师开始研究其他效果明显而且对患者创伤较小的治疗手段。

本节主要介绍贲门失弛缓症的内镜下微创治疗,包括注射肉毒素、球囊扩张以及肌切开术。

一、内镜下药物注射治疗

除了口服药物,肉毒杆菌毒素治疗也是一种降低LES压力的手段,对于有明显手术禁忌证的患者,可以选择肉毒杆菌毒素治疗。但肉毒杆菌毒素治疗的远期疗效明显低于球囊扩张和外科手术治疗。通过内镜操作,到达食管下段,靠近贲门附近。然后在每个象限向食管肌层注射25 U肉毒杆菌毒素,总共100 U。研究发现,肉毒杆菌毒素治疗1个月后,下段食管压力可降低50%,而75%的患者可感觉到吞咽困难明显缓解。然而,肉毒杆菌毒素的药效最终会因为在体内降解而逐渐消失,50%的患者在治疗后6~12个月需要再次治疗。另外,食管肌层的注射可导致瘢痕形成,这将会增加外科肌切开术或者内镜下肌切开术的风险和难度。

二、内镜下球囊扩张术

球囊扩张术(pneumatic baloon dilation,PBD)的目的不仅是扩开食管下端括约肌,还有通过球囊扩张将食管括约肌扯断,因此标准的球囊扩张和探条扩张远不能达到治疗目的。虽然内镜医师上交过多份不同的指南草案,但是目前标准指南是使用3.0 cm直径的球囊,这种球囊可充气至直径3.5~4.0 cm。如有需要,可以重复操作。球囊扩张术不但比肉毒杆菌毒素更好的远期改善,而且有较低的食管穿孔率。球囊扩张术后所有患者需行上消化道造影术,来观察食管有否受伤。

许多研究显示,球囊扩张术后50%~93%的患者临床症状缓解。这情况将可以在短期内维持(12~24个月),但是随着时间进展,33%的患者会在5年内复发。

行球囊扩张术的患者必须无外科手术禁忌证,因为球囊扩张术最严重的并发症是食管破裂(发生率为2%)。对于疑似食管裂开的病例必须提高警惕。食管小穿孔可通过内科保守治疗治愈,包括使用抗生素、肠外营养,或者内镜下使用金属钳封补伤口。但是对于面积较大的裂口,甚至并发纵隔感染,则需要及时的外科手术治疗。

部分患者(15%~35%)也会有术后并发症,包括胃食管反流病。对于这类患者,可以用质子泵抑制剂来治疗。

三、内镜下肌切开术与外科手术

近几年发展起来的经口内镜下肌切开术(peroral endoscopic myotomy,POEM)直接从食管内侧切开肌肉,这是一种微创手术,对患者的损失更小,患者术后恢复得更快。

经过食管测压、胸部及上腹部CT、上消化道钡餐造影、胃镜检查等术前检查,明确排除肿瘤性或其他脏器压迫导致的临床症状,确诊为贲门失弛缓症的患者可接受POEM治疗。手术耗时较长,因此要求患者没有麻醉禁忌证。

另外,考虑到患者有吞咽困难以及食物常停留在食管内,因此推荐患者术前禁食24 h,术前行常规胃镜检查以清除食管内容物。这样可以减少食物残留在食管内,减轻食管黏膜水肿,有助于术后伤口愈合。

通常通过一种标准的单腔胃镜来完成POEM,但也可以使用多种特别制造的内镜刀来建立黏膜下隧道以及切开括约肌。

(一)POEM的步骤

POEM包括4个步骤:①常规内镜检查;②建立隧道;③切开环状肌;④缝补切口。

(1)首先常规行胃镜检查,观察患者食管和胃底贲门的情况。通常会在术前要求患者禁食24 h,因此食管内食物残留不会很多。另外,穿孔造成气胸或者纵隔气肿是POEM常见的并发症,可导致血氧饱和度下降、患者感呼吸困难等。推荐用CO_2气泵,即使发生纵隔气肿,CO_2也较一般气体容易吸收,可提高手术的安全性。

(2)食管及胃的常规检查如无明显异常,可进行第二项操作:建立隧道。可使用生理盐水+靛胭脂在食管-胃交接口10 cm处进行黏膜下注射来抬起黏膜下层。使用靛胭脂是为了染色,让抬起的黏膜下层呈现紫蓝色,指示下一步切割或分离的方向。生理盐水较容易吸收,影响手术操作,因此可以使用玻璃酸钠+靛胭脂进行黏膜下层的注射。成功抬起黏膜下层后,可将内镜调至 endo-cut 模式,80 W 电流,将 IT 刀在抬起的黏膜下层上方的黏膜层切开。

切开黏膜层,暴露黏膜下层后,向肛侧方向,继续在黏膜下层注射玻璃酸钠+靛胭脂来抬起黏膜层。使用 endo-cut 模式,80 W 电流,用 IT 刀分离黏膜下组织。IT 刀的刀头有一个陶瓷小球,可避免切割分离导致肌层穿孔。需要这样重复地黏膜下注射+黏膜下层组织分离,建立隧道,一直到越过贲门口 3～5 cm 处。在分离黏膜下组织、建立隧道的时候,必须注意保持切线方向,以免穿孔。使用玻璃酸钠+靛胭脂可以更好地指示分离隧道的方向。通常也会使用透明帽来帮助剥离黏膜下组织。

(3)完成隧道建立之后,在隧道内的贲门位置可以清晰地看到与隧道纵轴垂直的食管下端括约肌,这时内镜医师需要根据患者的各项指标(临床症状的 Eckardt 评分、食管测压中的食管下段压力、残余压等)来确定需要长切开还是短切开,是否需要全层切开。通常会从食管—胃交接口上方 5 cm 开始一直到贲门口下 3 cm 切断括约肌。在切断食管下端括约肌时,需要注意的是切割方向要与隧道纵轴平行,这样就可以尽量避免切断括约肌外层的食管肌层。

(4)在完成食管下端括约肌切开之后,使内镜离开隧道,可以发现食管腔贲门口明显松弛、扩张。手术满意后,可用金属夹子缝补黏膜下隧道切口。POEM 术对于传统外科或腹腔镜下 Heller 肌切开术有明显的优势,但并不是完全没有缺点。它要求大量的训练、实践,因此需要一个标准化的 POEM 培训计划来保证其疗效。

(二)POEM 术后复查

目前研究显示,POEM 短期治疗能获得较好的疗效,但长期治疗的效果仍不明确,因此对 POEM 术后的患者需要定期随访,跟踪病情发展。通常建议患者术后 1 个月和 1 年返院复查食管测压、上消化道钡餐造影和上消化道内镜检查。

四、总结

目前针对贲门失弛缓症的有创性治疗手段包括注射肉毒杆菌毒素、球囊扩张、外科 Heller 肌切开术、腹腔镜下 Heller 肌切开术以及最近几年发展起来的 POEM。目前研究发现,POEM对比注射肉毒杆菌毒素和球囊扩张术有更显著和更持久的治疗效果。而对比外科 Heller 肌切开术以及腹腔镜下 Heller 肌切开术,POEM 具有相同的治疗效果,但产生更小的治疗性创伤,这不仅能让患者更好地恢复,还能降低治疗"门槛"。总体来说,目前的研究发现 POEM 是一种非常有前景的治疗手法,但其远期治疗效果仍需要进一步的研究总结。

(徐金刚)

第十二节　上消化道黏膜下肿瘤的内镜治疗

黏膜下肿瘤(submucosal tumor,SMT),也叫作上皮下病变(subepithelial lesions,SEL),通常没有临床症状,而偶然在常规胃肠镜检查中被发现。黏膜下肿瘤的治疗方法包括内镜下切除、腹腔镜切除、外科手术,黏膜下肿瘤的性质直接决定了它的治疗方法。

一、上消化道黏膜下肿瘤的种类及切除的必要性

(一)上消化道黏膜下肿瘤的种类

上消化道黏膜下肿瘤有一系列良性、潜在恶性、恶性的病变,主要包括胃肠间质瘤、平滑肌瘤、神经内分泌肿瘤、脂肪瘤、颗粒细胞瘤、囊肿、异位胰腺、布氏腺瘤和淋巴管瘤等。

(二)上消化道黏膜下肿瘤切除的必要性

以几种常见的上消化道黏膜下肿瘤举例说明。胃肠间质瘤(gastrointestinal stromal tumors,GIST)是胃肠道最常见的间叶性肿瘤,因为胃肠间质瘤有低度的潜在恶性,所以一旦发现就要长期随访或切除。绝大多数微小病变经长期随访风险不大,但长期的随访无疑会给患者带来沉重的思想负担。既然所有的巨大恶性病变均是由小而大地生长,如果能采取高效、安全、微创的方法去除这些微小病变,无疑是有益的。切除病变后通过病理检查还可以对其危险度进行评估。

类癌也是一种常见的潜在恶性 SMT,病变往往位于黏膜深层和黏膜下层。其危险度与病变的浸润深度和病变的大小密切相关。最大径小于 2 cm 的直肠类癌的转移率低于 2%,而最大径为 1~1.9 cm 和大于 2 cm 的直肠类癌的转移率分别为 10%~15% 和 60%~80%,因此类癌一经诊断就可作为切除的适应证。

另外,一些上皮来源的恶性肿瘤内镜及超声内镜下的表现与黏膜下病变极为相似,但内镜下切除后,病理提示为上皮来源的恶性肿瘤。出于以上原因,黏膜下病变的治疗是有重要诊治意义的。切除黏膜下病变的传统方法是外科手术,近年来腹腔镜切除消化道 SMT 成了热门的话题。正确地采用内镜下切除治疗 SMT 可减少患者痛苦,术后恢复快,远期生活质量高,治疗费用低。

二、上消化道黏膜下肿瘤的内镜下切除技术

随着多种内镜下切除辅助设备的问世,黏膜下肿瘤的内镜切除技术日渐成熟和完善。多种经内镜黏膜下肿瘤的切除技术也相继出现,包括经内镜黏膜切除术(endoscopic mucosal resection,EMR)、经内镜结扎术、经内镜黏膜下剥离术(endoscopic submucosal dissection,ESD)、经内镜黏膜下肿瘤切除术(endoscopic submucosal enucleation,ESE)、经内镜全层切除术(endoscopic full-thickness resection,EFR)、经内镜黏膜下隧道剥离术(endoscopic submucosal tunneling dissection,ESTD)等,均可以用来切除黏膜下肿瘤。

(一)黏膜深层 SMT 的切除技术

对于黏膜深层和黏膜下层的病变,EMR、结扎辅助 EMR 以及 ESD 可将其切除。

EMR 是切除起源于黏膜层及黏膜下层消化道 SMT 的有效方法。一些内镜下技术可使病变成为息肉样结构而更容易切除,比如"剥脱活检"技术,这项技术应用双腔道内镜,通过其中一个钳道伸出鼠牙钳,夹持病变部位,在另外一个钳道应用圈套器切除病变;还有透明帽辅助 EMR 技术(EMR-C),应用透明帽吸起病变部位后,以圈套器切除病变;还有结扎辅助 EMR 技术(EMR-L),将病变应用结扎器结扎后,以圈套术切除病变。

Inoue 等首先报道了 EMR-C 技术是切除胃肠道黏膜层肿块的简单方法。起源于黏膜肌层的食管平滑肌瘤、胃肠道的颗粒细胞瘤也可以应用 EMR-C 技术切除。Lee 等报道了应用 EMR-L 技术成功切除 25 例食管黏膜层及黏膜下层病变,内镜下完全切除率为 100%

(25/25),病理学证实完全切除率为 96%(24/25)。切除后有 4 例患者即刻出血,镜下止血确切,没有患者出现迟发性出血或穿孔。但是,EMR-C 及 EMR-L 技术受到黏膜下肿瘤直径的限制(因为透明帽和结扎器的直径是有限的),对较大的病变,也能依靠 EMR 分片切除技术进行切除。应用 IT 刀的 ESD 技术可以整块切除病变,弥补了 EMR 分片切除病变无法进行准确病理评估的缺点,但是,ESD 耗时较长,而且往往依赖于操作者的技术水平。EMR 的操作过程如下。

(1)在黏膜下注射生理盐水或甘油果糖,观察病变非抬举征。

(2)若病变非抬举征呈阴性,使用圈套器完整圈套病变部位及少许病变部位周围的黏膜,以高频电圈套术切除病变。

(3)将整块组织取出送病理,必要时行免疫组织化学检查。

(4)创面及边缘如果出血,可使用氩离子电凝术或电止血钳凝固血管。

(二)固有肌层 SMT 的切除技术

对于那些起源于固有肌层的肿瘤,内镜下切除发生出血、穿孔的风险相对较高。切除固有肌层肿瘤的内镜技术主要包括 ESE、ESD、EFR、ESTD 和经内镜结扎术。Park 等首先报道了应用 IT 刀对固有肌层来源肿瘤进行切除。Jeong 等也对这项技术进行了研究,并证实该项技术对于胃固有肌层来源肿瘤的切除是安全、有效的,并且能提供病理学诊断。对于一些胃的固有肌层肿瘤,应用 ESD 技术对病变进行完整剥离也是一个可行的、相对安全的方法。Lee 等的研究证实,ESD 技术切除胃固有肌层内生性生长的病变是可行的。Chun 等总结出直径小于 20 mm、触之活动性良好的固有肌层肿瘤适合用 ESD 切除。

(1)使用氩离子电凝术围绕病变周围进行标记。

(2)在黏膜下注射生理盐水或甘油果糖,使病变表面黏膜充分隆起。

(3)用钩刀逐层剖开病变表面黏膜,找到病变位置,用 IT 刀完整地剥离病变部位,取出送病理检查。

(4)如剥离过程中出血,可使用电止血钳或氩离子电凝术进行止血;如出现穿孔,及时给内镜注气,将空气更换成弥散力更强的二氧化碳气体,病变完整剥离后,使用金属夹由穿孔处边缘向中央夹闭,逐渐缩小穿孔直径,完成穿孔闭合。

Wang 等首先报道了用 EFR 来治疗胃的非腔内生长黏膜下肿瘤。Zhou 等也报道了26 例用不需要腹腔镜辅助的 EFR 切除胃固有肌层肿块,完整切除率达 100%,平均手术时间为 105 min(60~145 min),切除瘤体的平均大小为 2.8 cm(1.2~4.5 cm)。全部患者无出血、腹膜炎、腹腔脓肿。

Xu 等的研究表明,用 ESTD 治疗食管、贲门的固有肌层来源肿块是一种有前景的新方法,这种方法可以切除直径达到 4 cm 的病变。Linghu 等报道了 ESTD 可以用来切除食管较大的固有肌层病变,在其研究中,切除的 5 例病变平均直径达到了 5.7 cm,平均手术时间为 77 min(50~120 min),全部病变均完整切除,无并发症发生。值得一提的是,在隧道剥离过程中,瘤体有时容易和大血管压迹相混淆,术中的 EUS 检查可以用来确定肿瘤的位置。EUS 还可以用来评估 ESTD 治疗后食管隧道的愈合情况。

ESTD 的操作方法:①在胃镜前端附加透明帽,吸净食管腔内潴留液体和食物残渣。在距离病变位置上方 5~8 cm 处行食管黏膜下注射(亚甲蓝、肾上腺素、甘油果糖混合液)。用钩刀或三角刀纵行或横行切开黏膜约 2 cm,显露黏膜下层。②分离黏膜下层,建立黏膜下隧道。

③用钩刀或三角刀从上而下建立隧道至病变处。注意保证食管黏膜层完整,对于创面出血点随时电凝止血。④找到病变后,更换 IT 刀,完整剥离病变,并将病变从隧道口取出,送病理检查。⑤自隧道口退出内镜,金属夹呈"一"字形夹闭隧道口。⑥整个过程使用二氧化碳注气。

经内镜结扎术治疗固有肌层黏膜下肿瘤。尽管大量文献证实经内镜黏膜下肿瘤核除术和 ESD 是治疗消化道黏膜下肿瘤有效的方法,但其耗时较长,且依赖于操作者的熟练程度。由于术中视野有限,一些直径较小的肿瘤,尤其是直径<1 cm 的肿瘤,其切除率反而不如直径较大的肿瘤。出于这一原因,一些直径<1 cm 的黏膜下肿瘤可以应用经内镜结扎术进行处理。这项技术已被证明是治疗胃肠道小的黏膜下肿瘤的安全、有效的选择之一。

但是,对于位于胃底穹隆部的固有肌层肿块使用经内镜结扎术可能由于皮圈过早脱落而造成术后穿孔。为防止术后穿孔发生,结扎后可在瘤体边缘放置 3~5 枚金属夹,减少皮圈造成的胃壁张力。

当然,经内镜结扎术也有缺点,例如,无法获取病变组织、行组织学检查和免疫组化。经内镜结扎剥离技术可弥补这一不足,该技术将经内镜结扎技术和 ESD 结合在一起,既能使剥离过程简单、有效,又能获得病变组织,是治疗消化道固有肌层肿块的新方法。

经内镜结扎剥离技术治疗小的固有肌层黏膜下肿瘤的操作过程如下:①在内镜前端放置结扎器,进镜至胃内,找到病变位置,用结扎器完整地包裹病变部位,使用内镜的吸引按钮,将病变部位完整地吸入结扎器内,释放皮圈,将病变部位完整地结扎。②观察病变结扎情况,如必要可使用 EUS,确定病变部位是否在皮圈内,病变部位是否结扎完整。如结扎不理想,可使用异物钳移除皮圈,重新进行结扎。③确定病变结扎完整后,于皮圈周围放置 2~3 枚金属夹以降低胃壁张力,防止皮圈过早脱落。④用钩刀逐层剖开病变表面黏膜,将病变完整地剥离,并送病理检查。⑤创面以金属夹封闭,必要时可联合使用组织黏合剂。

三、经内镜治疗黏膜下肿物的各种配件

(一)电刀

1. 针形刀

其优点在于前端较尖,切开效力高。其缺点是易引起穿孔。

2. IT 刀

其优点在于前端装有绝缘陶瓷,可防止穿孔发生;纵向切开较容易。其缺点是横向切开具有难度,需要熟练配合内镜操作;有时不能在直视下进行剥离,存在盲区。二代 IT 刀(IT2 刀)在原 IT 刀基础上做了改进,绝缘陶瓷底部有 3 个电极,可轻松实现横向切开。

3. 螺旋伸缩刀

其优点是易于操控;通过摆动刀身和外鞘,可以从各个方位对病变进行剥离。缺点是随时需要掌控好刀身的长度,防止穿孔发生。

4. 钩形刀

其优点是可旋转,易于定位,可对病变进行全方位切开;可对黏膜下层血管进行电凝,防止出血发生;切开前将黏膜提起,降低穿孔的发生率。缺点是穿孔发生率高于 IT 刀。

5. 三角刀

其优点在于不需要旋转,可用于 ESD 的任何步骤(标记、预切开、切开、剥离、止血)。缺点是刀头造成的灼伤较大。

6.海博刀

海博刀集染色、标记、黏膜下注射、黏膜切开、切圆、黏膜下剥离、冲洗、止血八大功能于一身,专用于 ESD,分为 I 型海博刀和 T 型海博刀。

7.Flush 刀

Flush 刀的前端类似于针状电刀,可行切割、分离、止血,外套管前端有多孔结构,可连接专用水泵,用于黏膜下注射及喷水冲洗,高压水流可直接穿透黏膜层。

8.射水针刀

射水针刀是具有两种功能的 ESD 刀。针刀的长度是可变的。它具有送水功能,可以确保良好的视野。

(二)透明帽

透明帽均为圆柱形、透明塑料质地,前端平面为圆形或斜面,直径为 12.8～18 mm,长度为2～4 mm。作用是充分显露黏膜下层,提供剥离空间,保持良好视野。

(三)黏膜下注射液

根据美国消化内镜协会的建议,理想的黏膜下注射液应具有以下特点:①提供厚的黏膜下液体垫(submucosal fluid cushion,SFC);②在黏膜下可维持足够长的时间,保证 ESD 顺利完成;③保证切除标本的完整性,从而完成正确的病理检测;④价格便宜,容易获得,便于保存;⑤对组织无毒性、无损伤;⑥容易注射。

(四)电热止血钳

电热止血钳是带有旋转功能的止血钳,能够精确地抓住出血点,实施快速、高效止血。

(五)冲洗设备

良好的冲洗设备可以保证 ESD 术中视野清晰,尤其适用于 ESD 术中的止血治疗。该设备可很好地与内镜连接,踩踏脚踏板后,水能顺畅流出,冲洗术野。

(徐金刚)

第十三节 早期食管癌的内镜治疗

消化道早期癌内镜治疗的适应证是淋巴结或者血行转移可能性极低的病变,即局部切除便可治愈的病变。因此,对切除标本应进行详细的病理组织学分析,以评估淋巴结及血行转移的风险,判断是否需要追加外科切除等其他治疗方法。为保障能够进行准确而详细的病理组织学检查,内镜下要尽可能完整切除包括病变边缘以及病变基底部在内的组织。

本节将对早期食管癌内镜治疗的适应证以及根据病变状况如何选择适当的内镜切除手法做出概述。早期食管癌的内镜治疗大致可分为两种:根治性的内镜切除法和姑息性的内镜组织破坏法。内镜切除法创面小,且可保留消化道功能,是早期食管癌的首选治疗手段。现在,早期食管癌的内镜切除法主要有两种,即以吸引法为主的标准内镜下黏膜切除术(endoscopic mucosal resection,EMR)和近年发展并普及的内镜黏膜下剥离术(endoscopic submucosal dissection,ESD)。

食管壁薄，缺乏浆膜层，内腔狭窄，易受心脏搏动和呼吸的影响，因而食管病变的 ESD 治疗技术难度较大。在此将介绍 EMR、ESD 的特征以及目前存在的问题，进而概述其他的内镜组织破坏法，如光动力学治疗（photodynamic therapy，PDT）及氩离子血浆凝固术（argon plasma coagulation，APC）。

一、内镜治疗的适应证及操作方法

（一）食管浅表癌内镜治疗的适应证

日本食管癌学会的《食管癌诊断治疗指南（2012 年 4 月版）》中阐述了内镜治疗的适应证以及相对适应证。

1. 适应证

"食管壁浸润深度局限于黏膜上皮内（EP），或者黏膜固有层（LPM）的病变，淋巴结转移极为少见。因此内镜治疗可以获得根治效果。"食管癌中，浸润深度局限于黏膜层（T1a）的 EP、LPM，外科切除后发现淋巴结转移的概率极低。EMR 术后 5 年生存率超过 90％，而且大部分患者的死亡是其他疾病所致，治疗效果不逊色于外科手术。食管癌外科手术的侵袭度很大，手术并发症常见，术后生活质量（quality of life，QOL）下降，因此在目前内镜下切除应作为 EP/LPM 癌的首选治疗手段。

ESD 可以详细地设计切除范围，因此只要是 EP/LPM 癌，即便病变面积大，都可采用 ESD。既往面积超过 2/3 周的病变列为 ESD 的适应证。但是大面积切除，如黏膜缺损达 3/4 周以上，术后狭窄的发生率高。一旦出现狭窄便，需要频繁的扩张治疗；治疗后饮食也同样受限制，显著影响患者的生活质量。因此，对病变面积太大者不主张采用 ESD，主要是考虑到术后狭窄，而并不是淋巴结转移风险因子等肿瘤学问题。

2. 相对适应证

食管"壁浸润深度达到黏膜肌层（muscularis mucosae，MM），或者稍微浸润到黏膜下层（submucosa，SM，200 μm 以内）的病变，可以内镜切除。但是因为有淋巴结转移的可能性，只能作为相对适应证。"癌浸润深度达到黏膜肌层，或者黏膜下层轻度浸润（200 μm 以内），其淋巴结转移率为 10％～15％，通常外科切除为第一选择。但是，80％以上的病例没有淋巴结转移，如果对这类早期癌也施行与进展期癌同等的治疗，则会降低早期发现癌变的优势。因此，鉴于外科手术后并发症以及术后 QOL 显著受损等问题，高龄或者患者的全身状况不佳，患者本人希望回避手术可作为内镜治疗的相对适应证。应注意如果术前内镜诊断或者 ESD 后病理组织评价结果表明淋巴结转移的风险很大，还是应推荐追加手术在内的其他治疗。

淋巴结转移的高危因素有肉眼型为 0-Ⅰ型、0-Ⅲ型，长径在 50 mm 以上病变等。文献报道对此类病变应首先考虑手术或放疗、化疗。另外，病理组织学诊断表明有下述任何一种表现：①有低分化型扁平上皮癌；②脉管侵袭呈阳性；③IFN-β · γ 呈阳性、淋巴结转移率，应考虑追加手术或者放疗、化疗。相反地，如果不存在上述高危因素，黏膜肌层癌的淋巴结转移率则可能降低到 4.2％（敏感度为 95.8％）。因此，黏膜肌层癌也可作为内镜治疗的相对适应证，但是目前尚未得到公认。综上所述，除了病变本身的因素以外，尚需要根据患者的年龄、全身状况等综合判断，以选择最佳治疗方案。

3. 适应证之外的病变

黏膜下层浸润深度达 200 μm 以外的病变有 30％～50％的淋巴结转移率，外科手术切除为第一选择。但是也有将该类病变作为内镜治疗的研究性适应证,即以局部控制病变为目的而施行的姑息性内镜治疗。

根据文献报告,SM1 癌的淋巴结转移率为 8%～27%,SM2 癌的淋巴结转移率为 22%～36%,该类病变的标准治疗是外科手术切除。这类患者中 2/3 无淋巴结转移,可望回避脏器侵袭极大的外科切除。浸润深度到 SM2 以内的癌,单纯从技术上讲也是可以内镜切除的。在内镜切除原发病灶后,对有淋巴结转移风险的病例追加化疗、放疗的治疗方案,有望成为低侵袭度治疗的手段之一。日本临床肿瘤协会实施的一项 Ⅱ 期临床试验,将目前以黏膜下层浸润的临床病期第 Ⅰ 期鳞状上皮癌患者作为研究对象,评价内镜切除与化疗、放疗联合治疗的有效性和安全性。如果试验证明该联合方案可以获得与外科切除匹敌的成绩,即可成为新的治疗方案之一。

(二)内镜切除手法的选择

EMR 一次切除的病变大小受限,完整切除率为 23%～57%,而 ESD 的完整切除率超过 90%。EMR 术后复发率较高(1.9%～26%),并且分割切除次数越多,局部复发率越高。另外分割切除也会给浸润深度或脉管侵袭的病理学判定带来困难。尤其黏膜肌层/黏膜下层食管癌的淋巴结转移风险增大,该类病变需要详细的病理学探讨,所以更应完整切除。

EP/LPM 的小病变可以作为 EMR 适应证病变,而较大的病变或者怀疑为 M3、SM1 的病变应选择 ESD。但是,如果病变位于食管内腔狭窄弯曲部位,且受心脏搏动或者呼吸性移动的影响大时,则食管 ESD 的难度增大。由于纵隔内有负压,穿孔时容易导致纵隔气肿,甚至发生气胸等严重并发症。因此需要根据病变的实际状况,慎重选择治疗方法。

内镜治疗后的切除边缘残留病变,可以考虑再次内镜切除。但是化疗、放疗后有残留或者复发,或有出血倾向的病例而无法内镜切除时,可以考虑光动力学治疗或者氩离子血浆凝固术。

(三)内镜治疗方法

1.内镜黏膜切除术

常规观察后施行碘染色以确认病变范围(可根据需要在病变边缘做标记)后,在病灶的口侧 2～3 mm 处施行黏膜下注射,使病变膨隆抬高。如果注射的液体外漏,得不到足够膨隆高度,不应勉强继续操作。

(1)EMR-C 法:将透明塑料帽安装在内镜的前端,并调整,使活检孔道出口位于透明塑料帽斜面的后端。

在病变部位施行黏膜下注射后,从活检孔道插入圈套器。在正常黏膜处略微吸引,封闭住透明帽开口后再将圈套器展开,使圈套器在透明帽前端形成圆圈以完成 pre-looping 的准备。然后再强力吸引,使目标病变部位被整个吸入帽内并套扎,接通高频电流切除。该法适用于直径 15 mm 以内的病变。

(2)Double-channel(双腔道)法:该法需要使用双腔道内镜。对病变部位施行黏膜下注射后,向其中一个活检孔道插入高频圈套器,向另一个活检孔道插入挟持钳。在食管腔内展开圈套器,将挟持钳伸入圈套器的圈内。收回圈套器并稍闭合。用挟持钳抓住病变边缘的正常黏膜后,再次展开圈套器,并适当上提挟持钳以抓起病变部位,将其充分套入圈套器圈内,收紧圈套器后接通高频电流切除。该法适用于直径 10 mm 以内的病变部位。

(3)EEMR-tube 法:该法使用全长 60 mm、外径 18 mm、内径 14 mm 的软而透明的硅胶管

(EEMR-tube)。管子的前端可与食管密切接触,并有插入套圈器的专用腔道和封闭管腔的气囊。其形状略有弯曲,利于大面积吸引黏膜。具体手法如下:将 EEMR-tube 套在镜身后,插镜到食管。在 EEMR-tube 表面涂抹润滑剂后慢慢推入病变部位附近(将前端斜面的短径端置于黏膜下注射部位),插入圈套器并展开在病变部位上方(套圈器放在 7～8 点位置时插入以及展开的阻力较小)。向 EEMR-tube 的气囊内注射约 5 mL 的空气,使气囊膨胀以封闭管腔。将病变吸入管腔内后套扎。

套扎住后向前、后略微抖动圈套,如确认有一定的可动性则表明没有卷入肌层,则可通电(高频电流)切除。该法适用于直径 15 mm 以内的病变。

2.内镜黏膜下剥离术

食管 ESD 的特征:食管壁薄且缺乏浆膜层,管腔狭窄,受呼吸性移动和心脏搏动的影响,受椎体、气管等的压迫,不能反转操作,误吸的风险高。

上述特征表明食管 ESD 的难度大,仅是肌层的暴露也有导致纵隔气肿的可能,而穿孔更是严重并发症。因此应当熟练掌握食管 ESD 的技巧,准确而安全地施行。

ESD 前准备:安全、准确地施行食管 ESD,最好使用能够直观下进行剥离操作的尖端性刀具。为便于左右均等地处理病变,尽可能使活检孔道位于 6 点方向,最好使用附有喷水功能的内镜。在内镜前端安装透明帽。使用二氧化碳气体可预防或减轻纵隔气肿和皮下气肿。局部注射液应选择组织损害少的高张性甘油果糖或透明质酸钠,易于形成理想高度的黏膜下膨隆。

(1)基本手法如下。

标记:碘染色以确认病变范围后,在其 2～5 mm 外侧做标记。标记点要小而锐。如果刀具过于按压黏膜,食管壁薄,会出现穿孔。在有 Barrett 食管癌的情况下,遇到病变范围诊断困难的情况,因此至少要在病变的 5 mm 以外做标记。如果病变口侧邻接鳞状上皮,其范围诊断更为困难,最低要在口侧 10 mm 处做标记。

局部注射:食管壁厚度为 3～4 mm,针头垂直于黏膜面刺入容易穿透黏膜下层,达肌层或外膜。应尽量以锐角刺入或边注射边刺入黏膜下层。注射点之间如出现低谷,要适当追加注射使之消除。如果局部注射膨隆形状不良,而透明质酸钠又不会被马上吸收,则会给以后的切除带来困难,因此局部注射时要慎重。助手慢慢地注射,如感到注射有抵抗,要及时告知操作者。

预切、黏膜切开、修整:为预防剥离过头,一般首先在病变肛侧做好预切并修整、深切达到黏膜下层以明确黏膜下层剥离的终点。然后再在病变口侧进行黏膜切开和修整、深切。预切要确实地将黏膜肌层切开,然后通过旋拧镜杆或使用角度钮进行横向切除。

黏膜下剥离:黏膜下层的剥离从病变口侧开始是食管 ESD 的"铁原则"。用前端透明帽顶推以充分确认黏膜下层和肌层。黏膜下层的中层稍深的部分组织稀疏,适合剥离。另外,如果剥离过程中遇到食管固有腺体,应在该腺体的下方切除。为避免穿孔或肌层暴露,要尽量使电刀与肌层平行,从而可以避免在刀具与肌层接触的状态下通电。

为保障剥离操作顺利进行,需要预防出血以保持良好视野。对黏膜下层的细小血管,电刀的凝固便可止血。但是对直径 1 mm 以上的血管需要用止血钳施行预防止血处置。用止血钳止血时要在抓住出血点后稍微提牵以离开固有肌层后通电。高频装置的设定:soft coagulation mode effect 3～5,60～100 W。

(2)食管 ESD 的顺序:食管 ESD,几乎所有病变都可以从同样的方向、采用相似的方式进行处置。在此介绍 ESD 的代表性的 C 字法和隧道法。

C 字法：首先将病变部位的一侧黏膜（通常是水或血液易于潴留而造成处置困难的食管左侧）进行 C 字切开，然后进行该侧的黏膜下层剥离。剥离到一定程度后，再切开对侧的黏膜并剥离黏膜下层。最后处理病变部位中央的竖长形的残留部分。此法可以减少因剥离的病变部位口侧倒向肛侧而造成的肛侧剥离困难。

隧道法：切开黏膜并加以深部修整，剥离出病变部位中央附近的黏膜下层后，顺着黏膜下层由口侧向肛侧打通 1～2 条隧道，最后剥离残余的黏膜下层。此法在打通隧道时剥离黏膜下层非常容易且迅速，但是如果边缘黏膜切开的深度不够，则会造成最后剩余黏膜下层的剥离困难。

(四)并发症

食管癌的内镜切除的主要并发症有出血、穿孔、纵隔气肿、吸入性肺炎，其中最严重的是穿孔。如果导致纵隔炎会造成严重的全身炎症反应。以下阐述并发症的原因及对策。

1. 出血

行 ESD 时，辨清血管，逐一加以处理以预防出血。食管黏膜下层血管大多在中层、深层纵向走行，因此横向黏膜切除易导致出血。最好横向黏膜切开稍浅一些，将血管露出后再追加修整。黏膜下层的剥离在血管和肌层之间（黏膜下层的略深部位）施行可减少血管损伤。血管处理或者血管损伤后的止血，大都可用 ESD 凝固。但是对 1 mm 以上较粗的血管，需要使用止血钳。过度的热凝固是迟发性穿孔的原因之一，因此进行止血处理时，应针对出血点施行所需最小的凝固处理。

2. 穿孔

食管 ESD 中的穿孔在标记、黏膜切开、黏膜下层剥离等任何一个阶段都有可能发生，但多发生在刀具与肌层接触，进行黏膜下层剥离时。充分施行黏膜下局部注射以在黏膜下层造成安全空间，不影响血管处理和对出血的控制。保持良好的视野，在可以直接看到的情况下施行剥离操作很重要。另外，使用 IT-2 刀可以迅速切开黏膜，但是如将刀具平倒下去切容易造成穿孔，需要注意。

ESD 的术中穿孔的口径相比 EMR 通常较小。穿孔发生后，尽可能使用血管夹将穿孔部位闭合。穿孔后的术后管理，通常是禁饮食、使用抗生素，或者根据情况施行肠外营养等保守治疗。气胸并发时尚需要胸腔引流，出现纵隔脓肿时需要开胸引流等处置。

吸引法 EMR 造成的穿孔多为可以直观胸腔内脏器的大穿孔，钳夹闭合困难时应考虑外科治疗。迟发性穿孔的预测比较困难。在肌层表面出血多，或者明显损伤了内环行肌的情况下，饮食应推迟数日，观察确认病情稳定后再开始饮食。

3. 纵隔气肿

即便没有穿孔，ESD 后 CT 检查可以确认到有相当的概率出现纵隔气胸，其在固有肌层暴露时，或者 ESD 操作时间长时易发生。但是如果不伴有发热、明显的胸痛等显示纵隔炎的临床症状，大多不需要特殊处理。

4. 吸入性肺炎

治疗时间过长时，患者尤其是高龄患者容易出现吸入性肺炎。除了适当的口腔内吸引以外，如果术中呕吐反射较强，应考虑气管插管。颈部食管病变的 ESD，最好在全身麻醉下施行。

5.术后食管狭窄的对策

病变占周长的 2/3 以上,纵向长径达 3 cm 以上,容易出现食管 EMR 后狭窄。因此日本食管学会食管癌治疗指南中指出内镜治疗的绝对适应证要求病变占周长的 2/3 以下,超出此范围的病变则为相对适应性病变。

对于术后食管出现狭窄的病例,内镜下气囊扩张术是有效手段之一。但是,狭窄形成后,由于纤维化,变得硬且实,气囊扩张术常常难以收到预期效果。因此在狭窄形成之前施行扩张术很重要。一般在瘢痕化刚刚开始,狭窄尚未形成时的软溃疡阶段便开始内镜气囊扩张术,即预防性扩张术。井上等报告对 6 例食管全周性 ESD 后施行了预防性扩张术。术后第 1~3 d 开始扩张,扩张期平均 103 d,扩张次数平均 31 次,可得到充分的扩张。另外,术后口服肾上腺皮质激素或者行内镜气囊扩张术的同时黏膜下层局部注射激素等方法治疗或缓解术后狭窄。目前全周性病变等大面积病变也被考虑纳入内镜治疗的适应证。

但是鉴于上述 ESD 后严重的食管狭窄对患者术后生活质量产生严重影响,并且外科手术也采用胸腔镜或腹腔镜下的食管切除再建术以减轻手术的侵袭性,加之 ESD 适应性病变的放射线化学疗法的根治率也较高,ESD 治疗并非占有绝对的优势。因此在决定治疗方案时,需要衡量各治疗法在治疗期间以及治疗后对术后生活质量的影响,通过反复斟酌选择最佳方案。

关于术后食管瘢痕狭窄的治疗目前尚无明确的有效工具。临时支架也有脱落、拔去困难以及拔去后再狭窄等问题。有研究通过自身细胞培养得到的口腔黏膜上皮细胞膜,将其贴到 ESD 后的食管溃疡底以预防狭窄。虽然目前尚需要克服费用高、癌变等多重困难,但是如果能够实用化,将更会增加食管 ESD 作为较低侵袭性治疗手段的优势。

二、其他内镜下组织破坏法

(一)氩离子血浆凝固术

氩离子血浆凝固术(APC)是以氩气为电导体的非接触型高频凝固法,目前应用于各种消化管疾病的内镜治疗。其特点是并发症少,术后疼痛程度小。

APC 使用离子化的气体氩,其优点是可以在离开病变数毫米以上的位置将病变凝固,对面积较大的病变部位也可以施行。理论上凝固深度可达 3 mm。但是在伸展的食管中,3 mm 的凝固深度也可能损伤固有肌层,因此在行食管病变的 APC 时最好在黏膜下层注射生理盐水以保障安全。除了上述针对黏膜内的食管病变的 APC 以外,APC 可缓解进展期食管癌患者癌性狭窄导致的哽咽,食管支架放置后的肿瘤的内生长和过度生长。

(二)光动力学疗法

该疗法是通过光动力学反应治疗肿瘤等疾病的一种新型疗法,该法利用肿瘤亲和性光感受性物质在肿瘤组织及新生血管的特异性集聚的特性,以及激光激活的光化学反应进行治疗。原理是以吲哚为代表性物质的光感受性物质与糖蛋白结合,被吞噬到肿瘤细胞内,由于肿瘤细胞的光感受性物质排泄速度慢,从而与正常组织之间产生浓度差。待此浓度差达到最大时用激光照射光感受性物质,发生光化学反应,产生具有强酸性的一级酸。一方面通过诱导凋亡,造成肿瘤细胞死亡,另一方面导致新生血管内皮细胞坏死而造成继发性肿瘤组织的缺血性坏死。

食管癌治疗时的具体方法是首先静脉注射光敏剂 photophrin,患者由此对光产生过敏的需要隔离日光。48 h 后和 72 h 后,肿瘤组织和正常组织之间的浓度差达到最大时,以激光照射(YAG-OPO laser)病变部位及病变部位周围(5 mm)。第二次照射时,需要除去表面坏死物质以便使浸润到黏膜下层的肿瘤组织也能得到照射。大约在注射 photophrin 后 2 周便可出院。主要适应证是外科手术或者放疗具有高风险,患者拒绝接受上述其他治疗,放疗后或者 EMR/ESD 后遗残复发病变。与 APC 的不同之处是,即便浸润到黏膜下层的食管癌也可以成为适应证。

三、Barrett 食管腺癌的内镜治疗

(一)适应证

1.浸润深度

可以对 Barrett 食管黏膜内癌施行内镜治疗。内镜治疗的适应证为浸润深度在 LPM 以内的病变。但是,淋巴结转移的风险因子不单纯局限于浸润深度、组织类型、溃疡、病变的大小等,尚需要进一步探讨。

2.全周性切除病变部位

ESD 虽然不存在切除面积的限制,但是大面积切除时需要考虑如何预防术后狭窄。从预防异时性多发性癌发生的角度看,全周性切除病变部位周围的非癌组织也有一定的可取之处,但目前尚未达成一致的见解,有待进一步研究。

(二)Barrett 癌 ESD 的特征

Barrett 癌的 ESD 有以下特点。

(1)Barrett 癌所致管腔狭窄部位,要求行 ESD 时精密操作。不但有上下角度弯曲的操作,还有左右角度弯曲以及单手操作。

(2)胃食管反流导致食管纤维化。

(3)黏膜比鳞状上皮厚。基本策略是首先切开、剥离病变肛侧,将病变从胃侧移到食管,然后按照食管癌 ESD 的做法施行口侧切开,再从口侧向肛侧进行剥离。

(三)追加治疗的条件

可以根据病变的大小、组织类型、有无溃疡、浸润深度、脉管浸润等因素,判断胃癌淋巴结转移的风险因子。但是,Barrett 癌的淋巴结转移的风险因子尚不明确。因此日本食管学会的治疗指南中并没有记载关于 Barrett 癌的追加治疗的条件,对该问题需要进一步研究。

(徐金刚)

第十四节　早期胃癌的内镜治疗

早期胃癌中,可以对没有淋巴结转移风险的病变施行内镜切除术(endoscopic resection, ER)治疗。ER 包括 EMR 和 ESD。EMR 具有安全性和简便性的优势,在临床上至今仍广泛应用。但是由于技术上的限制,直径 1 cm 以上的病变或者黏膜下层有纤维化的病变,常需要多次分块切除,易产生病变残留或者局部再发的问题。ESD 最大的优势是可以进行完整且详细的病理组织学的分析,从而能够更准确、更完整地评价病变根治程度。ESD 近年成为早期胃癌内镜治疗的主流,并越来越得到广泛的普及和临床应用。

选择治疗方案时必须以胃癌的根治为目标。需要强调的是内镜切除仅是局部病变的控制,与外科切除的最大的不同点在于无法清扫淋巴结。为保障内镜治疗质量,需要进行详细的术前检查,慎重选择适应证。并且在切除后予以恰当的病理组织学评价,根据评价结果决定随访时机或追加治疗手段。除了根据病变部位和病变性状,还要结合患者的身体状态等因素来全面衡量内镜治疗的利与弊。应当不拘泥于内镜治疗,多方面斟酌治疗手段的妥当性,来最终选择治疗方案。

一、内镜治疗的适应证

(一)绝对适应证

对于 2 cm 以上未分化型黏膜癌,2 cm 以下伴有溃疡的未分化型黏膜癌,3 cm 以上伴有溃疡的分化型黏膜癌,3 cm 以上黏膜下层轻度浸润分化型癌,均应首选外科切除治疗。根据日本胃癌学会发表的《胃癌治疗指南》,内镜治疗适应证的原则如下:①淋巴结转移的可能性几乎没有的病变(cN0);②技术上能够完整切除的部位。满足上述原则的具体适应证的条件如下:①1.2 cm 以下肉眼评价为黏膜癌的病变(cT1a);②病理类型为分化型(pap,tub1,tub2);③凹陷型病变,不伴有溃疡。

(二)相对适应证

2 cm 以上的不伴有溃疡的病变或者伴有溃疡但直径在 3 cm 以下的分化型癌,都可作为相对适应证而成为 ER 的治疗对象。对相对适应证病变治疗时应进行详细的病理组织学分析,判定根治性,对该类病变最好施行 ESD。

二、组织学评价的重要性

对浸润深度(癌的深度)、脉管侵袭(淋巴管或静脉内癌的浸润)等与判断有无淋巴结转移的风险度的相关因子,百分之百准确的术前诊断是不可能的。因此,必须通过详细的病理组织学分析来判定临床根治度。治疗之前应考虑到内镜切除后的结果为非治愈性切除的可能性(即切除的病变是淋巴结转移的可能性比较高的病变),ESD 后尚需要追加外科手术。为此,应用 ESD 的完整切除是绝对条件。从这个意义上,ESD 并未使内镜切除由"诊断性切除"蜕变到"根治性切除",换言之,ESD 依然未跳出内镜切除的初期,即 ESD 切除依然属于广义"巨大活检"的范畴。

三、知情同意

选择胃癌治疗方针,应根据上述知识和《胃癌治疗指南》向患者及家属进行以下内容的说明。

1.病变的适应证

(1)说明病变所在位置。

(2)说明病变大小。

(3)说明病变的病理类型。

(4)说明预测的浸润深度。

(5)根据该病例的状况,进一步说明临床诊断以及术前评价的局限性,即最终需要以切除后标本详细的病理组织学结果为基准做出根治度的评价,并且存在需要追加外科手术的可能性等。

2.治疗技术

(1)说明内镜切除的方法以及该方法的优势和缺陷。

(2)说明预计所需时间。

(3)说明可能出现的并发症及其对策。

3.根治度的评价

(1)以《胃癌治疗指南》为基准进行根治度的评价。

(2)说明有无追加外科手术切除的必要性及其理由。

四、术前检查

(一)内镜检查

根据《胃癌治疗指南》决定内镜治疗的适应证时,需要对病变做出如下诊断:①诊断病理类型;②诊断病变大小;③诊断浸润深度;④诊断病变部位;⑤有无合并溃疡。在病变范围的诊断中,靛胭脂色素内镜以及窄带内镜联合放大内镜非常有效。进一步施行活检以确认病理类型。对呈现明显的 SM 深部浸润的病变不可轻易施行 ER。另外,施行 ESD 时不但各种器具的使用手法有差异,镜杆的硬度或者先端弯曲部的大小也有差异,都会影响术中视野变化和靠近病变的距离。所以术前内镜检查时应考虑如何选择最佳的内镜或刀具,拟定具体的如何切开及剥离操作的策略。

1.病理类型诊断(分化型、未分化型)

根据组织学分化度诊断胃癌是分化型还是未分化型。内镜下将两者完全区别是不可能的,原则上必须参考术前活检的病理诊断。

内镜下病理类型的鉴别诊断的要点是肉眼形态为 0-Ⅰ型、0-Ⅱa 型的病变几乎都是分化型,红色或者与周围黏膜颜色相同的是分化型,褪色性病变则多为未分化型。在肉眼形态最多的 0-Ⅱc 型病变中,色素散布后明了化的表面结构也可成为参考指标。边缘呈不规则的棘状凹陷边界的病变为分化型,呈断崖状的凹陷边界者多为未分化型。内部有非癌黏膜岛的病变,应怀疑是未分化型。

2.病变大小、切除范围的诊断

由于内镜镜头曲面变形,原则上内镜不能准确测量病变大小。测量病变大小的方法包括圆盘法,使用一定大小的橡皮圆盘,将其放在病变旁或者中心来测量;使用双镜头立体内镜,应用三角测量原理测量病变大小等。X 线下双重造影法也可测量病变的大小。

如果癌水平方向的浸润范围不能明确,则无法提供依据来判断内镜切除还是外科切除。ESD 对大范围的病变也可完整地一次切除。常规内镜下界限不清的早期胃癌也越来越多,对该类病变的癌浸润范围的判定也需要全周性地施行。

癌浸润范围的诊断一般是使用常规内镜联合色素内镜。常规内镜观察时要注目于背景黏膜的血管透视像,根据血管的中断或消失去判断,或者散布靛胭脂后根据胃小区的凹凸与肿瘤的凹凸的差异去判断。常规色素内镜下全周性断定困难的早期胃癌约有 20%。这种情况下要用放大内镜观察。组织学上含有未分化型癌成分的早期胃癌,尽管使用常规内镜观察联合色素内镜,加上放大内镜观察,也大多无法全周性地断定境界。因此,对未分化型癌原则上需要进行详细观察,对周围断定为非癌黏膜处取多处活检(4 点活检),通过确认活检材料中不含有癌细胞来判断切除范围。

3.浸润深度的诊断

使用常规色素内镜或超声内镜进行该项诊断。常规色素内镜下,癌如果浸润到黏膜下层,可根据胃壁的伸展性不良等间接表现判断浸润深度。操作中可见,内镜送气使胃壁充分伸展后,局限在黏膜内的病变部位,与周围黏膜同样伸展;而黏膜下层深部浸润处变硬而不伸展,呈台状上举,同时伴有皱襞集中。如果这两种表现为阳性,可以判定病变伸展不良,从而可诊断为黏膜下层深部浸润癌。超声内镜检查时,将胃内充满脱气水,使用超声探头或者超声内镜专用机观察包括肿瘤在内的胃壁的断层像,判断黏膜下层有无癌块,这是对胃癌浸润深度有力的辅助诊断方法。

(二)其他术前检查

施行 ER 时需要使用解痉剂。使用前必须询问患者有无青光眼、心脏病、前列腺肥大、糖尿病等病史。确认抗凝固药物和抗血小板药物的停药时间也很重要。考虑到可能发生穿孔,还应确认患者有无腹部手术病史。需考虑治疗时静脉麻醉药的使用或者因并发症的发生需要外科紧急手术等情况,术前应施行胸部 X 线片、心电图、血液生化学检查、凝固功能检查、血型检查等。

(徐金刚)

第十五节　食管胃静脉曲张出血的内镜下治疗

食管胃静脉曲张出血是肝硬化门静脉高压症的严重并发症,病死率高,伴有肝功能损害者首次出血的病死率高达 50%以上,再出血的发生率约为 80%。消化内镜不仅在食管胃静脉曲张出血的诊断中有重要价值,还是止血和预防再出血的主要方法。随着内镜技术和内镜器械的不断进步,经内镜套扎、硬化、栓塞治疗已取得了满意的疗效,内镜干预极大改善了食管胃静脉曲张出血患者的预后。

美国肝脏病学会于 2007 年发布了食管静脉曲张及出血临床诊疗指南,将食管静脉曲张分为大、小两级,或者以半定量形态学判断。以直径 5 mm 为界限,大于 5 mm 为大静脉曲张。以半定量形态学判断,将静脉曲张分为小、中、大三级(小静脉曲张略高于食管黏膜表面,中度静脉曲张占据<1/3 食管腔,大静脉曲张占据>1/3 食管腔)。

胃食管静脉曲张(gastroesophageal varices,GOV)是食管静脉曲张的延伸,分为两个类型。GOV1 最常见,沿胃小弯延伸,被认为是食管静脉曲张的延伸,两者的治疗方法相似。GOV2 沿胃底延伸,一般较长而弯曲。孤立性胃静脉曲张(isolated gastric varices,IGV)不伴有食管静脉曲张,同样被分为两个类型,IGV1 通常在胃底弯曲成团,IGV2 可位于胃体、胃窦和幽门周围。IGV1 的存在需排除脾静脉血栓。食管胃静脉曲张的记录方法,参照 3 个因素进行:①曲张静脉位置(location,L);②曲张静脉直径(diameter,D);③危险因素(risk factor,RF)。

一、内镜下食管静脉曲张结扎术

内镜下食管静脉曲张结扎术(endoscopic variceal band ligation,EVL)始于 20 世纪 80 年

代。通过小的弹性橡胶圈结扎曲张静脉,使曲张静脉的血流中断,形成血栓,达到止血和减少再出血的目的。该技术由最初单环套扎器每次只能结扎一点,需反复多次进镜治疗,到现在采用多环套扎器,一次最多可完成 10 个环的连续结扎,大大提高了治疗效率。动物实验表明,内镜下结扎部位肌层完整,黏膜及黏膜下层有局部坏死,结扎 1～4 d 内有急性炎症反应、肉芽组织增生及坏死脱落,形成浅溃疡并逐步被瘢痕组织代替,血管消失。临床显示曲张静脉结扎治疗部位均发生浅溃疡,12～16 d 可见溃疡愈合,经结扎 1～2 次后曲张静脉变细或消失。与硬化治疗相比,结扎治疗的不良反应更少,不良反应的发生率低,而两者的急诊止血率相当,因此EVL 成为急性静脉曲张出血治疗首选。

(一)适应证

(1)急性食管静脉曲张破裂出血。

(2)食管静脉曲张的二级预防。

(3)存在出血危险倾向的中重度食管静脉曲张的一级预防。

(4)外科术后静脉曲张再发。

(二)禁忌证

(1)有上消化道内镜检查禁忌证。

(2)出血性休克未得到纠正。

(3)肝性脑病≥2 级。

(4)有严重的肝、肾功能障碍,有大量腹腔积液,重度黄疸。

(5)曲张静脉直径>2 cm。

(6)胃静脉直径>2 cm。

(7)乳胶过敏。

(8)环咽部或食管狭窄、穿孔。

(9)曲张静脉细小。

(三)器械准备及术前准备

1.器械准备

可选择工作通道为 2.8 mm 的普通胃镜或 3.7 mm 的治疗胃镜。连续结扎装置主要有COOK 多环套扎器(4 环、6 环、10 环)及 Boston 7 连环结扎器。

2.术前准备

术前准备与普通胃镜检查相同。获得患者知情同意后,常规备血,备三腔二囊管,建立两条以上静脉通路。为减轻患者的紧张程度并减少食管、胃蠕动,术前 15～30 min 可给予地西泮 5～10 mg、阿托品0.5mg(山莨菪碱 10 mg),肌内注射。为避免急性活动性出血患者在治疗中误吸,可气管插管、全麻。

(四)操作方法

结扎器安装完毕,选择好靶静脉,自食管胃结合部开始,螺旋形向口侧食管进行结扎。将内镜前端靠近静脉负压吸引,当视野全部变成红色时,顺时针转动手柄 180°或听到"咔嗒"一声后,表明橡皮圈已弹出并结扎在该静脉上。根据需要可对每根静脉结扎多个套扎圈,两个圈之间间隔 1.5 cm 左右。发现出血点或血栓头时应该在其下方进行结扎,避免直接正对出血点及血栓头进行结扎;发现交通支可以在交通支上加固结扎。如有需要,可安装第二套结扎器。

（五）并发症

1.食管狭窄

反复治疗后瘢痕形成可导致食管狭窄，操作时应避免结扎点在同一水平面上。

2.大出血

大出血多由于结扎时吸引不充分或由于进食过早，结扎环过早脱落。

3.发热

发热多由局部无菌性炎症引起，一般不超过 38.5 ℃，持续不超过 3 d。如长期发热，应警惕其他感染。

4.胸骨后疼痛和吞咽不适

胸骨后疼痛和吞咽不适约持续 2～3 d，可自行缓解，一般不需要特殊处理。

（六）术后处理

1.禁食

24 h 后进流食，一周后进半流食。

2.酌情应用降门静脉压药物

酌情应用降门静脉压药物，如生长抑素或奥曲肽，对合并胃食管反流者可应用质子泵抑制剂。

3.预防再出血及感染

急性静脉曲张出血治疗后可给予喹诺酮类或头孢菌素以预防再出血及感染。

二、内镜下食管静脉曲张硬化术

内镜下食管静脉曲张硬化术（endoscopic variceal sclerosis，EVS）是在内镜直视下通过内镜注射针将硬化剂直接注入曲张静脉内或静脉旁的黏膜下，达到止血的治疗方法。硬化剂注射入静脉内首先破坏血管内皮，形成化学性炎症，曲张静脉内形成血栓，2 周后肉芽组织逐渐取代血栓，4 周后发生纤维化，静脉管壁增厚，血管闭塞。以上病理变化的时间与静脉曲张的大小、血流速度、硬化剂的用量及注射方式相关。静脉旁注射则使静脉周围黏膜凝固坏死后形成纤维化，增强静脉的覆盖层，从而防止曲张静脉破裂出血。

（一）适应证

其适应证与 EVL 的适应证相同，结扎术中并发大出血，如再结扎治疗失败，应立即进行硬化治疗。

（二）禁忌证

（1）有上消化道内镜检查禁忌证。

（2）出血性休克未得到纠正。

（3）肝性脑病≥2 级。

（4）有严重的肝、肾功能障碍，大量腹腔积液，重度黄疸。

（5）有二度以上胃底静脉曲张。

（6）长期使用三腔二囊管，压迫造成广泛溃疡及坏死，EVS 疗效不满意。

（三）器械准备及术前准备

器械准备：内镜以大孔道或双孔道胃镜为佳，便于出血时吸引和止血。注射针选用 23G 专用针，过粗及过长的针头易造成注射过量、过深，形成深大溃疡，发生大出血和穿孔或晚期食管狭窄等并发症。常用的硬化剂包括1%聚桂醇、5%鱼肝油酸钠等。术前准备与结扎治疗术相同。

(四)操作方法

常用注射方法有三种：血管内注射，血管旁注射，血管内、血管旁联合注射。一般以血管内注射为主，每次1～4个注射点，初次每支血管注射10 mL左右，一次总量不超过40 mL，之后根据血管的具体情况减少剂量。单次终止治疗指征即内镜下未见活动性出血。对较大血管则采用联合注射法，即在食管腔充气良好的情况下，穿刺进入曲张静脉旁黏膜下，以出现灰白色黏膜隆起为准，一般每点注射1～2 mL，用同样的方法在曲张静脉的另一侧注射。最后再行曲张静脉内注射。

(五)并发症

(1)食管狭窄的发生率为3%，食管狭窄见于长期反复治疗后，为食管壁过深坏死的结果。

(2)出血穿刺点渗血，通过镜身压迫或局部药物喷洒可止血。迟发出血多由硬化不完全或局部黏膜糜烂溃疡导致，可再行硬化或热凝、止血夹处理。也可使用组织黏合剂栓塞静脉，因气囊压迫可使穿孔的危险性增大，应尽量减少使用。

(3)穿孔发生率小于1%，小穿孔经保守治疗多可愈合，大穿孔的病死率高达75%～100%。大多由注射针粗大且过深导致肌层坏死而穿孔。

(4)发热多由局部无菌性炎症引起，一般不超过38.5 ℃，持续不超过3 d。如长期发热，应警惕其他感染。

(5)胸骨后疼痛和吞咽不适持续2～3 d，可自行缓解，一般不需要特殊处理。

(6)纵隔炎、异位栓塞食管中上段静脉曲张与纵隔内静脉交通存在，大量硬化剂注射易引发成人呼吸窘迫综合征等。

(六)术后处理

术后处理EVL相同。患者要卧床休息1～2 d，避免剧烈活动。给予口服黏膜保护剂。

(七)疗程及随访

EVS治疗要需要连续多次进行，一般每周一次，直到静脉曲张根除或基本消失。曲张静脉根除后4周进行第一次复查，此后1～2年每3个月内镜随访一次，随后6～12个月随访一次。3年后终生内镜随访，每年一次。只要有可见的曲张静脉即行EVS直至曲张静脉消失。

三、胃静脉曲张栓塞术

胃静脉曲张出血较食管静脉曲张出血更为危险，硬化及结扎的治疗效果不佳。应用组织黏合剂栓塞治疗术成为内镜治疗的首选。组织黏合剂即α-氰基丙烯酸酯，是一种快速固化的水溶性制剂，接触血液会在几秒钟发生聚合反应，硬化并堵住出血的曲张静脉。组织黏合剂不能为人体吸收，固化后的黏合剂在血管最薄弱处穿破血管，排入胃腔(排胶)，最终使血管塌陷、闭塞、消失。

(一)适应证

(1)择期治疗食管以外的消化道静脉曲张。

(2)急诊治疗所有消化道静脉曲张出血，对食管应小剂量使用。

(二)禁忌证

禁忌证与一般内镜检查的禁忌证相同。

（三）器械准备及术前准备

工作钳道内要预充碘化油，以防钳道堵塞。选用 23 G 注射针。组织黏合剂为 α-氰基丙烯酸正丁酯或异丁酯。其余术前准备与 EVL 相同。

（四）操作方法

为防止组织黏合剂在注射针芯内发生固化，应用时通常采用两种方法。

1. 稀释法

以组织黏合剂为例，将组织黏合剂与碘化油按 1 mL：1 mL 比例稀释，抽入 2 mL 注射器内备用；如为国产 α-氰基丙烯酸正辛酯，则采用原液，不用稀释。

2. 三明治夹心法

将生理盐水 1 mL、组织黏合剂 0.5 mL、生理盐水 0.5 mL 抽入 2 mL 注射器中备用。

操作前注意患者及医务人员的眼部保护，防止液体意外溅入眼内造成损害。

操作时选择曲张静脉破裂处周围 1 cm 或静脉最隆起处为注射点，将备好的黏合剂快速、强力地推入曲张静脉，快速更换注射器，推入 2 mL 碘油以确保针芯内组织黏合剂完全注入曲张静脉内，可见活动性出血立即停止，如无效可再次注射。注射后迅速拔针，并推注生理盐水，冲刷掉针管内残余的黏合剂。注意使注射针前端远离镜面，确保镜面不被粘住。20 s 内避免吸引，防止漏出的黏合剂阻塞工作通道。如无法进行操作需要立即更换内镜。

（五）并发症

(1)异位栓塞偶尔有门静脉、肠系膜静脉、肺静脉栓塞。术前可行门静脉血管成像，评估胃肾血管分流、脾肾血管分流。单次注射黏合剂不宜超过 1 mL。

(2)近期排胶出血应保证曲张静脉栓塞完全，有条件可行超声内镜以辅助判断。

(3)局部黏膜坏死。

（六）疗程及随访

一个月后复查胃镜，观察排胶情况及静脉曲张消失情况。根除后随访与结扎治疗的随访相同。

（徐金刚）

第十六节　非静脉曲张性上消化道出血的内镜诊治

非静脉曲张性上消化道出血（non-variceal upper gastrointestinal bleeding，NVUGIB）是指屈氏韧带以上消化道非静脉曲张性疾病引起的出血，包括胰管或胆管的出血和胃空肠吻合术后吻合口附近疾病引起的出血，主要临床表现为呕血或（和）黑便或便血，可伴有头晕、面色苍白、心率增快、血压降低等周围循环衰竭征象，严重者甚至休克死亡。

非静脉曲张性上消化道出血是消化内科及普通内科的常见病、多发病，消化性溃疡、上消化道肿瘤、应激性溃疡、急慢性上消化道黏膜炎症是常见的原因，其中，消化性溃疡所致出血占 40%～60%。服用非甾体抗炎药、阿司匹林或其他抗血小板聚集药物也是引起上消化道出血的重要病因。少见的病因有贲门黏膜撕裂综合征、上消化道血管畸形、Dieulafoy 病、胃黏膜脱垂或套叠、急性胃扩张或扭转、放射损伤、壶腹周围肿瘤、胰腺肿瘤、胆管结石、胆管肿瘤等。某些全身性疾病,如感染、肝肾功能障碍、凝血机制障碍、结缔组织病等。

一、紧急消化道内镜检查

发生出血后 24 h 内实施内镜检查,兼有诊断和治疗的作用,内镜检查是目前消化道出血最常用的诊治手段。可以直接观察到活动性出血灶的情况,并立即实施内镜下止血措施,拖延时间可能导致诊断阳性率大大降低,或使本来能够在内镜下治疗变成需要外科手术治疗;怀疑小肠出血时,或患者病情稳定,并发症发生预期较低时,一般不做紧急内镜检查,但小肠出血,可以在术中做小肠内镜检查,以便寻找出血部位和原因,指引手术目标;怀疑大肠出血时,可不做肠道准备,直接进行结肠镜检查,在检查过程中不断冲洗肠腔,常可使视野变得清晰。

急诊内镜检查应注意以下几点:①尽快补充有效血容量,尽快纠正休克,使患者能耐受内镜检查;②准备好多种内镜止血器械,一旦需要,随时可用;③内镜医师应该具有娴熟的操作技术和丰富的诊治经验,尽可能在短时间内达到目的;④若病情危重和/或出血量大则必须明确出血原因,可选择在手术室进行内镜检查,必要时进行术中内镜检查;⑤必要时置入胃管并用盐水冲洗消化道;也可适当转动患者的体位,尽量暴露积血下面的黏膜;尽量冲洗黏附在黏膜表面的血液;血凝块黏附在病变表面时,可在血凝块周围黏膜注射适量硬化剂或止血剂,有时可暂时止血;⑥重视内镜治疗后的综合治疗与护理,是提高疗效和减少病死率的有效措施。

二、内镜治疗

在进行内镜治疗前,必须对患者做治疗前的处置,包括建立静脉通道、液体复苏、置入鼻胃管、内镜治疗前应用质子泵抑制剂等,还要对患者进行 Rockall 评估,以便较全面地掌握患者的情况。

(一)喷洒止血剂

1.5%～10%的孟氏液(碱式硫酸铁溶液)

每次喷洒 3～5 mL,可使局部胃壁痉挛,出血灶周围血管收缩,并有促使血液凝固的作用,从而达到止血目的,该方法目前已很少使用。

2.8%的去甲肾上腺素盐水

每次喷洒 20～40 mL,可收缩局部毛细血管而止血。

3.凝血酶制剂

凝血酶可促进生理凝血过程,使血管断端处的血管腔内血栓形成嵌顿,阻止血液外流。宜在临床应用前新鲜配制。一般将 2 000～10 000 U 凝血酶溶于 10 mL 等渗盐水中,局部喷洒,对渗血性出血疗效好,对动脉性出血疗效较差。

4.医用生物胶

医用生物胶是一种从生物组织中提取的多种可凝性蛋白质,含有纤维蛋白原、凝血酶、第Ⅷ因子、钙离子等。各成分均匀混合后,形成一层乳白色凝胶,能有效地制止组织创面渗血和小静脉性出血,封闭缺损组织,促进组织创伤愈合。

(二)内镜下药物注射

常用的有硬化剂和血管收缩剂,可单独应用或合用两者。硬化剂有无水乙醇、高渗盐水、5%的鱼肝油酸钠、1%的乙氧硬化醇等。血管收缩剂为肾上腺素高渗盐水混合溶液,对于内镜下能够观察到的活动性出血病变均可使用,对消化性溃疡出血、息肉电凝切除后残基渗血、贲门黏膜撕裂症效果明显。国外最新的荟萃分析认为,镜下注射疗法应该与其他镜下疗法相结合,效果才令人满意。具体使用方法如下。

1.肾上腺素溶液

使用 1:10 000 的肾上腺素盐水溶液,于出血点周围的四个象限以上进行注射,然后于出血血管处注射,注射总量为 4~16 mL。肾上腺素能使血管痉挛和血小板凝集,注射后可使局部血管收缩,周围组织肿胀,压迫血管,起暂时止血作用。有文献报道,这一种方法可在 95% 的患者中达到初次止血,但再出血率为 15%~20%。

2.无水乙醇

无水乙醇可使组织脱水固定,使血管收缩,血管壁变性坏死,血栓形成而止血。应用时要注意注射的深度及用量,一般在出血的血管周围 2 mm 处注射 3~4 个点,每点注入无水乙醇 0.1~0.2 mL,深度不超过 3 mm,必须缓慢注入,至局部组织发白即可。

3.乙氧硬化醇

乙氧硬化醇是目前应用最为普遍的硬化剂,常用 1% 的浓度,注射方法与无水乙醇局部注射的方法相同。

4.肾上腺素和高渗盐水混合溶液

高渗盐水可使注射处组织水肿,血管壁纤维变性,血管腔内血栓形成,与肾上腺素的缩血管作用结合,止血有效率可达 93.9%,对黏膜渗血的效果最好。常用配方为 10% 的氯化钠溶液 20 mL、生理盐水 40 mL、肾上腺素 3 mg,适用于裸露血管及其周围黏膜下注射,每个点 2 mL,共 3~4 个点,总量在 10 mL 以下。

(三)热凝固

通过局部加热,使出血的血管封闭或使其闭合。该方法对小动脉出血比较有效,而对中等和大动脉出血的疗效不太满意。

1.高频电凝止血

电凝止血必须确定出血的血管,决不能盲目操作。因此,要求病灶周围干净,电凝止血前先用冰盐水冲洗管腔。具体操作方法是用凝固电流在出血灶周围电凝,电凝输出功率为 45~65 W,使黏膜下层或肌层的血管凝缩,最后电凝出血血管,使局部创面变白,电凝次数视病变范围及血管大小而定。有报道称,对于 Dieulafoy 病,一般电凝次数 15~20 次,每次电凝时间为 2 s,止血率为 88%~94%,若同时合并应用注射止血剂,止血效果高于单个止血方法的止血效果。应用电凝止血时,应注意电极头容易使组织炭化,并与炭化组织发生粘连,撕拉后可发生再出血,还易产生电火花,在治疗时要经常向腔内注水以避免粘连。

2.氩离子血浆凝固法(APC)

氩离子血浆凝固法俗称氩气刀。氩气是一种性能稳定、无毒、无味、对人体无害的惰性气体。它在高频高压作用下,被电离成氩离子,这些氩离子可以将电极输出的凝血电流持续传递到出血创面,电极和创面之间充满氩离子,凝血作用是以电弧的形式大量传递到创面,产生很好的止血效果。与单纯高频电凝相比,氩离子血浆凝固法的凝血电弧数量成倍增加,对于点状出血或大面积出血均适用,可以说是适于胃窦血管异常增生的内镜下治疗方法。

(四)激光止血

可供止血的激光有氩激光及石榴石激光。止血原理是光凝作用使被照射的局部组织蛋白质凝固,小血管内血栓形成,止血成功率为 $80\%\sim90\%$。在激光治疗时,组织也易于炭化,同时产生大量烟雾及刺激性气味,治疗时需要不断吸除烟雾。另外,激光是以光导纤维作为导出介质的,易折断、漏光而烧伤周围黏膜。激光治疗出血的合并症不常见,有报道称个别病例发生穿孔、气腹以及照射后形成溃疡,导致迟发性大出血等。

(五)微波止血

微波是一种波长在 $1.0\ mm\sim1.0\ m$ 范围内的电磁波,以生物组织本身作为热源,组织中的水分子随微波频率振动而高速转动,互相摩擦,产生热量,组织从里到外瞬间凝固。其温度较低,损伤部位边界清楚,加热部位均匀,止血效果极佳,且无炭化现象,不产生烟雾及气味,安全性极好。一般采用单极或双极探头接触手术创面,输出电流为 $30\sim40\ mA$,多点凝固,每点作用时间为 $4\sim6\ s$,直至局部有凝固膜形成。

(六)射频止血

射频是一种高频电流,频率范围为 $200\sim750\ kHz$,以正弦波释放热量,可使细胞内外水分蒸发、干燥、固缩,使蛋白质变性,造成组织凝固性坏死而迅速达到治疗目的。如果患者的消化道腔内积血较多,应反复冲洗,充分暴露出血部位。将射频电极头直接置于出血部位黏膜表面,功率为 $30\sim35\ W$,每次放电时间为 $2\sim6\ s$,直至出血部位黏膜表面发白或呈棕黄色,观察 $5\ min$,以确认病变局部无渗血。此法的优点是止血迅速,电极头不易使组织炭化,不与组织粘连,操作简便、快捷,安全性较高,蛋白质变性后电极头处热量迅速衰减,可避免灼烧过深而导致穿孔,术中不产生电火花、烟雾、刺激性气味,对肌肉和神经无刺激和兴奋作用,在放电时患者无明显不适,导线在工作时不发热,不会损伤内镜。

(七)钛合金金属夹止血

在内镜直视下放置金属钛夹,将出血的血管钳夹而达到止血的目的,伤口愈合后金属夹会自行脱落,随粪便排出体外。该法安全、简便、有效,对治疗胃、十二指肠、吻合口溃疡、内镜治疗后小血管性出血等均具有良好的效果,对小动脉性出血效果最好。但是,有时因病灶位置的关系,钛夹可能无法垂直接触病灶,可导致治疗失败。在急诊情况下进行钛夹治疗,内镜医师要有熟练的操作技术,争取在短时间内完成;对危重患者应在手术室中于麻醉状态下进行急症内镜治疗,一旦钛夹治疗失败,可立即实施外科手术。

此外还有缝合止血法、冷冰止血法和超声探头给药法等,临床上较少应用。

三、内镜治疗后处理

在出血凶猛的情况下,可联合应用多种内镜治疗方法,以增强止血效果。经内镜治疗前后要给予补充血容量、抑酸及止血药物治疗,密切监测血压、心率和尿量,注意识别再出血和继续出血。内镜检查伴或不伴内镜治疗后 $4\sim6\ h$ 血流动力学稳定的患者可以饮水和进食清淡的流食,不需要延长禁食时间。如果患者有活动性出血或再出血表现,如有新鲜的黑便或呕血、血压下降、心率上升或中心静脉压下降,应考虑重复内镜检查。对内镜治疗后仍然不能止血的非静脉曲张性消化道出血患者,建议急诊手术治疗。内镜止血治疗成功的患者出院后,要重视后续的序贯治疗。

(徐金刚)

第十七节　经皮内镜下胃造瘘术及小肠造瘘术

胃造瘘术即在胃体前壁与前腹壁之间建立通往体外的通道来解决患者的营养摄入及维持胃肠道功能的技术。行胃造瘘术的方式有很多种,如外科胃造瘘手术、经皮内镜胃造瘘术、放射影像学引导下胃造瘘术、超声引导下胃造瘘术、磁共振引导下胃造瘘术。经皮内镜下胃造瘘术具有创伤小、痛苦小、疗效佳、并发症少和轻、费用低等优点。本节重点阐述经皮内镜下胃造瘘术的内容。

一、经皮内镜下胃造瘘术

经皮内镜下胃造瘘术(percutaneous endoscopic gastrostomy,PEG)是在内镜(如胃镜、超细鼻胃镜)辅助下放置造瘘管,进行肠内营养或进行胃肠减压。最早在 1980 年就有关于该技术的文献报道,由于该技术无须行手术及全身麻醉,造瘘管能留置超过 6 个月,出院后患者可在家里继续行肠内营养以改善生活质量,护理相对简单,目前已成为胃造瘘术的首选方法。PEG 主要应用于进食困难,需要长期肠道摄入营养的患者。该技术更符合人体的生理状态,与鼻饲比较更令患者感到舒适,可以防止鼻咽部食管黏膜糜烂等;另外相对全静脉内营养费用低。PEG 与外科手术造瘘比较有操作时间短、手术创伤极小、术后并发症少、术后开始肠内营养时间早的优势。

(一)PEG 适应证

PEG 适用于各种不同病因导致吞咽进食障碍,但胃肠功能存在,需要长期提供胃肠内营养支持的患者。PEG 的适应证广泛,包括:①恶性病变所致吞咽困难(如食管癌、头颈部恶性肿瘤、肺癌致食管狭窄、恶性肿瘤脑转移致神经源性吞咽困难)及良性病变所致吞咽困难(如放疗致食管狭窄、神经性厌食及神经性呕吐等所致的吞咽困难)导致营养不良,这类患者的胃肠道功能正常,能长期行胃肠道内营养支持治疗;②恶性疾病的胃肠减压及良性疾病的胃肠减压。

(二)PEG 禁忌证

1.绝对禁忌证

咽部或食管梗阻,内镜无法通过,有凝血功能障碍、一般内镜检查的禁忌证。

2.相对禁忌证

相对禁忌证有心肺功能不全、恶性肿瘤腹壁转移、腹部开放性外伤、腹部疝囊缺损、肥胖、腹部手术后(如胃次全切除术后)、腹膜透析、巨大食管裂孔疝、腹腔内病变(如肝脏肿大和脾脏肿大)、全身性疾病(如近期发生心肌梗死)等。

(三)操作器械

(1)器械有电子胃镜或电子鼻胃镜,活检钳、圈套器等内镜附件。

(2)胃造瘘术包按胃造瘘管内垫形态分为蘑菇头式、水囊式或叶片式。

(四)术前准备

(1)询问口服抗凝血药物情况;抽血,检验血常规及凝血功能;进行心肺功能检查;行腹部影像学检查,了解腹腔内脏器、腹腔积液情况和血管异常情况。

(2)术前禁食 8 h。

(3)术前可选择行镇痛/镇静麻醉,如患者耐受性好也可不给予麻醉。

(4)常规咽喉部喷洒或口服局麻药麻醉。

(5)进行脉搏、末梢血氧及血压监测。

(五)PEG 的方式及操作方法

PEG 主要分为四种基本方式:拖出法、推入法、引导法和直接法。

1. 拖出法

拖出法是最常用的经典的置管方法,术前对口腔、牙齿及咽部进行清洁,置管前后常规应用主要针对革兰氏阳性菌的抗生素以预防感染(如头孢唑林)。

(1)患者的体位:在进胃镜时常采用左侧卧位,常规进入十二指肠降段或水平段,排除幽门及十二指肠腔道梗阻并排除拟穿刺胃前壁部位的溃疡、静脉曲张、肿物及活动出血灶等。胃镜退入胃腔后改体位为仰卧位,抬高床头 15°以减少误吸。操作过程中及时通过吸引装置清除口咽部的分泌物,对于血氧偏低患者及时给氧。

(2)选择造瘘穿刺点:在正常解剖情况下造瘘穿刺点定位于左锁骨中线与剑突至脐上 1/3 处的区域,即在前正中线旁左侧肋缘下 2~3 指处(即 3~5 cm 处),对 Billroth Ⅱ术后患者选择近左侧肋缘处,也可先用细针穿刺试验来确认穿刺安全通道。常规胃镜操作进入胃腔后充分注气,使胃腔充盈起来,确保胃前壁紧密贴近腹壁,同时也可使肝左叶上移及横结肠下移来避免误伤胃周脏器,此时关闭室内灯光,用手遮挡拟穿刺部位的光线,将胃镜头端垂直对准预穿刺点(胃体前壁中下部区域),可以透过腹壁看到胃镜头端的灯光,对于部分腹壁不透光病例,通过指压胃前壁胃镜观察胃壁活动度来选择穿刺点。

(3)穿刺:选好拟穿刺点后,进行局部消毒,戴无菌手套,铺洞巾,用 1%的利多卡因逐层对腹壁至胃壁进行局部麻醉,麻醉针头可穿透胃壁进入胃腔了解拟穿刺安全通道的位置,退出麻醉针后在拟穿刺点做约 0.5 cm 的皮肤切口。用一只手的示指及拇指固定拟穿刺点的皮肤,另一只手持套管针在穿刺点垂直腹壁穿刺,使套管针进入胃腔,用胃镜在胃腔内持续注气并实时监视穿刺针,防止穿刺针误伤胃后壁。

(4)置入造瘘管:确认套管针进入胃腔后,退出针芯,通过套管置入导丝,使之进入胃腔,此时为防止胃腔内气体通过套管漏气影响胃镜视野,可用手指稍封堵套管外口。经胃镜活检孔道置入能抓取导丝的附件(如活检钳、圈套器),抓紧导丝后把导丝退到胃镜镜头前再把导丝连同胃镜一同退出患者的口腔。在确认导丝与造瘘管连接牢固后,通过牵拉腹壁侧导丝引导胃造瘘管通过口咽及食管进入胃腔,再次插入胃镜,了解胃造瘘管情况,保证胃造瘘管的蘑菇头端或叶片与胃壁紧密接触后,剪除造瘘管末端,接上"Y"形接头,通过造瘘管向胃腔内注入生理盐水,胃镜直视下确认造瘘管通畅后退出胃镜,并给造瘘管附近皮肤局部消毒,使造瘘管固定盘与腹壁保持恰当的紧张度,固定造瘘管。如果固定盘与腹壁的紧张度过小可能会导致术后瘘口周围腹壁血管出血或腹腔感染,如果过大可能导致腹壁皮肤或胃黏膜坏死,一般建议在胃造瘘管外固定盘和腹壁间留约 0.5 cm 的间隙。

(5)造瘘后处理:24 h 内禁食,之后开始通过造瘘管逐步增加管饲进食量,每次管饲前后用温开水冲洗造瘘管,确保导管通畅,管饲时至管饲后 60 min 使患者取半卧位或抬高床头来减少胃食管反流误吸的发生。每天消毒并更换一次敷料至瘘管形成。

2. 推入法

推入法运用的胃造瘘管类似拖出法,其主要不同是推入法的造瘘管有一个坚硬的锥形头端,并且导丝能从中通过。

推入法的步骤:患者的术前准备和穿刺点的选择与拖出法相同,确定穿刺点后常规消毒铺巾并做皮肤小切开。然后在胃镜直视下刺入带套管穿刺针,退出穿刺针针芯后把一根较韧的导丝通过穿刺针的套管,使之进入胃腔,从胃镜活检孔道进入圈套器,套住导丝,然后退出胃镜,把导丝带出患者的口腔。把导丝在口腔外与造瘘管的锥形端对接后,推着长度较长的造瘘管,使之沿导丝通过口咽部及食管,进入胃腔并从腹壁穿出,当导丝从造瘘管头端穿出时可抓住导丝并绷紧导丝以帮助推动造瘘管,一旦造瘘管从腹壁穿出,即可抓住造瘘管锥形端的管壁,把整根造瘘管拖入胃腔内。再次插入胃镜,确认造瘘管头端内垫盘与胃壁适度贴紧,抽出导丝后用固定盘固定胃造瘘管。推入法与拖出法的主要不同是前者先是沿着导丝把造瘘管推入胃腔并穿出腹壁,再在腹壁外拖出剩余的造瘘管,而后者一直是通过在腹壁外的导丝把造瘘管拖入胃腔并拖出腹壁。

3.引导法

引导法也是目前常用的 PEG 技术。操作步骤:术前患者可选择镇痛/镇静麻醉,患者取平卧位,常规胃镜检查。确定穿刺点,方法与拖出法相同。常规消毒皮肤,铺洞巾,用 1% 的利多卡因局部浸润麻醉。穿刺前通过麻醉针头进入胃腔所需的长度来评估穿刺通路所需的长度,把鲥田式胃壁固定器的把持片调到所需刻度,用示指、中指和拇指固定住把持片,于拟穿刺点上、下两边各 1 cm 处分别垂直腹壁刺入胃腔。胃镜直视下确认固定器针已进入胃腔后,通过旋转固定器蓝色针管上的圈套中心到黄色针头的下方,拔出固定器上黄色针管的针芯,将缝线插入针道内,缝线继续通过黄色针道进入圈套内并留出可拖出体外、可打结的长度,将蓝色管芯针上提至有抵抗感,将缝线套住,拔出固定器,把缝线从蓝色针管带出体外,此时可见穿刺部位两条缝线均诱导至体外,把缝线在腹壁外打结,固定腹壁及胃壁。在两处缝线间的拟穿刺点做一个小切口(约 5 mm),将有可剥除鞘套的"T"形 PS 穿刺针垂直刺入胃腔,此时可嘱助手提拉缝线,展平腹壁,帮助垂直穿刺。胃镜监视下见鞘套通过胃前壁,拔出穿刺针,留置可剥除鞘套,用手指暂时封堵住鞘套外口,防止胃腔通过鞘套漏气,然后把水囊式造瘘管通过鞘套插入胃腔,由水囊注水口注入标示量的注水用水,胃镜直视观察水囊充盈,剥除鞘套,牵拉造瘘管,使之贴住胃壁,通过造瘘管注水,确保管道通畅,退出胃镜。调整胃造瘘管外固定盘,使之和腹壁间留约 0.5 cm 的间隙。术后 24 h 开始管饲,1 周左右拆除缝线,每天清洁瘘口周围皮肤及更换辅料至窦道形成。

4.引导法与拖出法比较

用带鞘管穿刺针穿刺前已将胃壁和腹壁用手术缝合丝线固定,穿刺针更易安全进针,对有腹腔积液患者也可安全行 PEG;尚可避免在窦道形成时期腹壁与胃壁分离引起腹腔漏及腹腔感染的可能;不易形成长窦道。带鞘管穿刺针进入胃腔内,退出针芯,造瘘管直接从鞘管进入胃腔,不需要经口咽及食管腔,因此引导法不同于拖出法及推入法,不需要考虑造瘘管通过口咽部及食管时可能会由于腔道狭窄而不能通过及损伤黏膜的问题,尤其合适于头颈部肿瘤致口咽狭窄或食管上段肿瘤致食管狭窄的患者,尚可减少造瘘口癌细胞的种植转移。胃镜在 PEG 术中仅起到监测及充气的作用,因此引导法只需要一次内镜的插入;在后期造瘘管的更换中,也不需再次插入胃镜进行监视或帮助拉出造瘘管,只需要在原造瘘管内插进导丝后,吸尽固定水囊内的水,退出造瘘管,再沿着导丝更换插入新的造瘘管,按水囊标识注入适量的注射用水,退出导丝,常规清洁创面及用辅料覆盖瘘口皮肤。水囊造瘘管的胃内水囊呈扁平型,末端突出＜4 mm,能减少胃后壁接触性溃疡。但是,采用引导法,要给胃腔内固定造瘘管的水囊每周换水,因而对于家属护理来说会相对比较麻烦,需要对家属进行造瘘管维护知识的宣教;采用引导法,也有利于提早发现可能出现的胃造瘘管移位等情况。

5.直接法

直接法 PEG 应用的主要目的是降低口咽部细菌感染造瘘口及口咽食管部恶性肿瘤的转移种植。采用拖入法,造瘘管经过口咽部及食管进入胃腔,所以口咽部细菌感染造瘘口和口咽食管恶性肿瘤转移种植的发生风险增加,虽然抗生素能预防部分口咽部细菌对造瘘口的感染,但恶性肿瘤的转移种植不易防止,为了避免上述并发症发生,可使造瘘管不通过口咽部及食管,因此可选择应用直接法。

直接法的操作步骤:选取穿刺点的方法与拖入法相同,观察腹壁外胃镜头端灯光的透光情况来避开腹壁血管网,在胃镜直视下用手指压迫腹壁,见到指端范围局限的胃壁受压,可确定穿刺点,并以穿刺点为圆心在皮肤上标记出一个直径约为 2 cm 的圆形穿刺区域。用 23 G 针注射 1％的利多卡因,在穿刺点及圆周 B 点处进行从腹壁皮肤到胃壁黏膜层的全层局部麻醉,局麻时给胃腔持续充气。接着用固定器在所标圆圈 B 点处应用缝线把腹壁和胃前壁贴紧固定。提起缝线以避免穿刺针损伤胃后壁,在圆心处的穿刺点进行穿刺,穿刺针进入胃腔后,使导丝通过穿刺针管道进入胃腔。然后使 27 Fr 扩张器沿导丝通过胃壁,扩张造瘘口至直径约9 mm,在扩张时提起缝线。扩张后退出扩张器,提着缝线,把造瘘管沿着导丝送入胃腔。若发生造瘘口出血,可以把造瘘管往上提并用纱布按压。

二、经皮内镜下小肠造瘘术

经皮内镜下小肠造瘘术(percutaneous endoscopic jejunostomy,PEJ)是在 PEG 的基础上,通过胃造瘘管置入小肠营养管,属于间接空肠造瘘。PEJ 具有胃肠减压及肠道营养的功能,并可减少胃食管反流。PEJ 的主要适应证为在有 PEG 适应证的基础上存在严重的胃食管反流或胃动力障碍。

操作方法:完成常规 PEG 后,经腹壁胃造瘘管开口置入导丝,使之进入胃腔,在胃镜辅助下用附件(如异物钳)把软导丝头端抓住后拉到胃镜头端,随胃镜送过幽门口,置入屈氏韧带远端的空肠,操作过程中使胃镜尽可能地深插入小肠,还可应用把持附件重复夹持靠近胃镜头端的导丝,往小肠腔深部送一段距离后,松开导丝,再次夹持靠近胃镜头端的导丝,往小肠送的方法使导丝尽可能地深插;同时助手在体外同步送导丝,导丝不宜输送得过快,以防在胃腔内盘圈。将导丝置入满意的深度后退出胃镜,使之到胃腔内,在胃镜直视下将小肠造瘘管沿导丝缓慢送入小肠后抽出导丝;也可同时行 X 线透视检查、确认导丝的位置,然后在导丝的引导下,置入空肠营养管并确认空肠营养管的位置,然后退出导丝,尚可通过小肠造瘘管注入造影剂来确认小肠造瘘管位于空肠上段和是否通畅,体外固定小肠造瘘管。还可以在胃造瘘管直接置入一条小肠造瘘管后应用异物钳在胃镜直视下直接把小肠营养管送过幽门口,使之进入小肠,或应用重复夹持靠近胃镜头端的造瘘管壁往小肠腔深部送一段距离后,松开异物钳,再次夹持靠近胃镜头端的造瘘管壁往小肠送的方法把小肠造瘘管尽量往小肠深部送。术后需要区分小肠造瘘管末端"Y"形管的标示,有 PEG 胃肠减压管和 PEJ 营养输注管。一般于术后第 2 d 即可行营养液输注。

三、内镜下直接空肠造瘘术

预防性使用抗生素,给予咪达唑仑和芬太尼或哌替啶。应用肠镜进行操作。常规消毒铺巾。先用肠镜检查穿刺部位的小肠,排除阻止和妨碍操作的病变。当肠镜通过屈氏韧带,并通过倾斜位 X 线透视确认内镜到皮肤的距离。合适的造瘘管穿刺位置由腹壁位置、皮肤到小肠腔的距离和穿刺通路上没有肠襻阻隔来确定。要避免在肋下区域穿刺。静脉注射胰高血糖素减少小肠蠕动。应用圈套器通过肠镜活检孔道进入空肠腔并打开圈套器,在 X 线透视指导下确定从皮肤到圈套器的合适穿刺通路。在皮肤上做标记,局部麻醉后做皮肤小切开。用 18G 穿刺针在 X 线透视下选择安全通路从皮肤穿刺,进入小肠腔,当肠镜下见到穿刺针后,立刻把导丝通过穿刺针插入圈套器圈内,注意圈套器回缩时避免套到肠黏膜。可以先用圈套器套住穿刺针,在导丝进入肠腔后,再松开圈套器来套住导丝,然后收紧圈套器,退出肠镜,把导丝拖出患者口腔外,同时由助手帮助推送导丝进入穿刺针。扩张皮肤切开口有利于造瘘管通过。当导丝拖出患者口腔外,退出穿刺针,在导丝引导下把造瘘管从造瘘口拖出,通常造瘘管内垫和皮肤间的距离为 3～6 cm。固定造瘘管。

四、其他方式胃造瘘术

(一)胃镜腹腔镜联合胃造瘘术

胃镜腹腔镜联合胃造瘘术主要用于肥胖、有腹部手术史及胸腔胃等导致腹壁穿刺点定位不良的患者。腹腔镜监视下可以见到胃镜头端光源从胃壁透出的光线,这样可以很好地确定胃壁穿刺点。在拟穿刺部分皮肤浸润局麻后做约 0.5 cm 的小切口,然后在腹腔镜监视下刺入套管针,使其进入腹腔,再穿刺入胃腔。其余操作步骤与前述三种基本胃造瘘方式相同。

(二)超声内镜辅助下胃造瘘术

超声内镜辅助下胃造瘘术主要用于各种原因导致的腹壁穿刺点定位不良的患者,如腹部肥胖的患者。应用超声内镜可以通过光镜直视胃壁及用超声波检查胃壁、腹壁和两者间腹腔的情况来确定安全的穿刺通路,常规消毒铺巾后做皮肤小切口,穿刺针刺入胃腔后其余操作步骤与前述三种基本胃造瘘方式相同。此方法可有效避免损伤穿刺点周围脏器。

(三)超细鼻胃镜辅助 PEG

超细鼻胃镜辅助 PEG 也可分为 4 种基本方式:拖出法、推入法、引导法和直接法。超细鼻胃镜辅助 PEG 的优点:由于超细鼻胃镜前端外径最粗处只有 5.1 mm,减轻内镜插入对患者的刺激,患者会感到更舒适、耐受性好,无须镇痛/镇静,更适合口咽狭窄或张口困难的患者。另外,因为需要做 PEG 的患者大多营养不良,或是罹患心肺疾病的老年人,对他们实施镇痛/镇静有一定风险,从这一角度来说,超细鼻胃镜辅助 PEG 比普通胃镜更为安全。

早在 2000 年就有报道应用超细鼻胃镜辅助 PEG 推入法进行胃造瘘术。在国外也有人将拖出法用于超细鼻胃镜辅助胃造瘘,操作流程与普通胃镜辅助拖出法相似,但采用超细鼻胃镜辅助 PEG 的患者的造瘘管需从鼻腔通过,往往存在口咽部或食管上段,因此造瘘管的蘑菇头需要质地较软且可塑性强的材料和较小的形态。

重点推荐超细鼻胃镜辅助引导法。此法的适应证较常规 PEG 广,除常规 PEG 适应证外还包括各种病因致张口困难,口咽部或食管狭窄等,普通胃镜不能通过狭窄。

操作方法:先用 2% 的麻黄碱收缩鼻腔鼻甲,再用 1% 的丁卡因表面麻醉鼻黏膜,咽部麻醉方法与普通胃镜检查相同。患者平卧于胃镜检查床,上身及头部抬高 15°。监测患者的血压、脉搏和血氧饱和度并保持气道通畅。胃镜注气使胃腔充分膨胀,关闭室内灯光,观察腹壁透光,并指压腹壁,观察胃壁受压的情况以判断拟造瘘部位。在患者营养状况尚好、腹壁不透光的情况下,可仅根据腹壁指压情况来确定造瘘部位,注意指压适合穿刺点时整片胃壁受压移动面积较小。造瘘前,常规消毒、铺巾,用 1‰ 的利多卡因进行局部腹壁全层麻醉,并进一步垂直进针,穿透腹壁,观察有无针内气泡。在用套管穿刺针进行腹壁-胃壁穿刺前,先在拟胃造瘘的穿刺点上、下各 1.0～2.0 cm 处用鲋田式胃壁固定器将胃壁和腹壁用 0 号或 2 号手术缝合丝线进行固定。接着,用带鞘套的穿刺针进行穿刺,鞘套进入胃腔后退出穿刺针,从鞘套内插入 15Fr 胃造瘘管。将胃造瘘管球囊注入 3 mL 注射用水后,剥除外鞘套。在鼻胃镜监视下牵拉造瘘管球囊,使其紧密接触胃壁。给腹壁局部消毒并固定胃造瘘导管。胃造瘘术前、后均使用抗生素预防感染,造瘘术 24 h 后进行管饲,术后 1 周拆除胃壁固定缝线。

超细鼻胃镜辅助引导法较拖出法的优势:拖出法采用的是一种带有可通过鼻腔的蘑菇头造瘘管,这种造瘘管经过鼻腔时会给患者带来一些不适,且由于蘑菇头可以通过鼻腔这种狭小通道,其在胃内固定造瘘管的作用也相应削弱,易使造瘘管从窦道向腹壁外滑脱。引导法采用的是注水球囊固定,可根据造瘘口及窦道的大小选择不同孔径的造瘘管,因而可有效地避免这种不良后果。

五、PEG 的并发症及处理

PEG 的并发症如下。①上消化道内镜检查并发症:心肺并发症、误吸、出血、穿孔等;②PEG术操作的并发症:气腹(门静脉和肠系膜静脉积气)、结肠/小肠损伤、胃-结肠-皮肤瘘、肝/脾损伤、腹腔或后腹腔出血、腹壁出血;③PEG 术后(PEG 管使用及伤口)并发症:瘘口周围疼痛、瘘口周围炎/脓肿/漏、PEG 造瘘部位疝、胃肠出血和溃疡、胃输入道梗阻、胃轻瘫、胃肠扭转、PEG 管移位或阻塞、造瘘口肿瘤种植、PEG 管置入后腹泻、管饲后的误吸等。

(一)气腹

气腹为穿刺过程中,胃腔内气体进入腹腔,目前发生率约为 20%。气腹多可以逐渐自行吸收,如出现腹腔感染,则需进行抗感染治疗甚至外科干预。穿刺过程中保持穿刺针垂直腹壁进针或应用引导法固定腹壁及胃壁可避免气腹发生。

(二)结肠/小肠损伤

结肠损伤可发生在横结肠但少见,通过细心的穿刺点叩诊可以避免该并发症,也可通过 X 线透视来预防。有人建议在局部浸润麻醉到胃壁后,注射器以负压缓慢退针,如突然有粪水或多量气体进入注射器则提示穿刺通路可能通过结肠管腔。小肠损伤更少见,因为小肠通常被大网膜保护,如患者曾行腹腔手术,则可能使肠管与腹壁粘连,导致小肠损伤。如发生肠内容物漏入腹腔,可导致腹腔感染,需应用抗生素甚至外科干预。

(三)瘘口周围皮肤的感染

瘘口周围皮肤感染为最常见的并发症,可在 PEG 术前应用预防性抗生素治疗来减少此并发症发生,但目前对应用抗生素的种类尚无统一意见。预防性用药建议应用针对革兰氏阳性菌的抗生素,由于瘘口皮肤感染细菌也可能主要来源于消化道,建议应用第三代头孢菌素中针对革兰阴性菌的抗生素,瘘口周围皮肤感染常在应用抗生素后短期恢复。此外,预防瘘口皮肤感染还需定期清洁瘘口周围皮肤及更换敷料。

(四)瘘口渗漏

瘘口渗漏是因为瘘口大于 PEG 管直径,输注的营养液沿 PEG 管周漏出,亦称为外漏,通过更换直径更大的 PEG 管来解决。PEG 管移位脱落时,沿原瘘口把 PEG 管复位,如 PEG 管破损或阻塞,应换管。需要注意的是当 PEG 管移位复位不恰当时瘘管可能进入腹腔,导致内漏,发生腹腔感染,为一种严重的并发症,可能需要外科干预。

(五)误吸

误吸发生率最高达 35%,是导致死亡的最常见原因。通过清洁口咽部食管胃内残留分泌物,管饲时保持半卧位及控制并逐渐增加营养液的管饲量能预防误吸,尚可酌情应用促胃肠动力药物。如误吸引起吸入性肺炎,应给予胸部 X 线片检查,进行有效的气道护理及抗感染治疗。

(六)出血

腹壁出血常见,为操作时损伤腹壁血管所致,通常通过按压造瘘口区即可止血,如难以止血,则需在出血区域缝扎几针。胃出血发生可能与行 PEG 时把穿刺点选在偏胃大弯侧有关,胃大弯侧的浆膜血管网丰富,通过保持造瘘管内垫片和外固定盘合适的紧张度来预防出血,酌情使用制酸药及止血药。也有报道 PEG 损伤大血管导致腹腔大量出血甚至腹膜后出血,通过外科干预达到止血的病例,但通过术前正确的评估通常可避免大出血发生。

(七)胃结肠瘘

胃结肠瘘是由于穿刺时刺透横结肠脾曲和胃壁或术后造瘘管压迫过紧致部分横结肠坏死,胃腔与横结肠腔相通,小瘘口在拔出造瘘管后能自愈,如瘘口过大,可能需要外科干预。因为胃结肠瘘发生时临床症状多轻微(如发热及不全结肠梗阻),如未及时发现,更换造瘘管时造瘘管进入结肠造成注入营养液时发生腹泻及脱水。

(八)包埋综合征

如内垫片牵拉过紧,可能导致此并发症的发生,即胃黏膜缺血坏死。内垫片从胃腔内嵌入胃壁或腹壁内,发生率为 1.5%～1.9%,可在局麻下在皮肤上做一个小切口,取出内垫片。为预防包埋综合征,建议在 PEG 管外固定盘和腹壁间留约 0.5 cm 的间隙。

(九)胃造瘘口处的肿瘤转移

应用拖出法和推入法可能会有口咽部及食管恶性肿瘤的转移种植的风险,引导法和直接法则可有效降低该并发症的发生率。

六、PEG 术后处理

PEG 术后处理:①术后当天患者可行静脉营养,恰当地应用抗生素;②24 h 后经造瘘管输注营养素,可根据患者的需要选择持续性滴入法或分次集中推入法进行管饲,根据患者的疾病状态、每日需要的能量及耐受程度来配制营养液。每次进行营养液输注前后用温开水或生理盐水冲洗造瘘管,防止管道堵塞;每次管饲前可回抽胃内残留营养液来评估胃动力情况,如回抽量＞100 mL,考虑患者可能不耐受目前的输注量,需要进行促胃肠动力治疗及调整输注量;另外输注营养液的温度适宜(一般为 38 ℃～40 ℃)可减少患者的不适反应。③进行管饲时尽量使患者取坐位或半卧位,管饲结束后保持该体位 60 min。④注意观察术后并发症,定期清洁造瘘口周围皮肤,更换纱块,预防瘘口周围感染,术后第 1 周每日至少清洁造瘘口并更换敷料 1 次。清洁造瘘口时可转动瘘管 180°,这样有利于窦道形成;窦道形成,造瘘口干燥、无渗出,可酌情进行造瘘口局部消毒更换敷料。⑤水囊法需要定期更换水囊内的水。⑥更换造瘘管时,如造瘘管脱落,需及时插回造瘘管,并来医院就诊。⑦当患者可以通过口咽部自行进食时,可拔除胃造瘘管,但至少在窦道形成后方能拔除。拔除后用敷料覆盖造瘘外口,瘘口多可在短期内自行封闭;对水囊内垫的造瘘管可直接通过把水囊内的水抽吸完直接拔除,对蘑菇头和分叶状内垫片的造瘘管,需先在胃镜直视下用圈套器套紧造瘘管内垫片,在体外把造瘘管剪断,退出胃镜的同时把造瘘管经食管、口咽部拖出。

(徐金刚)

第十八节　早期大肠病变的内镜治疗

大肠癌是常见的恶性肿瘤,在欧美国家,大肠癌在恶性肿瘤病死率中排第二位,在我国排第三位。早发现、早诊断和早治疗是成功治疗大肠癌的关键所在。随着内镜诊疗技术的发展,越来越多的早期大肠病变(如大肠癌癌前病变及早期癌)被发现,并在内镜下通过微创治疗而达到治愈的目的,从而明显降低了结直肠癌的发病率及病死率。早期大肠病变主要指大肠癌癌前病变(如腺瘤性息肉)及早期癌(肿瘤局限于黏膜层和黏膜下层,不论有无淋巴结转移),也包括较小类癌等黏膜下肿物。目前有关早期大肠病变的主要内镜治疗方法包括息肉切除术、内镜黏膜切除术和内镜黏膜下剥离术。

一、息肉切除术

息肉切除术是根据高频电流作用于人体产生热效应的原理,使组织凝固、坏死,从而达到切除息肉的目的。高频电流无神经效应,对心肌和其他神经肌肉均无影响。高频电发生器可产生电凝、电切和凝切混合三种电流模式,切除息肉时选择何种电流需根据息肉形态、操作者的习惯等确定。

(一)适应证

1.有蒂息肉

一般息肉大小无限制,但应小于圈套器的直径。

2.无蒂息肉

对无蒂息肉用单纯高频电切除,直径应小于 20 mm。

3.多发息肉

多发息肉有蒂或无蒂,散在分布,数目较少。

(二)禁忌证

(1)大肠镜检查为禁忌。

(2)有蒂息肉,体积较大,无法圈套或所处位置内镜接触困难,不易切除。

(3)广基息肉直径大于 20 mm。

(4)多发息肉,密集分布,如家族性腺瘤性息肉病。

(5)患者有凝血功能障碍,正在服用抗凝剂。

(6)息肉癌变(浸润深度超过黏膜下层浅层)。

(三)术前准备

(1)了解患者的一般情况及全身各脏器功能,尤其是凝血功能,询问患者是否服用抗凝药物,如阿司匹林、波立维、华法林。

(2)做肠道准备。

(3)向患者及家属说明切除息肉的必要性及术中可能发生的并发症,请患者签署知情同意书。

(4)准备术中所用治疗器械,如高频电发生器、圈套器、热活检钳、尼龙圈、金属夹、息肉回收器,调整好电流强度及模式。

(5)一般不需要特殊给予镇静及解痉药物,必要时可给予山莨菪碱、地西泮等解痉、镇静药或静脉麻醉。

(四)操作方法

1.定位

首先,尽可能采用单人结肠镜的轴保持短缩操作,使内镜处于易控制状态,从而将息肉定位到最合适的部位;其次,尽可能把息肉置于活检孔出口部位;此外,尽可能使息肉全貌暴露于治疗视野,如为有蒂息肉,尽可能使蒂部清晰可见(如通过改变患者的体位,利用重力尽可能看清病变的蒂部)。

2.切除

对小于 5 mm 广基息肉可直接圈套切除或用热活检钳电凝摘除。对于有蒂息肉,可直接圈套电切,操作时应尽量使圈套器靠近头端圈套电切。为避免切除残基出血,可将切除残基用钛夹夹闭。对于细长蒂息肉,也可先于蒂部用钛夹夹闭,再行圈套切除;如蒂较粗,可用尼龙绳结扎蒂部后,在其上方行圈套切除。对于 10 mm 以上广基息肉,建议行黏膜切除术切除。

3.回收切除的息肉

对较小的息肉可直接通过吸引法将其吸入息肉回收装置,对较大息肉可通过异物钳或网篮等抓取后与内镜一起退出体外并回收。

(五)并发症的预防和处理

1.出血

出血是息肉切除术最常见的并发症,根据发生时间可分为即刻出血、早期出血和迟发性出血。即刻出血即在术中或息肉切除后残基出血,早期出血即息肉切除 24 h 内发生的出血,迟发性出血即指息肉切除 24 h 后发生的出血,多见于术后 3~7 d。出血原因多为术中圈套收紧过快而发生机械切割或电流选择不当以及尼龙绳结扎过松或过紧等,部分为患者本身原因,如高血压、动脉硬化或凝血功能异常患者在焦痂脱落时易引发迟发性出血。出血后主要采用钛夹夹闭和尼龙绳结扎来止血。

2.穿孔

穿孔相对少见,多为圈套器电切时距离肠壁太近或切除时圈套器收缩过慢,切割时间长而导致全层肠壁被灼伤。发生穿孔后可在内镜下用钛夹或尼龙绳闭合穿孔,如内镜下闭合条件差需经外科手术修补。

3.浆膜炎

浆膜炎多为息肉切除时灼伤过深所致。大多数患者无临床症状,部分患者可出现术后腹痛、局部反跳痛,甚至肌紧张,但腹部 X 线片无膈下游离气体。一般不需要手术,但需对症处理,数天后多能自愈。

二、内镜黏膜切除术

内镜黏膜切除术(EMR)是由息肉切除术和内镜黏膜下注射术结合发展而来的一项内镜治疗技术。1973 年,Deyhle 首次将该技术用于切除结肠无蒂息肉。

1984 年,日本多田正宏将黏膜切除术用于治疗早期胃癌,并命名为剥脱活检术,后来这项技术逐渐被推广,用于治疗黏膜病变。随着内镜技术的发展,黏膜切除术也逐渐被改进,出现透明帽法、套扎器法及分片黏膜切除法等内镜下治疗黏膜病变的黏膜切除术。

(一)适应证

(1)广基隆起型息肉和扁平息肉,小于 20 mm。

(2)侧向发育型肿瘤小于 20 mm。

(3)黏膜内或黏膜下层浅层癌小于 20 mm。

(4)侧向发育型肿瘤直径大于 20 mm,可行内镜黏膜分片切除术(endoscopic piecemeal mucosal resection,EPMR)切除。

(5)类癌的直径小于 10 mm,尚未累及固有肌层。

(二)禁忌证

禁忌证为浸润至或超出黏膜下层第二层的结直肠癌、抬举征阴性的病变、术后吻合口周围病变。

(三)术前准备

需常规对病变进行染色放大,根据腺管的开口分型判断病变浸润深度,也可行超声内镜检查,明确病变的深度、有无淋巴结转移。

(四)操作方法

1. 注射方法

在注射液内适量加入亚甲基蓝或靛胭脂等有色溶液,以便更好地观察病变及判断切除深度。注射时,注射针倾斜地刺入黏膜下层,根据病变大小决定注射液的量,注射后能将病变完全隆起即可,必要时,可补充注射。注射一般选择从病变的对侧端开始,以免注射后近侧端影响对侧端的观察和判断,使对侧端的注射抬举不易。注射后病变完全隆起,称为抬举征阳性,如注射后病变抬举不明显,需考虑以下几种可能:①注射针刺入固有肌层或穿透肠壁,此种情况下缓慢回撤注射针并继续注射,病变可隆起;②病灶侵及黏膜下层以下组织,无法隆起,称为抬举征阴性。

2. 切除技术

(1)标准黏膜切除术:即用圈套器直接将注射隆起的病变圈套切除。

(2)透明帽辅助黏膜切除术(EMR-Cap,EMR-C):尤其适用于直径小的胃黏膜下肿瘤(<10 mm),如类癌。

(3)结扎式黏膜切除术(EMR-ligation,EMR-L):用类似于食管静脉曲张套扎器的工具将肿物从根部结扎,用圈套器从结扎圈底部切除病变,适用于黏膜病变和类癌等小的黏膜下肿物。

(4)分片黏膜切除术(EPMR):对于较大的平坦型病变,如直径>20 mm 的侧向发育型肿瘤,可通过分次黏膜切除术将肿物切除。但该术式易导致病变组织残留,不易术后评判是否完整切除。

3.切除标本回收及固定

把切除标本用五抓钳或透明帽吸引取出、回收。将其摊平,用不锈钢针适宜固定在泡沫板上,然后浸泡在 20％的甲醛溶液中固定。

三、内镜黏膜下剥离术

内镜黏膜下剥离术(ESD)是指利用各种剥离电刀对直径大于 20 mm 的黏膜及黏膜下层浅层病变从黏膜下层一次性完整剥离的内镜微创技术。该技术的主要优点在于可实现较大病变的整块切除,并能通过病理诊断明确病变的性质及分期。

(一)适应证

(1)黏膜内癌及黏膜下浅层癌(其形态包括侧向发育型和广基隆起型及凹陷型)的直径大于 2 cm。

(2)有黏膜下肿瘤,超声内镜明确肿物来源于黏膜肌层或黏膜下层。

(3)类癌的直径小于 2 cm 并尚未累及固有肌层。

(4)EMR 术后残留或复发病变。

(二)禁忌证

(1)患者患有严重心肺疾病、血液病、凝血功能障碍及服用抗凝药。

(2)病变浸润深度超过黏膜下层浅层。

(三)术前准备

(1)了解患者的一般情况及全身各脏器功能,尤其是凝血功能,询问患者是否服用抗凝药物,如阿司匹林、波立维、华法林。

(2)做充分的肠道准备。

(3)向患者及家属说明黏膜剥离的必要性及术中可能发生的并发症,请患者签署知情同意书。

(4)准备术中所用治疗器械,如高频电发生器、各种剥离刀、注射针、止血钳、金属夹。在内镜前端安装透明帽,最好选择连接二氧化碳气泵,连接副送水装置,调整好电流强度及模式。

(5)准备黏膜下注射液(多选甘油果糖和透明质酸钠,也可合用二者),准备黏膜染色剂。

(6)一般选择清醒镇静则可,必要时给予全身静脉麻醉。

(7)常规对病变进行染色放大,根据腺管开口分型判断病变的浸润深度,也可行超声内镜检查,明确病变的深度、有无淋巴结转移。

(四)操作方法

(1)大肠病变边界清晰,一般不需要切开前标记,但对于与周围正常黏膜颜色几乎一样的侧向发育型肿瘤,建议标记。

(2)黏膜下注射,注射顺序从口侧向肛侧。

(3)切开黏膜层,从病变口侧开始。对于大肠 ESD,在剥离前不一定要全周切开,可部分注射后就开始剥离,分步交替进行。

(4)在剥离前对切开黏膜层后露出的黏膜下层进行修整,给予一定程度的深切并切透黏膜下层,以利于后续完整剥离。

(5)剥离过程中如有出血,可通过止血钳或剥离刀给予电凝止血。

（6）剥离过程中，可通过患者的体位变换，利用重力作用以及使用透明帽推开黏膜下层组织，以便更好地显示剥离视野，使 ESD 更安全而顺利地进行。

（7）对于直肠下段及肛管病变，可通过反转镜身操作。病变在直肠，从口侧向肛侧切开剥离，如病变在肛管，则从肛侧开始处理。

（五）标本回收

切除标本后用五抓钳或透明帽吸引取出、回收标本。将其摊平，用不锈钢针固定在泡沫板上，然后浸泡在 20％的甲醛溶液中固定。

（徐金刚）

参 考 文 献

[1]葛均波,徐永健.内科学[M].8 版.北京:人民卫生出版社,2013.

[2]王辰,王建安.内科学[M].北京:人民卫生出版社,2015.

[3]胡品津,谢灿茂.内科疾病鉴别诊断学[M].北京:人民卫生出版社,2014.

[4]崔丽英.神经内科诊疗常规[M].北京:中国医药科技出版社,2013.

[5]赵久良,冯云路.协和内科住院医师手册[M].2 版.北京:中国协和医科大学出版社,2014.

[6]吴江,贾建平.神经病学[M].3 版.北京:人民卫生出版社,2015

[7]俞森洋,孙宝君.呼吸内科临床诊治精要[M].北京:中国协和医科大学出版社,2011.

[8]胡大一.刘玉兰.消化内科[M].北京:北京科学技术出版社,2010.

[9]张俊勇.消化系统疾病临床诊疗学[M].北京:科学技术文献出版社,2013.

[10]李杰,尹日新.消化病中医经验集成[M].武汉:湖北科学技术出版社,2011.

[11]蒋云生.泌尿系统症状鉴别诊断学[M].北京:人民卫生出版社,2009.

[12]徐金升,马惠慈,乔治斌.肾脏疾病[M].北京:中国医药科技出版社,2007.

[13]席玉美,林洪丽,高溪.肾脏疾病[M].北京:人民卫生出版社,2004.

[14]杜新,齐卡.内科疑难病例:泌尿分册[M].北京:人民卫生出版社,2010.